中小学 安全教育 系列丛书

预防溺水

张 俊 / 主编

团结出版社

图书在版编目（CIP）数据

预防溺水 / 张俊主编 . -- 北京 : 团结出版社 ,2024.3
（中小学安全教育系列丛书）
ISBN 978-7-5234-0863-6

Ⅰ . ①预… Ⅱ . ①张… Ⅲ . ①淹溺—安全教育—青少
年读物 Ⅳ . ① R649.3-49

中国国家版本馆 CIP 数据核字 (2024) 第 055361 号

出　　版：团结出版社
　　　　　（北京市东城区东皇城根南街84号　邮编：100006）
电　　话：（010）65228880 65244790
网　　址：http://www.tjpress.com
E-mail：zb65244790@vip.163.com
经　　销：全国新华书店
印　　装：三河市龙大印装有限公司

开　　本：170mm×240mm　　16开
印　　张：6.5
字　　数：60千字
版　　次：2024年3月第1版
印　　次：2024年3月第1次印刷

书　　号：978-7-5234-0863-6
定　　价：260.00元（全10册）

前 言

每年夏天，多发的青少年溺水事件都会引起社会各界的广泛关注，中小学生假期安全问题成为家庭、学校和社会关注的焦点。为提高青少年预防溺水意识，增强青少年的自我保护能力及自救能力，家庭、学校和社会都有义务对中小学生进行预防溺水安全教育，最大限度地让中小学生认识到溺水的危险性，从而对危险水域有足够的警惕，避免接近危险水域。

每个人的生命只有一次。溺水不仅给溺水者及其家庭带来不可挽回的后果，也是社会的悲剧。之所以溺水事故频发，很大程度上是因为中小学生缺乏安全防范意识。

我们一定要明白什么是真正的溺水，要提高安全意识。只有我们真正了解了溺水知识后，才能对自我救助有清楚的认识。

　　家庭和学校要做好预防溺水的安全知识教育，教导中小学生清楚地知道哪些地方是不能去的危险水域，明白对自己最好的保护，就是从一开始就不接近危险。在出行时，要对行程中的危险区域提前进行了解。

　　生活中总会有些意外，作为中小学生，外出玩耍的时候，若是不幸遇到溺水的情况，也要学会自救。要在第一时间保持冷静，然后想方设法让自己脱险。当我们看到他人陷于危险之中时，我们要在掌握救助方法的前提下，量力而行，不仅要对他人的生命负责，更要对自己的生命负责。

　　预防溺水知识的普及对中小学生有着极其重要的意义，这不仅是一份知识，更是一道生命的防线。我们要认真学习其中的知识，也要帮助身边的人，向他们普及预防溺水知识。只有对溺水有了正确的认识，才能真正达到预防溺水教育的目的，做到预防溺水，安全第一。希望这本预防溺水安全知识读本能给中小学生和家长带来一些启发和警示，从而减少溺水事故的发生。

目 录

第五章 他人遇险巧妙施救

第一章
溺水危害要知道

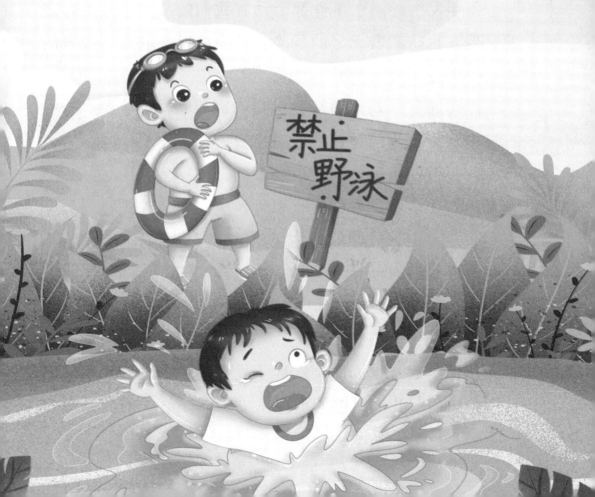

001 溺水的相关基本知识

据调查，全国每年有 1.6 万名中小学生非正常死亡，平均每天约有 40 多名学生死于溺水。中国溺水死亡率为 8.77%，其中 0 至 14 岁的占 56.58%，是这个年龄段的第一死因。溺水已经是青少年儿童非正常死亡的头号杀手。学校、家庭和社会上都给青少年传达各种各样的安全防范知识，但还需青少年主动提高自我防范溺水的意识，才能学会保护自己。

每年发生的溺水事件都牵动着我们的心。水是生命之源，但它也暗藏着无尽的危险，甚至可以夺取人们宝贵的生命。千万不要因为不小心或一念之差失去生命。

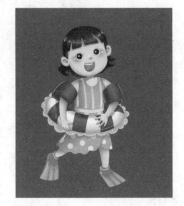

假期前后，老师们都会对我们进行安全教育，为的是让我们对自身安全引起足够的重视，同时也要学会处理和应对生活中突发的安全事件，更好地保护自己。假期的来临，预示着我们有大量的时间自由安排，在这段时间中，我们能够接触到更大的世界。或者是去外面旅游，或者是跟同伴玩耍，尤其是在炎热的暑假，不少同学会选择去游泳、戏水，因此溺水成了夏天最常见的安全事件之一，应该引起我们足够的重视。

据济南市济阳区信息中心通报，2019 年 2 月 17 日，济南孙耿街道所辖西范村西北池塘发生一起儿童溺水事件。当天下午，孙耿街道西范村、时家村五名男孩相约在西范村西北角的池塘边玩耍。在玩耍的过程中，四名男孩不慎落水。随后被人发现，经过紧急救援，四名儿童被打捞上岸，但不幸全部溺亡。

2019 年 2 月 18 日下午 1 时 42 分，山东宁津县公安局接到群众报警，时集镇前油周村有儿童落水。救援人员到达后，马上在水域附近展开救援行动。下午 2 时至 2 时 30 分左右，先后有三名儿童被打捞出水，经抢救无效死亡。

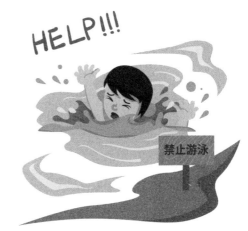

直到下午 5 时 30 分，最后一名溺水儿童被打捞出水，确认死亡。后经确认，这四名儿童是在前油周村村边沟渠附近玩耍时不慎落水的。

一个个悲剧警示着我们：私自外出游泳的危险性很大，却往往被我们疏忽。我们觉得安全的水域，却不一定是完全安全的。生活中的溺水事件比我们想象中的多得多。因此，我们要对溺水有充分的了解，这样才能真正认识到溺水的危害，更好地保护自己。

溺水也被称为淹溺，是指在游泳时或者失足落水时大量的水液被吸入肺内，从而引起人体缺氧窒息的危急病症。发生溺水以后，患者会出现面色青紫肿胀，眼球结膜充血，口鼻内充满泡沫、泥沙等杂物。部分患者因大量喝水出现上腹部膨隆，绝大多数的患者会出现四肢发凉、意识丧失，严重的出现心跳呼吸骤停，则被称为"溺死"；若心跳未停止，则称为"近乎溺死"。

通常来说，溺水的过程是非常快的，在很短时间内就会因呼吸、心跳停止而导致死亡。溺水后，人往往会有生命危险，很多时候是因为在水里挣扎而导致呼吸道和消化道少量进水，呼吸反射性暂停。这个时候，他们往往还能保持清醒的意识，但是已经无法保持协调的动作。在此过程中，由于缺氧，溺水者需要重新呼吸，就会导致水进入肺部而引起呛咳。同时，胃发生反射性呕吐，呕吐物会进入气管阻塞呼吸造成窒息。随着窒息，溺水者的神志会越来越不清，在很短的时间内就会昏迷或呼吸停止，各种反应消失，但仍有微弱的心跳和呼吸。此时，如果得不到及时抢救，溺水者就会在短时间内死亡。

溺水的危险性极高，我们一定要有正确的认知，要防微杜渐，只有真正认识到危险，才能有效预防溺水事件的发生。

002 溺水发生的主要类型

儿童、不会游泳的人及不具备预防意外事故常识的落水者是发生溺水的主要人群。通常来说，溺水分为两类，即干式溺水和吸入水的溺水。

干式溺水是指在落水后，水未进入肺内，只因水刺激呼吸道，反射性地引起咽喉痉挛及声门关闭导致急性缺氧。吸入水的溺水是指游泳或落水人员缺乏或丧失游泳能力导致的溺水。吸入水的溺水往往由于以下几种情况而产生：肢体因受寒或活动过度而抽搐；游泳时间过长，换气过度，呼吸性碱中毒引起手足抽搐或一时性昏迷；游泳时发生心脑血管疾病；潜水人员因装备故障而吸水。当然，在其他潜水疾病发生之后也可能发生溺水。

2014年5月3日凌晨1时，一名学生和几位同乡在南宁市鲁班路明月湖公园亲水平台进行烧烤，一名在平台附近捡破烂的小孩，不慎将拖鞋掉进水中。这名学生出于热心，便去帮助这名小孩捡鞋。由于鞋子已经漂出亲水平台数米远，这名学生便脱掉上衣跳入水中。当他拿到鞋子往回游时，意外发生了——腿部抽筋了。随后，一名闻讯赶来的同学见状，跳下江中打算施救，结果也没能救到人。

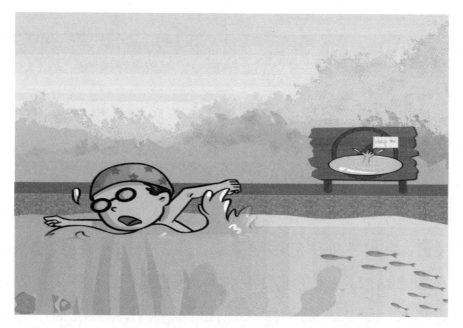

　　2017 年 8 月，小赵和放暑假的朋友到村边的河里去游泳。小赵到河边之后，一个猛子扎了下去。没想到，游出 20 多米后，就感觉人使劲儿往下沉。他赶紧往岸边游，没想到因为水太凉，用力过猛，右腿突然开始抽筋。小赵急忙大喊"救命"，为了保持体力，他只好尽量浮着顺水往下漂。随后，他的朋友游过来将他拦腰抱着，慢慢拖着他游到了岸边。小赵上岸后，在朋友的帮助下吐水，最终才没出事。

　　2016 年 8 月 15 日，上海一游泳中心，一名男孩在浅水区游泳，因为体力不支，在游泳过程中不慎溺水，池水呛入肺部，男孩趴在水里不断拼命挣扎。幸好救生员及时发现，果断地救起了男孩，才避免了不良后果。

2018 年 5 月 19 日，江西省景德镇市浮梁县一中学生汪某在游玩时，不慎失足掉入水流湍急的昌江河里被水冲走，同伴见状立马脱掉衣服鞋子跳水施救，双手托举她游到岸边，自己却因体力不支沉入水中。

2019 年 6 月 29 日，昌邑市石埠经济开发区发生一起溺水事故。由于当天天气较热，两个人来到潍河岸边纳凉，后来就到河里游泳，其中一人游回了岸边，另外一人因为体力不支而溺水。

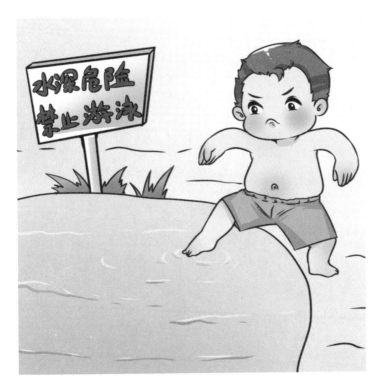

溺水的危险我们已经得知，溺水的死亡案件也让我们触目惊心。由此可见，学会预防溺水的重要知识很有必要。

溺水后，有些溺水者会当场死亡，也有抢救回来的。但是溺水者被抢救回来以后，是否就一定是安全的呢？事实上并非如此，当溺水者得以脱险后，后期引发的身体疾病一样是危及生命安全的。

🔔 003 溺水后可能会有哪些后遗症

溺水之后还能被救过来，是非常值得庆幸的。但是我们要知道，这并不代表救过来就万事大吉了，溺水还可能会导致各种疾病的产生。有时候，溺水之后引发的病症比我们想象的要严重得多。

小叶不小心落入水中，之后被人救起，送往医院抢救。她到达医院的时候，呼吸、心跳都已经非常微弱。但是经过医生们的全力抢救，小叶醒过来了。

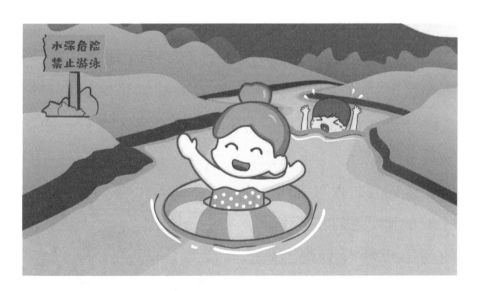

但不幸的是，她落水之后呛入的水是被污染过的河水，因此患上了并发吸入性肺炎，肺部整体感染，生命垂危。

医生在抢救期间，从小叶的鼻子、耳朵、嘴巴里抠出大量脏物。在治疗过程中，小叶的生命体征一直不稳定，几次的危险期都让人非常担心。小叶在医院接受了一个多月的治疗后，才真正脱离了生命危险，但是后期的治疗还要继续。

上述事例告诉我们，如果溺水的人在得到救助后能够幸存下来，也不要大意，一定要去医院做必要的检查和救治。因为溺水有可能导致呼吸、神经、循环、消化、血液、泌尿等多个系统损伤，所以即使苏醒也可能引发很多并发症，如果得不到及时治疗，后果将非常严重。

如果吸入的是液体或颗粒性物质，就会引起化学性肺炎，肺泡壁衬的细胞受损及肺泡表面的活性物质分泌受损，进而导致斑块状肺不张。无氧充入的肺不张区域可导致肺内血液分流，加重低血氧。随着吸入的液体增多，表面活性物质丧失加重，肺不张和低氧血症会进一步加重。大区域的肺不张可导致肺僵硬而出现呼吸衰竭，可引发呼吸性酸中毒伴高碳酸血症。

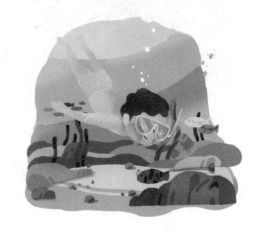

其中，因组织缺氧又

可能同时导致代谢性酸中毒，肺泡和组织的低氧可引起肺水肿和脑水肿。溺水所致的肺水肿被认为是肺泡低氧的直接后果，肺水肿和肺不张可同时存在。而吸入液体的种类和容量不同，也会产生不同的后果。如果吸入的淡水量很多，就会引起严重的电解质不平衡，使血容量突然增加并发生溶血，可引起窒息、心室颤动。如果吸入一定量的海水，就会导致钠和氯轻度升高。

溺水患者的临床表现个体差异较大，这与溺水持续时间的长短、吸入水量的多少、吸入水的性质及器官的损害范围有关。

004 学习预防溺水知识的意义

夏天时，许多人喜欢游泳。游泳不仅可以强身健体，还能帮助我们在危急时刻脱离险境。但是，游泳同时也有一定的危险性，溺水是游泳时最常见的事故。

我们要学习预防溺水知识，并把这些知识牢记心里。在游泳之前，要注意周围的环境，要做好热身运动，并牢记意外溺水时自救的方法。青少年的安全一方面要靠外在力量的帮助，但更多是要靠自己的防范。

即将放暑假了，三年级二班的同学围坐在一起，商量着暑假去哪里玩耍。陈老师走进教室，让班长把《安全教育知识》分发下去，然后打开了班里的多媒体放映机，召集同学们坐好。

陈老师首先说了放假的事情，然后说："在放假之前，老师想给大家看一些东西。"陈老师把视频点开，画面上出现了几个小朋友，他们在水里玩耍，看上去很开心，但是不一会儿，就有一个小孩子出现了意外，他突然在水池里挣扎，剩下的几个孩子上去帮忙，最后却都沉在了水下。视频是动画，但是之后视频中出现了新闻报道，新闻上出现了几个小孩的信息和遇难现场。看完视频后，教室内鸦雀无声，同学们都很震惊。陈老师这个时候才开始讲解《安全教育知识》，同学们的注意力比平时集中很多。

我们在暑假中有很多的事情可以做，但不能因此而忽略了身边的危险。当我们面对清凉的池水时，更要看到背后的危险，牢记安全第一，我们要在保证自己人身安全的基础上去享受更多的欢乐。

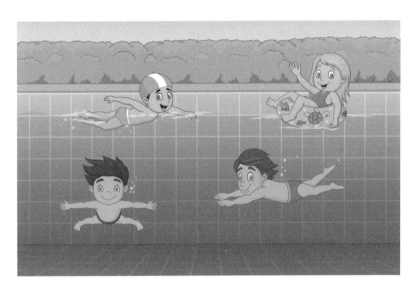

我们在游泳时要注意以下事项：

1. 要在有救生员的正规场所游泳，不要在野外随便下水，特别是设有"禁止游泳"或"水深危险"等警告标识的水域。

2. 进行水上活动时应穿上救生衣，这样可以有效保证我们的生命安全。下水游泳的时候，装备要带全，一定要戴泳镜，不穿长裤下水。

3. 如果有身体不适的情况，如疲倦、生病等，都不适合下水游泳。同时，我们身上若是有开放性伤口、皮肤病等，也不宜游泳，心脏病和传染病患者更是不宜游泳。

4. 在下水游泳前要做好准备活动，以免因冷水刺激而发生肌肉痉挛。在水中发生肌肉痉挛时切忌慌乱，要保持冷静，可改用仰漂。

5. 游泳时不要和同伴在水中嬉戏打闹，特别是泳技不高者，要高度集中精神。

中小学生要做到预防溺水"六不"：

1. 不私自下水游泳；

2. 不擅自与他人结伴游泳；

3. 不在无家长或教师带领的情况下游泳；

4. 不到无安全设施、无救援人员的水域游泳；

5. 不到不熟悉的水域游泳；

6. 不熟悉水性的学生不擅自下水施救。

🔔 005 预防溺水的知识误区

5月13日是母亲节，一名14岁的少年在南阳市社旗县赵河公园河边捡拾贝壳，准备送给妈妈和奶奶当"母亲节"的礼物，但是不慎跌入河中。

事发当天，少年在邻居的带领下来到赵河公园游玩，在水边捡贝壳，邻居提醒他注意安全。可是当这位邻居再次看到少年时，他已经落水了。

邻居急忙下水，向少年游去。但是在施救过程中，少年拼命抓住邻居的衣领不放，邻居竭力带着少年向岸边游。但是由于少年抓得过紧，邻居几乎动弹不得。加上岸边湿滑，邻居无法上岸，只好朝岸上呼救，一位垂钓者用一根竹竿把邻居拉了上来，少年却落入了水中。当天下午3时许，少年被打捞上岸，但是已经没了呼吸和心跳。

溺水事件频频发生，警钟敲响了一次又一次，但是每年依旧有这样的事情发生，归根结底还是因为我们不够重视。很多时候我们会心存侥幸，或者认为自己能够应对，然而防

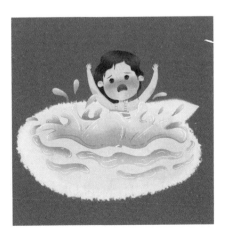

溺水有一些误区是我们平时没有注意到的，当意外发生时，才知道自己的力量其实是不足的。

1. 溺水者会大声呼救？

我们在影视剧中看到溺水者总是双手乱挥、用力拍水、大声呼救，但其实真正的溺水并不像这样，溺水总是悄然发生的。溺水者往往想呼喊却发不出声音，他们看上去就像平常的样子在游泳，但事实上已经置身在危险之中。

2. 游泳圈可以很好保护孩子？

没有任何设备能代替家长的监护，并且游泳圈不是救生圈，游泳圈在水的推动下，可能会翻过孩子的头或发生漏气，引发溺水。

3. 会游泳就不会溺水？

我们会误以为会游泳就不会溺水，事实上从近年来发生的溺水事故看，在水中出事的孩子多数都会游泳，但他们往往忽略了水下的危险。特别是在水库、池塘、河流等野外水域，这些地方的水下往往有茂盛的水草，游泳者可能被水草缠住脚，或者被水底的碎石划破脚甚至可能被淤泥陷住……一旦发生意外，将后悔莫及。同时，体能减少、腿部抽筋、空腹等也会让我们无法正常游泳，导致溺水。

4. 溺水只发生在野外？

只要有水的地方都可能会发生溺水！溺水除了会发生在野外，家中看似普通的脸盆、浴缸、蓄水池、鱼缸都可能是低龄孩子的"隐形杀手"。即便是正规游泳场所、水上乐园等地都有可能发生溺水的危险。监护人应牢记,只要孩子在水中,视线便不离开片刻。

5. 手拉手能救上溺水者?

我们误以为手拉手就能救溺水者,这样的情况也是造成很多人接二连三掉入水中的原因。当我们看到有人溺水时,第一时间想要救助,但是不正确的救助方式会让我们都陷入困境,最终不仅救不了溺水者,还可能牵连更多的人溺水。救助溺水者的方式有许多种,但手拉手救人的方式危险性是最高的,因为结成"人链"后,一旦有人因体力不支打破"平衡",就会让多人落水,导致群死事件。我们要切记,救援溺水者是很有技术难度的,没受过专业训练的人员很难救援成功,特别是未成年人。

6. 溺水上岸先控水?

我们会误认为倒背控水是可行的救治溺水者的办法,但其实这种控水法没有任何作用。因为神志清醒的溺水者,或者昏迷但呼吸、脉搏尚存者,其溺水时间比较短,肺内根本没有吸入水或者仅吸入很少的水,完全没有必要控水。而控水过程会导致胃内容物反流和误吸,反而会阻塞气道,还可能导致肺部感染。而对无呼吸、无脉搏的溺水者来说,控水会延误救人的黄金时间,并且会导致误吸,增加死亡率。

7. 只要会游泳就能下水救人？

必须学过专业救援者才能下水救援。溺水者落水后通常都是十分慌乱的，此时如果有人下水救助，溺水者会像抓住了救命稻草一样死死将救援者抱住，如果没有学过专业救援，很容易导致双双溺水。

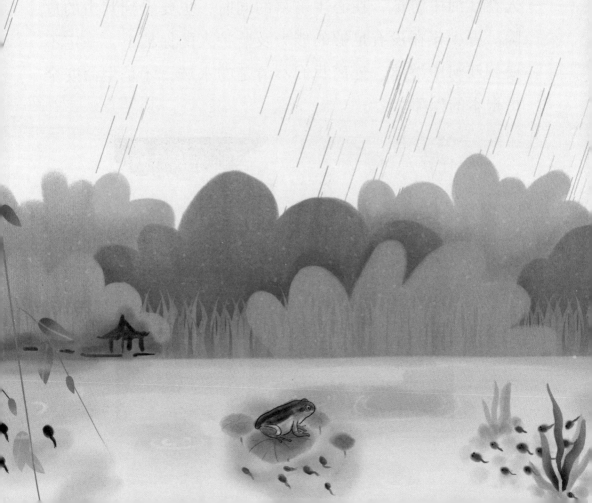

第二章
不可不知的危险水域

🔔 001 玄机暗藏的江河

　　我们知道了溺水的危害性，知道了溺水之后人体的不可反抗性，也明白了生命的可贵，那么，我们就要远离危险水域，不要把自己置身于危险之中，以真正实现对自身的安全负责。危险水域很多时候就在我们身边，我们在日常生活中见到的大江大河等水域，实际上暗藏着很大的危险，而这些危险是我们不能预料的。我们经常会看到一些人在江河中游泳，在心生羡慕的同时，也要看到其中的危险。青少年在没有足够的能力及监护人的保护下，一定不要到江河中游泳。远离我们不清楚的水域，才是生命安全最根本的保障。

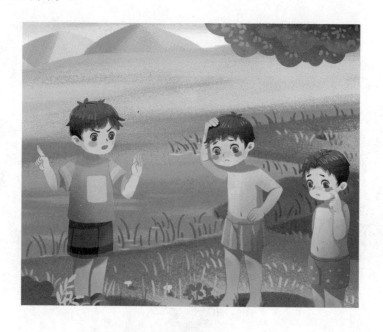

2018 年 7 月 19 日上午，容县某小学四名学生相约到江河内游泳解暑。因为当地天气非常热，四个人下水后在江河中玩耍了很久。等到他们准备上岸的时候，发现少了一名小伙伴，马上大声呼叫。附近听见呼叫的群众立马赶过来，有热心的群众拨打了报警电话，派出所民警、消防和救援队也赶了过来。经过积极的打捞救助，才把一名男生从水下打捞出来，但是已经毫无生命迹象。

博罗县柏塘镇境内发生一起溺水事故，一个来自云南的 17 岁小伙阿明下河游泳溺亡。当日下午，阿明和几位工友结伴到附近的河里钓鱼。该河宽约 10 米，深约 3 米。天气炎热，阿明下河游泳，意外溺水。事发后，阿明的同伴报警求助。等到救援人员找到阿明，阿明已经毫无生命迹象。

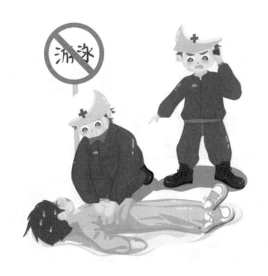

这样的事情每年都在发生，我们看到了在江河中游泳的轻松和惬意，也要看到在江河中游泳的危险。我们现在正处于成长期，自身还不够强大，我们也不了解水深，不知道水下的情况，一旦遇到危险，身边又没有可以实施救援的人，生命就会受到威胁。

江河宽广，水深莫测，有些水域下怪石嶙峋，加上长时间的浸泡，上面会附着苔藓、水草，石头表面很是光滑，一旦踩上去就很容易滑倒。更为重要的是，江河的水质情况不定，很多水域的污染严重，我们在陌生水域中游泳，存在着很大的安全隐患。

当我们有机会，也有足够的防范意识和安全措施在江河中游泳的时候，也要知道在江河中游泳的注意事项，尽可能地保证自己的人身安全。

1. 规范地游泳是基础。绝大多数人由于缺乏规范系统的训练，难以获得快速、高效、协调、省力的游泳效果。这些需要很多年的训练。（没有经过规范的训练当然也可以游江河，因人而异，看你怎么游，游哪里，跟谁一起游。）

2. 克服恐惧心理。我们总是对第一次下水时的忐忑心情记忆犹新，对自然水域的恐惧是正常的，但是这个时候我们需要更强大的信心和自持力。下水之前，一定要对自身的游泳能力有正确的认识，仔细观察自然水域的游泳环境，在水下的时候要善于判断危险。

3. 下水之前，一定要对自身的游泳能力和水平有正确的认识，仔细观察自然水域的游泳环境，在水下的时候要善于判断危险。

4. 我们要能够判断流速，同时规避障碍物。急流的形态非常复杂，需要仔细观察水的流速、流向及前方的障碍物，正确计算漂游路线。

5. 在江河游泳时，要随时随刻察看四周是否有其他危险，如水上的快艇、游船。

6. 当我们的身体出现不适的时候，要马上停止江河长距离游泳，上岸休息。不要一味埋头自由泳，不看方向，不看危险。

江河惨案发生了不少，血的教训大家一定要牢记！

002 瞬息万变的大海

　　海边的美丽风景让我们着迷，我们渴望在大海中嬉戏玩耍。海洋宽广，我们在海洋中领略到了大自然美好的同时，也要注意到其中的危险。

　　大海的确让我们心动，特别是夏天的时候，凉爽的海水能够让我们身心舒畅。在海边，我们一样会有很多犹豫，当自己不会游泳时，要不要下水？或者是会游泳时，要不要往深水区游？在这些问题面前，我们一定要把自身的安全放在第一位。

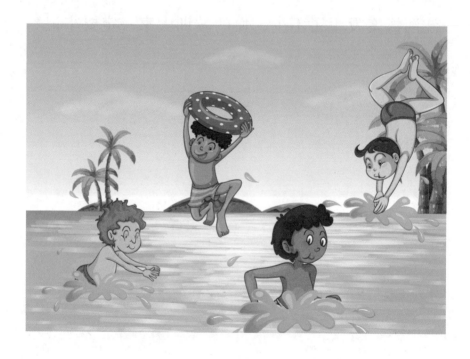

2015 年 8 月 6 日，一名中年男子在即墨海泉湾海滩附近溺水身亡；8 月 9 日在崂山区仰口沙滩海域，一男子下海游泳时溺亡。

2015 年 8 月 12 日，仰口沙滩海域接连发生溺水事件，前后共有八名游泳者被大海吞没，六人获救脱险，两人溺亡。

2016 年 8 月 3 日，在第一海水浴场，两个孩子独自玩耍时溺水，幸亏有人及时发现进行营救，孩子送到医院经抢救后脱险。

2016 年 8 月 5 日，一名 15 岁的男孩跟同伴在市北区晓港名城附近下海游泳时溺水，等救上来时已经身亡。

2017 年 8 月 6 日，在青岛市音乐广场西侧海域，一名男子带着小女儿在海边玩耍时，被大浪卷入海中，并拖入排水口。所幸附近路人施救，无生命危险。

2018 年 7 月 22 日，受台风"安比"影响，澳门路海边风大浪高，一女青年在海边行走时被大浪拖入水中。一名路过的男孩跳入水中施救，也被大浪吞噬。两人不幸离世。

从以上海边溺水事件可以看出海边游玩的危险，不管是水下看不到的危险因素，还是我们身体的原因，很多时候我们都不能保证自己的安全。但我们还是禁不住对海洋的向往之情，这就要求我们一定要学会自救，并且在下水之前做好充分的准备。

我们在下海之前，一定要知道海洋的危险性。海中常有礁石、贝类、蟹类等尖锐物体，可能会划伤人体。同时，海浪也是威胁我们安全的一大隐患，海浪的高度及冲击力能够在一瞬间把我们带到水下。

此外，海洋中的生物是非常丰富的，当我们在水下的时候，很有可能会遇到一些危险的鱼类。很多时候，海洋生物对我们人体造成的伤害要比我们想象的大得多。

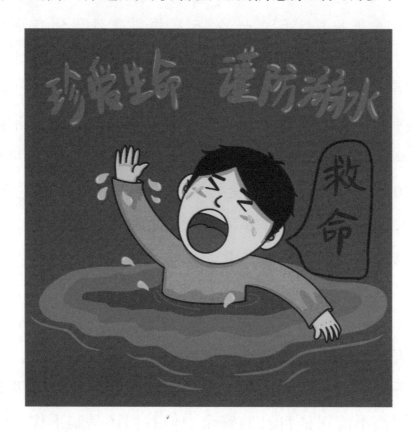

当我们有机会下海游玩时，为了自身的安全，要先认真地了解海上的情况及自身的身体状况。

1. 我们要时刻注意天气情况。当天气发生变化，海上的风浪较大时，应服从现场管理人员的指挥，切忌在大风大浪等恶劣环境下下海游泳。

2. 我们要时刻注意涨潮的时间。海水涨潮后就将退潮，尽量不要在退潮时游泳，因为在退潮时往回游会消耗大量体力，如果此时体力不济，就容易发生意外。

3. 下海游泳前要做好准备工作。要在岸上进行拉伸手脚等准备活动，预防出现抽筋、痉挛等情况，然后在浅水中浸润皮肤，使身体适应水温。

4. 一定不要在非游泳区游泳。因为非游泳区域的水情复杂，常常存在暗礁、水草、淤泥和漩流，一旦我们疏忽大意，就可能发生意外。因此，在下水之前一定要了解当地水情，做到心中有数，远离非游泳区。

5. 游泳之前切勿喝含酒精的饮品。因为这样会让我们体内储备的葡萄糖被大量消耗，而后出现低血糖。另外，酒精会抑制肝脏正常的生理功能，妨碍体内葡萄糖的转化及储备。同时，酒精会影响大脑的判断能力，增加游泳时意外事件的发生概率。

6. 我们下海游泳之前，要保证自己的身体机能良好，身体不适者千万不要去游泳。

7. 进行剧烈运动后不要马上下海游泳。体温的急剧下降会减弱抵抗力，引起感冒、咽喉炎等。

8. 饭前或饭后不要马上游泳。因为空腹游泳会影响消化功能，也容易导致在游泳中发生头昏乏力等意外情况；饱腹游泳亦会影响消化功能，还会产生胃痉挛，甚至呕吐、腹痛现象。

9. 夏天去海边游泳时，不能长时间进行曝晒游泳。长时间曝晒会产生晒斑，或引起急性皮炎，也叫日光灼伤。上岸后最好用伞遮阳，或到有树荫的地方休息，或将浴巾披在身上保护皮肤，或在身体裸露处涂防晒霜。

10. 在大海中游泳后，一定要注意泳后卫生。游泳后应马上用软质干巾擦去身上的水垢，最好用淡水冲洗。

🔔 003 警惕水库和池塘

我们放假的时候都喜欢外出玩耍，但是在这个过程中，我们是否能够保证自己的安全？这是一个非常重要的问题。学校和父母都禁止我们接近危险水域，但是很多时候，我们却禁不住诱惑，擅自去不熟悉的水域玩耍，殊不知这样会让自己陷于危险之中。

日常生活中我们会见到很多水库和池塘，因为这些水域表面看上去很平静，有些时候甚至能够看到池底，所以我们掉以轻心，认为这样的水域是安全的，却不知它们一样潜藏着危险。我们要保持警惕性，对自己的生命负责。

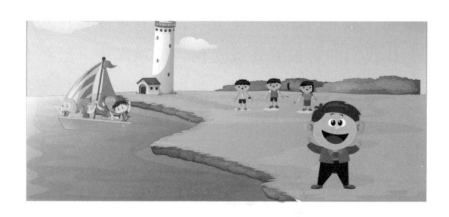

发生在杏滨街道的一起小孩溺亡事件让很多人心痛。6 岁的小明、9 岁的小刚和另一伙伴在池塘边玩水，由于不小心，小明和小刚掉进了水塘里。事情发生后，同行的小伙伴吓坏了，赶紧呼救。听到呼救后，附近的居民郑先生赶紧下池塘救人。但是当两个孩子双双被救上来的时候，已经没有了呼吸和心跳。附近的居民把两个小男孩送到了杏林医院，但最终还是没能抢救过来。

6岁的小明今年读幼儿园中班，而9岁的小刚读小学二年级。正值暑假，他们跑到附近的池塘玩耍，没想到就出现了这样的意外。见到自己孩子的尸体，双方家长伤心欲绝。而就在不久之前，就在这个杏滨街道西滨的池塘里，8岁的小男孩小东溺水身亡。也是因为小东和表弟下池塘游泳，结果再也没有上来。

这样的悲剧几乎每年都在各地发生。水库和池塘中有很多危险，水下的环境不能分辨，水底可能存在水草和石头等，让我们的脚被缠住或受伤。而水库中一般都有泄水口，泄水口附近会产生漩涡，吸引力过大，会导致我们发生溺水。

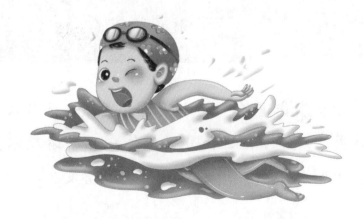

我们知道，池塘一般是用来养殖或灌溉的，水质较差，我们在其中游泳，很有可能会引发疾病。一旦发生溺水，池塘的水质不好，即便是被救起来，引发并发症的概率也是很大的。

如果我们有机会，也有足够的防范意识和安全措施，在水库或池塘中游泳，也要对水域有足够的了解。在水库和池塘中游泳，需要我们格外注意周边的环境。

1. 如果游泳技术不是特别熟练，不要随便下水，野外水域的安全性和室内游泳池的安全性相比差太多。

2. 我们要随时关注周围的环境，若是发现周围有不明异动，要及时上岸。

3. 在下水之前，要摸清水深和下水点的水底情况，更好地保障自己的人身安全。

4. 不要到深水区活动，在水中游泳时也不要和小伙伴嬉闹，防止呛水。

5. 远离危险区域，不要在水质环境不好的地方潜泳，特别是在没有任何防护设备的情况下。

004 石窟、水坑"坑死人"

一些河流中，进行采沙或者采石作业过后，会留下很多深坑。这些深坑在开采过后便积存在这里无人管理，也没有竖起警示牌。这些深坑从水面上根本无法看出来，因此导致很多孩子溺水。

在一些工程施工地段，有时候会看到一些深坑，下雨之后会有很多的水积在里面，掩盖了它的大小和深浅，由于缺乏管理和警示措施，导致了很多意外发生。

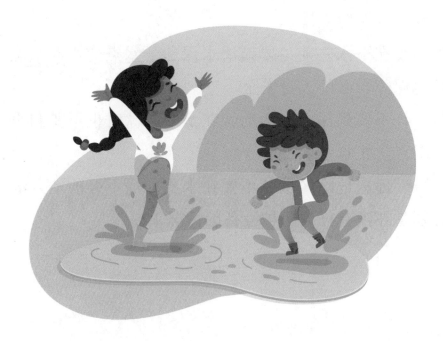

2004 年 8 月 18 日，泉州市泉港区前黄镇凤阳村，两名十三四岁的少女在一个采石窟游泳时溺水身亡。

2006 年 7 月 29 日下午 1 时 37 分，石狮市曾坑厝头附近的一废弃石窟内，两名小男孩在玩耍时不幸溺水，在消防人员及周围群众的合力营救下，终将两小孩救起，但是孩子已经毫无生命迹象。

2008 年 7 月 17 日下午 5 时许，石狮市凤里街道大仑社区一名 10 岁男孩在一座废弃石窟里游泳时溺水身亡。

2008 年 7 月 27 日，一男子在石狮市南环路粮库附近的废弃石窟游泳溺水身亡，而就在不久前，刚有一个小孩在该石窟溺水身亡。

2008 年 9 月 20 日，泉州市惠安县百崎回族乡一名 5 岁男童掉进废弃石窟后溺水身亡。

2019 年 1 月 23 日下午 2 时左右，邯郸市广平县靳庄村一名 4 岁男孩和一名 6 岁男孩一起在村西头玩耍，中途两个孩子脱离了大人的视线。下午 4 时左右，大人突然察觉到两个孩子没了踪影，急忙四处寻找，并发动亲戚朋友帮忙。直到 1 月 24 日上午，人们才在村后的一个水坑里发现了两个孩子溺水的痕迹，经打捞，尸体终被找到。两个孩子在没有大人监护的情况下私自去水坑处玩耍，不但没有足够的安全意识，不慎落水，也没人发现和救援，最终导致了悲剧的发生。

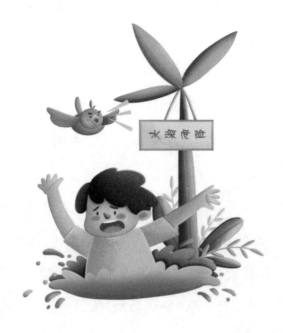

　　不管是工地上的水坑，还是采石场内的废弃石窟，都是十分危险的。实际上无论在什么地方，矿产资源开采完毕后，都必须恢复此处的森林植被或采取复耕措施，不能使该处成为潜藏危险的地方。工程施工后，水坑旁边是必须设置防护措施的，目的就是防止人员出现意外。但是在现实生活中，我们很少见到水坑或石窟附近设置防护栏，或是按照规定进行"闭坑"处理。未成年人缺乏自我保护意识，喜欢去那里玩水，而这些废弃石窟和"坑人"的水坑如同死亡的陷阱，吞噬着一个个鲜活的生命。

　　不管是采石场的石窟还是路边的水坑，我们都要知道其中的危险，不要去这些地方玩耍，也不要带着其他人或听信他人的话去这些地方玩耍。也许在我们看来，这些地方没有特别大的危险，以为自己能够应对，但是实际上，我们本身的能力是不足以应对突发危险的。所以为了自己的生命安全，一定要远离水坑、石窟等危险水域。

🔔 005 水井会变成吃人的"陷阱"

　　我们在路上、田间，常常会见到一些水井，不管是废弃的水井，还是荒废的排水井，看上去不大的地方，实际上存在着很大的危险。当我们怀着好奇之心去观察时，一旦不小心落水，生还的希望是非常渺茫的。

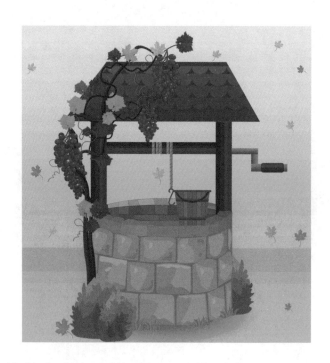

　　某市的教育部门进行的相关统计显示：在一年发生的学生溺水意外事故中，约80%的孩子都是农村的中小学生。但是，这些数据并不表示生活在城市中的孩子就是安全的。事实上，无论是农村的孩子还是城市的孩子，都可能遇到威胁生命的"陷阱"。

2013年5月，常宁市2岁男童不慎坠入绿化带内无盖窨井身亡。

2015年5月，西安市2岁男童坠深井40米，抢救20小时后救出。

2015年8月，上海市宝山区一男孩在窨井附近玩耍，井盖板突然断裂导致孩子坠入。

2016年1月，济南市平阴区一名8岁男孩在水井边玩耍时掉入枯井，经抢救无效不幸身亡。

2016年2月，荥阳市2岁多的男童失足坠入绿化带中一口枯井中，被困19小时后获救。

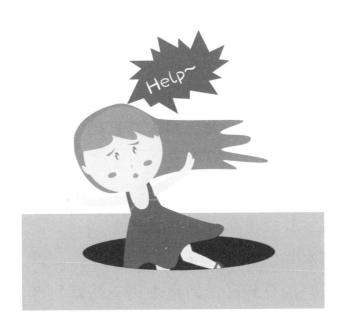

从以上事例可以看出，平时看似很不起眼的水井，当意外发生时，水井带来的危险比我们想象中大得多。

水井可以说是一种文化的积淀，也是一种文化的传承。而农村的水井数量要比城市里多得多。在农村，水井已经成为意外溺水事故的主要事发地之一。

造成坠井溺水事故频发的主要原因，是水井的安全防范措施不足，很多发生事故的水井边缘并没有安装防护栅栏，或者安装了防护栅栏却没有上锁等，导致不知情的孩子失足落水身亡。

我们要知道，一旦落入井下，想要上来是一件非常困难的事情。因为井壁湿滑，加上周围没有可以使力的地方，所以我们只能被动地等待救援。即便我们会游泳，能够让自己浮出水面，但是水井通常很深，我们不一定能很快被发现，一旦我们体力不支，就会溺水。以下这几种类型的井要多加小心。

1. 废弃机井

这是最常见的危险井，因为其直径较窄，并且深度多在30米以上，没有井盖，也没有遮掩体，加上井底部缺氧，淤泥较多，井壁不能攀爬，一旦落下，就会非常危险，即使被人发现，救援也会有很大的难度。

2. 裸露水井

在农村，部分地区田间地头仍有裸露的水井，水多井深，井底有淤泥，多有农药等有毒物质渗入，且井口缺少覆盖物，容易造成溺水、中毒等危险。

3. 路面井盖

城市街道路面井盖每年都有危险发生，由于井盖破裂、丢失等引发坠井事故。此外，下水道井盖下可能隐藏着沼气等有毒气体，一旦掉入，生还的希望渺茫。

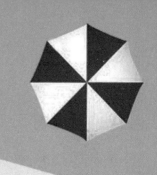

第三章
如何防止溺水

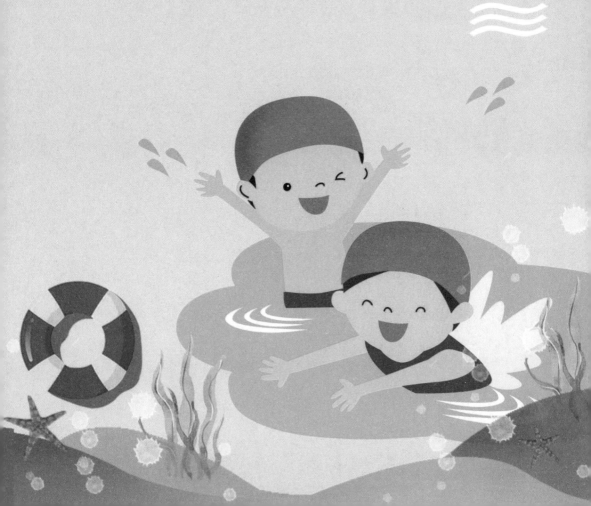

001 游玩时避开这些危险区域

　　暑假来临，父母会带着我们外出旅游，我们自然也渴望去外面看看更广阔的世界。总之，能够暂时放下学业，这对天性好玩的我们来说是一件非常美好的事情。但是，我们在出行的时候，要清楚地知道外面的危险，特别是在水域玩耍的时候，更要防止出现溺水情况，只有保证自己的人身安全，才能在未来走向更广阔的世界。

　　游泳是我们最喜欢的体育运动之一，但是如果没有做好准备，并且缺少防范意识，遇到意外时慌张、不能沉着自救，就很容易会发生溺水伤亡事故。因此我们在水边游玩的时候，有很多可能潜藏危险的地方需要注意，一旦不小心溺水，将会带来非常严重的后果。

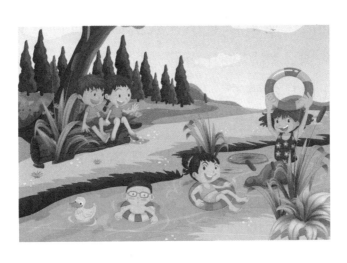

2006 年 7 月 12 日，四川省自贡市第十五中学六名初一学生在水库玩耍，不幸全部溺水死亡。

2010 年 6 月 22 日，武汉市一所中学五名男同学约好去其中一人家里玩耍，吃完饭后大家感觉天气有些热，便商议一起到汉江游泳。其中三人率先下水，其余两人在岸边犹豫。仅仅一会儿的工夫，先下水的三人相继在水里拼命挣扎，岸上的两人随即呼救。但是江水无情，等附近的居民和救援人员赶来时，三人已被江水吞没。

2011 年 6 月 4 日，四川省内江市资中市宋家镇中心学校五名初三女生，在白云寺水库玩耍，一名女生不慎滑倒跌进水库中，另四名女生在施救时一起落水，除一人获救外，其余四人皆溺亡。

从这些例子中可以看出，我们必须对自身所处的环境有正确的认识，然后避开潜藏危险的区域，这样才能最大限度地保证自身的安全。

1. 临近水边的台阶

水边的台阶因长期处于湿润环境中，常常长有青苔，表面十分湿滑，很容易踩滑掉入水中，这是非常危险的。

2. 近水处较大的水泥缓坡

我们很多时候会误以为缓坡很安全，于是会翻越栏杆到河边洗手或钓鱼。殊不知这样的缓坡长期经河水的冲刷，表面覆盖有青苔、泥土等，十分湿滑。此外，缓坡没入水中的部分较陡，很容易让人失去平衡，一旦滑倒或失衡摔倒，即使岸边的水不是很深，想要找到支撑点爬上岸也是非常困难的。

3. 表面流速缓慢的河流

有些河流在岸边的部分较浅，于是我们的安全意识就会降低，选择在岸边钓鱼或玩水。但是，这样的河床经长期冲刷，会形成不少暗沟，而复杂、湍急的水流往往隐藏在平静的水面之下，在看似较浅的水域玩耍同样要保持警惕性。

4. 滩地

岸边水较浅，能清晰地看到水底的滩地，这样的滩地因为水面浅，于是会有人想从岸边往深处走，不管是玩耍还是钓鱼，这样做都是很危险的。因为有些河的中间河槽较深，一旦跌空落水就会将自己置于危险之中。

如何避开那些危险区域呢？

1. 我们在海边玩耍的时候，不能越过安全警戒线。如果不是熟悉水性者，不要独自下水。不会游泳的人不要依靠浮具随波逐流，要格外小心潮水将浮具带离岸边。

2. 戏水地点要选择有管理单位、救生员及安全设备的场所，并根据自己的体能状况，留意天气、水位的变化再前往玩耍。一定要听从管理人员的要求，最好与大人同行。

3. 在江、河、湖、溪等处游泳和戏水，要事先了解水域的情况，判断其是否存在潜在危险，要了解的内容包括地形、漩涡、水深等。

4. 我们要遵守水域警示牌提示的警告事项，参加水上活动要按规定穿着救生衣，并遵照工作人员的指示进行游玩。

外出玩耍时，一定要格外注意自己的人身安全。特别是在暑假期间，因为天气炎热，我们对水上活动更加钟情。但是水上活动有很大的隐患，不能因为自己会游泳就无所畏惧。俗话说"善泳者，死于溺"，会游泳的人往往发生溺水事故的可能性更大。外出活动注意安全，既是对自己负责，也是对家人和亲友负责。

002 河边石垛和护栏切莫攀爬

我们在日常生活中会经常见到河边的护栏，或者是小区公园池塘周围的栏杆。我们也能在护栏旁边见到很明显的提示语，上面写着"水深危险，切勿翻越"。这样的提示不仅仅是用来看的，更是对我们的一种警示，目的是保护我们的生命安全。

河边石垛和栏杆的存在，主要作用就是防止有人在河边玩耍的时候不慎落水。对防护栏，我们要明白它们的实际作用，更为重要的是，一定不能任性攀爬防护栏，以免造成不必要的伤害。

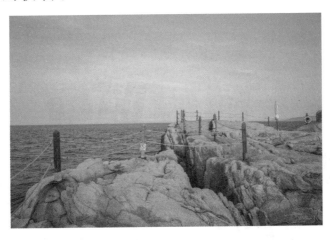

江中的观景台上，有五位同学靠着栏杆有说有笑。水位很高，离观景台很近，江中能看到鱼群游来游去。几个人嬉戏玩闹，大家靠在栏杆上聊天。一位男同学双手撑着护栏，坐到了栏杆上面准备指挥下面的同学一起唱歌。突然，男生"扑通"一声落入江水中，大家隔着护栏伸手想去救人，却根本抓不到。女生对着附近大声呼救，可是等到有人把落水男生救起来的时候，男生已经没有了生命体征。

类似的悲剧在日常生活中并不少见，很多学生为什么不顾安全提示还是肆意攀爬河边石垛和护栏呢？

1. 方便省事

有时候我们想要到河对岸去，但常常需要绕远路过桥渡河。于是有些学生仗着自己会游泳，或者以为河水较浅，想省事，于是会翻越护栏想游泳或蹚水过河。

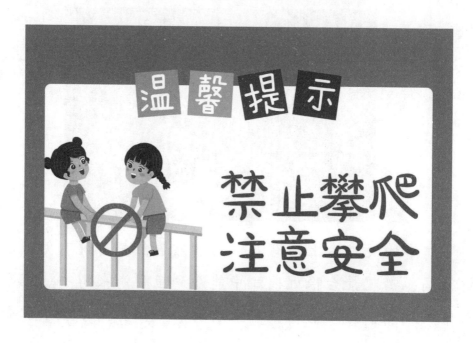

2.下河游玩

为了到河中戏水，或者是想要游泳或垂钓，于是出现翻越、攀爬护栏的行为。

3.打捞物品

我们有时会把书包、衣服等物品挂在护栏上，这些物品因为放置不稳或者其他原因落水后，一些学生可能会攀爬和翻越护栏去水中打捞。

4.认识不足

自身对护栏的认识不足，没有意识到这是保障自己生命安全的一道屏障。

5.监管力度不到位

因为所在水域的警示和管理力度不够，不能做到全程监管，于是有人抱着侥幸心理攀爬护栏，以身犯险，带来了很多严重的后果。

1.危及自身生命安全

我们随意攀爬护栏，最直接的后果就是把自己置身于危险当中。一旦发生溺水事故，后果不堪设想，这既是对自己生命的不负责，也是对自己的家庭不负责。

2.祸及他人

当我们随意攀爬和翻越栏杆的时候，也会在不经意间影响其他人。很多时候，我们不规范和不安全的行为方式会带动其他学生跟风模仿，不仅使我们自己，也使得其他人置身于危险当中。

爱护自己，就要理智地遵守规则，这不仅是对自身负责，也是对家人和朋友负责。河边的石垛和护栏，对我们来说是危险面前的一道屏障，不仅自己不要随意攀爬和翻越，看见别人这么做也要及时劝阻。

出行游玩很开心，更为重要的是能够安全地回到家。只有保护好自己，才能不断地把欢乐延续下去。所以我们要时刻为自身安全着想，既不攀爬和翻越护栏，也不要在附近打闹，避免因为栏杆不牢固而落水。

🔔 003 游玩时翻船后的应对方法

　　水上游玩，必须对水上的自救知识有一定的了解。作为水上的交通工具，船舶能够给我们带来很多的欢乐和便捷，但是也存在发生意外翻船的危险。当危险来临时，我们必须做好充分的应对准备，这样才能保护自己免受灾难。

　　我们在出行的时候，谁也不能保证不会遇到危险，在这个过程中，我们更多的是要学会如何保护自己。近年来，随着人们的物质生活水平逐渐提高，出海及在水域活动的机会也越来越多，正因如此，我们更应知道在水域翻船后的自救方法。

　　2016年6月4日中午12时许，广元市轮船公司"双龙"号游船搭乘18人，从利州区三堆镇盐井溪码头出发，前往白龙湖小三峡景区游玩。下午2时40分左右，"双龙"号返航途经三堆镇飞凤村三组水域时，发生翻船事故。

　　目击者称当时海上的风很大，疑似大风吹翻了游船。事发船只上有18人（含船员及其家属共3人），在当时的搜救中一共有4人获救，其中3人经抢救脱离生命危险；1人（小孩）抢救无效不幸罹难。其余14人下落不明，最终均确定遇难。

这次事故是突发局地强对流天气带来的强风骤雨并伴大浪导致的重大沉船事故。因为事发地的特殊峡谷地形，当时的风速在短时间内持续增强，最大瞬时风速达 12 级。这样的风速已经远远超过该船舶能够抵御的限值，于是船舶向左倾斜并迅速翻沉，最终造成了悲剧。

外出乘船旅游本是一件很开心的事情，但有些时候天不遂人愿，也会出现一些意外。在这个时候，我们不能慌张失措。除了听从管理人员的安排做好应急准备之外，我们也应该懂得一些自救方法。

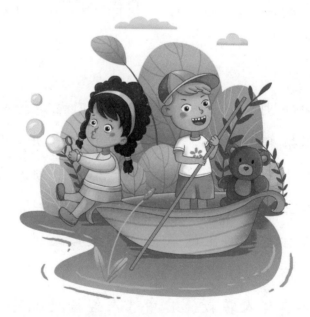

在水域中翻船后我们要这样自救：

1. 当事故发生时，一定要第一时间穿好救生衣，带上救生圈，离开船舱前往甲板，按次序乘坐配备的救生艇快速逃离。

2. 如果没有找到救生衣，则一定要充分利用身边的水桶、高筒靴、木板或空塑料瓶等一切可以漂浮的物品，让自己漂浮在水面上等待救援。日常生活中用到的水桶、高筒靴等，只要将开口垂直向下放就可以充当漂浮物使用。

3. 当船只遇险时，如果沉没很快，跳海生还的可能性要大一些。如果沉没得不那么快，往往是留在船上的乘客坚持到了最后。

4. 如果不幸船已翻沉，我们不要随着人群挤作一团，应该分散撤离船只，游向岸边、岛上或其他救援船艇等。

5. 如果需要跳水，则要注意跳水的位置，一定要远离船边，到船尾最好，并尽可能地跳得远一些，不然船下沉时形成的涡流会把人吸进船底。我们跳水时应迎着风向跳，以免下水后遭漂浮物撞击。

6. 跳水时，双臂要交叠在胸前，压住救生衣，双手捂住口鼻，防止跳下时呛水。眼睛看向前方，双腿并拢伸直，脚先下水。为了避免身体向前扑摔进水坐，我们不要向下望。如果跳法正确，在整个过程中还能深吸一口气，落水后救生衣会使人在几秒钟之内浮出水面。如果救生衣上有防溅兜帽，一定要解开套在头上。

7. 当遇到翻船时，自身一定要坚定求生信心，遇险人员之间可以互相鼓励。

　　我们要知道，翻船事件的发生是多方面因素造成的，在等待救援的过程中，外界变化实在太多，我们不能完全依靠等待，最大的生还希望都是自己创造的。我们要尽可能地使自己获得生还的机会，并且要尽力去帮助别人。

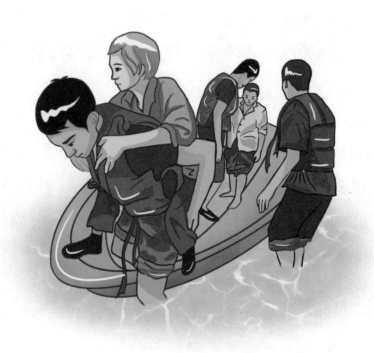

004 积极学习游泳技能

游泳可以说是一项重要的生存技能。在我们的日常生活中，它不仅能够帮助我们在意外落水的情况下脱险，也是一项很好的运动项目，对我们强身健体和锻炼自己的能力都有很大的帮助。

游泳这项运动技能是需要经过学习才能掌握的，一旦学会就会终身受用。但是，很多学生因为各种原因始终掌握不了游泳这项技能。实际上，游泳的学习是需要技巧的，它不难，但是也不像看上去那么简单。

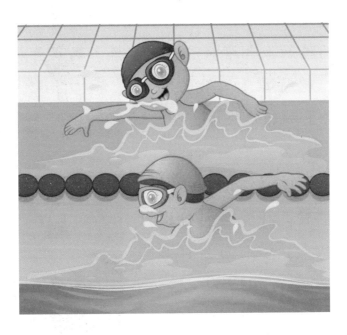

一位妈妈想让孩子学习游泳，自己却是一个旱鸭子。

孩子 5 岁之前，几乎没有下过泳池，等孩子 5 岁时，刚好小区新开了一家游泳馆，孩子才正式接触游泳。

由于孩子年纪小，个子也小，连报班学游泳的教练也不收。因为孩子的爸爸太忙，没有时间教学，于是妈妈想出了一个好主意。妈妈带着孩子去游泳池，她给孩子套了一个游泳圈，在娃娃池里泡水。开始接触时，孩子一点都不熟悉，戴着游泳圈都会把自己压着，呛水。妈妈一边看着孩子玩水，一边照顾孩子的安全。孩子坚持每天戴着游泳圈，在水中打打腿，就这样玩了一个月。等到孩子慢慢适应了，就开始学闭气呼吸。妈妈在家里倒一盆温水，让孩子戴上泳镜，学闭气，感受一下把头埋在水里闭气的感觉。一个夏天结束了，虽然孩子没有学会游泳，但是对水有了初步的接触，也培养了一点水感。妈妈看着孩子对泳池的兴趣，觉得孩子之后的游泳学习之路会更加轻松快乐。

游泳是一项必学的技能，不只能健身消暑，在要害时分还可自救以至救人。学习游泳有哪些技巧呢？

1. 训练胆量。我们初次接触陌生环境时都会感到害怕，这是人类的本能。但是同时我们也要知道，如果我们不敢下水，那么是学不会游泳的，我们需要不断地去锻炼，让自己的身体更快地适应水中的环境。应前往正规的泳池，根据自身身高选择适当的、不超过胸前深度的水域，进行训练。

2. 学习憋气。我们知道，憋气是学习游泳的基础，只有憋好气才能开始学习游泳。最初的时候，我们可以准备一脸盆水，将嘴鼻全部浸入水中。若是条件允许，可以进行计时，注意自身实际情况，到达憋气极限时赶紧将头抬离水面，切不可逞强。

如果有条件经常去正规泳池，可以穿好泳衣，进入泳池中的浅水区，手扶岸边或朋友的手臂，下蹲至水没过嘴鼻。一样要注意自身的实际情况，适时将头部抬离水面。

3. 在水中憋气漂浮。学会了憋气、不再怕水后，就可以进行下一步了，让自己的身体能够在水中漂浮起来。首先让自己全身都放松下来，然后深吸一口气，憋气放松后让身体自然潜入水中，头部同时也要放松。脸朝下，这时水的浮力会将你慢慢托到水面上。与此同时，全身四肢及头部都不要动，去适应水带来的浮力。直到到达憋气的极限时，头部快速离开水面，找准重心站立起来。把这样的动作反复进行训练，直到自己能够轻易使身体漂浮在水中为止。

4. 在水中憋气游泳。适应了在水中漂浮后，就要开始进行四肢运动。手臂和腿部运动起来后会和水产生相互作用力，当身体在水中动起来时，就要学会去控制自己的姿势，并且是有规律地去控制自己的姿势和动作。可以根据自己身体的协调性，找到适合自己并且能划动身体的泳姿，手脚协调运动来使身体游动。

5. 在水中将头部抬离水面。当我们适应了在水中游泳后，就要学习将头部抬离水面，这样做是为了换气，以达到持续游泳的目的。试着将自己的头部抬到眼睛能看清楚水面的位置，然后不断调整四肢的力度及方向，再试着将头部抬到鼻子离开水面的高度，这时我们就可以尝试呼吸换气。之后就是反复进行练习，直到能让嘴巴离开水面进行换气为止。

005 游泳前做好热身准备

游泳之前一定要做好准备活动。人体皮肤的温度一般都比水温高，如不做准备活动就跳到水里，皮肤受冷水的刺激后，引起大脑皮质兴奋，使身体各部分肌肉产生强烈收缩，容易发生抽筋、扭伤等事故，还会出现头晕、恶心等反应。

游泳前的准备活动要有针对性，内容设置合理，准备活动充分，以确保游泳运动的健身效果和安全。做好准备活动，可以改善身体各器官的状态，提高神经系统的闷肢兴奋性和肌肉骨骼系统的灵活性。

准备活动时，活动量的大小要根据天气情况而定。不要急于下水，养成下水前做好准备活动的习惯。一般情况下准备活动的时间掌握在 10 ~ 15 分钟左右，气温和水温低时，准备活动的时间要长而且量稍大一点。在做准备活动时要积极投入，动作准确，协调有力，舒展流畅。准备活动充分的表现是血液循环加快，身体发热、微微出汗，关节活动灵活，动作轻松有力。

小虎的游泳技术很好，是校队游泳的骨干。因为身体素质很好，加上有一点天分，所以在很多比赛中都拿到了奖项。有一次校队训练时，小虎因为迟到怕被教练责罚，于是赶紧换了衣服，悄悄跟在了队伍的后头。教练没有注意到小虎的行动，安排队员下水训练。其他人在小虎到来之前已经跟着教练进行了热身活动，所以下水后很

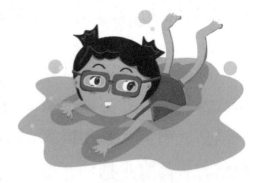

是舒服。小虎匆匆而来，还没有顾得上做热身活动，就直接下了水，刚入水就打了一个寒战，但小虎还是快速翻腾了几下，就准备开始游泳了。口哨声起，校队的人员全部开始奋力游泳，小虎也赶紧跟上。一开始，小虎就感觉体力消耗很大，但是为了不落后，一直坚持着。等到转身时，小虎一条腿才蹬住泳池一边，刚要转身，另外一条腿就抽筋了。小虎一个不稳，整个人沉在了水下，剧烈的疼痛让小虎张嘴，被迫灌了好几口水。教练扭头发现情况不对，赶紧跳水把小虎拉了上来。

小虎被教练拉出水，立即进行了恢复治疗，之后小虎休息了很久才缓过来。教练非常严肃地批评了小虎。而小虎也因为自身的行为，被教练罚了一周的值日。

热身活动是非常必要的，游泳更是如此。因为准备不充分而在水中发生意外，如果旁边没有其他人，那么后果

将是不堪设想的。所以在游泳前，我们要做好热身运动，尽可能地让身体适应水下的温度。

1. 在我们下水前，可适当做一些慢跑、徒手操、拉伸肌肉与韧带的练习，这样能够让身体放松。也可以在岸上进行游泳模仿动作，尽可能使身体变得更灵活。

2. 游泳时，身体关节运动较大，特别是颈、肩、腰、髋、踝、肘、腕等大关节，所以对它们的热身运动要适当加强，对负担较重的部位更要活动充分。这样入水后不容易引起抽筋，可以减少危险的发生。

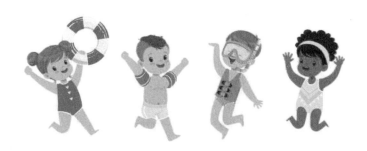

3. 针对自己的身体机能进行有目的的锻炼，当自己身体的某些部位调动较频繁时，就要有针对性地对该部位进行锻炼，这样是为了在游泳时能更好地发挥身体机能。

4. 在游泳之前进行拉伸训练时，切忌用力过猛。拉伸是为了防止损伤，不要为达到一个目标，强忍着疼痛来折磨自己的身体。

5. 我们可以进行下水前的淋浴活动，把水温调节到和体温差不多的水平，冲淋头、脸、全身，两分钟就行。在适应水温的同时，也可以让皮肤水分饱和。

6. 不要直接跳下水，可以坐在池边，把腿放入水中，用手撩水到身上，适应水温后再缓缓入水。

7. 下水后不要立即开始剧烈活动，应选择自己最擅长、最放松的泳姿游一段时间，当成正式开始游泳前的热身游。

在游泳前的热身活动中，我们要尽可能把运动做全，不能因为自己游泳技能较好就不重视热身活动。热身活动是保障我们下水之后顺利适应水温和充分调动身体机能的重要活动，我们要从心底真正重视起来。

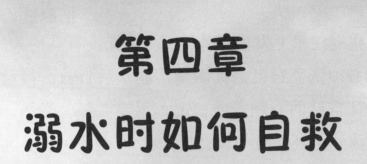

第四章
溺水时如何自救

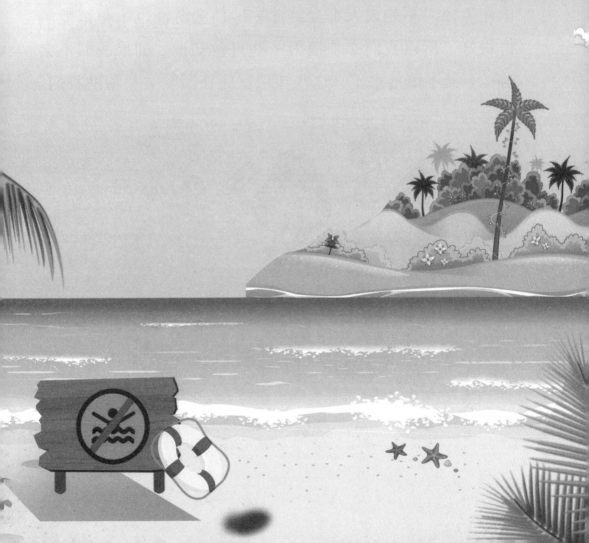

001 掌握不会游泳时的自救方法

当我们在水上发生意外，而身边又没有其他人的时候，我们就必须依靠自己逃离困境。溺水后自救，最重要的就是要保证自己的心理素质稳定，不要慌张。当然，如果我们会游泳，生还的希望就会更大。

落水会让人惊慌失措，但是与此同时，必须争分夺秒保住生命。不是人人都会游泳，即使会游泳也不是都能游得很好，所以我们必须懂得一些自救知识。如果我们不会游泳，又不慎落水了，这些知识就能在紧要关头帮助我们。

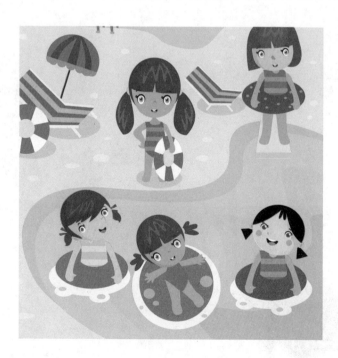

2018年7月30日晚,广东省珠海市某小学在读四年级、三年级的姐弟俩在住宅小区内的游泳池游泳时,发生溺水事故。姐弟俩大约晚7时50分下水,到晚10时10分左右被发现,当时孩子已经没有了生命体征。

2018年8月5日,一对8岁的双胞胎海边溺亡。下午3时左右,从北京去青岛游玩的一对双胞胎女孩,在黄岛区万达公馆A区海滩走失。接警后警方进行了全力搜索,直到8月6日中午11时40分左右,才发现了双胞胎中姐姐的遗体,之后在失踪海域发现第二具遗体,确认为双胞胎姐妹中的妹妹,家长悲恸欲绝。

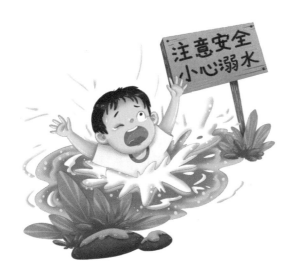

不会游泳下水是一件十分危险的事情。那么,在此情况下不幸溺水,该如何自救呢?

1.当我们不慎落水后,不要惊慌失措,一定要保持头脑清醒。

2．不要进行狗爬式挣扎，要试着屏住呼吸，冷静地将头向后，口向上方，将口鼻露出水面，同时把双腿并拢，双手合十穿过头顶，放松自己，让身体自然浮起，此时就能进行呼吸。

3．在进行呼吸的时候，呼吸要浅，吸气宜深，尽可能使身体浮于水面，以等待他人的救援。

4．千万不能将手上举或拼命挣扎，这样反而容易下沉。

5．溺水自救方式中最省体力的是"水母漂"式。就是吸气后全身放松俯漂在水面，四肢自然下垂似水母般静静漂浮在水面，待需要吸气时双手向上抬至下额处，向下、向外压划水顺势抬头吐、吸气，随即低头闭气恢复漂浮姿势。

6．可以"踩水"。基本要点是身体保持直立头颈露出水面两手做摇橹划水助浮，两腿在水中分别蹬踏划圆，如同烹饪时的搅蛋动作。

7．落水瞬间人的大脑会一片空白，四肢不自觉地乱动，很多人拼命挣扎大喊大叫。殊不知这样浪费体力反而会导致溺亡。专家提醒，在水中求生一定要有信心，做到镇定、忍耐、调整呼吸，尽量减少体力的消耗等待救援者的到来。

8．如果是天生"旱鸭子"，可利用衣服自救。例如穿着长袖衣在水面吸气后低头将气由上衣衣襟吹入衣内，双手抓紧衣襟防止空气外泄，可在衣服肩背部形成气囊。还可以将拉链、扣子完全扣上，一手将衣服下摆拉出水面，另一手将水花拍打至衣服内充气。如果上衣无袖可利用裤子。漂浮姿势下拉裤脚或摆动双腿将裤子脱下，将裤管末端绑在一起，一只手将裤腰提出水面，另一只手向裤管内拍打水花将空气充满裤管做成气囊。或者将裤管打结后双手各抓住裤腰的一边，将裤子置于头后方，双手自头后方向前扑为其充气。溺水者还应抓住水中漂浮物，例如开口的盒子、水桶、盆子、油箱等，可以将开口部压在水面下或把口封住作为漂浮工具，尽可能延长"救命时间"。

002 水中抽筋的自救方法

人在水中活动时，由于肌肉受到刺激而突然发生强直性收缩的结果，造成肌肉痉挛（肌肉痉挛也称肌肉抽筋）。发生肌肉痉挛常见的部位是手指、脚趾、小腿、大腿和腹部等。无论肌肉痉挛发生在什么部位，都要及时采取松解肌肉的办法进行解救，否则容易出现危险。

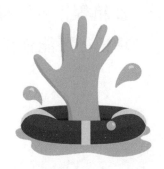

游泳时抽筋的主要部位是小腿和大腿，有时手指、脚趾及胃部等部位也会抽筋。水中出现抽筋的原因主要有以下几种：

1. 低温刺激。如果游泳时水温比较低，腿部和脚部的肌肉受到低温刺激，兴奋性会突然增高，使肌肉发生强直性收缩，导致肌肉痉挛。

2. 准备活动不足。在游泳前没有进行热身活动或者热身活动不够，入水之后，较低的水温会刺激皮肤、肌肉的血管收缩，导致血流减少减慢，不能满足肌肉活动的需要，就容易引起抽筋。

3.体能消耗过多。在水中体能消耗过多，会导致肌肉中堆积大量乳酸等代谢物，使肌肉不断收缩，发生痉挛。在水中的停留时间过长，体能不断消耗，也会令乳酸在肌肉内大量累积起来，导致肌肉疲劳，也能引起抽筋。

4.电解质失衡。在长时间运动中，人体内的电解质丢失过多，又没有及时补充，就会造成人体电解质失衡，导致肌肉兴奋性增高，很容易发生肌肉痉挛。

5.运动过于激烈。游泳时动作太快，引起肌肉连续过快收缩，放松时间不足，肌肉的收缩与舒张的协调性就会紊乱，引起肌肉痉挛。在水中出现抽筋时，要根据自己身体的实际情况来进行自救。

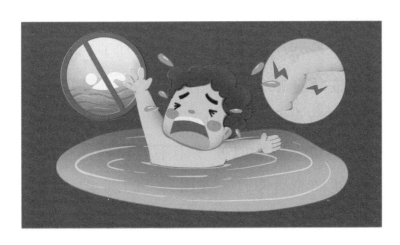

湖南省宁乡县金洲南路附近有一栋两层楼房，这里住

着叶家，出事的是叶家的孙子。出事的池塘有两米多深，小叶跟随爸爸在池塘游泳，小叶游到对面70米远的小丘后休息了一会儿，随后就开始返回。但是在返回途中，小叶出现了腿部抽筋的现象，于是向岸上的爸爸求救。但是因为爸爸在前段时间受了伤，所以连救了两次，都没能把小叶救上来，这时小叶的爸爸明显游不动了，小叶不愿拖累爸爸，只好放开了爸爸的手，让爸爸先上岸。结果小叶沉了下去。后来等人们把小叶捞出来时，他已经毫无生命迹象。

悲剧的发生是每一个人都不想看到的，但是面对这样的悲剧，我们在感到痛心的时候，更多的是要从中吸取教训，避免类似悲剧的发生。所以，我们要学会在水中抽筋时的自救方法。

1. 一定要保持镇静。这个时候要马上停止游动，先吸一口气来保证呼吸顺畅，仰面浮于水面。

2. 若是因为水温过低和疲劳产生的小腿抽筋，则可使身体呈仰卧姿势。这个时候要用手握住抽筋腿的脚趾，用力向上拉，使抽筋腿伸直，并用另一腿踩水，另一手划水，帮助身体上浮，这样连续多次即可恢复正常。如果大腿抽筋，可同样用拉长抽筋肌肉的办法缓解。

3. 如果两手抽筋，要快速握紧拳头，再用力伸直。这样进行多次，直至手指复原。

4.当上腹部肌肉抽筋时，可以让身体仰卧在水里，双腿向腹部弯曲，再行伸直，重复几次，直至症状有所缓解。

5.当抽筋症状缓解后，要改用其他游泳姿势游回岸边。若还是用同一游泳姿势，就要提防再次抽筋。

🔔 003 被水草缠脚的自救方法

　　水草在水中生长，江、河、湖、泊近岸边或较浅的地方，一般常有杂草或淤泥，到这些地方去游泳时，它们就很可能威胁到我们的生命安全。

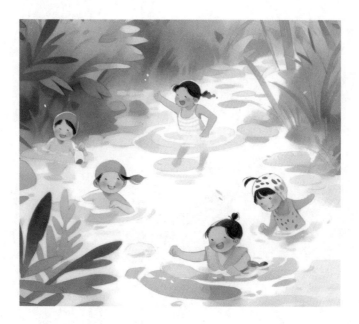

　　2014年7月18日晚上6时多，湖南省株洲市芦淞区五里墩乡白井村南塘水库边，袁先生用最后一丝力气将儿子顶到浮在水面的水草堆上后，因脚抽筋慢慢沉入水底。事件发生当天，袁先生13岁的儿子在水库游泳，水库面积超过800平方米，水下水草丛生。水库最深处有两米多，小袁先下水游泳，但是没有过多久，小袁的脚就被水草缠住，于是小袁在水中挣扎，不断地喊着救命。袁先生没顾得脱下长裤，就赶紧跳下水去救人。因为小袁的脚被缠得很紧，袁先生用了很大力气才将儿子拉出。最后袁先生筋疲力尽，加上自己出现了抽筋现象，他把儿子推到浮在水面的水草堆上后就沉入了水底。

小袁靠在水草堆上，水已经淹到了他的颈部，直至村里人发现才把小袁救了上来，但是袁先生再也没有醒过来。

这样的悲剧告诉我们，要时刻警惕大自然中的危险。我们要学会在水中被水草缠住的自救方法，更要知道水草的危险性，提高自身的安全防范意识。户外游泳的危险性要比室内游泳大得多，加上不可预测的天气及水下环境，我们更不能疏忽大意，因为潜在的危险因素时刻都威胁着我们的生命。

水草在水中随水流漂浮不定。游泳者在长有水草的地方游泳，稍不注意，就可能被水草缠住。一旦遇到这种情况，要采取以下措施。

1. 不要紧张慌乱，已经被水草缠绕的脚或腿要停下挣扎，尽量减少另一条腿的动作，以防双腿被缠。

2. 要用手臂划水，保持头部浮于水面上，采用半仰泳姿势稳住身体，上抬被水草缠绕的腿，慢慢挣脱水草。

3. 如果一时脱不开，可以进行深呼吸，之后保持身体直立下沉，用手将缠绕在腿上的水草拉断，在进行这个动作的时候，要尽可能慢一些，身体要稳一些。入水深度以手能去掉水草为限，其间要防止身体乱动，以免被水草进一步缠绕而加重险情。

4. 如果随身携带有尖利物品，可用它把水草割断。

5. 把水草去除后，应采用仰泳姿势，远离危险区上岸。

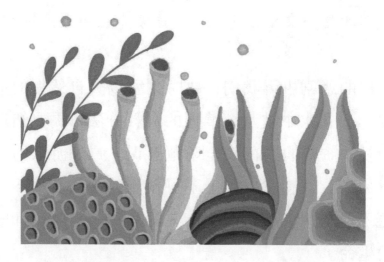

被水草缠住脚是很危险的，因为它可能越缠越紧，最终会把我们拖入绝望的深渊。同时，我们也要进行一定的反思，为什么会出现这样的情况？江河湖泊，以及室外的一些池塘中，水下或多或少都会存在一些水草，为了避免这样的情况发生，要尽可能地远离野外水域。

我们在学校和社会上也学到了很多野外救生知识，我们一定要重视，在平时不仅要认真地学习，遇到危险时更要学会应用。

004 掉入冰窟中的自救

冬天来临后，伴随着漫天飞舞的雪花，我们总是呼朋引伴去堆雪人、打雪仗，还会在冰面上玩耍。这样的欢乐，也让我们对冬天有了更大的向往。但是在快乐游玩的时候，也要看到危险的存在。

冬天水面结冰后，有时候冰面会出现冰窟窿，当行人不注意的时候，就很容易掉下去。而这样的情况是十分危险的，因为冰窟窿周围的冰层并不结实，我们若是想要靠着边缘的冰层获救，是一件非常困难的事情。

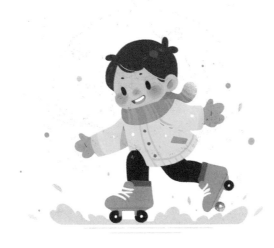

2018年12月1日，三名男子驾车行驶在内蒙古呼伦贝尔市呼伦湖冰面上，不慎连车带人掉入冰窟窿内，随后

两人被附近的人救上来，另一名男子下落不明。

2018 年 12 月 6 日，辽宁太子河本溪市区一段水域冰面破裂，一名男子坠入冰窟窿。庆幸的是，附近人员救援及时，几分钟后用绳子把该男子拉上了冰面。

2018 年 12 月 7 日，在辽宁鞍山二一九公园，一位大爷在结冰湖面行走时，突然冰面破裂，掉进了冰窟窿。因为冰面比较薄，前来营救的 3 名消防员也掉进水里，一名年仅 23 岁的消防员因为救人而不幸牺牲。虽然老人最终被救了上来，但是也已经没有了任何生命体征。

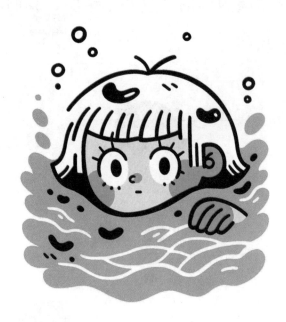

冰窟窿在冬天是非常常见的，不管是小区的湖面，还是野外的水库。这些冰窟窿刚开始看上去很小，但是随着

人们的踩踏或是其他自然原因，会越来越大。

当我们不慎掉入冰窟窿后，要采取积极的方式进行自救，尽可能地让自己快速脱险。

1.要调整好自己的心态，减缓低温应激反应。因为冬季身上的棉衣、羽绒衣中含有很多空气，在落入水中的一瞬间，身体暂时不会下沉，不会立即感觉到冰水的寒冷。

2.要争取时间尽力向冰窟窿边缘接近。当水浸入棉衣后，要赶紧脱掉，以免增加负重。在开始接近冰窟窿边缘时，不要急于爬上冰面，要先将冰窟窿边缘的薄冰打掉。

3.当到达边缘时，要伸展双手，用双脚划水，把双臂往外撑起来。往上爬时动作要尽可能平稳，身体与冰面的接触面积要尽量大，最好是一次成功。

4.如果坠落的地方是流动的水域，一旦落水后要务必保持身体露出水面，因为一旦被活水冲入冰层下面，生还的希望就非常渺茫了。

5.如果一时间出不来，切忌在水中来回挣扎，因为我们需要保持体能。这时可以将双手放在冰面上，即便是失去意识也不会重新滑落到水里，为获救争取更多时间。

冬季，我国北方地区许多江河湖泊的结冰层都很厚，所以人们可以在湖面河面上溜冰、玩耍。但遇到天气变化或对当地结冰情况不太了解时，在冰面上的人就有可能掉进冰窟窿中。

当我们外出时，要跟随在父母的身边，在没有父母监护的情况下，不要擅自跑到危险的水域冰面上玩耍。除此之外，我们更不能和小伙伴随意结伴去不安全的冰面玩耍，不能被怂恿，也不要怂恿他人。要知道，真正的友情是互相监督，互相成长。

005 掉入水坑中的自我救助

我们在户外经常见到大的水坑，工地上的水坑更是经常出现。水坑有些时候并不起眼，但如果水坑过深，掉进去仍然可能出现溺水事故。在水坑附近玩耍，很多时候危险是不容易被察觉的，但是一旦落入水坑，想要从中出来困难也是很大的。

我们在日常生活中会经常见到很多孩子在水坑边玩耍，或是扔石头，或是拿着木棍在其中戏水。这样的行为背后潜藏着巨大的危险。因为水坑的深度从表面上看难以估测，水面下的情况也看不清楚。

河北省保定市曲阳县一名13岁少年，周日与小伙伴一起在外面玩耍的时候，不幸掉入了挖沙形成的大水坑内。经过二十多个小时的搜救，落水少年被打捞上岸，但已经没有了生命体征。

福建省福安市罗江街道小留村附近一工地施工时留下了许多积满水的深坑，一名14岁男孩小陈玩耍时不慎掉入坑中。事发时，小陈和妹妹出门玩耍，妹妹突然听见"扑通"一声，回头发现哥哥掉进水坑。等到妹妹找来母亲的时候，已经是一小时以后了，心存一丝希望的母亲纵身跃入深坑救子，她找到了儿子，但因体力不支，拼命在水中挣扎。幸好旁边有人用木棍将他们拉上岸。但不幸的是，小陈已没了呼吸。

这样的悲剧我们在新闻中见到过很多。不起眼的水坑吞噬了一个个鲜活的生命。不管是在施工的地方，还是路上的坑地水坑，我们都要远离。

落入水坑后应该如何自救呢？

1. 千万不能惊慌。要保持冷静，尽可能地减少挣扎。

2. 可以把双膝抱在胸前，尽可能借用水的浮力漂起来。

3. 一旦有机会露出水面，要尽可能深吸一口气，以便水面淹住头部时供给氧气，为获救争取更多的时间。

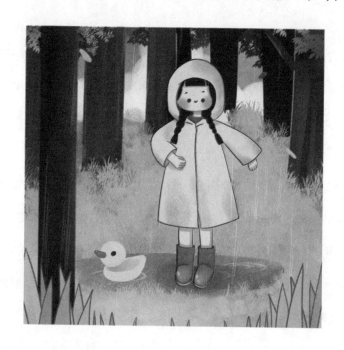

我们要远离危险，保护自己，就要尽可能地让自己处在一个安全的环境中。在平日的生活中，我们肯定会接触到很多水域，特别是身边经常会出现的水坑。不管是大水坑还是小水坑，其中或多或少都存在一些危险因素。水深时可能出现溺水现象，水浅时也有可能会使人滑倒摔伤，所以我们不能因为水坑的不起眼就忽略了它们。要记住，对自身的安全来说，没有什么事情是小事。

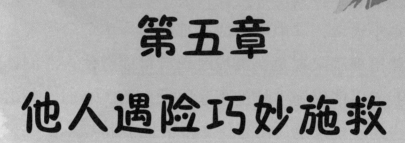

第五章
他人遇险巧妙施救

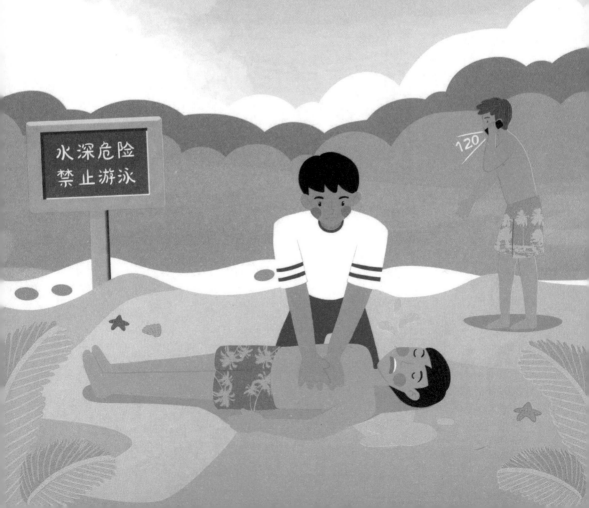

001 溺水者八大无声迹象

我们跟小伙伴外出游泳的时候，如果小伙伴遇到危险了，我们必然会想出手相救。这时候一定要用对方法，这样才能既保证自身安全，又能增加营救成功的可能性。

我们要清楚地知道溺水会有怎样的表现，这能够帮助我们辨别出溺水的人，也应当教会身边的人，当我们自身出现这些现象的时候，他们才能够及时地帮助我们。

1. 人在溺水的时候常常是站立的样子，好像在水里垂直爬一个隐形的楼梯。头大多数在水面上，嘴巴有时候在水外，有时候在水里，一上一下好像冒泡。之所以是这个样子，是因为人在溺水的时候会本能地自动先保护呼吸系统，其他身体部位都是次要。

2. 溺水者不会呼救。因为溺水的人必须先能呼吸，接着才能说话。当一个人溺水时，嘴巴会没入水中再浮出水面，过程中甚至没有时间呼气、吸气，更没有呼救的时间了。

3. 溺水者无法挥手求救。因为在危急时刻，溺水者会本能地将双臂伸到两侧，向下压，好让嘴巴浮出水面，小孩则可能会

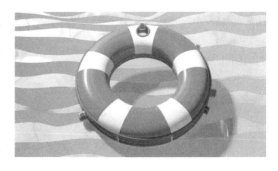

将手臂前伸。他们无法划水朝救援者移动，或把手伸向救援设备。所以有些时候，溺水者看起来像是在游泳，不过姿势有些奇怪。

4.真正的溺水者在水中是直立的，但是他们没有踢腿的动作，他们只能挣扎 20~30 秒，之后就会沉下去。

5.溺水者眼神呆滞，无法专注或闭上眼睛。很多时候，因为水的冲击，溺水者的头发可能盖在额头或眼睛上。

6.因为溺水者的头在水中，嘴巴在水面，可能头后仰，嘴巴张开，小孩的头则可能前倾。

7.溺水最重要的迹象就是看起来不像溺水，他们看起来可能只是抬头在看天空、岸边、泳池边或码头。这个时候就需要有人问话，如果他们能回答，大概就没事。如果眼神涣散，可能已经发生溺水事故。

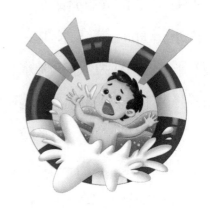

8.小孩在戏水时会发出很多声音，当发现孩子安静无声时，就该去看看是怎么回事了。这样能最大限度地保证孩子的安全。

002 不要盲目营救遇险伙伴

　　我们和小伙伴们一起外出玩耍的时候，如果小伙伴遇到危险，我们自然不会袖手旁观。但是不正确的营救举动不仅无法起到任何的帮助，还会把自己拖累。所以，作为未成年人，不要盲目地救助遇险的伙伴，要采取正确的方式帮助伙伴脱困。

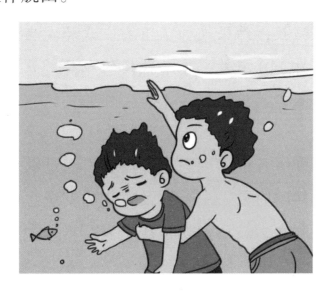

　　2013 年 5 月 11 日上午，广东省惠州市博罗县罗阳一中的八名同学相约到东江岸边烧烤，其中一名同学不慎溺水，岸上的四名同学前去相救，结果五人相继溺水失踪。当晚 7 时 35 分，蛙人在水底找到第一具失踪者的遗体；晚 9 时 50 分左右，剩余四名失踪者遗体全部被打捞上岸。

当时参加活动的一共有八名同学。上午 8 时多，一行人抵达烧烤点——博罗县滨江路葫芦岭附近的东江岸边。等到大家吃饱喝足后已经接近 11 时。随后，六名同学跑到江边玩耍，其中两名同学在岸边玩水，另外四人脱下衣服到江边戏水。其余两名同学仍留在原地烧烤。

下水的四个人大约玩了十分钟，其中一名同学就开始往下沉，同时在水中戏水的三个人手拉手想去救人。结果，几人一个拉一个地往下沉。正在烧烤的一名同学听到呼救，也跑到江边施救，结果也掉了下去。意外发生后，岸上的同学立即拨打 110 求救。等来救援的人后，五名同学已经失去了生命体征。

这样的事情有很多，但是都没有引起足够的重视。我们在帮助同伴的时候，更要顾及自身的安全。就像案例中这样，一人落水，最后牵连了四个人。本是大好的年华，结果却被淹没在了一片水域中。

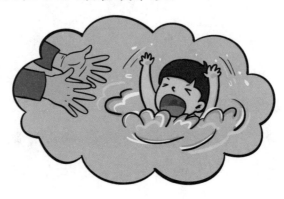

当我们准备救人时，一定要认清楚自己的处境，也要知道落水者的处境。如果在我们的能力范围内，自然是要出手相助的，可一旦超过自己的能力范围，就要去请求周围人的帮助。这样不仅能保证自己的安全，也能增加落水者获救的希望。

　　那么，我们应该如何去救助同伴呢？

　　1.我们在救助溺水者时，要先了解水情再下水。如果水面上有漩涡或是当时的水面情况不安全，就不能贸然下水。一旦把自己陷于危险的境地，也就是把落水者的救援希望又减少了一分。

　　2.在基本了解了环境之后，若要下水施救，还要根据自己的水性进一步判断，如果水性不好就不要轻易下水救人，因为这样做会更加危险。

　　3.当我们有足够的能力下水救人时，要注意下水的姿势。当我们游向溺水者时，要注意节省体力。不能用全部力气游泳，要预留出在水中救人的力气。

　　4.施救的方法要正确，我们要从溺水者的背后接近溺水者，从后面托住溺水者的脖子，把溺水者的头部、嘴、鼻等托出水面，慢慢游向岸边。在水不深的情况下，人能够站起来的时候一定要站立，不能横卧在水中施救，接触到溺水者后，要将溺水者慢慢托出水面。

　　5.当我们没有足够的能力下水救人时，一定要请求其他人的帮助。大声呼喊附近的人，并第一时间报警，这个时候一定要冷静，不能慌乱。

6. 我们在等待救援人员到来的这段时间里，要尽可能找能够帮助落水者获救的东西。若是有救生圈或泡沫板等能够漂浮的物品，要尽量投给落水者，为落水者创造更多生存机会。

003 如何正确呼救和报警

当我们遇到他人遇险时，要第一时间报警，为遇险者提供尽可能多的救援时间。我们要知道，当我们没有足够能力去救人的时候，往往呼救和报警才是最有效的办法。

在上学期间，我们接受了不少的安全教育，也知道当遇到危险的时候，要第一时间寻求帮助。正是因为如此，我们才更应该牢记，当我们身边的人遇到困难，或者是难以自救的时候，我们一定要报警求助。

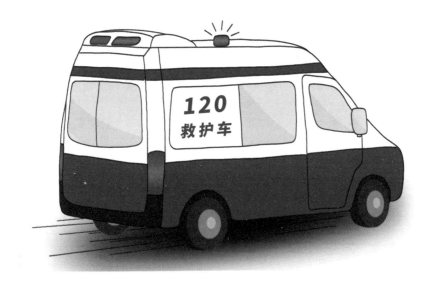

岚岚和袁方是好朋友，刚好赶上五一小长假，二人便决定去海边玩耍。两个人都会游泳，加上海边人多，岚岚

的爸爸妈妈也跟着去，所以袁方的父母就放心地让袁方去了。等到他们一行四人来到海边时，发现人很多，岚岚的爸爸妈妈在沙滩上坐着，嘱咐岚岚和袁方不要乱跑，下水玩也不要去太深的地方。岚岚很是听话地点头，两个人玩了一会儿，袁方觉得人太多，就拉着岚岚往人少的地方去。岚岚禁不住诱惑，就跟着袁方离开了人群。她们穿过了一片石头群，然后看到一小块没有人的地方，加上水也不深，于是二人在这边玩耍。

袁方在海里游泳，岚岚在岸边堆沙子，等到岚岚抬头去看人的时候，才发现海面上看不到袁方的身影。岚岚喊了几声没有听见回话，哭了起来。但还是立即拿着随身的手机先打了急救电话，然后赶紧往有人的地方跑去，等到看到人的时候，岚岚开始大喊。有人听到情况赶紧跟着岚岚去救人。最终在几个年轻人的帮助下，找到了溺水的袁方，120 急救车的到来挽救了袁方的生命。事后，爸爸很认真地给岚岚上了一课，告诉岚岚不能随便到危险的地方玩耍，但是也肯定了岚岚当时在第一时间打 120 呼救的做法。

当我们在生活中遇到这样的情况，要向案例中的岚岚学习，第一时间打 120 求助。之后就要尽快寻找能够帮助救援的人。在自身的力量不足，也保证不了能找到人的情况下，拨打 119 和 120 求助是最有效的办法。

我们需要进行呼救和打急救电话救人的时候，要知道正确的做法，因为那个时候时间是最为宝贵的。我们要尽可能少地浪费时间，为遇险者提供生机。

1. 当我们遇到溺水事故时，要沉着冷静，不要惊慌，要在第一时间找到电话拨打 120 急救电话，为救援争取时间。

2. 报警时要相互确认信息，首先要确认对方是否是120 急救中心，并准确无误地告知对方自己所在的地方或是溺水者所在的地方，以及联系电话，问清对方能赶

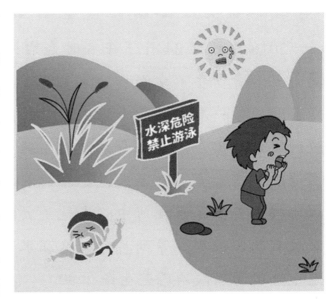

到的最快时间，如果超过这个时间 120 还没有到达，就要再次拨打 120 确认。

3. 我们在电话中要讲清楚所在的具体位置及溺水者的大致情况，包括溺水者的受伤情况、程度如何、精神状况等，便于 120 急救中心提前做好准备，为救援争取时间。

🔔 004 岸上紧急施救的操作方法

当我们发现溺水者的时候，要给予力所能及的帮助。在岸上的人员对水下的人员施行救援，要关注自身的安全，更要关注水下人员的安全，二者兼顾才能真正达到救人的目的。

2018 年 6 月 24 日下午 6 时左右，郑州市贾鲁河中某段，五名青少年不幸溺水。这五名少年均为初三学生，事发前和同学一起相约看考场，却意外落水。其中一人被岸边的群众救出，没有生命危险，而其他四人下落不明。事发地点的河面宽 200 多米，离岸边有二三十米的距离，河水比较浅，但是再往河中心去就是大大小小的深坑，每个深坑有两三米深。等到另外四名溺水学生全部搜救上岸，经 120 现场确认均已无生命体征。

悲剧的发生是令人心痛的，当我们看见有人落水的时候，要施救，更要懂得自救。我们不止一次在新闻中看到有人下水救人最后连自己都失去生命的案例。很多时候，我们的想法是好的，但是当我们去施救的时候，一定不能盲目。

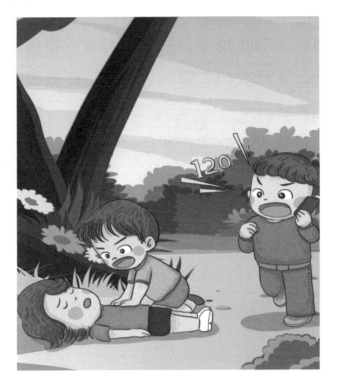

　　岸上紧急施救是指溺水者尚在水中时，岸上的其他人对其提供的救援。岸上人员的及时救助对溺水者来说是至关重要的。如果发现有人突然落水或在水中失态等现象，而后淹没在水里超过一分钟不见其头、面部浮出水面，就应立即展开救援。

　　1. 当我们发现有人溺水后，要立即拨打120或附近医院的急诊电话请求医疗急救。在此期间，要大声呼喊同伴及周围的人，尽可能多人实施救助。

　　2. 当我们找到能够提供救助的人，或是急救医务人员到达现场后，要及时设法将溺水者救上岸。

3. 当把溺水的人救上来后，要立即清除溺水者口鼻中的淤泥、杂草、呕吐物等，用纱布裹着手指将溺水者的舌头拉出口外，解开衣扣、领口，以保持呼吸道通畅，打开气道，给予吸氧。

4. 及时进行控水处理，即迅速将患者放在救护者屈膝的大腿上，使其背朝上、头下垂，随即按压背部，迫使吸入呼吸道和胃内的水流出，时间不宜过长，一分钟即够。

5. 如果我们发现溺水者已经停止呼吸，应立即进行人工呼吸，一般以口对口吹气为最佳。可以现场进行心肺复苏，并尽快搬上急救车，迅速向附近医院转送。

🔔 005 正确实施心肺复苏法

心搏骤停是指患者心脏有效泵血功能突然丧失，导致血液循环停止，全身各个脏器的血液供应完全中断，如不及时恢复心搏，可能危及生命。

心肺复苏法是最基本的抢救呼吸、心搏骤停者生命的方法，通过徒手、应用辅助设备及药物来维持人工循环、呼吸和纠正心律失常。

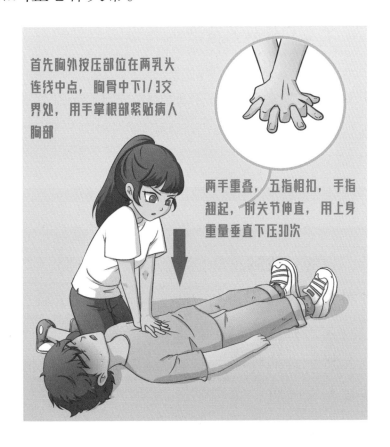

首先胸外按压部位在两乳头连线中点，胸骨中下1/3交界处，用手掌根部紧贴病人胸部

两手重叠，五指相扣，手指翘起，肘关节伸直，用上身重量垂直下压30次

2018 年 7 月下旬，江苏省泰州市姜堰城区一名 11 岁的男孩到家附近的河边玩耍，由于玩得很开心，他不知不觉游到了深水区，这时他的小腿突然抽筋，导致发生了溺水事故。这一幕被他的邻居陈先生看到了，他立刻脱下衣服扑进河里，把男孩救了起来。

男孩被救起时已经失去了意识，面色苍白，嘴唇青紫，呼吸十分微弱。陈先生立刻拨打了 120 求救电话，然后开始给男孩做心肺复苏。几分钟后，男孩的鼻腔中喷出了一些水，他微微张开嘴，有了自主呼吸。很快，120 急救车赶到，他们采取了紧急抢救措施后送往医院进一步检查治疗，几天后男孩就出院了。据急救人员介绍，幸好陈先生及时给男孩做了心肺复苏，否则男孩的大脑可能会因窒息受到不可逆的损伤，甚至导致死亡。

在对溺水者或者是其他需要救助的人实施心肺复苏时，要首先观察周围的救援环境，并对需要救助的人有一定的判断，为的是找到正确的方法去进行救援。

1. 对溺水者的意识进行初步判断，用双手轻拍病人双肩，询问病人，看是否意识清晰。

2. 检查溺水者的呼吸，观察他们的胸部起伏情况 5~10 秒，判断是否有呼吸。

3. 判断溺水者是否有颈动脉搏动，具体方法是用右手的中指和食指从气管正中环状软骨划向近侧颈动脉搏动处，判断有无搏动。

4. 把溺水者的衣领及裤带解开。

5. 对溺水者进行胸外心脏按压，具体方位是两乳头连线中点，胸骨中下 1/3 处。用左手掌跟紧贴病人的胸部，两手重叠，左手五指翘起，双臂伸直，用上身力量用力按压 30 次。

6. 用仰头抬颌法打开溺水者的气道，抢救者将一手掌小鱼际（小拇指侧）置于患者前额，下压使其头部后仰，另一手的食指和中指置于靠近颏部的下颌骨下方，将颏部向前抬起，帮助头部后仰，气道开放。必要时拇指可轻牵下唇，使口微微张开。注意溺水者口腔有无分泌物，有无假牙。

7. 对溺水者进行人工呼吸救助。要在保持溺水者仰头抬颌的前提下，一手捏闭鼻孔（或口唇），然后深吸一大口气，迅速用力向溺水者口（或鼻）内吹气，然后放松鼻孔（或口唇），每5秒钟反复一次，直到溺水者恢复自主呼吸。每次吹气间隔1.5秒，在这个时间抢救者应自己深呼吸一次，以便继续口对口呼吸，直至专业抢救人员到来。

在对溺水者进行心肺复苏时，当只有一个急救者给溺水者进行心肺复苏术时，应每做 30 次胸心脏按压，交替进行两次人工呼吸。当有两个急救者给溺水者进行心肺复苏术时，两个人应呈对称位置，以便互相交换。此时，一个人做胸外心脏按压，另一个人做人工呼吸。两人可以数着 1、2、3 进行配合，每按压心脏 30 次，口对口或口对鼻人工呼吸两次。

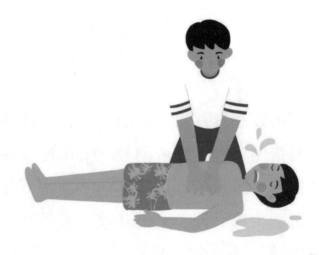

中小学 安全教育 系列丛书

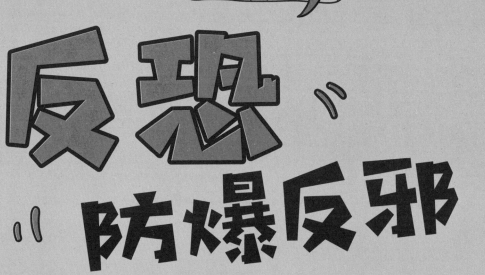

反恐、防爆反邪

张 俊 / 主编

团结出版社

图书在版编目（CIP）数据

反恐防爆反邪 / 张俊主编 . -- 北京 : 团结出版社 ,2024.3
（中小学安全教育系列丛书）
ISBN 978-7-5234-0863-6

Ⅰ .①反… Ⅱ .①张… Ⅲ .①反恐怖活动—安全教育
—青少年读物②防爆—安全教育—青少年读物③邪教—批
判—中国—青少年读物 Ⅳ .① D815.5-49 ② X932-49 ③ D669.8-49

中国国家版本馆 CIP 数据核字 (2024) 第 055360 号

出　版：团结出版社
　　　　（北京市东城区东皇城根南街84号　邮编：100006）
电　话：（010）65228880　65244790
网　址：http://www.tjpress.com
E-mail：zb65244790@vip.163.com
经　销：全国新华书店
印　装：三河市龙大印装有限公司

开　本：170mm×240mm　16开
印　张：6.5
字　数：60千字
版　次：2024年3月第1版
印　次：2024年3月第1次印刷

书　号：978-7-5234-0863-6
定　价：260.00元（全10册）

前　言

在这个瞬息万变的时代，我们的社会面临着前所未有的挑战。不安全因素日益增多，对于正在成长的中小学生而言，了解并防范恐怖主义、暴力事件和邪教组织的威胁显得尤为重要。这些不法势力不仅对个体安全构成威胁，更是对整个社会的稳定与和谐造成了严重影响。因此，我们有责任向孩子们普及安全教育知识，使他们具备自我保护的能力。

为了让孩子们更好地了解和防范这些威胁，我们精心编写了这本安全教育的书籍。它不仅仅是一本书，更是我们对孩子们的一份责任与关爱。在这本书中，我们将深入浅出地解析恐怖主义的本质、暴力事件的根源以及邪教组织的欺骗性。通过这些内容，我们希望让孩子们明白这些不安全因素的真实面目，从而增强自我防范意识。

此外，书中还提供了丰富的案例分析和应对策略。我们希望孩子们在遇到相关情况时，能够冷静应对，运用所学知识保护自己和他人。同时，我们也希望通过这些案例分析，让孩子们学会在面对危险时如何寻求帮助，提高他们的应变能力。

我们深知，安全教育并非一蹴而就。因此，我们期望这本书能够成为孩子们成长路上的良师益友，陪伴他们茁壮成长。在编写这本书的过程中，我们得到了众多专家、教师和家长的积极参与，感谢他们的辛勤付出，使得这本书更具价值。我们衷心希望，通过这本书，孩子们能够获得真正的安全与自由！

为了确保孩子们的安全，我们还应该加强家校合作，共同为孩子们营造一个安全、健康的成长环境。家长和老师要密切关注孩子们的心理状态，及时发现并解决可能存在的问题。同时，我们还要加强对孩子们的心理健康教育，培养他们积极向上的心态，使他们具备抵抗不良诱惑的能力。

在此，我们呼吁全社会共同关注青少年安全教育问题，携手为孩子们的成长保驾护航。让我们共同努力，为孩子们营造一个安全、和谐、美好的未来！

目 录

第三章 了解邪教及其危害

第一章
认识恐怖活动

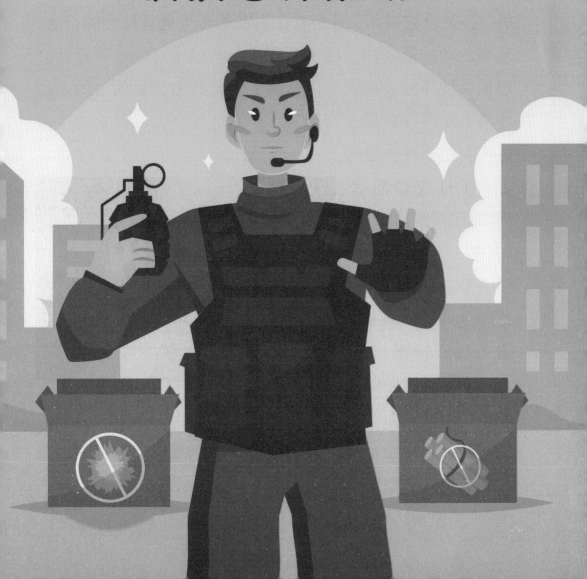

🔔 001 什么是恐怖活动？

在当今的世界，恐怖主义活动日益猖獗，给人们带来了极大的恐惧与不安。恐怖活动是指以制造社会恐慌、胁迫国家机关或者国际组织为目的，采取暴力、破坏、恐吓或者其他手段，造成或者意图造成人员伤亡、重大财产损失、公共设施损坏、社会秩序混乱等严重危害社会的行为。恐怖活动的形式和手段不断变化，其根本目的是制造社会恐慌，破坏社会稳定，以达到实现其政治目标的目的。恐怖活动是一种极端主义行为，严重危害了人民群众的生命财产安全和社会稳定。

在打击恐怖活动方面，各国政府和国际社会需要加强合作，共同应对这一全球性的挑战。需要加强情报信息交流、反恐技术、

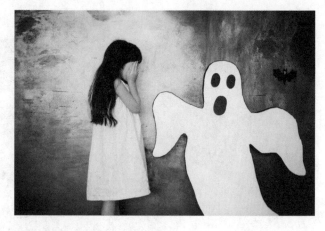

人员培训等方面的合作，共同提高反恐能力和水平。同时，也需要加强社会治理，提高公众的安全意识和防范能力，共同维护社会稳定和安全。

在预防和打击恐怖活动的过程中，需要注意保护人权和尊重人权，避免过度使用武力或者侵犯人权的行为。同时，也需要加强对恐怖活动的根源和动机的研究和分析，从源头上预防和打击恐怖活动。

总之，恐怖活动是一种严重的社会问题，需要各国政府和国际社会共同努力，加强合作，共同应对。同时，也需要加强社会治理，提高公众的安全意识和防范能力，共同维护社会稳定和安全。

002 恐怖袭击常见的手段有哪些?

恐怖袭击是一种极端的暴力行为，通常涉及使用暴力和恐吓来传达政治或宗教信息。以下是一些常见的恐怖袭击手段：

1.爆炸袭击：在公共场所、交通工具或其他目标上放置炸弹等爆炸物，造成人员伤亡和财产损失。

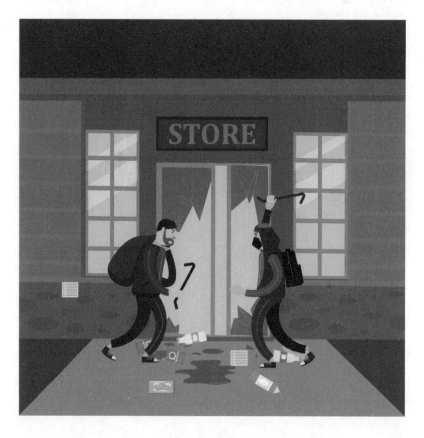

2.砍杀袭击：在人员密集场所使用刀斧砍杀无辜群众。

3. 绑架劫持：将人质控制在一定时间内用于交换其他人员或者索要赎金。

4. 纵火破坏：使用汽油、柴油等易燃物品在城市或公共建筑中故意纵火焚烧，以引起社会恐慌和混乱。

5. 破坏公共设施：破坏电力、交通、通信、供气供水设施等。

6. 核与辐射恐怖袭击：通过核爆炸或放射性物质的散布，造成环境污染或使人员受到辐射、照射。

7. 生物恐怖袭击：利用有害生物或有害生物制品侵害人、农作物、家畜等。

8. 化学恐怖袭击：利用有毒、有害化学物质侵害人、城市重要基础设施、食品与饮用水等。

9. 网络攻击：利用网络技术入侵政府网站或社交媒体平台，散布虚假信息和煽动暴力事件。

需要注意的是，恐怖袭击的手段随着时代的变化而不断演变，而且不同国家和地区对恐怖主义的定义和打击力度也存在差异。因此，我们需要保持高度警惕，加强安全防范措施，共同维护社会的和平与稳定。

003 当前我国恐怖活动的特点有哪些?

恐怖主义问题已经成为全球性的安全挑战，对国际和平与稳定构成严重威胁。其表现为以下五个方面：

1. 组织严密、分工明确。恐怖分子往往具备严密的组织结构，内部职责划分清晰，形成了相对成熟的恐怖组织体系。这种组织形态使得恐怖活动更具计划性和针对性，提高了应对的难度。

2. 技术含量高、危害更大。随着科技的发展，恐怖活动的手段和方式不断升级。他们利用网络、社交媒体等新技术进行恐怖宣传和煽动，传播极端思想，误导民众，增加了社会危害程度。

3. 暴力恐怖与政治渗透相结合。部分恐怖分子将暴力恐怖活动与政治渗透相结合，通过制造暴力和流血事件，企图达到其政治目的。这种做法不仅破坏了社会稳定，还可能导致无辜民众受到伤害。

4. 国际合作难度增加。由于各国国情不同，在打击跨国恐怖主义方面存在差异，国际反恐合作面临诸多困难和挑战。这要求各国加强沟通、协调立场，共同应对恐怖主义威胁。

5. 防范和打击恐怖活动需要全社会的共同努力。恐怖活动是全社会公害，需要政府、公安机关、社会各界齐抓共管，形成合力予以打击。这涉及法律、教育、文化、国际合作等多个方面。

在我国，政府高度重视反恐工作，采取了一系列措施来防范和打击恐怖活动。首先，加强立法，完善反恐法律法规体系，为反恐工作提供法制保障。其次，强化情报收集和分析，提升预警能力，预防恐怖事件的发生。此外，加强网络安全管理，遏制恐怖主义思想在网络上的传播。同时，通过国际合作，与国际社会共同应对跨国恐怖主义挑战。

第二章
如何防范恐怖活动

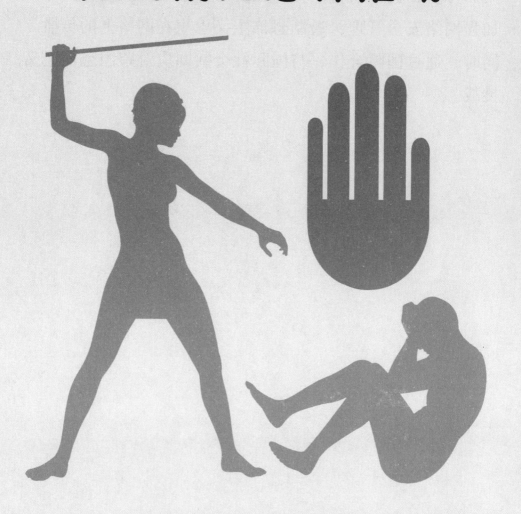

🔔 001 如何识别恐怖嫌疑人？

识别恐怖嫌疑人是一项复杂而重要的任务，需要我们保持警惕和清醒的头脑。以下是一些可能有助于识别恐怖嫌疑人的特征：

1. 表现异常的神情：恐怖嫌疑人可能会露出惊恐、紧张、焦虑等情绪，或者显得过于冷静或镇定，这都可能表明他们心中有鬼。

2. 穿着或携带物品异常：恐怖嫌疑人可能会穿着与普通人不同的服装，或者携带一些可疑的物品，如刀具、枪支、爆炸物等，这些都可能表明他们的不寻常身份。

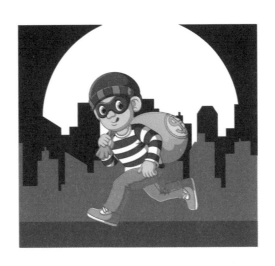

3. 行为异常：恐怖嫌疑人可能会在公共场所来回徘徊、观察或拍照，或者试图进入不允许进入的区域，这些行为

都可能表明他们有某种目的。

4.在社交媒体上活动异常：恐怖嫌疑人可能会在社交媒体上发布一些与恐怖主义有关的内容，或者频繁地关注与恐怖主义有关的网站或论坛，这些都可能表明他们的信仰或目的。

如果你发现了任何可疑的行为或人员，请立即向当地警方报告。同时，请保持冷静，不要试图自行解决或采取行动，以免造成不必要的危险或损失。

🔔 002 如何识别可疑车辆?

要识别可疑车辆,可以注意从下几个方面的观察:

1.状态异常:包括旧车无牌照或遮挡车牌、车窗门锁有撬压损坏痕迹、车体损伤异常、夜间停车长时间着车熄灯等。

2.停留异常:车辆在禁止停车的水、电、气、热等重要设施附近以及繁华路口、转弯处停车。

3.人员异常:乘车人员较多,神色惊慌、东张西望,见到有人接近刻意躲避。

4.行驶异常:在非机动车道区域快速行驶,行驶轨迹左右摇摆、忽快忽慢等异常行驶。

5.物品异常:车内装载物品属于易燃易爆、易挥发、易腐蚀等危险品,大量管制刀具,物品包装异常等。

请注意,以上只是一些可能表示车辆可疑的特征,但并不一定代表车辆有问题。同时,即使发现可疑车辆,也请不要自行处理或采取过激行动,应及时报警交由警方处理。

003 如何辨识可疑爆炸物?

在防范潜在的爆炸威胁时，准确识别可疑的爆炸物是至关重要的。以下是一些方法，可以帮助你在日常环境中发现并辨别可疑的爆炸物。

1. 视觉观察：细心观察物体的外观和特征，如形状、颜色、包装等。可疑的爆炸物往往具有不寻常的外观，如炸药标志、异常的填充物、损坏或裂缝等。

2. 嗅觉察觉：爆炸物里的黑火药含有硫磺成分，会散发出硫化氢(臭鸡蛋)味；自制硝铵炸药的硝酸铵会分解出明显的氨水味(公厕味)。

3. 使用专业检测设备：如 X 射线设备或射线扫描仪，对可疑物体进行扫描。这些设备可以揭示物体的内部结构和组成，帮助你发现隐藏的炸药或其他可疑物品。

4. 注意周围环境：检查是否有其他可燃物、易燃物或引信等迹象。

5. 寻求专业帮助：如果你不确定它是否是爆炸物，务必寻求专业帮助。联系当地的紧急服务或安全机构，他们将能够提供准确的指导和建议。

请记住，这些方法只是作为一般指导，并不能替代专业人员的建议和指导。在处理潜在的爆炸威胁时，务必保持冷静并遵循安全程序。

004 爆炸物可能放置在什么地方？

1.标志性建筑物：标志性建筑物或其附近的建筑物内外。

2.重大活动场所：如举行大型运动会、检阅、演出、展览等场所。

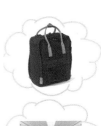

3.人员密集场所：人口相对密集的场所，如体育场馆、影剧院、宾馆、商场、超市、车站、机场、码头、学校等。

4.公共娱乐场所：宾馆、饭店、洗浴中心、歌舞厅及其他易于隐蔽且闲杂人员容易进出的地点。

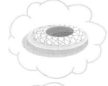

5.其他易于接近场所：易于接近且能够实现其爆炸目的的地点，如医院、公园、风景名胜区等。

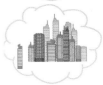

6.各种交通工具：如汽车、火车、地铁等。

7.其他日用品：行李、包裹、食品、手提包及各种日用品之中。

🔔 005 发现可疑爆炸物怎么办？

发现可疑爆炸物时，应该采取以下措施：

1. 向附近工作人员或使用附近的报警器报警，不要就近使用无线电通信工具，以免引爆无线电遥控的爆炸物。

2. 不要轻易翻动可疑物品，在专业处置人员尚未赶到之前，根据爆炸物的情况和位置紧急处置。如果怀疑爆炸物为遥控装置，可利用铁皮罩、铁桶、金属盆、铁锅等罩住进行物理隔离（地铁上都有专门的防爆装置）。如果是人体炸弹，有把握时迅速将其制服。如果是导火索起爆的爆炸物，未点燃时应尽快疏散人群，如果已点燃并外露时，应脸朝下且头部背向爆炸物就地卧倒，或尽量选择安全位置躲避。

3. 如果时间允许，不要围观，要迅速撤离，在专业人员进行排爆作业时，应处在警戒区之外。爆炸物处于露天情况下，警戒区的最小半径为：炸药量在 9~20kg 的汽车炸弹为 300m，炸药量在 3~10kg 的行李炸弹为 200m，炸药量在 3kg 以下的爆炸装置为 100m，期刊信件等微型爆炸装置为 10m。

以上措施是为了保障公共安全和人身财产安全，请在发现可疑爆炸物时立即采取行动。

006 遇有匿名威胁爆炸或扬言爆炸怎么办?

如果你遇到匿名威胁爆炸或扬言爆炸的情况，应该立即采取以下措施：

1. 保持冷静：在面对这样的紧急情况时，保持冷静是非常重要的。不要惊慌失措或做出过激的反应。

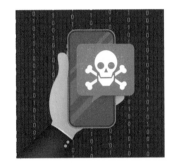

2. 保护自己和他人安全：如果可能的话，立即撤离现场，远离危险区域。如果无法立即离开，应尽快找到安全的地方躲避起来。

3. 报警：立即拨打当地警方电话报警，告知他们发生的情况。警方会根据具体情况进行处理。

4. 收集证据：如果可能的话，尽可能收集有关事件的证据，例如目击证人、照片、视频等。这些证据可以帮助警方更好地了解事件的情况。

5. 配合警方调查：在报警后，积极配合警方调查，提供尽可能多的信息和协助。警方会进行调查，并根据调查结果采取适当的行动。

6. 不要轻信：不要轻易相信匿名的威胁或扬言爆炸的信息。在面对这样的情况下，保持警惕和理性是非常重要的。

7.加强安全防范：在紧急情况过去之后，加强安全防范措施是非常必要的。可以采取一些措施来增强自己和周围人的安全，例如增加安保人员、加强门禁管理等。

8.宣传教育：在处理完事件之后，可以进行一些宣传教育活动，提高公众对安全问题的认识和意识。同时，也可以通过宣传教育来增强公众对警方工作的理解和支持。

总之，在面对匿名威胁爆炸或扬言爆炸的情况下，保持冷静、采取适当的措施、配合警方调查、加强安全防范和宣传教育是非常重要的。只有这样，才能有效地应对紧急情况，保障自己和他人的安全。

🔔 007 遇到纵火恐怖袭击怎么办?

一、在高层建筑物中应对纵火恐怖袭击的措施

1. 快速报警:一旦发现火灾或恐怖袭击迹象,立即拨打火警电话或报警电话,向消防部门和警方报告。同时,告知他们可能有人员受伤和需要医疗援助。

2. 紧急疏散:在火灾发生时,应尽快组织人员疏散。通过紧急出口、楼梯(不要轻易乘坐电梯)等途径离开建筑物。确保所有人员都安全撤离,并告知他们前往指定的集合地点。

3. 不可乱钻、乱躲。高层建筑火灾中千万不可钻到床底下、衣橱内躲避火焰或烟雾,这些都是最危险的地方,又不易被发觉,难以获得及时营救;如房间充满烟雾,必要时,可打开门窗,排放烟雾后,应立即重新关闭好,防止长时间开窗致使外面大量浓烟涌入室内,能见度降低,高温和毒气充斥,无法藏身。

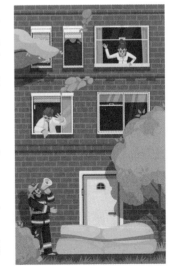

4. 利用建筑内部设施,利用普通楼梯观景楼梯进行逃生;利用阳台、通廊、安全绳等进行逃生;将房间内的床单或窗帘等物品连接起来进行逃

生；应尽量待在阳台、窗口等易于被人发现和能避免烟火近身的地方。在白天，可以向窗外晃动鲜艳衣物，或外抛轻型晃眼的东西；在晚上，可以用手电筒不停地在窗口闪动或者敲击东西，及时发出有效的求救信号，引起救援者的注意。

5. 根据火场广播逃生：当某一楼层或某一部位火势已经蔓延时，不可盲目行动，要注意听火场消防人员广播和救援疏导信号，选择合适的逃生路线和方法。

6. 处在陌生的环境时，如入住酒店、商场购物、进入娱乐场所时，务必留心疏散通道、灭火设施和紧急出口及楼梯方位等，以便关键时候能尽快逃离现场。

二、在地下商场中遇到纵火恐怖袭击的应对措施

1. 沉着冷静，识记方位。凡进入地下商场的人员，一定要对其设施和结构布局进行观察，记住疏散通道和安全出口的位置。

2. 迅速撤离，迅速逃离到地面及其他安全区域。

3. 灭火与逃生相结合。把初起火势控制在最小范围内，采取一切可能的措施将其扑灭，如一时无法扑灭，应迅速逃离现场。

4. 逃生时，尽量低势前进，不要做深呼吸，可能的情况下用湿衣服或毛巾捂住口和鼻子，防止烟雾进入呼吸道。

5. 万一疏散通道被大火阻断，应尽量想办法延长生存

时间，如可躲入房间，用水泼湿毛巾、衣服等，将门缝塞紧，等待消防队员前来救援。

三、在公共汽车上遇到纵火恐怖袭击的应对措施

1. 沉着冷静。当发动机着火后，应迅速开启车门，从车门下车，用随车灭火器扑灭火。

2. 如果着火部位在中间，从两头车门有秩序地下车。在扑火时，重点保护驾驶室和油箱部位。

3. 如果火焰小但封住了车门，用衣服蒙住头部，从车门冲下。

4. 如果车门线路烧坏，开启不了，应砸开就近车窗翻窗下车。

5. 如果衣服着火，来得及脱下，迅速脱下衣服，用脚将火踩灭；或者请他人协助用厚重的衣物压灭火苗，如果他人衣服着火时，脱下自己的衣服或其他布物，将他人身上的火捂灭。

四、在地铁内遇到纵火恐怖袭击的应对措施

1. 沉着冷静，及时报警。可以用自己的手机拨打119，也可按动车厢内的紧急报警按钮，条件允许时用车厢内灭火器灭火自救。

2. 如果火势蔓延迅速，逃至相对安全的车厢，关闭车厢门，防止蔓延，赢得逃离时间。

3. 列车到站时，听从工作人员指挥撤离。

4.若停电，可按照应急灯的指示标志有序逃生，注意要朝背离火源的方向逃生。

5.若车门打不开，可利用身边的物品击打破门。同时将携带的衣物、纸巾沾湿，捂住口鼻，低身逃离；一旦身上着火，可就地打滚或请他人协助用厚重的衣物压灭火苗。

五、在列车上遇到纵火恐怖袭击的应对措施

1.沉着冷静。不要盲目拥挤、乱冲乱撞，要听从列车人员指挥或广播指引。

2.利用车厢前后门逃生。被困人员应尽快利用车厢两头的通道，有序逃离。

3.利用车厢的窗户逃生。可用坚硬的物品将窗户的玻璃砸破，通过窗户逃离现场。

4.在平坦的路段可采用摘挂钩与着火车厢脱离的方法。

六、在客船上遇到纵火恐怖袭击的应对措施

1.沉着冷静。不盲目跟从乱跑乱撞，赶快自救或互救逃生。

2.如果火势蔓延，封住走道，来不及逃时可关闭房门，不让烟气、火焰侵入。情况紧急时，也可跳入水中。

3.当客船前部某一楼层着火，还未延烧到机舱时，应先迅速往主甲板、露天甲板逃离；然后借助救生器材向水中和来救援的船只上及岸上逃生。

4.当客船上某一客舱着火时，逃出后应随手将舱门关上，以防火势蔓延，并提醒相邻客舱内的旅客赶快疏散；若火势已窜出封住仓内通道时，相邻房间的旅客应关闭靠内走廊房门，从通向左右船舷的舱门逃生。

5.当船上大火将直通露天的梯道封锁，可以到顶层，施放绳缆，沿绳缆向下逃生。

008 遇到纵火恐怖袭击时有哪些忌讳?

1. 忌惊慌失措。不可惊慌失措，盲目逃跑或纵身跳楼。要保持冷静，尽快了解所处的环境位置、起火点、起火原因和火势大小，正确选择逃生方法和路线。

2. 忌盲目呼喊。现代建筑物燃烧时会散发出大量的烟雾和有毒气体，容易造成毒气窒息死亡。可用湿毛巾捂住口鼻，匍匐前进逃离，紧急时刻呼叫时也不能移开毛巾。

3. 忌贪恋财物。不要为穿衣或取贵重物品浪费时间，更不要为入室拿物品而重返火海。

4. 忌乱开门窗。如房间充满烟雾，必要时，可打开门窗，排放烟雾后，应立即重新关闭好，防止长时间开窗致使外面大量浓烟涌入室内，能见度降低，高温和毒气充斥而无法藏身。

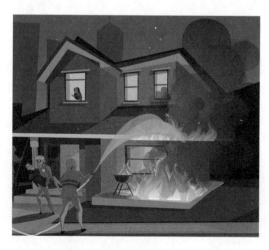

5. 忌乘坐电梯。一旦着火，电梯就会断电，可能会被困在电梯里，无法逃生。

6. 忌随意奔跑。随意奔跑，不仅容易引火烧身，还会引起新的燃烧点，造成火势蔓延。

7. 忌轻易跳楼。在房间无法避难时，也不要轻易做出跳楼的决定，此时可扒住阳台或窗台翻出窗外，等待救援。

🔔 009 恐怖分子驾车冲闯人群密集区怎么办?

在恐怖分子驾车冲闯人群密集区的情况下，需要采取以下措施：

1. 保持冷静，不要惊慌失措。迅速观察周围环境，寻找安全通道或躲避区域。

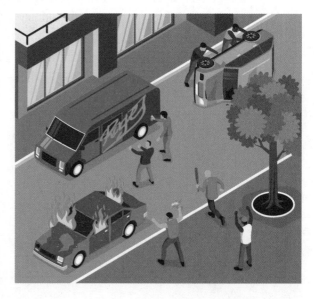

2. 如果在广场、集市等人群密集区，可以迅速向较粗壮树木、水泥墩、乒乓球台、石桌石凳、建筑物后或展台后、铺位后、农用车后、商品后躲避。但是不能紧贴在后面，以防车辆撞击后产生的冲击力。同时切忌往路灯杆后、玻璃橱窗后躲避，以防撞倒撞碎造成二次伤害。

3. 如果没有可躲藏的地方，不要背对汽车逃窜，因为人的双脚是跑不过汽车轮子的。正确的方法是面向或侧向来袭汽车，连续地向左或向右快速滑动。当汽车冲撞你时，连续做"之"字形或"O"形滑动，可迫使袭击者驾车不停地快速转向，增加袭击难度，有利于摆脱纠缠。

4. 车辆冲撞时可把随身携带的物品，如衣服、鸡蛋、面粉等砸向对方前挡玻璃，干扰对方视线，减少伤害。如果没有十分必要，尽量不去人群密集聚集区，特别是没有设置车辆隔离带的人群密集区域。

5. 人体正面相比背部弱，人体背部相比两臂弱，人体上肢相比下肢弱。当受到袭击又无处可躲时，设法用身体最强壮的部位去承受攻击，用四肢去抵挡，承受刀棍袭击可能会受伤，但是不至于丧命。对于头部而言，额头位置坚硬，因此，当歹徒贴身时，用额头撞击其面部也是较好的选择。

总之，在面对恐怖袭击时，需要保持冷静，迅速判断形势，采取合理的应对措施。同时，积极配合相关部门的工作，共同维护社会安全。

🔔 010 遇到持枪袭击怎么办?

如果遇到持枪袭击,可以采取以下措施:

1.迅速报警:在遇到持枪袭击时,第一时间报警是很重要的。通过电话或网络报警,告知警方袭击发生的位置和情况,以便警方迅速做出反应。

2.寻找安全区域:在报警的同时,要尽快寻找安全区域,如办公室、会议室等。关闭门窗,隐藏在安全的地方,不要轻易出来。

3.保持安静:在遭遇持枪袭击时,要保持安静,不要发出声音。避免引起袭击者的注意,也不要试图与袭击者进行交流。

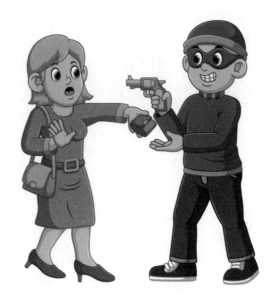

4.等待救援:在安全区域等待救援是很重要的。不要试图自己采取行动,以免造成更大的危险。救援人员会根据情况采取适当的行动,以确保你的安全。

总之,在遇到持枪袭击时,要保持冷静并采取适当的措施来保护自己和他人的安全。

011 公共场所有哪些"保护神"？

公共场所一般都有完善的防火、灭火设施和紧急出口：

1. 报警开关。在公共场所，均有红底黄字的"报警开关"标志，箭头指向位置即按钮位置，下推为报警电话。

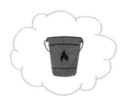

2. 灭火器。走廊配有干粉灭火器箱，上面贴有红色"灭火器"标志。

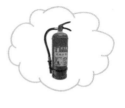

3. 安全出口。楼层内设有事故照明灯，可见清晰的"安全出口"标志。

4. 消防设施。在走廊或者楼梯有消防栓，附近配有消防带。

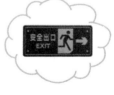

切记：处在陌生的环境时，如入住酒店、去商场购物、进入娱乐场所时，务必留心疏散通道、灭火设施和紧急出口及楼梯方位等，以便关键时刻能尽快逃离现场。

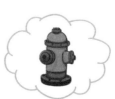

🔔 **012** 被恐怖分子劫持了怎么办?

如果你被恐怖分子劫持,以下是一些应对措施:

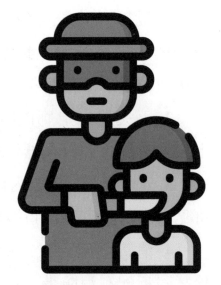

1. 保持冷静:尽可能保持冷静,不要惊慌失措或反抗。尝试冷静地分析情况,以便采取适当的行动。

2. 服从命令:如果你被劫持,请尽可能地服从恐怖分子的命令,这可以减少冲突和伤害的风险。

3. 隐藏求救:尽可能保留和隐藏你的通信工具,例如手机。及时将手机调为静音,并尝试使用短信等方式向警方或相关机构求救。在求救时,提供尽可能多的信息,包括你的位置、人质人数和恐怖分子人数等。

4. 观察情况:注意观察恐怖分子的行为和言语,尽可能了解他们的动机和需求。这将有助于你更好地理解情况并采取适当的行动。

5. 配合解救:如果你被警方或安全部队解救,请尽可能配合他们的行动。在警察发起突袭的瞬间,尽可能趴在地上，在警察的掩护下脱离现场。

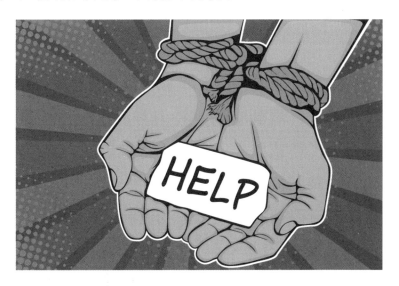

　　总之，如果你被恐怖分子劫持，请尽可能保持冷静并采取适当的行动。尽力保护自己的安全，同时配合警方或安全部队的解救行动。

013 遇到持刀歹徒袭击该怎么办?

在遭遇持刀歹徒袭击时,可以采取以下应对策略:

1.快速跑开:看到有人手持刀斧砍杀时,注意查看,丢弃携带物品,迅速跑开,远离手持刀斧的人。

2.迅速躲避:利用身边的建筑物、树木、车体、围栏、柜台等物体进行阻挡躲避砍杀,与其拉开距离。

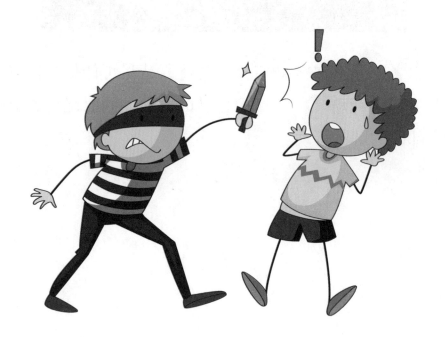

3.奋力反抗(自卫):在无法跑开或躲避时,联合他人,利用随身携带物品(手提包、衣服、雨伞等)和随手能够拿到的物品(木棍、拖把、椅子、砖块、石头和灭火器等)

进行奋力反抗（自卫）。

4. 及时报警：如果你无法逃脱或者感到无法应对歹徒的威胁，应立即报警。在等待警察到达之前，尽量保持冷静并采取措施保护自己的安全。

5. 避免激怒歹徒：无论你有多么害怕或紧张，都不要试图激怒歹徒。避免与歹徒发生直接的冲突或对抗，以免加重自身的危险程度。

总之，在遭遇持刀歹徒袭击时，保持冷静并观察歹徒的行为和态度是非常重要的。在确保自身安全的前提下，尽量寻找逃跑的机会并尽快报警。同时，避免激怒歹徒以减轻自身的危险程度。

🔔 **014 恐怖分子突袭时有什么应对技巧？**

面对恐怖分子突袭要做到"逃跑、躲避、反击"三个原则：

1. 保持冷静：在遭遇突袭时，保持冷静是非常重要的。不要惊慌失措或恐慌，这可能会使情况更加恶化。尝试冷静地评估局势，并采取适当的行动。

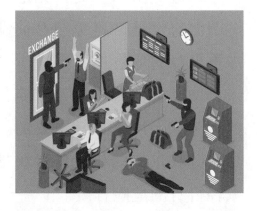

2. 寻找安全位置：在尽可能短的时间内，寻找一个安全的位置。例如寻找遮蔽物或隐蔽处。这可以提供一定的保护，并减少被攻击的风险。

3. 立即报警：如果可能的话，立即报警并告知警方你所遭遇的情况。即使你无法提供详细信息，警方也可以迅速采取行动，并尝试阻止袭击者的进一步行动。

4. 不要围观：尽量避免围观或停留，拿手机拍照，观看热闹，特别是在不清楚状况的情况下。如果你发现任何可疑的物品或人物，应立即离开该区域，并告知警方。

5. 不要激怒袭击者：在任何情况下，都不要尝试激怒袭击者。他们可能已经处于情绪激动或不稳定的状态，你的任何行动都可能使情况更加恶化。

6.尽量保持低调：在可能的情况下，尽量保持低调并避免引起注意。避免穿着过于显眼的服装或携带过多的物品，以减少被袭击者视为攻击目标的可能性。

7.避免直接冲突：在任何情况下，都不要尝试与袭击者发生直接冲突。尽量避免暴力对抗或使用武器等危险行为。这些行为可能会使情况更加恶化，并可能导致更多的伤害和损失。

8.听从指挥：如果你在事件现场，应听从警方的指挥和指示。他们将根据情况做出适当的决策，以保护你和其他人的安全。根据自身的条件，对受到伤害的人员，提供力所能及的帮助，切勿盲目行动，做无谓的牺牲，尽力将伤亡与损失降到最低。

015 判断发生化学恐怖袭击的方法及防护措施

一、判断发生化学恐怖袭击的方法包括但不限于以下几种：

1. 异常气味：化学恐怖袭击可能释放出异常的气味，例如刺鼻的化学品气味、燃烧产生的烟雾等。

2. 异常现象：在袭击发生时，可能会观察到异常的现象，例如大量昆虫死亡、异常的烟雾、植物的异常变化等。

3. 异常的感觉。一般情况下当人受到化学毒剂或化学毒物的侵害后，会出现不同程度的不适感觉。如恶心、胸闷、惊厥、皮疹等。

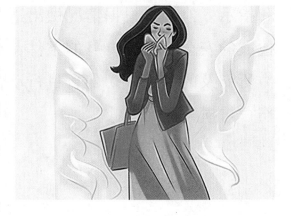

4. 现场出现异常物品。如遗弃的防毒面具，桶、罐，装有液体的塑料袋等。

二、在判断发生化学恐怖袭击后，应采取以下防护措施：

1. 尽快离开现场：如果你能够安全离开现场，应尽快离开。不要试图观察或研究袭击者的行为或状况。

2. 关闭门窗和通风系统：在化学恐怖袭击发生时，应立即关闭门窗和通风系统，以避免化学物质的进入。

3. 寻求安全位置：如果你无法安全离开现场，应寻找一个安全的位置，例如远离化学物质释放区域的地方。

4. 做好自我防护：（1）呼吸道防护，利用环境设施和随身携带的物品遮掩身体和口鼻，避免或减少毒物的侵袭和吸入。如果没有专业防毒面具，可以利用浸水、浸碱和包有泥土颗粒的口罩、纱布、手帕等自制简易器材。（2）皮肤防护。如果没有制式防毒衣，可以利用简易器材进行防护。若通过染毒地域时，可穿雨靴对腿部进行防护，也可套塑料包装、捆扎塑料布、帆布或毯子等用品防护。橡胶手套、皮手套和棉手套可以作为简易的手部防护器材，但医用手套、塑料薄膜质地的不能使用。（3）眼部防护。如果没有专业防毒面具，用塑料薄膜贴在眼部也有一定的防护作用。

5. 听从指挥：如果你在现场，应听从当地警方的指挥和指示，并按照他们的建议行动。

总之，判断发生化学恐怖袭击需要依靠观察和信息收集，采取防护措施需要快速、准确和果断。在遇到化学恐怖袭击时，保持冷静并采取适当的行动是非常重要的。

016 何时可能发生生物恐怖袭击及应对措施

一、判断发生生物恐怖袭击的方法包括但不限于以下几种：

1.事件区发现不明粉末或液体，遗弃的容器和面具，大量昆虫。

2.微生物恐怖袭击后 48 ~ 72 小时或毒素恐怖袭击几分钟至几小时，出现规模性的人员伤亡。

3.在现场人员中出现大量相同的临床病例，在一个地理区域出现本来没有或极其罕见异常的疾病。

4.在非流行区域发生异常流行病。

5.患者沿着风向分布，同时出现大量动物病例等。

二、遇到生物恐怖袭击怎么办？

如果遇到生物恐怖袭击，可以采取以下措施：

1.不要惊慌，保持冷静。

2.寻求安全区域：尽快找到一个安全区域，例如室内或地下设施等，以避免暴露于生物武器攻击。

3.关闭门窗和通风系统：关闭门窗和通风系统可以减少生物武器的传播。如果有必要打开门窗或通风系统，应使用过滤器或消毒剂来清洁空气。

4.寻求医疗帮助：如果有人受伤或生病，应尽快寻求医疗帮助。医疗人员可以提供适当的诊断和治疗建议。

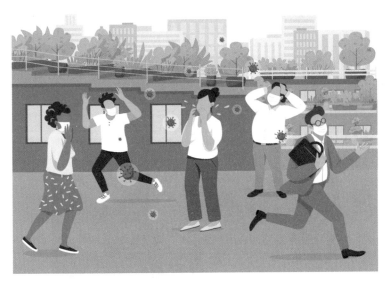

5. 遵循公共卫生指引：遵循当地卫生部门的指示，并遵循公共卫生指引，例如戴口罩、勤洗手等。

6. 避免接触可疑物品：如果发现可疑物品或包裹，不要触摸它们，并尽快通知当地执法机构或安全部门。

7. 不要散布谣言：在不确定的情况下，不要散布有关生物恐怖袭击的谣言或虚假信息。这些信息可能会引起不必要的恐慌和混乱。

017 紧急撤离危险现场要注意什么？

紧急撤离危险现场是一个非常重要的安全措施，以下是一些需要注意的事项：

1. 保持镇静，沉着应对。

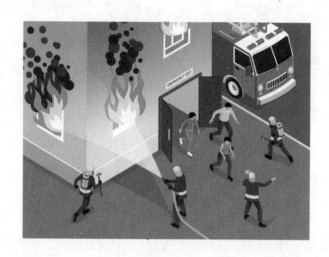

2. 判明所处位置：要明确自己的位置和周围环境。

3. 善选通道：了解出口和逃生路径，并尽量选择最安全、最快速的通道进行撤离。避免使用电梯或楼梯等可能被阻塞或损坏的通道。

4. 及时并迅速撤离：尽可能迅速地撤离危险区域。不要浪费时间在整理物品或收拾财物上，生命比任何东西都更重要。

5. 防护自身：在撤离时，如果有可用的藏身之处，比如桌子、椅子或柜子等，可以巧妙地利用它们来遮蔽自己。这可以帮助你避免被发现或受伤。

6. 不要逆着人流前进：在撤离时，要尽量避免逆着人流前进。如果必须前进，应该沿着墙壁或柱子等牢固的物体行走，以避免被人群推倒或踩踏。

7. 紧抓固物：在撤离时，如果可以抓住牢固的东西，比如楼梯或柱子等，应该紧紧抓住。这可以帮助你保持平衡并避免摔倒或受伤。

只有在紧急情况下采取正确的措施，才能最大限度地保护自己和他人的安全。

018 紧急情况下如何进行自救互救？

一、止血自救

1. 指压止血法：用手指压住出血部位或出血血管的近心端，促使出血停止。这种方法适用于动脉性出血，如面动脉、颞浅动脉、颈总动脉等。

2. 包扎止血法：用干净的布料、绷带等物品对伤口进行包扎，以减少出血和防止感染。这种方法适用于小伤口或毛细血管出血。

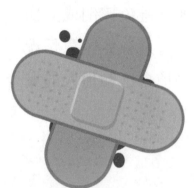

3. 填塞止血法：将消毒的纱布或棉球等填塞在伤口内，再加以包扎，以防止出血和感染。这种方法适用于口腔、鼻腔、阴道等部位的出血。

4. 加压包扎止血法：用干净的布料或绷带等物品对伤口进行加压包扎，以减少出血和促进血液凝固。这种方法适用于各种伤口和出血类型。

5. 止血带止血法：使用止血带等特殊工具对伤口进行压迫，以减少出血和防止肢体远端缺血坏死。这种方法适用于四肢大血管破裂出血的情况。

需要注意的是，在进行自救止血时，应先转移到安全或安静的地方，检查伤势并判断出血性质，根据不同情况进行相应的处理。同时，应注意保持冷静，不要惊慌失措，以免加重伤情。如有需要，应及时就医寻求专业医生的帮助。

二、对骨折、关节受伤的进行固定

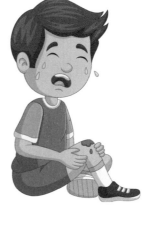

对骨折、关节受伤进行固定，目的是避免骨折端对人体造成新的伤害，减轻疼痛和便于搬运抢救。具体的固定方法如下：

1. 开放性伤口先包扎伤口再固定，不要送回刺出的骨折端。

2. 垫高或抬高受伤部分，以减慢流血及减少肿胀。

3. 对脊柱或怀疑有脊柱损伤的不要移动。

4. 固定时必须将骨折端上下两个关节一起固定，如小腿骨折应将踝、膝两个关节固定。

如有需要，请及时咨询医生或专业人士的建议。

三、烧伤急救

1. 用大量洁净的水清洗伤口，除非伤口烧黑、变白或太深。

2. 不要直接用冰敷在伤口上。不要刺破水泡。轻轻除下戒指、手表、皮带或者紧身衣服。

3.用干净、无粘性的布盖住伤口。

四、休克急救

1.对于休克患者，应保持温暖，避免过冷或过热。可以利用毛毯或大衣保暖。

2.将伤者双脚抬高30cm左右。

3.注意伤者的清醒程度，并立即向救护人员报告。

五、腹部受伤的急救

1.止血。如果是闭合性伤口，应及时压住伤口，进行止血。

2.保鲜。如果是开放性伤口，小肠外露时，应用水打湿上衣，包住小肠，不使其外露于空气中，避免细菌感染，失水干燥坏死。千万不要把沾染污物的内脏回填腹腔，这样会使内脏在腹内相互感染，产生粘连，加速内脏坏死。

3.等待救援。受伤后尽量不要移动，采取卧或平躺姿势等待救援。

以上方法仅供参考，在紧急情况下应拨打急救电话或寻求专业医疗人员的帮助。

第三章

了解邪教及其危害

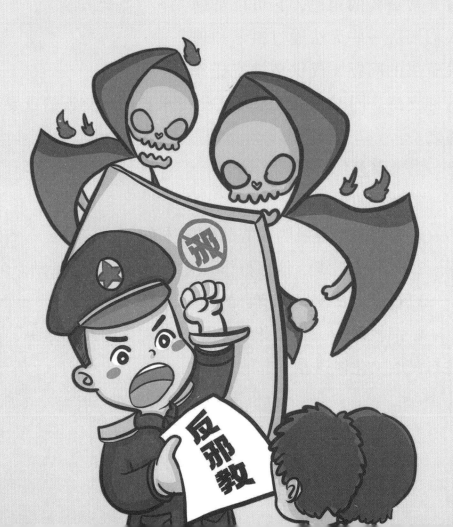

🔔 001 宗教及其特征有哪些?

一、宗教的定义

"宗教"是一种特殊的社会意识形态和文化现象,它涵盖了信仰、道德、文化、历史等多个方面。在人类社会中,宗教扮演着非常重要的角色,它可以帮助人们解决一些无法通过科学和理性解决的问题,提供精神寄托和 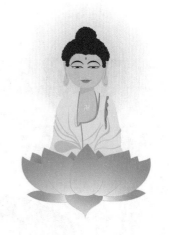 信仰支持。同时,宗教也是文化传承和国际交流的重要载体之一。

二、宗教的特征

宗教有四大特征:

1. 有以崇奉神灵为核心的信仰体系。

2. 有宗教组织、信仰群体、礼仪制度和宗教活动。

3. 有产生、发展、消亡的过程。

4. 宗教作为一种文化现象是人类文化的载体之一,往往与民族文化渗透在一起。

002 宗教的种类有哪些?

中国是一个多元宗教的国家，主要有佛教、道教、伊斯兰教、天主教和基督教等宗教。各种宗教信仰在中国都有其独特的地位和影响力。

1. 佛教

佛教起源于公元前 6 世纪至前 5 世纪，是创立最早的宗教，拥有数千年的历史和深厚的文化底蕴。创始人为释迦牟尼，信奉如来佛、观音菩萨等神灵，吃素不吃荤，主要从事诵经、念佛等活动。汉朝时期传入我国，在我国汉族地区信奉的人较多，信徒遍布全国各地。

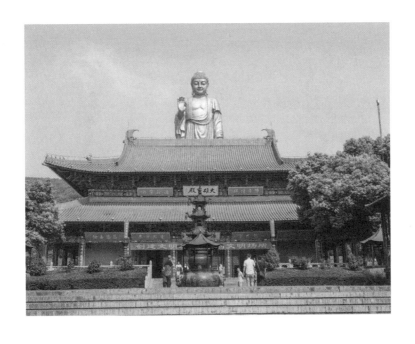

2. 道教

在我国五大宗教中居于仅次于佛教的地位，它是一种产生时间较早、流传甚广的宗教。在我国五大宗教中，道教是唯一发源于中国、由中国人创立的宗教。道教崇尚自然、尊重鬼神，主张通过修炼达到长生不老、得道成仙的目的。

3. 伊斯兰教

伊斯兰教是穆罕默德于公元 7 世纪初在阿拉伯半岛创立，其与佛教、基督教并称为世界三大宗教。伊斯兰教信奉真主安拉为唯一真神，以《古兰经》为教义和行为规范。伊斯兰教教众（称为：穆斯林）吃羊肉，不吃猪肉。唐朝时传入我国，我国回族、维吾尔族等 10 个少数民族信仰。

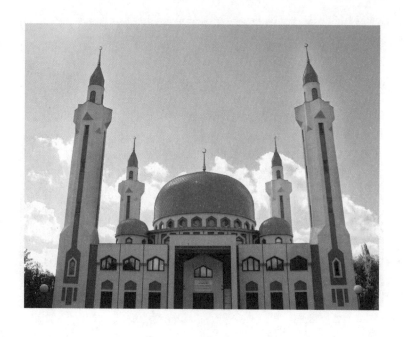

4. 天主教

产生于 1054 年基督教第一次大分裂，基本教义与基督教相同，信奉天主和耶稣基督，尊耶稣之母玛丽亚为圣母，认为教会是耶稣基督在世代表，实行圣统制和教皇制。1840 年鸦片战争之后大规模传入我国。

5. 基督教

产生于公元 1 世纪古罗马帝国时期的巴勒斯坦，最初是由犹太教发展而来。基督教信仰耶稣基督，以《圣经》为圣典，教徒遍布全世界近 20 亿人，是信徒最多的一个宗教。在唐、元、明末、清末先后 4 次才传入我国。

以上是我国的主要宗教种类介绍，不同的宗教信仰有着不同的文化和历史背景，为中国人的精神生活提供了丰富的选择和追求，也反映了我国多元文化的丰富性和多样性。

003 邪教的定义和由来

一、邪教的定义

1999 年我国最高人民法院、最高人民检察院对邪教组织的界定是："邪教组织是指冒用宗教、气功或者其他名义建立，神化首要分子，利用制造、散布迷信邪说等手段蛊惑、蒙骗他人，发展、控制成员，危害社会的非法组织。"

1999 年 10 月，全国人大常委会通过的《关于取缔邪教组织、防范和惩治邪教活动的决定》明确规定："邪教组织冒用宗教、气功或者其他名义，采用各种手段扰乱社会秩序，危害人民群众生命财产安全和经济发展，必须依法取缔，坚决惩治。"

二、邪教如何产生的

邪教的产生具有多重复杂的原因。不同的时代、不同的社会制度、不同的经济社会条件、不同的文化背景，致使邪教形成的具体原因也不尽相同。主要有以下四个方面：

1. 宗教信仰的异化。宗教是一种复杂的社会现象，不同的宗教都是回应社会中不同的信仰需求或者是精神上的需求。人们总是希望在精神上能有一块安静的乐土，希望有一个宣泄和倾诉的精神场所。传统宗教基本能满足人们这些精神上的要求，但信仰传统宗教所要达到的境界又让人们感到遥不可及，同时，许多人分不清什么是宗教，什么是邪教。邪教正是利用了人们信仰上的功利心理，冒用宗教名义，编造歪理邪说，诱骗有宗教信仰需求但又无宗教基本常识的人们进入"邪教王国"。这是邪教产生的"社会需要"基础。

2. 封建迷信的遗毒。众多国家都经历过长期的封建社会发展阶段，封建迷信思想有着深厚的历史根基，流传广泛，表现多样。在中国两千多年的封建社会中，形成的诸如请神降仙、占卜、抽签、打卦、测字、圆梦、择日、驱魔捉鬼、许愿、相面、算命等迷信思想，在短时期内难以根除，极易被邪教所利用，

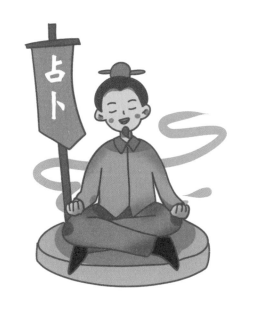

这是邪教产生的思想认识和社会心理基础。

3. 社会变迁的不适。无论富有还是贫穷，发达还是落后的国家，都处在社会变迁之中，这使得处于不同发展阶段的人们对社会发展的前途和命运产生诸多疑惑、惆怅甚至失望；机遇的瞬息变化、难以捉摸，使那些自感无助的人祈求神灵的护佑。同时，由于社会变迁带来的社会结构、

价值取向等变化，使邪教有了可利用的空间。

4.国际环境的影响。当今世界是一个开放的社会，人们受各种思想观念影响的渠道及方式也明显增多。随着国际交往的频繁，现代传媒的发展，各国邪教或异端教派会对我国产生影响，直接传入或对我国邪教的滋生起到催生作用，相互渗透，交叉感染。

🔔 004 邪教的本质是什么?

邪教的本质是反人类、反科学、反社会和反政府,它宣扬邪恶理论,实施精神控制,散布世界末日论,专门从事非法活动,严重扰乱社会秩序,破坏家庭幸福,甚至损害人民群众的身心健康。

1. 反人类

这是邪教本质的首要表现,集中体现在编造和散布"人类罪恶论"。妄言人类自身具有不可饶恕的罪恶,人们必将经过"大灾大难",甚至"地球爆炸""人类毁灭",煽动只有加入邪教才能得到拯救。鼓吹"人生宿命论",以"人生灾难、人类劫难"摧垮人们的意志,主张人们放弃一切"执着心",逃避现实,远离社会,听天由命。一旦其歪理邪说不能自圆其说,预言破灭时,往往采取残害其成员生命的方式,制造人间悲剧。

2. 反科学

现代科学以唯物主义认识论为基础,不承认任何超自然的神秘力量。邪教反科学的本质,突出表现在他们宣扬的神秘主义和"教主"的所谓"神通""法术"上。日本邪教组织"奥姆真理教""教主"麻原彰晃声称他有"预言能力、透视能力、透听能力……"等等。美国的邪教组织"天堂之门"利用互联网传播歪理邪说，一心希望波普彗星能把他们带上天堂，幻想破灭后，数十人集体自杀。甚至有的邪教组织头目吹嘘自己可以"往来于宇宙各个不同的空间"。这些都是明显的反科学的骗人的话。

3. 反社会

突出表现为逃避现实社会，对抗现实社会，破坏现实社会。邪教组织都把其小团体打造成一个封闭的社会，不准其成员与

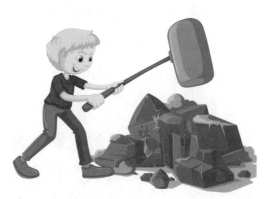

正常社会交往，将他们与正常社会隔绝起来。一旦邪教组织的"诉求"得不到满足，就采取各种极端手段对抗社会，破坏社会秩序和安宁，与现实社会严重对立。

4. 反政府

邪教的反政府本质在不同的时期、不同的地域国家，表现也不尽一致。突出表现在竭力散布"政府无用论"和"法律无用论"。宣扬政府面对自然灾害无能为力，鼓动人们只能依附邪教"教主"才能得救。他们鼓吹"全人类都归我管，我要管不了你，谁也管不了你""人类制定的法律就是在机械地限制人，封闭人，……人都像动物一样被管着，没有出路了"。公开煽动其成员与政府对抗，进行违法犯罪活动。

005 邪教的危害有哪些?

邪教是一种极具危害性的思想和信仰体系,它通过宣扬极端主义、恐怖主义等思想来蛊惑人心,从而达到控制或者破坏社会秩序的目的。

邪教的危害性主要体现在以下几个方面:

1. 破坏社会稳定

邪教往往宣扬极端主义和恐怖主义等思想,这些思想会导致人们产生暴力、仇恨等不良情绪,从而对社会稳定造成威胁。

2. 影响家庭关系

邪教要求信徒放弃家庭、亲情和个人幸福,全身心地投入到邪教事业中,这会导致家庭关系的破裂,影响人们的身心健康。

3. 骗取钱财

有的邪教散布"现在灾难就快要来了,钱财、粮食放在家里不安全,只有放在'天国'才安全,一份捐献可以得到十倍的回报"。有的甚至成立了所谓的"天国银行",哄

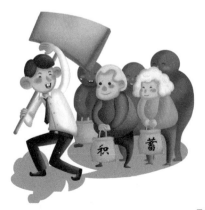

骗群众交出财产，坑害了众多善良的老百姓，有些受骗的群众甚至把辛苦一年收获的粮食和钱都交给了邪教。特别是那些贫困地区的成员，原本就家境贫寒，但为了表示自己的虔诚，不得不节衣缩食，有的甚至变卖房子来"奉献"，弄得一贫如洗。

4. 破坏生产

邪教的歪理邪说，欺骗和误导了很多群众，致使一些邪教成员变卖家产用于吃喝，坐等"世界末日"。

5. 残害生命

邪教欺骗群众加入的一个重要手段是声称"信教能治病"，一些群众因此耽误了治疗导致死亡，或者被邪教用巫术致残、治死。一些邪教组织甚至鼓励信徒自杀或自残，以表达对神的忠诚和献身精神，这种行为不仅会给信徒带来巨大的痛苦和伤害，还会给整个社会带来负面影响。

6. 毒害青少年

邪教宣扬"学生信了主，不学也自通"，致使一些中小学生辍学，去参加邪教的聚会。

006 宗教和邪教的区别有哪些?

为了能够更顺利地骗到更多人，邪教组织常常会打着宗教的旗号作为幌子。从表象来看，邪教好像和宗教有相似的地方；但实际上，二者在本质上却是完全不同的。充分了解二者之间的不同，有利于我们更好地识破邪教组织的"假面具"。

宗教是人类社会发展到一定阶段出现的一种社会文化现象，它是一种思想信仰，也是一种精神寄托，是人类对人间力量的一种崇拜与敬仰。而邪教它是某些别有用心的人通过歪曲宗教教义，诱骗、胁迫他人从事违法犯罪活动的非法组织。在我国，是严厉打击邪教的。

具体来说，宗教和邪教的区别主要表现在以下几个方面。

1. 信仰对象不同

宗教把超越于人类和自然的神作为崇拜对象，是固定不变的，反对人自比神明和自吹具有"神力"，神职人员绝对不能超越神作为崇拜的对象。邪教崇拜的往往是教主本人，

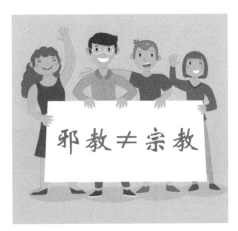

邪教头目总是冒用神的名义，自称是神的"替身""代表"，可以与神沟通，神化自己，使成员产生神秘、敬畏感，对他顶礼膜拜和盲目服从，从而达到对成员精神控制的目的。

2. 教义体系不同

宗教有严谨的教义体系，包括哲学思想、伦理道德等方面，而邪教则没有完整的教义体系，通常以传播迷信思想为主。

3. 社会功能不同

宗教作为一种社会意识形态，具有维系社会和谐稳定、促进人类文明进步等功能，而邪教则往往宣扬极端主义、恐怖主义等思想，对社会造成危害。

4. 组织形式不同

宗教是一种正式的社会组织和信仰团体，包括教会、寺庙、修道院等，这些机构有各自的领导人和规章制度。而邪教则往往采取秘密结社的形式，组织松散且缺乏规范性。

5. 信仰目的不同

宗教信仰的目的是为了寻求精神安慰、解脱和指导，它们可能鼓励信徒在生活中遵守道德准则和伦理标准。邪教的目的则可能在于控制信徒、操纵他们的思想和行为，以满足自己的私欲或实现某种邪恶的目的。

6.法律地位不同

宗教组织是依法登记的社会团体，公民可以自愿选择信教或不信教；选择信教的公民依法开展正常的宗教活动，是受到国家法律保护的。邪教组织则是非法的社会团体，其一切组织、人员、活动、财产都不会受到国家法律的保护。非法参加邪教组织活动的人员，还会受到法律的惩处与制裁。

由此可以看到，宗教与邪教的区别是非常明显的，无论再怎么美化、粉饰，邪教都不可能成为宗教，更不可能像宗教一样得到法律的保护。

第四章
如何辨清邪教和抵制邪教

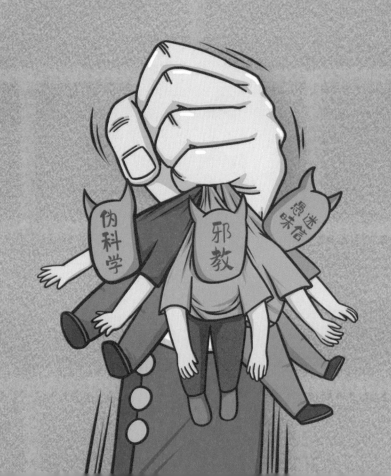

001 邪教组织有哪些特征?

1. 教主崇拜

教主崇拜是邪教组织的一大特征,惟教主是从,为教主而生而死。邪教的教主都自称为"神",大搞"造神运动"。要信徒对其顶礼膜拜,绝对服从。在狂热的教主崇拜支配下,不少信徒心甘情愿地为教主奉献出自己的全部财产、精力乃至肉体,为主自残、自杀,甚至做出危害社会的不法行为。

2. 精神控制

精神控制是邪教教主为巩固自身的"神圣"地位,维持信众对自己效忠的基本手段。为了达到使信徒自己绝对效忠的邪恶目的,邪教教主往往以各种谎言、骗术、心理暗示诱导等手法对信徒进行"洗脑",进而实现精神控制。这种变态的精神控制使信徒丧失人的正常理智,丧失判断是非的基本能力,陷入一种极度忧虑或极度渴望的痴迷状态,最终酿成精神失常和彻底崩溃的后果。

3. 编造歪理邪说

编造歪理邪说是一切邪教教主蒙骗坑害群众时惯用的卑劣伎俩。邪教组织利用宗教教义、宗教仪式等作为幌子,通过散布迷信谣言、鼓吹狂热情绪等方式来蛊惑人心,从而达到控制或者破坏社会秩序的目的。邪教组织的教主为了达到自己的目的,会编造各种歪理邪说,欺骗信徒,从而实现对信徒的精神控制。

4. 敛骗钱财

敛骗钱财也是邪教组织的一个典型特征，邪教组织或者要求信徒倾其所有钱财奉献给教主，或者通过所谓"心理治疗"骗取高额治疗费，或者大量印制书籍、录音带、录像带、VCD 等向练习者兜售，或者通过开设各类学习辅导班收取高额学费。正是依靠这些从信徒身上敛骗的钱财，邪教组织的教主才可以到处买别墅、购豪车。

5. 秘密结社

邪教发展到一定的程度，往往以教主为核心，自上而下秘密地建立起一套非法组织体系，较高层次的负责人还多由上级来任命，有的还实行异地交流任职。邪教组织大都采用十分隐蔽的联络方式，有的假借办公司、开工厂等方式掩盖他们的非法活动。有的邪教组织要求成员断绝或疏远与家庭和社会的联系，并通过发誓、赌咒或相互告发等手段，严禁脱离或背叛邪教组织。

6. 危害社会

邪教组织开展的活动多具有危害社会的性质，比如有的邪教组织的教主并不满足于用歪理邪说统治信徒，还希望能够在社会上获得更高的社会和经济地位。为此，这些人便会指使信徒去从事违法犯罪活动，为自己谋取政治和经济利益。邪教信徒在从事违法犯罪活动时，往往会对公共财产造成损害，危害到社会的稳定。

002 邪教的骗人手法有哪些?

1. 用歪理邪说欺骗人

邪教"教主"要达到敛财、控制成员等目的，首先就要骗人相信，引人崇拜。为此，他们都精心编造一套荒诞离奇的如"末世论""劫难说""巫神论""天国说"等歪理邪说。这是古今中外邪教惯用的谎言。邪教诱人入教主要选择社会管理相对薄弱的偏远农村和城郊区域，在发展对象上主要选择妇女、老人和不谙世事的学生，这几种特定的人群接触社会少，更易于欺骗拉拢。

2. 利用包治百病骗人

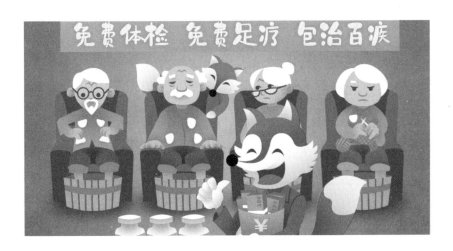

当人们不幸患上重病时，遇到天灾人祸时，精神上都是比较脆弱的，都对祛病、消灾抱有强烈愿望，常常都有

不妨试一试的想法。邪教正是抓住了这种心理，在人民最关心的平安、健康等问题上打主意、作文章，鼓吹只有加入他们的组织才能"消灾避难，治病强身，一年四季保平安"，从而诱惑群众加入其组织。

3. 利用封建迷信忽悠人

相比用"灾难降临"和"包治百病"来行骗，一些邪教组织会选择"技术含量更高"的封建迷信手法去行骗，像是蚂蚁写字、白纸显字、装神弄鬼等伎俩，这些手法经常会被用在一些科学文化普及程度不够高的地区。邪教组织常常会利用人们对鬼神等超自然力量的恐惧，来哄骗人们加入邪教组织。

4. 利用小恩小惠拉拢人

邪教传教时表现得非常热情，披着慈善的"外衣"，声称"我是来救你的"。邪教活动滋生蔓延的一个重要原因就是利用一些群众生活困难、需要帮助、看重实惠的现实情况，投其所好，以小恩小惠笼络人心，拉人入伙，培养"效忠"意识。如帮干农活、请吃饭、送小礼物等，让人无法拒绝。甚至有的以介绍对象或用色情诱惑拉人入伙。

除了前面提到的这些骗人手法外，邪教组织还会通过暴力威胁等手段，强迫他人参加邪教活动。遇到这种情况，被威胁者要在保护自身生命安全的前提下，及时寻求他人及警察的帮助。

003 哪些人容易被邪教侵害?

邪教组织在选择欺骗目标时，常常会先分析具体目标的各种情况，然后再根据目标的不同情况，选用不同的行骗方法。以下是一些容易被邪教侵害的人群：

1. 多灾多难、体弱多病的人

如果一个人什么坏事也没做过，却始终觉得自己多灾多难，那当别人告诉他有一种方法能够为他消灾解难，他就很容易相信对方的说法。邪教组织很懂得利用"消灾解难"的说辞去诱骗那些觉得自己多灾多难的人；这些内心已经非常脆弱的人，往往也很容易掉入邪教组织设定的陷阱。

2. 信息闭塞、缺乏文化知识的人

邪教组织在传播邪教思想时，更喜欢去那些偏远的农村地区，因为那里信息比较闭塞，多老人和小孩，很少有人能够识破他们的骗术。近年来，随着全国各地的新农村建设，大多数农村都连上了互联网，很多信息通过网络便可以迅速查到。但对于那些生活在农村的老人来说，互联网这种新鲜事物已经不是他们能够掌握的了；相比于浏览网页，他们更喜欢听外来人讲述外面的故事。邪教组织正是利用了这一点，对偏远农村地区的老人和小孩狠下"毒手"。利用封建迷信手段诱骗那些缺乏文化知识的老人，用小恩小惠去哄骗懵懂无知的小孩，然后再谋财害命，正是邪教组织惯用的伎俩。

近年来，针对这种情况，我国各级政府都加强了反邪教宣传工作，即使是偏远地区的农村，也都有专门用来普及反邪教知识的宣传栏，这在一定程度上减少了农村人群被邪教组织诱骗的情况。

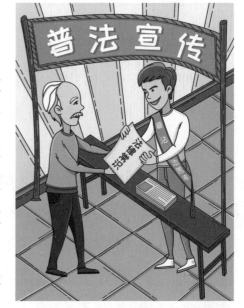

3. 内心脆弱、心理健康存在问题的人

邪教组织会制造恐慌和加重负面情绪，诱骗内心脆弱、心理健康有问题的人加入。邪教组织利用歪理邪说和假冒宗教名义，为遭遇挫折的人提供"支招"，以博取信任，再谋财害命。误以为邪教组织是"知心人"会落入陷阱，后悔莫及。

4. 低收入群体、弱势群体

一些没有正当工作、居无定所的低收入甚至是无收入群体，也会成为邪教组织诱骗的目标。对于这些人来说，一份能够维持基本生活的工作，便足够了，邪教组织正是抓住这一点，利用一些小恩小惠来诱骗他们入教。一旦这些善良的低收入人群被骗入教，邪教组织便会欺骗他们的财物，或使用暴力手段强迫他们从事违法活动，甚至还会限制他们的人身自由。

5. 笃信玄学、有神论的人

一般来说，接受过科学文化教育的知识分子，多能够轻易识破邪教组织的骗人手法，但从我国司法机构查处的邪教组织犯罪案件中，却发现有一些知识分子也遭到了邪教组织的诱骗和侵害。这些知识分子多是对玄学、有神论内容感兴趣，但又不能正确区别宗教和邪教的人，也有一些人是因为自己的贪婪，才落入了邪教组织的陷阱。

6. 女性群体

一些邪教组织会专门对女性群体进行侵害，通过诱骗等方式，让女性误入邪教组织，成为邪教活动的牺牲品。

每个人都会有内心脆弱、放松警惕的时候，邪教组织往往会趁这个时候对我们进行诱骗和侵害。对此，我们应该时刻保持警惕，不要让自己陷入负面情绪中太久，及时调整心态，积极面对生活。

🔔 004 遇到邪教活动怎么办?

人们常对邪教表示不理解,认为其荒诞且可笑,觉得自己不会上当受骗。但这种想法是错误的,也十分危险。因为邪教欺骗性极强,若不提高警惕,每个人都有可能成为邪教的受害者。

一、积极参加反邪教警示教育活动,掌握识别邪教的基础知识

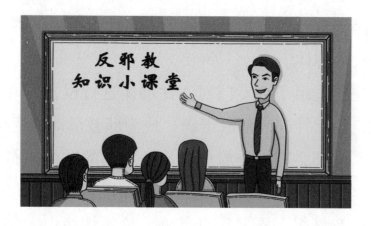

为教育群众远离邪教侵害,各地开展反邪教警示教育活动,特别是学校德育教学和法制教育内容中纳入反邪教警示教育。活动包括举办展览、专题报告会、观看影片、主题班会、壁报或手抄报、签名等,有的地方还组织征文比赛。青少年学生要积极参与,掌握识别邪教的基础知识和基本方法,及时识别和发现邪教活动,避免上当受骗。

二、不听、不信、不传邪教的鬼话，远离邪教侵害

面对邪教的传播和侵害，最安全的做法就是不听邪教的宣传，不信邪教的鬼话，不看邪教的资料和节目，不传播邪教散布的谣言。

1.收到或发现邪教的书籍、传单、光盘等宣传品，不要传给其他人看或随意丢弃，可尽快上交学校、村（居）或派出所。

2.当收到印有邪教宣传内容的人民币时，不要继续使用，应到银行、网点兑换或上交学校。

3.接到境内外邪教人员打来的反宣电话时，应当即表明自己不听、不信的立场，如果对方再次打来电话进行骚扰，可直接挂断。

4.收到邪教组织发送的手机短信或电子邮件时，可以自行及时删除，切不可擅自转发扩散。

5.如果误入邪教的网站或者偶尔收听、收看到邪教组织的广播电视节目，应及时退出；如果在网络聊天室看到有人散布邪教言论，应及时告知网络管理员将其删除，并向派出所报告。

6.如果接到境外可疑团体和媒体发来的征文、竞赛、冬令营、夏令营等活动的通知或邀请函，可先向当地反邪教工作部门或公安机关咨询，以弄清是否是邪教组织及其所属团体和媒体组织的活动，以免被其利用。

7. 出国出境遇到邪教人员的反动宣传活动时，应态度坚决，做到不理睬、不答复、不参与、不接受、不传播、不上钩。

三、积极同邪教活动作斗争，做反邪教的勇士

邪教是人类社会的毒瘤，是人类的公敌，反对邪教、铲除邪教是每个人的责任。遇到邪教破坏活动，要不听、不信、不传，大胆制止邪教分子的恶行，及时向公安机关或基层党政组织报告，让邪教违法犯罪分子受到惩罚。形成"老鼠过街，人人喊打"的声势，邪教就无处藏身，终将被彻底铲除。

1. 发现邪教人员正在进行串联聚会、企图聚集闹事等违法犯罪活动时，要立即拨打 110 报警电话，也可用其他方式向当地政府报告。

2. 如果发现邪教分子张贴的宣传品、喷涂或书写的标语，可拨打电话报警，也可自行清理干净。

3. 如果家里有人或亲朋好友受邪教蒙骗出现附和、认同邪教组织歪理邪说的苗头和倾向，要从关心、爱护的角度，劝说他们不要上当受骗，或主动向村（居）组织或反邪教部门求助。

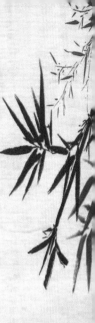

第五章
依法反恐防爆反邪教

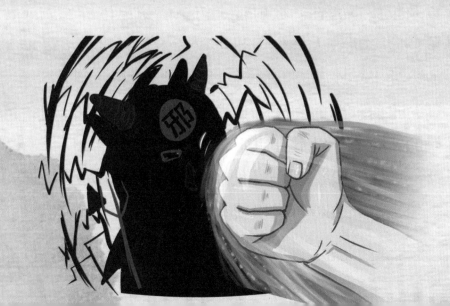

001 我国有关法律对恐怖活动是如何界定的?

中国刑法中针对恐怖活动的具体条款:

第一百一十四条 【放火罪、决水罪、爆炸罪、投放危险物质罪、以危险方法危害公共安全罪之一】放火、 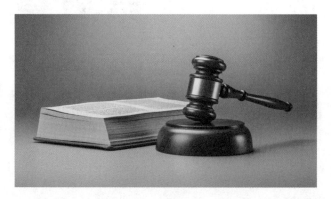 决水、爆炸以及投放毒害性、放射性、传染病病原体等物质或者以其他危险方法危害公共安全,尚未造成严重后果的,处三年以上十年以下有期徒刑。

第一百一十五条 【放火罪、决水罪、爆炸罪、投放危险物质罪、以危险方法危害公共安全罪之二】放火、决水、爆炸以及投放毒害性、放射性、传染病病原体等物质或者以其他危险方法致人重伤、死亡或者使公私财产遭受重大损失的,处十年以上有期徒刑、无期徒刑或者死刑。

过失犯前款罪的,处三年以上七年以下有期徒刑;情节较轻的,处三年以下有期徒刑或者拘役。

第一百一十六条 【破坏交通工具罪】破坏火车、汽车、电车、船只、航空器,足以使火车、汽车、电车、船只、航空器发生倾覆、毁坏危险，尚未造成严重后果的，处三年以上十年以下有期徒刑。

第一百一十七条 【破坏交通设施罪】破坏轨道、桥梁、隧道、公路、机场、航道、灯塔、标志或者进行其他破坏活动，足以使火车、汽车、电车、船只、航空器发生倾覆、毁坏危险，尚未造成严重后果的，处三年以上十年以下有期徒刑。

第一百一十八条 【破坏电力设备罪、破坏易燃易爆设备罪】破坏电力、燃气或者其他易燃易爆设备，危害公共安全，尚未造成严重后果的，处三年以上十年以下有期徒刑。

第一百一十九条 【破坏交通工具罪、破坏交通设施罪、破坏电力设备罪、破坏易燃易爆设备罪】破坏交通工具、交通设施、电力设备、燃气设备、易燃易爆设备，造成严重后果的，处十年以上有期徒刑、无期徒刑或者死刑。

过失犯前款罪的，处三年以上七年以下有期徒刑；情节较轻的，处三年以下有期徒刑或者拘役。

第一百二十条 【组织、领导、参加恐怖组织罪】组织、领导恐怖活动组织的，处十年以上有期徒刑或者无期徒刑，并处没收财产；积极参加的，处三年以上十年以下有期徒刑，并处罚金；其他参加的，处三年以下有期徒刑、拘役、管制或者剥夺政治权利，可以并处罚金。

犯前款罪并实施杀人、爆炸、绑架等犯罪的，依照数罪并罚的规定处罚。

第一百二十条之一 【帮助恐怖活动罪】资助恐怖活动组织、实施恐怖活动的个人的，或者资助恐怖活动培训的，处五年以下有期徒刑、拘役、管制或者剥夺政治权利，并处罚金；情节严重的，处五年以上有期徒刑，并处罚金或者没收财产。

为恐怖活动组织、实施恐怖活动或者恐怖活动培训招募、运送人员的，依照前款的规定处罚。

单位犯前两款罪的，对单位判处罚金，并对其直接负责的主管人员和其他直接责任人员，依照第一款的规定处罚。

第一百二十条之二 【准备实施恐怖活动罪】有下列情形之一的，处五年以下有期徒刑、拘役、管制或者剥夺政治权利，并处罚金；情节严重的，处五年以上有期徒刑，并处罚金或者没收财产：

（一）为实施恐怖活动准备凶器、危险物品或者其他工具的；

（二）组织恐怖活动培训或者积极参加恐怖活动培训的；

（三）为实施恐怖活动与境外恐怖活动组织或者人员联络的；

（四）为实施恐怖活动进行策划或者其他准备的。

有前款行为，同时构成其他犯罪的，依照处罚较重的规定定罪处罚。

第一百二十条之三 【宣扬恐怖主义、极端主义、煽动实施恐怖活动罪】以制作、散发宣扬恐怖主义、极端主义的图书、音频视频资料或者其他物品，或者通过讲授、发布信息等方式宣扬恐怖主义、极端主义的，或者煽动实施恐怖活动的，处五年以下有期徒刑、拘役、管制或者剥夺政治权利，并处罚金；情节严重的，处五年以上有期徒刑，并处罚金或者没收财产。

第一百二十条之四 【利用极端主义破坏法律实施罪】利用极端主义煽动、胁迫群众破坏国家法律确立的婚姻、司法、教育、社会管理等制度实施的，处三年以下有期徒刑、拘役或者管制，并处罚金；情节严重的，处三年以上七年以下有期徒刑，并处罚金；情节特别严重的，处七年以上有期徒刑，并处罚金或者没收财产。

第一百二十条之五 【强制穿戴宣扬恐怖主义、极端主义服饰、标志罪】以暴力、胁迫等方式强制他人在公共场所穿着、佩戴宣扬恐怖主义、极端主义服饰、标志的，处三年以下有期徒刑、拘役或者管制，并处罚金。

第一百二十条之六 【非法持有宣扬恐怖主义、极端主义物品罪】明知是宣扬恐怖主义、极端主义的图书、音频视频资料或者其他物品而非法持有，情节严重的，处三年以下有期徒刑、拘役或者管制，并处或者单处罚金。

第一百二十一条 【劫持航空器罪】以暴力、胁迫或者其他方法劫持航空器的，处十年以上有期徒刑或者无期徒刑；致人重伤、死亡或者使航空器遭受严重破坏的，处死刑。

第一百二十二条 【劫持船只、汽车罪】以暴力、胁迫或者其他方法劫持船只、汽车的，处五年以上十年以下有期徒刑；造成严重后果的，处十年以上有期徒刑或者无期徒刑。

第一百二十三条 【暴力危及飞行安全罪】对飞行中的航空器上的人员使用暴力，危及飞行安全，尚未造成严重后果的，处五年以下有期徒刑或者拘役；造成严重后果的，处五年以上有期徒刑。

第一百二十四条 【破坏广播电视设施、公用电信设施罪】破坏广播电视设施、公用电信设施，危害公共安全的，处三年以上七年以下有期徒刑；造成严重后果的，处七年以上有期徒刑。

过失犯前款罪的，处三年以上七年以下有期徒刑；情节较轻的，处三年以下有期徒刑或者拘役。

第一百二十七条 【盗窃、抢夺枪支、弹药、爆炸物、危险物质罪、抢劫枪支、弹药、爆炸物、危险物质罪】盗窃、抢夺枪支、弹药、爆炸物的，或者盗窃、抢夺毒害性、放射性、传染病病原体等物质，危害公共安全的，处三年以上十年以下有期徒刑；情节严重的，处十年以上有期徒刑、无期徒刑或者死刑。

抢劫枪支、弹药、爆炸物的，或者抢劫毒害性、放射性、传染病病原体等物质，危害公共安全的，或者盗窃、抢夺国家机关、军警人员、民兵的枪支、弹药、爆炸物的，处十年以上有期徒刑、无期徒刑或者死刑。

第一百三十条 【非法携带枪支、弹药、管制刀具、危险物品危及公共安全罪】非法携带枪支、弹药、管制刀具或者爆炸性、易燃性、放射性、毒害性、腐蚀性物品，进入公共场所或者公共交通工具，危及公共安全，情节严重的，处三年以下有期徒刑、拘役或者管制。

由于，中国现行的反恐法律制度仍然主要存在于刑法之中，而现行的刑事法律针对已完成的犯罪活动为规范对象，相对于恐怖活动的动态发展，除有限的震慑功能外，并不能起到更好的预防和制止作用，亟须制定一部全面、系统的以有效预防和制止恐怖活动为基本目标的反恐怖法。

2015 年 12 月 27 日，中华人民共和国第十二届全国人民代表大会常务委员会第十八次会议正式通过《中华人民共和国反恐怖主义法》，并于 2016 年 1 月 1 日起施行。

002 我国有关法律对邪教组织是如何界定的?

我国是一个法治国家，在我国，邪教活动违反如下法律规定：

一、违反《宪法》有关规定

《中华人民共和国宪法》第三十三条规定："中华人民共和国公民在法律面前一律平等。任何公民享有宪法和法律规定的权利同时必须履行宪法和法律规定的义务。"

第三十六条规定："国家保护正常的宗教活动，任何人不得利用宗教进行破坏社会秩序、损害公民身体健康、妨碍国家教育制度的活动。"

第五十一条规定："中华人民共和国公民在行使自由和权利的时候，不得损害国家的、社会的、集体的利益和其他公民的合法的自由和权利。"

二、违反《刑法》有关规定

《中华人民共和国刑法》第三百条规定："组织和利用会道门、邪教组织或者利用迷信破坏国家法律、行政法规实施的，处三年以上七年以下有期徒刑；情节特别严重的，处七年以上有期徒刑。""组织和利用会道门、邪教组织或者利用迷信蒙骗他人，致人死亡的，依照前款的规定处罚。组织和利用会道门、邪教组织或者利用迷信奸淫妇女、诈骗财物的，分别依照本法第二百三十六条、第二百六十六条的规定定罪处罚。"

三、违反《未成年人保护法》有关规定

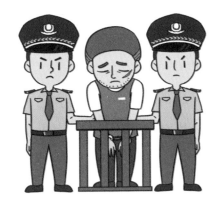

未成年人是国家、社会和家庭的未来，但由于他们年龄尚小，对邪教的认识缺乏足够的判断力，容易受到邪教的蛊惑，《中华人民共和国未成年人保护法》规定："侵犯未成年人的人身权利或者其他合法权利，构成犯罪的，依法追究刑事责任。"

四、违反《治安管理处罚法》有关规定

《中华人民共和国治安管理处罚法》第二十七条规定：有下列行为之一的，处十日以上十五日以下拘留，可以并处一千元以下罚款；情节较轻的，处五日以上十日以下拘留，可以并处五百元以下罚款：

（一）组织、教唆、胁迫、诱骗、煽动他人从事邪教、会道门活动或者利用邪教、会道门、迷信活动，扰乱社会秩序、损害他人身体健康的；

（二）冒用宗教、气功名义进行扰乱社会秩序、损害他人身体健康活动的。也就是说，组织、利用邪教组织扰乱公共秩序，妨害公共安全，侵犯人身权利、财产权利，妨害社会管理，具有社会危害性，依法应追究刑事责任，但尚不构成刑事犯罪的，由公安机关按照《中华人民共和国治安管理处罚法》第二十七条给予治安管理处罚。

五、违反《社会团体登记管理条例》有关规定

《社会团体登记管理条例》第四条规定："社会团体必须遵守宪法、法律、法规和国家政策，不得反对宪法规定的基本原则，不得危害国家的统一、安全和民族团结，不得损害国家利益、社会公共利益以及其他组织和公民的合法权益，不得违背社会道德风尚。"

总之，司法机关、执法机关以事实为根据、以法律为准绳，依法惩处极少数邪教组织犯罪分子，符合法律程序和我国法制原则，保护了人民的合法利益，维护了法律的尊严。

附录

中华人民共和国反恐怖主义法

（2015 年 12 月 27 日第十二届全国人民代表大会常务委员会第十八次会议通过）

目录

第一章 总则

第一条 为了防范和惩治恐怖活动，加强反恐怖主义工作，维护国家安全、公共安全和人民生命财产安全，根据宪法，制定本法。

第二条 国家反对一切形式的恐怖主义，依法取缔恐怖活动组织，对任何组织、策划、准备实施、实施恐怖活动，宣扬恐怖主义，煽动实施恐怖活动，组织、领导、参加恐怖活动组织，为恐怖活动提供帮助的，依法追究法律责任。

国家不向任何恐怖活动组织和人员作出妥协，不向任何恐怖活动人员提供庇护或者给予难民地位。

第三条 本法所称恐怖主义，是指通过暴力、破坏、恐吓等手段，制造社会恐慌、危害公共安全、侵犯人身财产，或者胁迫国家机关、国际组织，以实现其政治、意识形态等目的的主张和行为。

本法所称恐怖活动，是指恐怖主义性质的下列行为：

（一）组织、策划、准备实施、实施造成或者意图造成人员伤亡、重大财产损失、公共设施损坏、社会秩序混乱等严重社会危害的活动的；

（二）宣扬恐怖主义，煽动实施恐怖活动，或者非法持有宣扬恐怖主义的物品，强制他人在公共场所穿戴宣扬恐怖主义的服饰、标志的；

（三）组织、领导、参加恐怖活动组织的；

（四）为恐怖活动组织、恐怖活动人员、实施恐怖活动或者恐怖活动培训提供信息、资金、物资、劳务、技术、场所等支持、协助、便利的；

（五）其他恐怖活动。

本法所称恐怖活动组织，是指三人以上为实施恐怖活动而组成的犯罪组织。

本法所称恐怖活动人员，是指实施恐怖活动的人和恐怖活动组织的成员。

本法所称恐怖事件，是指正在发生或者已经发生的造成或者可能造成重大社会危害的恐怖活动。

第四条 国家将反恐怖主义纳入国家安全战略，综合施策，标本兼治，加强反恐怖主义的能力建设，运用政治、经济、法律、文化、教育、外交、军事等手段，开展反恐怖主义工作。

国家反对一切形式的以歪曲宗教教义或者其他方法煽动仇恨、煽动歧视、鼓吹暴力等极端主义，消除恐怖主义的思想基础。

第五条 反恐怖主义工作坚持专门工作与群众路线相结合，防范为主、惩防结合和先发制敌、保持主动的原则。

第六条 反恐怖主义工作应当依法进行，尊重和保障人权，维护公民和组织的合法权益。

在反恐怖主义工作中，应当尊重公民的宗教信仰自由和民族风俗习惯，禁止任何基于地域、民族、宗教等理由的歧视性做法。

第七条 国家设立反恐怖主义工作领导机构，统一领导和指挥全国反恐怖主义工作。

设区的市级以上地方人民政府设立反恐怖主义工作领导机构，县级人民政府根据需要设立反恐怖主义工作领导机构，在上级反恐怖主义工作领导机构的领导和指挥下，负责本地区反恐怖主义工作。

第八条 公安机关、国家安全机关和人民检察院、人民法院、司法行政机关以及其他有关国家机关，应当根据分工，实行工作责任制，依法做好反恐怖主义工作。

中国人民解放军、中国人民武装警察部队和民兵组织依照本法和其他有关法律、行政法规、军事法规以及国务院、中央军事委员会的命令，并根据反恐怖主义工作领导机构的部署，防范和处置恐怖活动。

有关部门应当建立联动配合机制，依靠、动员村民委员会、居民委员会、企业事业单位、社会组织，共同开展反恐怖主义工作。

第九条 任何单位和个人都有协助、配合有关部门开展反恐怖主义工作的义务，发现恐怖活动嫌疑或者恐怖活动嫌疑人员的，应当及时向公安机关或者有关部门报告。

第十条 对举报恐怖活动或者协助防范、制止恐怖活动有突出贡献的单位和个人，以及在反恐怖主义工作中作出其他突出贡献的单位和个人，按照国家有关规定给予表彰、奖励。

第十一条 对在中华人民共和国领域外对中华人民共和国国家、公民或者机构实施的恐怖活动犯罪，或者实施的中华人民共和国缔结、参加的国际条约所规定的恐怖活动犯罪，中华人民共和国行使刑事管辖权，依法追究刑事责任。

第二章 恐怖活动组织和人员的认定

第十二条 国家反恐怖主义工作领导机构根据本法第三条的规定，认定恐怖活动组织和人员，由国家反恐怖主义工作领导机构的办事机构予以公告。

第十三条 国务院公安部门、国家安全部门、外交部门和省级反恐怖主义工作领导机构对于需要认定恐怖活动组织和人员的，应当向国家反恐怖主义工作领导机构提出申请。

第十四条 金融机构和特定非金融机构对国家反恐怖主义工作领导机构的办事机构公告的恐怖活动组织和人员的资金或者其他资产，应当立即予以冻结，并按照规定及时向国务院公安部门、国家安全部门和反洗钱行政主管部门报告。

第十五条 被认定的恐怖活动组织和人员对认定不服的，可以通过国家反恐怖主义工作领导机构的办事机构申请复核。国家反恐怖主义工作领导机构应当及时进行复核，作出维持或者撤销认定的决定。复核决定为最终决定。

国家反恐怖主义工作领导机构作出撤销认定的决定的，由国家反恐怖主义工作领导机构的办事机构予以公告；资金、资产已被冻结的，应当解除冻结。

第十六条 根据刑事诉讼法的规定，有管辖权的中级以上人民法院在审判刑事案件的过程中，可以依法认定恐怖活动组织和人员。对于在判决生效后需要由国家反恐怖主义工作领导机构的办事机构予以公告的，适用本章的有关规定。

第三章 安全防范

第十七条 各级人民政府和有关部门应当组织开展反恐怖主义宣传教育，提高公民的反恐怖主义意识。

教育、人力资源行政主管部门和学校、有关职业培训机构应当将恐怖活动预防、应急知识纳入教育、教学、培训的内容。

新闻、广播、电视、文化、宗教、互联网等有关单位，应当有针对性地面向社会进行反恐怖主义宣传教育。

村民委员会、居民委员会应当协助人民政府以及有关部门，加强反恐怖主义宣传教育。

第十八条 电信业务经营者、互联网服务提供者应当为公安机关、国家安全机关依法进行防范、调查恐怖活动提供技术接口和解密等技术支持和协助。

第十九条 电信业务经营者、互联网服务提供者应当依照法律、行政法规规定，落实网络安全、信息内容监督制度和安全技术防范措施，防止含有恐怖主义、极端主义内容的信息传播；发现含有恐怖主义、极端主义内容的信息的，应当立即停止传输，保存相关记录，删除相关信息，并向公安机关或者有关部门报告。

网信、电信、公安、国家安全等主管部门对含有恐怖主义、极端主义内容的信息，应当按照职责分工，及时责令有关单位停止传输、删除相关信息，或者关闭相关网站、关停相关服务。有关单位应当立即执行，并保存相关记录，协助进行调查。对互联网上跨境传输的含有恐怖主义、极端主义内容的信息，电信主管部门应当采取技术措施，阻断传播。

第二十条 铁路、公路、水上、航空的货运和邮政、快递等物流运营单位应当实行安全查验制度，对客户身份进行查验，依照规定对运输、寄递物品进行安全检查或者开封验视。对禁止运输、寄递，存在重大安全隐患，或者客户拒绝安全查验的物品，不得运输、寄递。

前款规定的物流运营单位，应当实行运输、寄递客户身份、物品信息登记制度。

第二十一条 电信、互联网、金融、住宿、长途客运、机动车租赁等业务经营者、服务提供者，应当对客户身份进行查验。对身份不明或者拒绝身份查验的，不得提供服务。

第二十二条 生产和进口单位应当依照规定对枪支等武器、弹药、管制器具、危险化学品、民用爆炸物品、核与放射物品作出电子追踪标识，对民用爆炸物品添加安检示踪标识物。

运输单位应当依照规定对运营中的危险化学品、民用爆炸物品、核与放射物品的运输工具通过定位系统实行监控。

有关单位应当依照规定对传染病病原体等物质实行严格的监督管理，严密防范传染病病原体等物质扩散或者流入非法渠道。

对管制器具、危险化学品、民用爆炸物品，国务院有关主管部门或者省级人民政府根据需要，在特定区域、特定时间，可以决定对生产、进出口、运输、销售、使用、报废实施管制，可以禁止使用现金、实物进行交易或者对交易活动作出其他限制。

第二十三条 发生枪支等武器、弹药、危险化学品、民用爆炸物品、核与放射物品、传染病病原体等物质被盗、被抢、丢失或者其他流失的情形，案发单位应当立即采取必要的控制措施，并立即向公安机关报告，同时依照规定向有关主管部门报告。公安机关接到报告后，应当及时开展调查。有关主管部门应当配合公安机关开展工作。

任何单位和个人不得非法制作、生产、储存、运输、进出口、销售、提供、购买、使用、持有、报废、销毁前款规定的物品。公安机关发现的，应当予以扣押；其他主管部门发现的，应当予以扣押，并立即通报公安机关；其他单位、个人发现的，应当立即向公安机关报告。

第二十四条 国务院反洗钱行政主管部门、国务院有关部门、机构依法对金融机构和特定非金融机构履行反恐怖主义融资义务的情况进行监督管理。

国务院反洗钱行政主管部门发现涉嫌恐怖主义融资的，可以依法进行调查，采取临时冻结措施。

第二十五条 审计、财政、税务等部门在依照法律、行政法规的规定对有关单位实施监督检查的过程中，发现资金流入流出涉嫌恐怖主义融资的，应当及时通报公安机关。

第二十六条 海关在对进出境人员携带现金和无记名有价证券实施监管的过程中，发现涉嫌恐怖主义融资的，应当立即通报国务院反洗钱行政主管部门和有管辖权的公安机关。

第二十七条 地方各级人民政府制定、组织实施城乡规划，应当符合反恐怖主义工作的需要。

地方各级人民政府应当根据需要，组织、督促有关建设单位在主要道路、交通枢纽、城市公共区域的重点部位，配备、安装公共安全视频图像信息系统等防范恐怖袭击的技防、物防设备、设施。

第二十八条 公安机关和有关部门对宣扬极端主义，利用极端主义危害公共安全、扰乱公共秩序、侵犯人身财产、妨害社会管理的，应当及时予以制止，依法追究法律责任。

公安机关发现极端主义活动的，应当责令立即停止，将有关人员强行带离现场并登记身份信息，对有关物品、资料予以收缴，对非法活动场所予以查封。

任何单位和个人发现宣扬极端主义的物品、资料、信息的，应当立即向公安机关报告。

第二十九条 对被教唆、胁迫、引诱参与恐怖活动、极端主义活动，或者参与恐怖活动、极端主义活动情节轻微，尚不构成犯罪的人员，公安机关应当组织有关部门、村民委员会、居民委员会、所在单位、就读学校、家庭和监护人对其进行帮教。

监狱、看守所、社区矫正机构应当加强对服刑的恐怖活动罪犯和极端主义罪犯的管理、教育、矫正等工作。监狱、看守所对恐怖活动罪犯和极端主义罪犯，根据教育改造和维护监管秩序的需要，可以与普通刑事罪犯混合关押，也可以个别关押。

第三十条 对恐怖活动罪犯和极端主义罪犯被判处徒刑以上刑罚的，监狱、看守所应当在刑满释放前根据其犯罪性质、情节和社会危害程度，服刑期间的表现，释放后对所居住社区的影响等进行社会危险性评估。进行社会危险性评估，应当听取有关基层组织和原办案机关的意见。经评估具有社会危险性的，监狱、看守所应当向罪犯服刑地的中级人民法院提出安置教育建议，并将建议书副本抄送同级人民检察院。

罪犯服刑地的中级人民法院对于确有社会危险性的，应当在罪犯刑满释放前作出责令其在刑满释放后接受安置教育的决定。决定书副本应当抄送同级人民检察院。被决定安置教育的人员对决定不服的，可以向上一级人民法院申请复议。

安置教育由省级人民政府组织实施。安置教育机构应当每年对被安置教育人员进行评估，对于确有悔改表现，不致再危害社会的，应当及时提出解除安置教育的意见，报决定安置教育的中级人民法院作出决定。被安置教育人员有权申请解除安置教育。

人民检察院对安置教育的决定和执行实行监督。

第三十一条 公安机关应当会同有关部门，将遭受恐怖袭击的可能性较大以及遭受恐怖袭击可能造成重大的人身伤亡、财产损失或者社会影响的单位、场所、活动、设施等确定为防范恐怖袭击的重点目标，报本级反恐怖主义工作领导机构备案。

第三十二条 重点目标的管理单位应当履行下列职责：

（一）制定防范和应对处置恐怖活动的预案、措施，定期进行培训和演练；

（二）建立反恐怖主义工作专项经费保障制度，配备、更新防范和处置设备、设施；

（三）指定相关机构或者落实责任人员，明确岗位职责；

（四）实行风险评估，实时监测安全威胁，完善内部安全管理；

（五）定期向公安机关和有关部门报告防范措施落实情况。

重点目标的管理单位应当根据城乡规划、相关标准和实际需要，对重点目标同步设计、同步建设、同步运行符合本法第二十七条规定的技防、物防设备、设施。

重点目标的管理单位应当建立公共安全视频图像信息系统值班监看、信息保存使用、运行维护等管理制度，保障相关系统正常运行。采集的视频图像信息保存期限不得少于九十日。

对重点目标以外的涉及公共安全的其他单位、场所、活动、设施，其主管部门和管理单位应当依照法律、行政法规规定，建立健全安全管理制度，落实安全责任。

第三十三条 重点目标的管理单位应当对重要岗位人员进行安全背景审查。对有不适合情形的人员，应当调整工作岗位，并将有关情况通报公安机关。

第三十四条 大型活动承办单位以及重点目标的管理单位应当依照规定，对进入大型活动场所、机场、火车站、码头、城市轨道交通站、公路长途客运站、口岸等重点目标的人员、物品和交通工具进行安全检查。发现违禁品和管制物品，应当予以扣留并立即向公安机关报告；发现涉嫌违法犯罪人员，应当立即向公安机关报告。

第三十五条 对航空器、列车、船舶、城市轨道车辆、公共电汽车等公共交通运输工具，营运单位应当依照规定配备安保人员和相应设备、设施，加强安全检查和保卫工作。

第三十六条 公安机关和有关部门应当掌握重点目标的基础信息和重要动态，指导、监督重点目标的管理单位履行防范恐怖袭击的各项职责。

公安机关、中国人民武装警察部队应当依照有关规定对重点目标进行警戒、巡逻、检查。

第三十七条 飞行管制、民用航空、公安等主管部门应当按照职责分工，加强空域、航空器和飞行活动管理，严密防范针对航空器或者利用飞行活动实施的恐怖活动。

第三十八条 各级人民政府和军事机关应当在重点国（边）境地段和口岸设置拦阻隔离网、视频图像采集和防越境报警设施。

公安机关和中国人民解放军应当严密组织国（边）境巡逻，依照规定对抵离国（边）境前沿、进出国（边）境管理区和国（边）境通道、口岸的人员、交通运输工具、物品，以及沿海沿边地区的船舶进行查验。

第三十九条 出入境证件签发机关、出入境边防检查机关对恐怖活动人员和恐怖活动嫌疑人员，有权决定不准其出境入境、不予签发出境入境证件或者宣布其出境入境证件作废。

第四十条 海关、出入境边防检查机关发现恐怖活动嫌疑人员或者涉嫌恐怖活动物品的，应当依法扣留，并立即移送公安机关或者国家安全机关。

检验检疫机关发现涉嫌恐怖活动物品的，应当依法扣留，并立即移送公安机关或者国家安全机关。

第四十一条 国务院外交、公安、国家安全、发展改革、工业和信息化、商务、旅游等主管部门应当建立境外投资合作、旅游等安全风险评估制度，对中国在境外的公民以及驻外机构、设施、财产加强安全保护，防范和应对恐怖袭击。

第四十二条 驻外机构应当建立健全安全防范制度和应对处置预案，加强对有关人员、设施、财产的安全保护。

第四章 情报信息

第四十三条 国家反恐怖主义工作领导机构建立国家反恐怖主义情报中心，实行跨部门、跨地区情报信息工作机制，统筹反恐怖主义情报信息工作。

有关部门应当加强反恐怖主义情报信息搜集工作，对搜集的有关线索、人员、行动类情报信息，应当依照规定及时统一归口报送国家反恐怖主义情报中心。

地方反恐怖主义工作领导机构应当建立跨部门情报信息工作机制，组织开展反恐怖主义情报信息工作，对重要的情报信息，应当及时向上级反恐怖主义工作领导机构报告，对涉及其他地方的紧急情报信息，应当及时通报相关地方。

第四十四条 公安机关、国家安全机关和有关部门应当依靠群众，加强基层基础工作，建立基层情报信息工作力量，提高反恐怖主义情报信息工作能力。

第四十五条 公安机关、国家安全机关、军事机关在其职责范围内，因反恐怖主义情报信息工作的需要，根据国家有关规定，经过严格的批准手续，可以采取技术侦察措施。

依照前款规定获取的材料，只能用于反恐怖主义应对处置和对恐怖活动犯罪、极端主义犯罪的侦查、起诉和审判，不得用于其他用途。

第四十六条 有关部门对于在本法第三章规定的安全防范工作中获取的信息，应当根据国家反恐怖主义情报中心的要求，及时提供。

第四十七条 国家反恐怖主义情报中心、地方反恐怖主义工作领导机构以及公安机关等有关部门应当对有关情报信息进行筛查、研判、核查、监控，认为有发生恐怖事件危险，需要采取相应的安全防范、应对处置措施的，应当及时通报有关部门和单位，并可以根据情况发出预警。有关部门和单位应当根据通报做好安全防范、应对处置工作。

第四十八条 反恐怖主义工作领导机构、有关部门和单位、个人应当对履行反恐怖主义工作职责、义务过程中知悉的国家秘密、商业秘密和个人隐私予以保密。

违反规定泄露国家秘密、商业秘密和个人隐私的，依法追究法律责任。

第五章 调查

第四十九条 公安机关接到恐怖活动嫌疑的报告或者发现恐怖活动嫌疑，需要调查核实的，应当迅速进行调查。

第五十条 公安机关调查恐怖活动嫌疑，可以依照有关法律规定对嫌疑人员进行盘问、检查、传唤，可以提取或者采集肖像、指纹、虹膜图像等人体生物识别信息和血液、尿液、脱落细胞等生物样本，并留存其签名。

公安机关调查恐怖活动嫌疑，可以通知了解有关情况的人员到公安机关或者其他地点接受询问。

第五十一条 公安机关调查恐怖活动嫌疑，有权向有关单位和个人收集、调取相关信息和材料。有关单位和个人应当如实提供。

第五十二条 公安机关调查恐怖活动嫌疑，经县级以上公安机关负责人批准，可以查询嫌疑人员的存款、汇款、债券、股票、基金份额等财产，可以采取查封、扣押、冻结措施。查封、扣押、冻结的期限不得超过二个月，情况复杂的，可以经上一级公安机关负责人批准延长一个月。

第五十三条 公安机关调查恐怖活动嫌疑，经县级以上公安机关负责人批准，可以根据其危险程度，责令恐怖活动嫌疑人员遵守下列一项或者多项约束措施：

（一）未经公安机关批准不得离开所居住的市、县或者指定的处所；

（二）不得参加大型群众性活动或者从事特定的活动；

（三）未经公安机关批准不得乘坐公共交通工具或者进入特定的场所；

（四）不得与特定的人员会见或者通信；

（五）定期向公安机关报告活动情况；

（六）将护照等出入境证件、身份证件、驾驶证件交公安机关保存。

公安机关可以采取电子监控、不定期检查等方式对其遵守约束措施的情况进行监督。

采取前两款规定的约束措施的期限不得超过三个月。对不需要继续采取约束措施的，应当及时解除。

第五十四条 公安机关经调查，发现犯罪事实或者犯罪嫌疑人的，应当依照刑事诉讼法的规定立案侦查。本章规定的有关期限届满，公安机关未立案侦查的，应当解除有关措施。

第六章 应对处置

第五十五条 国家建立健全恐怖事件应对处置预案体系。

国家反恐怖主义工作领导机构应当针对恐怖事件的规律、特点和可能造成的社会危害，分级、分类制定国家应对处置预案，具体规定恐怖事件应对处置的组织指挥体系和恐怖事件安全防范、应对处置程序以及事后社会秩序恢复等内容。

有关部门、地方反恐怖主义工作领导机构应当制定相应的应对处置预案。

第五十六条 应对处置恐怖事件，各级反恐怖主义工作领导机构应当成立由有关部门参加的指挥机构，实行指挥长负责制。反恐怖主义工作领导机构负责人可以担任指挥长，也可以确定公安机关负责人或者反恐怖主义工作领导机构的其他成员单位负责人担任指挥长。

跨省、自治区、直辖市发生的恐怖事件或者特别重大恐怖事件的应对处置，由国家反恐怖主义工作领导机构负责指挥；在省、自治区、直辖市范围内发生的涉及多个行政区域的恐怖事件或者重大恐怖事件的应对处置，由省级反恐怖主义工作领导机构负责指挥。

第五十七条 恐怖事件发生后，发生地反恐怖主义工作领导机构应当立即启动恐怖事件应对处置预案，确定指挥长。有关部门和中国人民解放军、中国人民武装警察部队、民兵组织，按照反恐怖主义工作领导机构和指挥长的统一领导、指挥，协同开展打击、控制、救援、救护等现场应对处置工作。

上级反恐怖主义工作领导机构可以对应对处置工作进行指导，必要时调动有关反恐怖主义力量进行支援。

需要进入紧急状态的，由全国人民代表大会常务委员会或者国务院依照宪法和其他有关法律规定的权限和程序决定。

第五十八条 发现恐怖事件或者疑似恐怖事件后，公安机关应当立即进行处置，并向反恐怖主义工作领导机构报告；中国人民解放军、中国人民武装警察部队发现正在实施恐怖活动的，应当立即予以控制并将案件及时移交公安机关。

反恐怖主义工作领导机构尚未确定指挥长的，由在场处置的公安机关职级最高的人员担任现场指挥员。公安机关未能到达现场的，由在场处置的中国人民解放军或者中国人民武装警察部队职级最高的人员担任现场指挥员。现场应对处置人员无论是否属于同一单位、系统，均应当服从现场指挥员的指挥。

指挥长确定后，现场指挥员应当向其请示、报告工作或者有关情况。

第五十九条 中华人民共和国在境外的机构、人员、重要设施遭受或者可能遭受恐怖袭击的，国务院外交、公安、国家安全、商务、金融、国有资产监督管理、旅游、交通运输等主管部门应当及时启动应对处置预案。国务院外交部门应当协调有关国家采取相应措施。

中华人民共和国在境外的机构、人员、重要设施遭受严重恐怖袭击后，经与有关国家协商同意，国家反恐怖主义工作领导机构可以组织外交、公安、国家安全等部门派出工作人员赴境外开展应对处置工作。

第六十条 应对处置恐怖事件，应当优先保护直接受到恐怖活动危害、威胁人员的人身安全。

第六十一条 恐怖事件发生后，负责应对处置的反恐怖主义工作领导机构可以决定由有关部门和单位采取下列一项或者多项应对处置措施：

（一）组织营救和救治受害人员，疏散、撤离并妥善安置受到威胁的人员以及采取其他救助措施；

（二）封锁现场和周边道路，查验现场人员的身份证件，在有关场所附近设置临时警戒线；

（三）在特定区域内实施空域、海（水）域管制，对特定区域内的交通运输工具进行检查；

（四）在特定区域内实施互联网、无线电、通讯管制；

（五）在特定区域内或者针对特定人员实施出境入境管制；

（六）禁止或者限制使用有关设备、设施，关闭或者限制使用有关场所，中止人员密集的活动或者可能导致危害扩大的生产经营活动；

（七）抢修被损坏的交通、电信、互联网、广播电视、供水、排水、供电、供气、供热等公共设施；

（八）组织志愿人员参加反恐怖主义救援工作，要求具有特定专长的人员提供服务；

（九）其他必要的应对处置措施。

采取前款第三项至第五项规定的应对处置措施，由省级以上反恐怖主义工作领导机构决定或者批准；采取前款第六项规定的应对处置措施，由设区的市级以上反恐怖主义工作领导机构决定。应对处置措施应当明确适用的时间和空间范围，并向社会公布。

第六十二条　人民警察、人民武装警察以及其他依法配备、携带武器的应对处置人员，对在现场持枪支、刀具等凶器或者使用其他危险方法，正在或者准备实施暴力行为的人员，经警告无效的，可以使用武器；紧急情况下或者警告后可能导致更为严重危害后果的，可以直接使用武器。

第六十三条　恐怖事件发生、发展和应对处置信息，由恐怖事件发生地的省级反恐怖主义工作领导机构统一发布；跨省、自治区、直辖市发生的恐怖事件，由指定的省级反恐怖主义工作领导机构统一发布。

任何单位和个人不得编造、传播虚假恐怖事件信息；不得报道、传播可能引起模仿的恐怖活动的实施细节；不得发布恐怖事件中残忍、不人道的场景；在恐怖事件的应对处置过程中，除新闻媒体经负责发布信息的反恐怖主义工作领导机构批准外，不得报道、传播现场应对处置的工作人员、人质身份信息和应对处置行动情况。

第六十四条　恐怖事件应对处置结束后，各级人民政府应当组织有关部门帮助受影响的单位和个人尽快恢复生活、生产，稳定受影响地区的社会秩序和公众情绪。

第六十五条　当地人民政府应当及时给予恐怖事件受害人员及其近亲属适当的救助，并向失去基本生活条件的受害人员及其近亲属及时提供基本生活保障。卫生、民政等主管部门应当为恐怖事件受害人员及其近亲属提供心理、医疗等方面的援助。

第六十六条　公安机关应当及时对恐怖事件立案侦查，查明事件发生的原因、经过和结果，依法追究恐怖活动组织、人员的刑事责任。

第六十七条　反恐怖主义工作领导机构应当对恐怖事件的发生和应对处置工作进行全面分析、总结评估，提出防范和应对处置改进措施，向上一级反恐怖主义工作领导机构报告。

第七章 国际合作

第六十八条 中华人民共和国根据缔结或者参加的国际条约，或者按照平等互惠原则，与其他国家、地区、国际组织开展反恐怖主义合作。

第六十九条 国务院有关部门根据国务院授权，代表中国政府与外国政府和有关国际组织开展反恐怖主义政策对话、情报信息交流、执法合作和国际资金监管合作。

在不违背我国法律的前提下，边境地区的县级以上地方人民政府及其主管部门，经国务院或者中央有关部门批准，可以与相邻国家或者地区开展反恐怖主义情报信息交流、执法合作和国际资金监管合作。

第七十条 涉及恐怖活动犯罪的刑事司法协助、引渡和被判刑人移管，依照有关法律规定执行。

第七十一条 经与有关国家达成协议，并报国务院批准，国务院公安部门、国家安全部门可以派员出境执行反恐怖主义任务。

中国人民解放军、中国人民武装警察部队派员出境执行反恐怖主义任务，由中央军事委员会批准。

第七十二条 通过反恐怖主义国际合作取得的材料可以在行政处罚、刑事诉讼中作为证据使用，但我方承诺不作为证据使用的除外。

第八章 保障措施

第七十三条 国务院和县级以上地方各级人民政府应当按照事权划分，将反恐怖主义工作经费分别列入同级财政预算。

国家对反恐怖主义重点地区给予必要的经费支持，对应对处置大规模恐怖事件给予经费保障。

第七十四条 公安机关、国家安全机关和有关部门，以及中国人民解放军、中国人民武装警察部队，应当依照法律规定的职责，建立反恐怖主义专业力量，加强专业训练，配备必要的反恐怖主义专业设备、设施。

县级、乡级人民政府根据需要，指导有关单位、村民委员会、居民委员会建立反恐怖主义工作力量、志愿者队伍，协助、配合有关部门开展反恐怖主义工作。

第七十五条 对因履行反恐怖主义工作职责或者协助、配合有关部门开展反恐怖主义工作导致伤残或者死亡的人员，按照国家有关规定给予相应的待遇。

第七十六条 因报告和制止恐怖活动，在恐怖活动犯罪案件中作证，或者从事反恐怖主义工作，本人或者其近亲属的人身安全面临危险的，经本人或者其近亲属提出申请，公安机关、有关部门应当采取下列一项或者多项保护措施：

（一）不公开真实姓名、住址和工作单位等个人信息；

（二）禁止特定的人接触被保护人员；

（三）对人身和住宅采取专门性保护措施；

（四）变更被保护人员的姓名，重新安排住所和工作单位；

（五）其他必要的保护措施。

公安机关、有关部门应当依照前款规定，采取不公开被保护单位的真实名称、地址，禁止特定的人接近被保护单位，对被保护单位办公、经营场所采取专门性保护措施，以及其他必要的保护措施。

第七十七条 国家鼓励、支持反恐怖主义科学研究和技术创新，开发和推广使用先进的反恐怖主义技术、设备。

第七十八条 公安机关、国家安全机关、中国人民解放军、中国人民武装警察部队因履行反恐怖主义职责的紧急需要，根据国家有关规定，可以征用单位和个人的财产。任务完成后应当及时归还或者恢复原状，并依照规定支付相应费用；造成损失的，应当补偿。

因开展反恐怖主义工作对有关单位和个人的合法权益造成损害的，应当依法给予赔偿、补偿。有关单位和个人有权依法请求赔偿、补偿。

第九章 法律责任

第七十九条 组织、策划、准备实施、实施恐怖活动，宣扬恐怖主义，煽动实施恐怖活动，非法持有宣扬恐怖主义的物品，强制他人在公共场所穿戴宣扬恐怖主义的服饰、标志，组织、领导、参加恐怖活动组织，为恐怖活动组织、恐怖活动人员、实施恐怖活动或者恐怖活动培训提供帮助的，依法追究刑事责任。

第八十条 参与下列活动之一，情节轻微，尚不构成犯罪的，由公安机关处十日以上十五日以下拘留，可以并处一万元以下罚款：

（一）宣扬恐怖主义、极端主义或者煽动实施恐怖活动、极端主义活动的；

（二）制作、传播、非法持有宣扬恐怖主义、极端主义的物品的；

（三）强制他人在公共场所穿戴宣扬恐怖主义、极端主义的服饰、标志的；

（四）为宣扬恐怖主义、极端主义或者实施恐怖主义、极端主义活动提供信息、资金、物资、劳务、技术、场所等支持、协助、便利的。

第八十一条 利用极端主义，实施下列行为之一，情节轻微，尚不构成犯罪的，由公安机关处五日以上十五日以下拘留，可以并处一万元以下罚款：

（一）强迫他人参加宗教活动，或者强迫他人向宗教活动场所、宗教教职人员提供财物或者劳务的；

（二）以恐吓、骚扰等方式驱赶其他民族或者有其他信仰的人员离开居住地的；

（三）以恐吓、骚扰等方式干涉他人与其他民族或者有其他信仰的人员交往、共同生活的；

（四）以恐吓、骚扰等方式干涉他人生活习俗、方式和生产经营的；

（五）阻碍国家机关工作人员依法执行职务的；

（六）歪曲、诋毁国家政策、法律、行政法规，煽动、教唆抵制人民政府依法管理的；

（七）煽动、胁迫群众损毁或者故意损毁居民身份证、户口簿等国家法定证件以及人民币的；

（八）煽动、胁迫他人以宗教仪式取代结婚、离婚登记的；

（九）煽动、胁迫未成年人不接受义务教育的；

（十）其他利用极端主义破坏国家法律制度实施的。

第八十二条 明知他人有恐怖活动犯罪、极端主义犯罪行为，窝藏、包庇，情节轻微，尚不构成犯罪的，或者在司法机关向其调查有关情况、收集有关证据时，拒绝提供的，由公安机关处十日以上十五日以下拘留，可以并处一万元以下罚款。

第八十三条 金融机构和特定非金融机构对国家反恐怖主义工作领导机构的办事机构公告的恐怖活动组织及恐怖活动人员的资金或者其他资产，未立即予以冻结的，由公安机关处二十万元以上五十万元以下罚款，并对直接负责的董事、高级管理人员和其他直接责任人员处十万元以下罚款；情节严重的，处五十万元以上罚款，并对直接负责的董事、高级管理人员和其他直接责任人员，处十万元以上五十万元以下罚款，可以并处五日以上十五日以下拘留。

第八十四条 电信业务经营者、互联网服务提供者有下列情形之一的，由主管部门处二十万元以上五十万元以下罚款，并对其直接负责的主管人员和其他直接责任人员处十万元以下罚款；情节严重的，处五十万元以上罚款，并对其直接负责的主管人员和其他直接责任人员，处十万元以上五十万元以下罚款，可以由公安机关对其直接负责的主管人员和其他直接责任人员，处五日以上十五日以下拘留：

（一）未依照规定为公安机关、国家安全机关依法进行防范、调查恐怖活动提供技术接口和解密等技术支持和协助的；

（二）未按照主管部门的要求，停止传输、删除含有恐怖主义、极端主义内容的信息，保存相关记录，关闭相关网站或者关停相关服务的；

（三）未落实网络安全、信息内容监督制度和安全技术防范措施，造成含有恐怖主义、极端主义内容的信息传播，情节严重的。

第八十五条　铁路、公路、水上、航空的货运和邮政、快递等物流运营单位有下列情形之一的，由主管部门处十万元以上五十万元以下罚款，并对其直接负责的主管人员和其他直接责任人员处十万元以下罚款：

（一）未实行安全查验制度，对客户身份进行查验，或者未依照规定对运输、寄递物品进行安全检查或者开封验视的；

（二）对禁止运输、寄递，存在重大安全隐患，或者客户拒绝安全查验的物品予以运输、寄递的；

（三）未实行运输、寄递客户身份、物品信息登记制度的。

第八十六条　电信、互联网、金融业务经营者、服务提供者未按规定对客户身份进行查验，或者对身份不明、拒绝身份查验的客户提供服务的，主管部门应当责令改正；拒不改正的，处二十万元以上五十万元以下罚款，并对其直接负责的主管人员和其他直接责任人员处十万元以下罚款；情节严重的，处五十万元以上罚款，并对其直接负责的主管人员和其他直接责任人员，处十万元以上五十万元以下罚款。

住宿、长途客运、机动车租赁等业务经营者、服务提供者有前款规定情形的，由主管部门处十万元以上五十万元以下罚款，并对其直接负责的主管人员和其他直接责任人员处十万元以下罚款。

第八十七条　违反本法规定，有下列情形之一的，由主管部门给予警告，并责令改正；拒不改正的，处十万元以下罚款，并对其直接负责的主管人员和其他直接责任人员处一万元以下罚款：

（一）未依照规定对枪支等武器、弹药、管制器具、危险化学品、民用爆炸物品、核与放射物品作出电子追踪标识，对民用爆炸物品添加安检示踪标识物的；

（二）未依照规定对运营中的危险化学品、民用爆炸物品、核与放射物品的运输工具通过定位系统实行监控的；

（三）未依照规定对传染病病原体等物质实行严格的监督管理，情节严重的；

（四）违反国务院有关主管部门或者省级人民政府对管制器具、危险化学品、民用爆炸物品决定的管制或者限制交易措施的。

第八十八条 防范恐怖袭击重点目标的管理、营运单位违反本法规定，有下列情形之一的，由公安机关给予警告，并责令改正；拒不改正的，处十万元以下罚款，并对其直接负责的主管人员和其他直接责任人员处一万元以下罚款：

（一）未制定防范和应对处置恐怖活动的预案、措施的；

（二）未建立反恐怖主义工作专项经费保障制度，或者未配备防范和处置设备、设施的；

（三）未落实工作机构或者责任人员的；

（四）未对重要岗位人员进行安全背景审查，或者未将有不适合情形的人员调整工作岗位的；

（五）对公共交通运输工具未依照规定配备安保人员和相应设备、设施的；

（六）未建立公共安全视频图像信息系统值班监看、信息保存使用、运行维护等管理制度的。

大型活动承办单位以及重点目标的管理单位未依照规定对进入大型活动场所、机场、火车站、码头、城市轨道交通站、公路长途客运站、口岸等重点目标的人员、物品和交通工具进行安全检查的，公安机关应当责令改正；拒不改正的，处十万元以下罚款，并对其直接负责的主管人员和其他直接责任人员处一万元以下罚款。

第八十九条 恐怖活动嫌疑人员违反公安机关责令其遵守的约束措施的，由公安机关给予警告，并责令改正；拒不改正的，处五日以上十五日以下拘留。

第九十条 新闻媒体等单位编造、传播虚假恐怖事件信息，报道、传播可能引起模仿的恐怖活动的实施细节，发布恐怖事件中残忍、不人道的场景，或者未经批准，报道、传播现场应对处置的工作人员、人质身份信息和应对处置行动情况的，由公安机关处二十万元以下罚款，并对其直接负责的主管人员和其他直接责任人员，处五日以上十五日以下拘留，可以并处五万元以下罚款。

个人有前款规定行为的，由公安机关处五日以上十五日以下拘留，可以并处一万元以下罚款。

第九十一条 拒不配合有关部门开展反恐怖主义安全防范、情报信息、调查、应对处置工作的，由主管部门处二千元以下罚款；造成严重后果的，处五日以上十五日以下拘留，可以并处一万元以下罚款。

单位有前款规定行为的，由主管部门处五万元以下罚款；造成严重后果的，处十万元以下罚款；并对其直接负责的主管人员和其他直接责任人员依照前款规定处罚。

第九十二条 阻碍有关部门开展反恐怖主义工作的，由公安机关处五日以上十五日以下拘留，可以并处五万元以下罚款。

单位有前款规定行为的，由公安机关处二十万元以下罚款，并对其直接负责的主管人员和其他直接责任人员依照前款规定处罚。

阻碍人民警察、人民解放军、人民武装警察依法执行职务的，从重处罚。

第九十三条 单位违反本法规定，情节严重的，由主管部门责令停止从事相关业务、提供相关服务或者责令停产停业；造成严重后果的，吊销有关证照或者撤销登记。

第九十四条 反恐怖主义工作领导机构、有关部门的工作人员在反恐怖主义工作中滥用职权、玩忽职守、徇私舞弊，或者有违反规定泄露国家秘密、商业秘密和个人隐私等行为，构成犯罪的，依法追究刑事责任；尚不构成犯罪的，依法给予处分。

反恐怖主义工作领导机构、有关部门及其工作人员在反恐怖主义工作中滥用职权、玩忽职守、徇私舞弊或者有其他违法违纪行为的，任何单位和个人有权向有关部门检举、控告。有关部门接到检举、控告后，应当及时处理并回复检举、控告人。

第九十五条 对依照本法规定查封、扣押、冻结、扣留、收缴的物品、资金等，经审查发现与恐怖主义无关的，应当及时解除有关措施，予以退还。

第九十六条 有关单位和个人对依照本法作出的行政处罚和行政强制措施决定不服的，可以依法申请行政复议或者提起行政诉讼。

第十章 附则

第九十七条 本法自 2016 年 1 月 1 日起施行。2011 年 10 月 29 日第十一届全国人民代表大会常务委员会第二十三次会议通过的《全国人民代表大会常务委员会关于加强反恐怖工作有关问题的决定》同时废止。

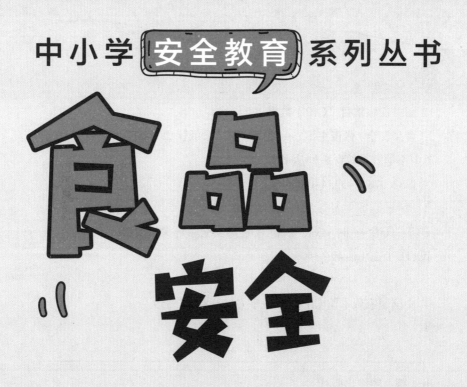

中小学 安全教育 系列丛书

食品安全

张 俊 / 主编

团结出版社
UNITY PRESS

图书在版编目（CIP）数据

食品安全 / 张俊主编 . -- 北京 : 团结出版社 ,2024.3

（中小学安全教育系列丛书）

ISBN 978-7-5234-0863-6

Ⅰ . ①食… Ⅱ . ①张… Ⅲ . ①食品安全－青少年读物

Ⅳ . ① TS201.6-49

中国国家版本馆 CIP 数据核字 (2024) 第 055359 号

出　　版：团结出版社

　　　　　（北京市东城区东皇城根南街84号　邮编：100006）

电　　话：（010）65228880　65244790

网　　址：http://www.tjpress.com

E-mail：zb65244790@vip.163.com

经　　销：全国新华书店

印　　装：三河市龙大印装有限公司

开　　本：170mm×240mm　16开

印　　张：6.5

字　　数：60千字

版　　次：2024年3月第1版

印　　次：2024年3月第1次印刷

书　　号：978-7-5234-0863-6

定　　价：260.00元（全10册）

前　言

俗话说"民以食为天"，吃历来是百姓的头等大事，食品安全问题也是平日里大家最关心的问题之一。如今，我们已无须再为一日三餐而烦恼，但与此同时，食品安全问题却逐渐成为我们日常关注的主题。

食品安全问题发展到今天，已经超越传统的食品卫生或食品污染的范围，已经关系到人类赖以生存和健康发展的食品管理和保护问题。食品安全问题的一再发生，不仅在挑战人们的底线，也给每个人带来了巨大的阴影。食品不安全，人民无法安心，社会无法安定。

2019 年 5 月 9 日，《中共中央、国务院关于深化改革加强食品安全工作的意见》指出：实施食品安全战略，让人民吃得放心，这是党中央着眼党和国家事业全局，对食品安全工作作出的重大部署，是决胜全面建成小康社会、全面建设社会主义现代化国家的重大任务。由此可见，食品安全是关系中华民族未来的重要问题。

那么，面对如此严峻的食品安全现状，作为中小学生，我们应该怎么做才能保护自己舌尖上的安全呢？

一是做到懂法知法，心中有数。要想防范食品安全问题，保障饮食安全，就要了解食品安全的基本知识，掌握《中华人民共和国食品安全法》（简称《食品安全法》），懂得食品安全标准，提高辨别能力和自我防范意识，遇到食品安全问题时懂得拿起法律的武器保卫自己。

二是了解饮食安全知识。无论是在学校、家庭，还是在其他公共场所，都可能存在一定的食品安全隐患。因此，我们要了解饮食安全方面的知识，远离危害生命健康的源头。如购买食物时，不购买三无产品不在路边没有营业执照的摊贩上买食物；学会识别用激素促进成熟的蔬菜；学习清洗果蔬上的残留农药的方法；学会判别伪劣食品等。

三是学会科学搭配三餐，保证身体营养和健康。一日三餐不仅要吃饱，更要吃得科学、健康。为此，我们要了解各类食物中的营养，做到科学饮食，合理膳食，不挑食，不偏食。

四是善于识别不良饮食。很多同学喜欢路边摊上"美味可口"的食品。但在这些"美味"食品的背后，可能潜藏各种有害物质。我们要做的就是识别不良食品，坚决抵制不良食品，自觉养成良好的饮食卫生习惯。

五是从我做起，从现在做起。食品安全关乎我们的身体发育和健康成长。为了拥有健康的体魄，我们要学会科学选择食品、识别变质食品、正确保存食品，了解哪些原因可导致食物中毒等食源性疾病发生，了解如何预防病原性疾病的发生，以及常见的饮食误区，从而确保吃得安全和安心。

食品安全人人关心，人人有责。作为中小学生，我们要了解食品安全知识，用法律武器维护自身权益。同时，作为祖国的未来，我们有责任养成良好的饮食习惯，保障身体健康，为民族复兴贡献自己的一份力量。只有拥有健康的身体，我们才能更好学习与生活。

让我们从自身做起，从现在做起，维护食品安全，养成良好的饮食习惯，让自己拥有健康的身体吧！

目 录

第一章
食品安全面面观

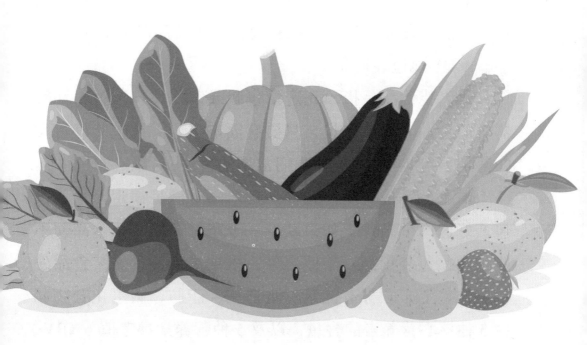

001 食品的定义和分类

什么是食品？相信很多同学看到这个问题，都会觉得这也太简单了吧，我们日常吃的米饭、水果、蔬菜不就是食品吗？其实，大家说得都有道理，但并不准确，因为这些只是食品的名称，并不是食品的真正定义。

我国《食品安全法》对食品有着更加明确的规定：食品是指各种供人食用或者饮用的成品和原料，以及按照传统既是食品又是中药材的物品，但是不包括以治疗为目的的物品。《食品经营许可管理办法》中将食品分为预包装食品、散装食品、特殊食品和现制现售食品四大类。

（1）预包装食品

预包装食品是指预先定量包装或制作在包装材料和容器中的食品。简单来说，只要有固定重量、被包装好售卖的都是预包装食品，比如我们常见的薯片、可乐、方便面等。

要注意的是，预包装食品必须同时满足固定重量、被包装好这两个条件，如果缺少一个条件，那么该食品便不能称为预包装食品。除此之外，根据规定，预包装食品外包装标签上必须标有能量、蛋白质、脂肪、碳水化合物和钠5种核心营养素的含量，以及5种营养素参考值（NRV）的百分比，没有以上标注的产品将不得进入市场销售。

成分	每 100 克或 100 毫升或每份	营养百分比
能力	千焦（KJ）	%
蛋白质	克（g）	%
脂肪	克（g）	%
碳水化合物	克（g）	%
纳	毫克（mg）	%

（2）散装食品

散装食品是指无预先定量包装的食品、食品原料和加工半成品，但不包括新鲜果蔬、清洗后加工的原粮、鲜冻畜禽产品和水产品，如散装大米、散装瓜子、散装酒等。

散装食品可以分为无包装的裸装食品和带非定量包装的食品。无包装的裸装食品是指没有包装、没有定量的食品，如将一整袋大米拆开零售，这种大米就属于散装大米。带非定量包装的食品是指有包装、没有定量的食品，如将一整袋糖果拆开零售，但是每个糖果都带有包装纸，这种糖果就属于带非定量包装的食品。

（3）特殊食品

特殊食品是指为了满足某些特殊人群的生理需要，或者患有某些疾病人群的需要，按照特殊配方专门加工的食品，这类食品的成分和成分含量与同类普通食品有着很大的差别。

我国《食品安全法》和《食品安全法实施条例》明确规定，特殊食品包括保健食品、特殊医学用途配方食品和婴幼儿食品三大类。

由于特殊食品与普通食品有明显区别，且还有一定的风险性，所以国家对特殊食品的售卖有着严格的规定。除了保健品中的营养素补充剂，如钙片、维生素 C 等特殊食品外，其他的特殊食品实现严格注册制管理，由国家市场监管大队负责注册。

（4）现制现售食品

现制现售食品是指在同一地点通过现场制作、现场销售的即时食品，包括专门从事食品现制现售的店铺制作的食品，如糕点店制作的糕点，以及超市、商店和市场内现制现售的食品，如豆浆、馒头、凉拌菜等。现制现售食品一般只限门店销售而不提供餐饮服务和加工，如我们去面馆购买的面条就不属于现制现售食品。

002 什么是食品安全

食品安全是指食品无毒、无害，符合应当有的营养要求，不会对人体健康产生任何急性、亚急性或者慢性危害的现象。它包括食品数量的安全和食品质量的安全。食品数量的安全主要是指我们能不能吃得饱的问题；食品质量的安全是指我们购买的食品对身体健康没有直接或者潜在的不良影响，它是食品安全中重要的部分，也是全球性的重点问题。

目前，国际社会对食品安全已经形成基本共识：食品安全就是食品的种植、养殖、加工、包装、贮藏、运输、销售、消费等各个环节都符合国家强制标准和要求，并且各个环节

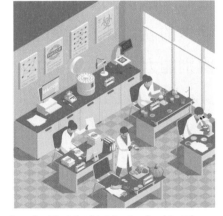

中的食品都不存在可能会损害我们身体健康的有害物质，以及会危及生命和后代健康的隐患。

然而，生活中食品安全事件时有发生，相关人员针对食品安全问题分析得出，造成食品安全问题日益严重的原因主要有以下几点：

第一，部分商家、生产者道德缺失。很多商家、生产

者为了降低成本、获取更高的利润，生产、采购和使用假冒伪劣食品。

第二，监督管理存在漏洞。虽然我国不断出台食品安全相关的法律法规，但依然存在管理不到位的情况。

第三，惩处力度不够。现行的法律体系针对食品安全问题，主要以罚没不良商家财产为主要手段。这种手段虽然能警醒不良商家以及不法分子，但震慑力不够。

第四，学生辨别能力低。虽然很多人已经开始关注食品安全问题，但是大部分学生的食品安全意识还比较薄弱，他们无法辨别购买的食品是否存在安全隐患。中小学生能够做的就是认真学习食品安全知识，提高食品安全意识和辨别能力。

🔔 003 食品安全标准有哪些

《食品安全国家标准》是规定食品卫生质量水平的规范性文件，它是由中华人民共和国国家卫生健康委员会在广泛采纳消费者和食品生产经营者意见的基础上，依据食品安全风险评估结果，以及相关国际标准和国家食品安全风险评估结果制定的。

食品安全是人们日常关注的重要问题，食品安全无法保障，人们的身体健康就会受到威胁。因此，食品安全标准是强制执行标准。只有保障食品安全，才能保障我们吃得安全和放心。

我国《食品安全法实施条例》有明确规定，食品生产经营者应当依照法律、法规和食品安全标准从事生产经营活动，建立健全食品安全管理制度，采取有效措施预防和控制食品安全风险，保证食品安全。

《食品安全法》规定，食品安全标准应包括下列内容：

（1）食品、食品添加剂、食品相关产品中的致病性微生物、农药残留、兽药残留、生物毒素、重金属等污染物质以及其他危害

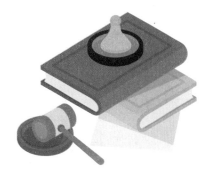

人体健康物质的限量规定；

（2）食品添加剂的品种、使用范围、用量；

（3）专供婴幼儿和其他特定人群的主辅食品的营养成分要求；

（4）对与卫生、营养等食品安全要求有关的标签、标识、说明书的要求；

（5）食品生产经营过程的卫生要求；

（6）与食品安全有关的质量要求；

（7）与食品安全有关的食品检验方法与规程；

（8）其他需要制定为食品安全标准的内容。

依据食品安全标准，食品生产经营者应该做到：保证各类食品添加剂的含量在食品安全标准限量之内；不生产三无食品；确保食品的保质期，不使用变质、腐败原料制作食品；保证食品各类营养素含量，确保食品营养、卫生等。

作为中小学生，我们也需要主动为自己的食品安全负责，不购买三无食品，购买食品时仔细查看食品标签，科学挑选食品；不食用变质、腐败食品；读懂各类食品的营养成分，科学搭配一日三餐；拒绝高糖、高盐等不健康食品。

004 我们身边存在哪些食品安全隐患

虽然食品安全很受国家和个人的重视，但在日常生活中食品安全隐患还是有很多。其中，食物过敏和食物中毒都属于严重的食品安全问题，很多人因为食物过敏或食物中毒死亡。那么，食物过敏和食物中毒到底是什么？我们又该如何预防和处理呢？

（1）食物过敏

食物过敏属于特应性过敏，它是指由于食物变应原、遗传、环境因素等原因引起的嘴唇麻木、皮疹、瘙痒等过敏反应，严重者还会出现过敏性休克、急性哮喘和喉头水肿等威胁生命的症状。

食物过敏是一种比较常见但又十分复杂的疾病，由于我们在日常生活中可食用的食物种类繁多，不同地区和不同季节的饮食习惯也存在差异，所以，食物过敏在诊断和治疗上存在着一定的困难。目前，食物变态反应方面还存在着很多有待解决的问题，这进一步加深了食物过敏治疗的难度。

对过敏人群而言，一旦饮食不注意就会引起食物过敏。一般过敏患者会出现皮肤红疹、发痒等症状。食物过敏反应一般发展很快，如果不及时治疗很可能会危及生命。近几年来，虽然食品行业改进了食品的标签，严重过敏症患者能够依据标签了解食品中的所有成分，但每年因为食物过敏死亡的人数仍然不少。日常生活中，我们食用的食物种类很多，但并非所有的食物都会引发过敏反应。一般来说，过敏症患者通常对同族的食物过敏，也就是说只对某一类食物过敏。比如患者对花生过敏，那么他对其他豆科类植物也会产生不同程度的过敏反应。

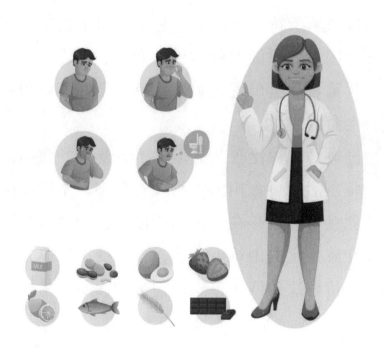

　　一般容易引起过敏的食物有以下几种：牛奶、鸡蛋等富含蛋白质的食物；鱼、虾、蟹等海产类食物；死鱼、死虾、

死蟹等携带细菌的食物；洋葱、韭菜、香菜等具有特殊气味的食物；姜、辣椒、酒等刺激性食物；生核桃、生花生、柿子等生食类食物；米醋、蘑菇、酒糟等含有真菌的食物；乌贼、蛤蚌、鱿鱼等富含蛋白质却不易消化的食物；花生、芝麻、黄豆各种豆类等种子类食物；其他一些外来不常见的食物。

为了预防食物过敏，我们平时要尽量饮食清淡，多吃新鲜的水果和蔬菜，少食用或不食用辛辣、刺激的食物；同时注意适度运动，改善体质，提高免疫力。

（2）食物中毒

与食物过敏不同的是，食物中毒是指食用了被有生物性、化学性有毒物质污染的食品，或者食用了含有有毒有害物质的食品后出现的急性或者亚急性食源性疾病。食物中毒大多发生在夏季和秋季，一般分为非细菌性食物中毒和细菌性食物中毒两大类。

食物中毒一般症状为恶心、呕吐、腹痛、腹泻，严重者还会出现脱水、酸中毒和休克等症状。一旦在我们身边发现食物中毒患者，一定要冷静地分析发病的原因，并积极采取一些应急措施。

引起食物中毒的原因有很多，其中最常见的就是食物被细菌污染。有研究表明，细菌性食物中毒大约为食物中毒总数的 50%,其中动物性食品是引起细菌性食物中毒的主要食品。通常是因为禽畜在宰杀前为病禽或病畜，或者在制作过程中生熟食物发生交叉感染，以及烹饪环境卫生状况差。

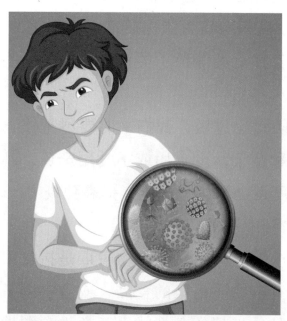

为了预防食物中毒，我们要注意挑选和鉴别食物，比如河豚、毒蘑菇、发芽土豆等不可以吃；避免生熟食接触；瓜果、蔬菜生吃时要洗净、消毒；不随意采摘、食用不熟悉或者不认识的野果、野菜。

🔔 005 保障食品安全的"三大纪律八项注意"

我们已经了解了很多关于食品中毒、食品过敏的知识。但现在的食品安全问题这么多，我们到底应该怎么防范，从而保障自身的饮食安全呢？

在了解食品安全标准和安全隐患的基础上，我们更需要了解"食品界"的"三大纪律"和"八大注意"，这样我们就能够自己对自己负责，从生活中的方方面面注意饮食安全，消除食品安全隐患。

（1）食品安全"三大纪律"

①选择正规商店

据调查，有很多同学都十分喜欢学校周边的地摊零食，这些地摊零食种类繁多，不仅十分便宜，还色香味俱全。

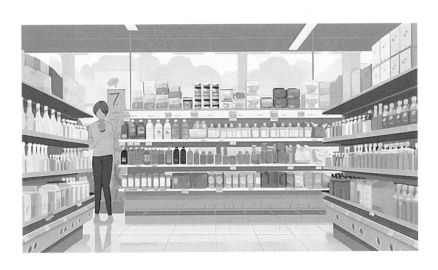

但是，色香味俱全的背后是大量香精、色素、膨松剂的添加，并且很多食品标识都不规范，甚至连生产日期、保质期都模糊不清。这些零食不仅毫无营养价值，食用后还会影响我们的身体健康。因此，购买食品时我们一定要选择正规商店，确保食品有质量保证。

②留存证据

购买食品后，为了防范出现食品安全问题，我们最好及时留存食品购买小票。一旦发生食品安全纠纷，这些小票就是我们消费的重要证据。建议购买食品后不要轻易丢弃购物小票，而要适当保存一段时间。

③留意食品安全信息

我们平时要注意搜集食品安全相关信息，如新闻媒体发布的食品安全监管信息。学会用专业知识武装自己，不听信不可靠的谣言，不因为不实事件恐慌。

（2）食品安全"八项注意"

①不盲目迷恋进口食品

进口食品也存在微生物污染、食品添加剂不合格、品质不合格等食品安全问题，选购进口食品时我们应当通过正规渠道购买，不要在不合规商店购买未经检验的进口食品。

②减少对加工食品的依赖

随着食品工业的发展，加工和贮藏在改善食品品质的

同时，也使食品的营养成分发生了变化。因此，我们尽量食用家庭自主烹调的食物，减少加工食品的食用。

③在正规商店购买熟食

熟食更容易受到微生物污染，尤其是在农贸市场、路边摊等地方，还会因为生熟食混放出现交叉感染，所以购买熟食时最好去正规超市或商店，确保食品质量和安全。

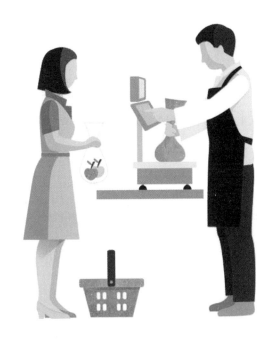

④到正规餐馆用餐

不正规的餐馆可能会存在食材不新鲜、餐具不卫生、工作人员制作食物时穿着不净等安全隐患，这些都会影响食品的安全。

⑤注意食品保质期

食品过期变质后，会出现微生物污染、细菌繁殖等多种危害。所以购买食品时一定要看清生产日期和保质期，千万不要食用变质食品。

⑥积极维权

遭遇食品安全问题不要害怕、惊慌，应当积极向监管部门举报，用法律武器维护自身权益。

⑦控制购买量

食品长期存放很容易滋生细菌，导致食品质量下降，因此购买时可以根据用餐人数购买所需，不要过度购买和存放，最好随买随吃

⑧掌握辨别假冒伪劣食品的技能

在日常生活中，我们要学会辨别食品，如查看食品标签是否完整、是否有食品质量安全标识等，这些技能可以有效减少食品安全隐患。

第二章
日常饮食怎么吃才健康

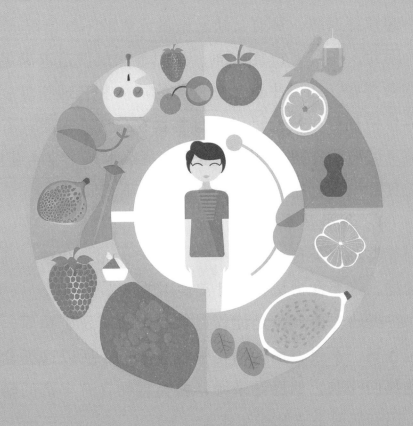

001 常见食物营养知多少

中小学生不仅处于增长知识的关键期，也处于身体生长发育的关键期。而营养状况是影响我们身体的重要因素，它直接关系到我们的体能和智能发育。现在，虽然我们的生活水平提高了，但还是有很多同学挑食、厌食、偏食，或者喜欢吃零食，不爱吃主食，这些不合理的饮食习惯容易引起发育迟缓、贫血、缺乏微量元素的不好情况。

因此，在日常饮食方面，我们不能仅仅追求满足自身的饮食喜好，还要注意食物营养的均衡和合理膳食。根据营养价值划分，我们可以把日常食物分成 5 大类：谷类及薯类、动物性食物、豆类和坚果、蔬菜水果、纯能量食物。每类食物中含有的成分和营养价值各不相同。

（1）谷类及薯类

谷类及薯类包括我们平常吃的米、面、杂粮、马铃薯等食物，这类食物是我们日常食用的基本食物。

谷类的主要成分是淀粉，含有蛋白质及矿物质，其中也包含钙。不过，钙的消化吸收效率低，所以这类食物并不是我们获取钙的良好来源；薯类食物含有丰富的膳食纤维，还有胡萝卜素和维生素 C。

（2）动物性食物

动物性食物是指各种动物肉类以及它们所生产的可食食物，如猪肉、鸡肉、鱼肉、牛奶、鸡蛋等都属于动物性食物。这类食物含有丰富的蛋白质、脂肪、B 族维生素和矿物质，是我们获取营养的重要来源。

猪、牛、羊肉和禽肉的脂肪含量比较高；鱼类、甲壳类、软体类等水产食物的蛋白质含量比较高；奶类食品中含有丰富的蛋白质、脂肪、碳水化合物、维生素和矿物质；蛋类的营养价值相对比较高，含有大量人体所需的维生素。

（3）大豆和坚果类

大豆类食物的蛋白质含量很高，并且氨基酸含量与我们日常所需十分接近。而且，大豆类食物中含有丰富的异黄酮、磷脂和植物固醇等多种化学物质，常食用这类食物可以健脑、降低血脂、抗氧化。

坚果类食物包括花生、瓜子、核桃、杏仁等食物，这类食物的脂肪含量比较高，也是我们获取维生素 E 和 B 族维生素的重要来源。

（4）蔬菜水果

蔬菜的脂肪含量和蛋白质比较低，水分含量比较高，含有丰富的维生素 C、胡萝卜素、维生素 A、矿物质等物质，如菠菜、青菜等叶菜含有丰富的维生素 C、叶酸和维生素 K，黄瓜、冬瓜等瓜果类含有丰富的水分。

水果含有丰富的维生素 C、B 族维生素、矿物质、生物活性物质。在日常生活中，多食用水果更有益于补充维生素。

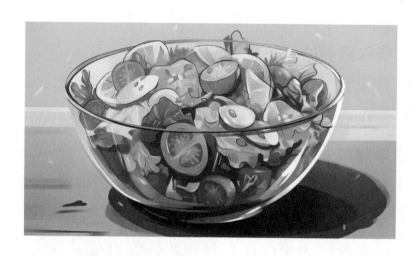

（5）纯能量食物

纯能量食物包括动植物油、淀粉、食用糖和酒类。这类食物的主要作用是为我们提供能量。其中，动植物油中含有的脂肪是我们肠道吸收脂溶性维生素的主要来源，并且它还可以提供我们所必需的脂肪酸和维生素 E。

002 营养当先，如何平衡膳食

我们身体的免疫系统有三道防线：第一道是皮肤和黏膜，它们能帮助我们的身体阻挡病菌，还有杀菌的作用；第二道是体液中的杀菌物质和吞噬细胞，它们是人体的天然防御系统，可以防御多种病原体入侵我们的身体；第三道是免疫器官和免疫细胞，它们只对特定的病原体或异物起作用，因此又叫作特异性免疫。日常生活中，如果我们的免疫系统受到破坏，免疫力就会下降，各种疾病就会找上门来。

而膳食营养与免疫系统的好坏密不可分，因此保持合理的膳食及营养均衡对调节机体免疫力至关重要。尤其是对于中小学生来说，长期稳定的合理膳食是营养的重要来源，更是提高我们免疫力的重要保障条件之一。因此，我们应做到合理膳食。

（1）补充蛋白质

蛋白质是我们人体重要的营养物质，能够参与身体的新陈代谢，更新和修复我们的免疫系统，帮助我们维持健康活力和动力。如果蛋白质摄入不够，我们机体内的淋巴细胞就会减少，吞噬细胞的杀菌功能也会降低，我们就容易受到病菌的感染。

因此，我们每天都要保证摄入充足的蛋白质，尤其是优质蛋白质。在饮食方面，我们应当多食用瘦肉、鱼、虾、牛奶、大豆等富含蛋白质的食物，最好做到每天吃一个鸡蛋，尽量多食用大豆制品和坚果类食品。

（2）补充维生素

维生素对免疫系统的正常运作起着重要的作用，只要我们体内缺乏任何一种维生素，就会直接或间接地导致免疫力下降。

新鲜蔬菜水果中富含维生素和矿物质，多食用各种蔬菜水果可以增强免疫力，起到抗氧化的作用，帮助我们的身体防御病毒感染。专家建议，青少年每天至少要食用4～5种蔬菜，2～3种水果，蔬菜水果的每天摄入量不少于500克。

（3）补充微量元素

微量元素是与免疫机能有关的酵素中核心的元素，多食用富含微量元素的食品可以有效提高免疫力。日常饮食中，可以提高免疫力的微量元素有锌、锰、镁、钙、铁等。相关研究表明，人体缺乏钙、铁、锌等元素，会导致免疫细胞活性下降，抵抗力减弱。我们平时可以多食用含有这些微量元素的食物，如牛奶、豆腐皮、瘦肉等。

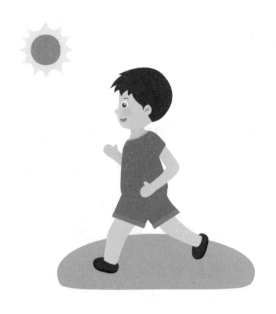

（4）加强体育锻炼

适当的体育锻炼不仅可以调节人体免疫系统，提高抗病能力，还可以增强心肌功能，加快血液流速，促进消化吸收，加快新陈代谢，进而使我们的体质健壮，精力充沛。相关研究也表明，坚持每天运动 30 ~ 45 分钟，可以增加免疫细胞数量，提高我们的抵抗力。

003 一日三餐怎么规划才合理

良好的饮食习惯能够及时补充身体所需，同时还能抑制病菌入侵身体。中小学生培养饮食习惯，首先要从一日三餐的规划开始。一日三餐并不只是为了填饱我们的肚子或是解馋，主要目的是保证身体的正常发育和健康。

俗话说："早上吃得好，中午吃得饱，晚上吃得少。"在一天当中，早餐我们要摄入足够的营养，中午要保证足够的热量，晚上要确保吃得健康。如果早餐和午餐没有获取很好的营养和热量，晚餐又过于丰盛，不仅会增加肠胃负担，还会给我们的身体带来很大的伤害。

那么，中小学生应该如何去规划一日三餐的饮食呢？

（1）吃好三餐有规划

①早餐

早餐是一天中最重要的一餐。因为经过一夜的睡眠，身体中的营养已经被我们消耗完，只有早上及时补充营养，才能保证我们的学习和日常活动需要。

专家经过长期观察发现，营养丰富的早餐不仅可以让人精力充沛，还有益于心脏的健康。此外，坚持吃早餐的青少年要比不吃早餐的青少年身体更强壮，抵抗疾病的能力更强，在课堂表现上也更加突出，理解能力更强。

一般情况下，理想的早餐要具备三个条件：就餐时间、营养量和主副食合理搭配。

　　早餐时间一般以起床 30 分钟后为宜，这个时候我们的食欲最旺盛；早餐的营养量应该占一天总食量和总热量的 30%，通常小学生早餐需要 500 千卡的热量，中学生需要 600 千卡的热量；早餐时主食一般吃一些馒头、豆包、面包等淀粉类食物，副食应当为牛奶、豆浆、鸡蛋等富含蛋白质的食物，在此基础上再搭配一些蔬菜水果。

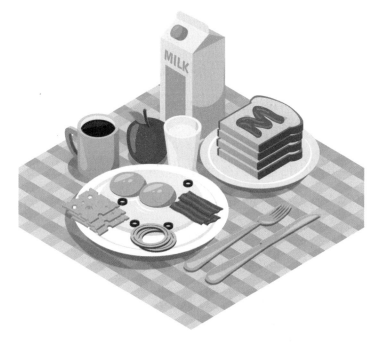

　　②午餐

　　午餐起着承上启下的作用，午餐的能量供给大约占全天总能量的 40%。中小学生的午餐要求为食物品种齐全，能够提供各种营养素，达到调整精神状态的作用。健康的午餐应该以五谷为主，然后搭配丰富的蔬菜和瓜果，以及适量的肉类和鱼类。一般情况下，肉类、鱼类和蛋类应为六分之一，蔬菜水果应为六分之二，主食应为六分之三。

在这样的搭配下，午餐可以这样规划：主食 50 ～ 100 克，最好做到粗细搭配；动物性食物 50 ～ 150 克，尽量多食用富含优质蛋白质和较高胆碱的食物，如瘦肉、鱼、虾等；蔬菜应有两种以上。

③晚餐

由于现代生活节奏快，很多家庭都把晚餐当成一天之中最重要的一顿。因此，很多家庭会把晚餐做得过于丰盛，这样不仅容易造成能量摄入过多，还会增加肥胖和相关慢性病的危险。

晚餐提供的能量应该占全天所需总能量的 30%，因此晚餐的使用量要保持适量，并且要以清淡、容易消化为原则。进餐时间最好在睡觉前两个小时。

晚餐的主食一般控制在 125 克左右，可以食用糙米、全麦食物、杂粮等，动物性食物一般控制在 50 克左右，可以与豆制品交替食用；蔬菜类食物尽量选择新鲜的深绿色蔬菜；餐后可以食用少量的水果、

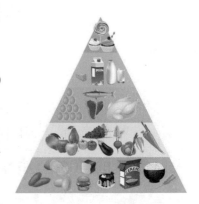

坚果。

（2）膳食结构要合理

中小学生膳食结构塔是根据中国青少年的膳食结构特点设计的，它有利于帮助青少年平衡膳食，养成良好的饮食习惯，是青少年在营养上比较理想的膳食模式。平衡膳食宝塔一共分为五层，包含了我们每天需要食用的主要食物种类：谷类、蔬菜和水果、肉蛋类、奶类和豆类食物。

①谷类

谷类位于宝塔的最底层，它包括面粉、大米、玉米粉、小麦等多种食物。谷类是我们膳食中能量的主要来源，我们每人每天摄取谷类的含量应该在 250～400 克之间。日常饮食中，我们最好多种谷类食物掺杂食用，这样更能平衡摄取营养。

②蔬菜和水果

蔬菜和水果位于宝塔的第二层，包括西红柿、黄瓜、青菜等多种蔬菜，以及草莓、香蕉、苹果等多种水果。蔬菜和水果是我们获取维生素的主要来源，每人每天摄取蔬菜的含量应该在 300～500 克之间，水果含量应该在 200～350 克之间。需要注意的是，不可只吃水果或只吃蔬菜，应该搭配食用。

③肉蛋类

肉蛋类在宝塔的第三层，包括鱼肉、猪肉、鸡蛋等食物，这类食物主要为我们提供动物性蛋白质和一些重要的矿物质和维生素。专家建议，我们每人每天摄入的畜禽肉类食物含量应在 40 ~ 75 克之间，水产品含量在 40 ~ 75 克之间，蛋类含量应在 40 ~ 50 克之间。

④奶类和豆类

奶类和豆类在宝塔的第四层，主要包含鲜牛奶、奶粉、豆浆等食物，这类食物主要为我们提供钙等营养。我们每人每天摄入的奶制品含量应该为 300 克左右，大豆和坚果类食物的含量应在 25 ~ 35 克之间。

⑤烹调油和食盐

油脂类食物主要为我们提供热量和脂肪，因此应当少量食用。我们每人每天盐的摄入量要小于 6 克，油的摄入量要控制在 25 ~ 30 克之间。

004 这些健康的饮食习惯你养成了吗

叶圣陶曾经说过："教育就是培养良好的习惯。"良好的习惯是人生的财富，可以让我们受用终身。健康的身体是生活和学习的前提，从小养成健康的饮食习惯，更有利于我们养成健康的体魄，帮助我们获得美好幸福的生活。

营养学家认为，良好的饮食习惯应该是"杂食为优，偏食为忌。粗食为好，淡食为利。暴食为害，慢食为宜。鲜食为妙，过食为弊。"养成良好的饮食习惯是保障我们身心健康的必要条件，好的饮食习惯可以让我们受用终身，因此我们要从自身做起，改变不良饮食习惯。

作为中小学生，我们可以从以下几方面开始，努力养成良好的饮食卫生习惯。

（1）膳食多样化，不挑食、偏食

世界上没有一种食物可以为我们提供全方面的营养，长久的偏食、挑食不仅会导致我们缺乏某些营养成分，还会影响身体健康，增加病菌入侵的概率。

因此，我们要保证每天膳食多样化，每餐食用量不仅要充足还要平衡合理，做到主副食、粗细搭配，荤素适宜。另外，中小学生要注意多食用乳制品和豆制品，保证钙摄入量充足，一日三餐营养均衡。

（2）进餐定时、定量，不暴饮暴食

正餐食用量要适度，不宜过饱。暴饮暴食很容易给我们的肠胃增加负担，影响消化，长此以往还会影响我们的睡眠，甚至会影响我们的反应能力和智力。对于爱吃的食物要保持适量，吃饭时不要狼吞虎咽，否则容易导致消化不良和进食过量，应当细嚼慢咽。晚饭后最好不要再进食，饭后可以进行适当的活动，帮助肠胃消化食物。

除了要注意科学搭配三餐之外，还要注意两餐之间间隔的时间。通常，混合食物在胃里停留的时间大约为 4 ~ 5 小时，因此我们两餐的时间间隔以 4 ~ 5 小时为宜，间隔 5 ~ 6 小时也基本合乎要求。

（3）保持饮食卫生

饮食过程中，要注意卫生。要做到饭前便后及时洗手，饭后漱口或刷牙；瓜果食用前要清洗干净；

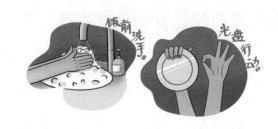

少喝饮料，多喝白开水；不吃路边摊位出售的不卫生食品，少食用油炸、烧烤、烟熏等食品。

（4）学会基本用餐礼仪

用餐习惯很大程度上能体现一个人的修养，因此我们要学会一些基本的用餐礼仪。例如，不含着水或食物说话；

不用筷子在盘中挑挑拣拣到处搅拌；公众场合尽量用公筷帮人夹菜；咳嗽或打喷嚏时用纸巾捂住口鼻；坐姿要端正，把头远离餐桌，避免细菌落入饭菜中。

（5）不乱吃添加药物的食品

无病吃药对身体不仅无益还有一定的危害，尤其是对中小学生来说，保健食品、补品利少弊多。如果身体健康，没有体虚等症状，则不要轻易服用保健食品、补品等。

另外，日常饮食要控制糖分的摄入。我们每天的饭菜中有大量的碳水化合物可以转化成糖分，因此我们要适量控制汽水、巧克力、甜点等高糖食品的摄入，平时应当尽量减少吃糖果等高糖食物。

（6）安排适当的运动

饭后，我们可以进行一些适当的运动，如散步、骑车等。适当的运动有助于消化，减少脂肪囤积。但要注意的是，饭后不能立刻进行跑步、跳绳等剧烈运动，这样很容易造成消化不良、肠痉挛或胃下垂。

第三章
群体用餐需要注意什么

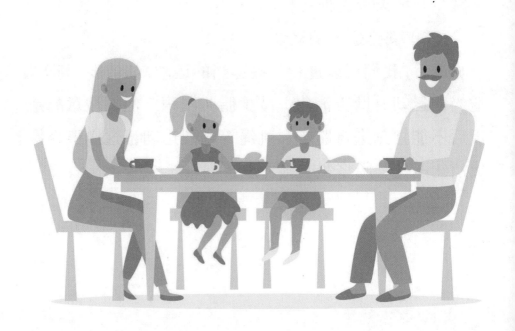

001 家庭饮食如何保障食材安全

家庭饮食是我们日常生活中最重要的饮食部分，然而，家庭饮食如果不注意也会发生集体中毒、感染病菌事件。因此，我们在注意营养均衡的前提下，更要加倍警惕细菌微生物带来的风险，做到保持卫生，避免食物受到污染。那么，怎样才能保证家庭饮食安全健康呢？

（1）保持清洁

厨房里的厨具、抹布、砧板等如清洁不到位非常容易滋长病菌。我们平时食用的食物如果与带病菌的物品直接接触，就有可能被污染，进而引发疾病。因此，日常的清洁工作至关重要。

首先，洗手是保持清洁的重要步骤。有实验证明，85% 的病菌可以用流动水洗手去掉，而 95% 的病菌则可以通过用肥皂洗手去掉。其次，经常清洗餐具。餐后应当将食物残渣放到垃圾桶中，然后用干净清水冲洗餐具，最好用开水和消毒液对餐具进行消毒。清洗后的餐具尽量自然晾干或者用干净的抹布擦干。

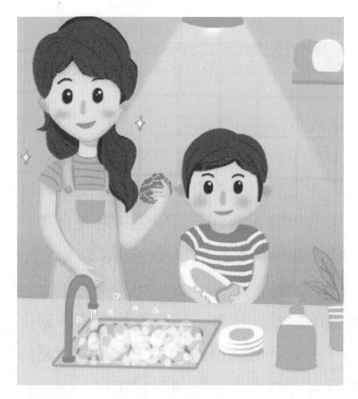

（2）生熟食分开

生的食物如肉类、禽类、海产品可能含有病菌，在存放和备制过程中可能会污染其他食物。存放时，我们应当将生食和熟食分开，避免交叉污染；制备过程中，盛过生食物的盘子要清洗干净后再放熟食。

（3）彻底加热食物

各类食品尤其是生食食品中含有各种细菌，烹饪时要彻底加热食物，以杀死食品中的危险细菌。研究表明，烹饪时达到70℃可以杀死几乎所有的危险病菌，确保食品可以安全食用。

一般情况下，大多数细菌都在肉类的外表面，其中心部分往往不滋生细菌，但是肉末、烤肉、整只禽肉的内外都有细菌。因此，我们在烹饪肉、禽、蛋和海产品时要确保温度达到70℃；第二次加热时，要确保这些食品能够彻底熟透。

（4）正确保存食物

正常室温下，食物上的细菌可能会迅速繁殖，只有在温度达到5℃以下或60℃以上，食物上的细菌繁殖速度才能减慢或停止。为了防止细菌迅速繁殖，我们应该正确保存食物。每次烹饪控制好量，尽量避免剩下饭菜。剩菜剩饭在冰箱存放时间不宜超过3天，加热次数不超过一次。解冻食物时最好在冰箱冷藏层解冻，或者用冷水进行解冻；微波炉解冻后的食物容易滋生细菌，解冻后应当立即烹饪。

（5）食用安全的水和食物原料

安全的水和原料是指无有毒化学物和不含致病的病菌的水和食物原料。在购买和使用水和食物原料时，我们需要注意以下几点：

第一，购买食物后及时清洗，如果发现食物有变质或擦伤的部分，应当立即切除；如果食物严重变质应当及时扔掉。

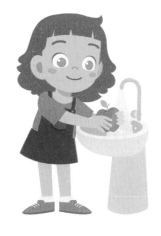

第二，是购买时选择经过安全加工的食物，挑选新鲜和卫生的食物，避免购买损坏或腐烂的食物。

第三，是对生吃的水果、蔬菜要保证彻底清洗，避免细菌感染。

第四，是不食用超过保质期的食物。

第五，是不购买包装异常的食物，如不购买破损的、氧化或膨胀的罐头，防止细菌滋生。

002 校园饮食如何做到食品卫生

近年来，校园食品安全事件频发，让无数家长感到担忧。学校由于饮食人数多，时间集中，并且用餐人员大部分是中小学生，所以校园的饮食安全问题尤为重要。

2019年4月1日，中华人民共和国教育部、国家市场监督管理总局、国家卫生健康委员会审议并通过了《学校食品安全与营养健康管理规定》。该规定明确了校园食品安全责任人，对学校方面责任做出了具体规定，有效指引了校园食堂规范行为，明确规定了食堂食品安全标准。

但维护校园食品安全人人有责。作为学校的一分子，我们更加有必要参与到保护自身切身利益的活动中去，在做好自己卫生工作的同时，也应关心和了解学校的食品安全工作。

（1）食品安全检查

为了保障校园饮食安全，卫生局和质量监督检查部门会对各中小学校定期进行食品安全检查。通常，相关部门会重点对校园食堂进行以下几方面检查；餐厅工作人员是否有健康证；食堂卫生状况；食品来源是否合规是否有过期食品，食品中是否有非法添加剂等。

其中，非法添加剂是造成集体中毒事件的主要原因之一，卫生部门会重点检查食品中是否存在危害健康的添加剂。

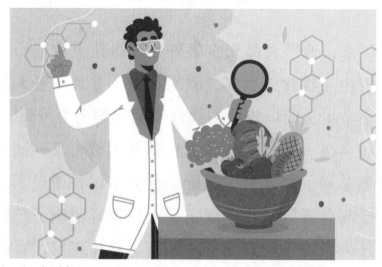

（2）保持校园卫生

保持卫生是杜绝食品污染的有效措施之一，校园中的每个人都有义务为校园卫生贡献自己的力量。

首先，食堂工作人员要保持食堂卫生。平时要保持地面、台面、厨房用具清洁，及时打扫地面、地沟、台面，保持厨房机械清洁并摆放整齐；制作过程中佩戴口罩、手套、头套等卫生用品，避免污染原材料及食品等。其次，作为中小学生的我们也要保持个人卫生，要做到勤洗澡理发、勤换洗衣服、勤剪指甲；饭前便后要洗手；不购买"三无"食品；不用脏手取拿食物；不使用一次性餐具等。

最后，学校要加强食品卫生监督检查。要做到每天检查食堂卫生，保证学生就餐环境干净、卫生；检查学生卫生，监督学生养成良好的卫生习惯；不在学校设立经营不规范的商店；严禁学生将食物带到教室食用等。

（3）保证原材料质量

对于自采原材料的学校食堂，采购食物原料时必须到合法经营单位进行采购，并且要确认经营者的有效食品卫生许可证。采购畜禽肉类原料时，要取得兽医卫生检验单位出具的检验合格证明，保证畜禽肉类的质量和安全。

采购食品时应该用多少买多少，保证食品新鲜度。另外，不得采购超过保质期、存在异味、腐败变质、混有异物、污秽不洁的食品或原材料，以避免学生人身健康出现问题及不必要的损失。

（4）定期开展食品安全活动

学校应当定期开展食品安全活动，如食品安全知识竞赛、食品安全知识讲座等，加强学生的食品安全意识，掌握防范食品安全隐患的方法，更好地为校园食品安全保驾护航。

003 外卖点单食品包装要注意

随着人们生活便捷度的不断提高，外卖也逐渐成为被大众所喜爱的一种饮食方式。不管是面包、汉堡，还是粥、面条，只要是我们想吃的，都可以通过手机点单，外卖员会直接把各种佳肴送到我们手上。

不过，这种方式也存在一定的隐患。各种包装袋、包装瓶在给我们提供便利的同时，也带来了一些污染和危害。研究证明，食品包装自身的化学物质也会污染食物。不合格的食品包装有可能成为影响食物质量、卫生的潜在因素。常见的食品包装有以下几种：

（1）塑料包装

塑料包装是我们最常用的食品包装，比如薯片包装袋、糕点包装袋、果冻盒等都是塑料制品。这些塑料包装的主要成分是高分子树脂，其次还会添加增塑剂、填充剂、润滑剂、着色剂等辅助成分。

高分子树脂很难降解，是环境污染的重大源头之一，树脂中的有毒单体、裂解物都会产生有毒物质，在加工过程中添加的填充剂、增塑剂、着色剂等各种添加剂也有一定的毒性。除此之外，塑料袋表面印刷的各种字使用的油墨也会产生有毒物质。

外卖食品特别是加热的食品用这些塑料制品包装后，或多或少都会沾染有毒物质，导致食品质量有所下降。即使标有"绿色产品"或"生物制品"的塑料袋，其自身也存在一定的危害。所以，我们要尽量避免购买具有潜在危险的塑料制品包装的食品以及使用内衬塑料的外卖盒。

（2）玻璃包装

玻璃包装是指用玻璃制品来包装物品，常见的玻璃包装有罐头、饮料、啤酒等。玻璃这种材料的化学稳定性比较好，大部分物质都不会与玻璃发生化学反应，所以这种包装比较清洁、干净。

有些同学在此可能会有疑问，那绿色、棕色这些带颜色的玻璃瓶是不是添加了色素呢？其实，绿色和棕色的玻璃瓶只是玻璃原料中含有的亚铁离子一类的杂质离子，最初人们制造玻璃时因为没有办法清除这些杂质，所以生产出来的玻璃瓶是绿色或棕色的。实际上，这些玻璃瓶对食品并没有影响。

（3）金属包装

金属包装用于食品包装已经有 200 多年的历史了，我们食用的罐头、八宝粥等食品就经常使用金属制品来包装。

金属包装的材质一般是不锈钢或铝制材料，这些材料具有良好的包装特性和包装效果，因此被人们广泛使用。不过，金属包装也存在一定的危害，尤其是放置时间过长后，金属包装的涂层就会溶解，其中的金属离子就会析出，从而影响食品的质量。

（4）纸质包装

花生、瓜子等食品经常使用纸质包装，这些纸质包装在制造和加工过程中会使用多种化学物质，

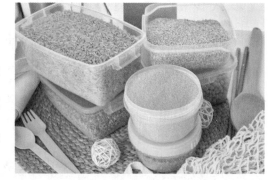

这些物质对食品会产生一定的危害。还有纸质包装在印刷过程中会使用涂料、黏合剂、油墨等物质，这些物质使用不当也会污染食品。

说到这里，同学们可能会认为，那是不是所有的包装都不能用？其实，我们日常生活中使用的包装材料大多都符合相应的法律法规，其质量基本没有问题。

但是，我们要注意，在购买食品时不能使用三无产品包装。温度过高的食物，如粥、面条等尽量不要使用塑料制品、金属制品、纸制品等包装，以免高温下包装材料产生有毒物质，进而污染食品。平时可以尽量使用玻璃或不锈钢代替塑料包装；减少罐头食品，尽可能选择新鲜或冷冻食品；避免加热塑料、泡沫塑料、纸板等包装材料中的食品或饮料。

🔔 004 餐馆就餐卫生环境要看清

随着人们生活水平的提高，外出用餐也成为一件很普遍的事。但无论是在学校、家庭，还是餐馆就餐，食品安全问题都是最重要的。那么，外出用餐我们应该如何选择餐馆，保证我们的饮食安全呢？

（1）查看餐馆食品安全等级

食品安全等级也叫餐饮服务食品安全监督量化分级，是国家市场监督管理总局出台的一项管理措施，其目的主要是为了向社会公示餐馆食品安全分级情况，让社会共同监督各餐馆食品安全卫生状况。

食品安全等级主要是通过餐馆的许可管理、人员管理、场所环境、采购贮存、加工制作、食品添加剂、清洗消毒等方面检查后评定出来的。

餐馆的食品安全等级分为两类，一类是动态等级，一类是年度等级，分别用三种卡通形象表示，其中大笑代表优秀，微笑代表良好，平脸代表一般。动态等级是监管部门每次监督检查餐馆食品安全管理状况的结果，分为优秀、良好、一般三个等级。

年度等级是监管部门对餐饮单位过去 12 个月内的食品安全状况进行监督检查的结果，分为优秀、良好、一般三个等级，其中 A 级代表优秀、B 级代表良好、C 级代表一般。

（2）查看餐馆环境卫生

在餐馆用餐时，我们可以通过餐馆内的环境卫生，判断餐馆是否干净、卫生。一般情况下，我们可以通过以下几个方面来查看餐馆的卫生环境。

一是餐馆的布置是否整洁。地面、墙面、桌面是否干净无杂物，桌椅是否摆放整齐等。

二是餐馆的用具是否干净。用餐前，我们可以先看一看碗筷、勺子、盘子等餐具是否洁净、明亮，有没有污渍等。

三是餐馆工作人员衣着是否得体。观察工作人员穿戴是否整齐，工作服是否干净等。

（3）保持用餐卫生

就餐过程中，我们还需要注意以下细节：

第一，饭前洗手。就餐前要用流动水、洗手液洗手，等餐过程中尽可能避免触碰餐馆内的公共物品。

第二，点餐要适量。根据个人食量点餐，少点高糖、高盐、油炸食品；尽量不生食或半生食，避免生熟食品交叉污染；不要食用野生动物。

第三，查看菜品是否变质。在温度比较高的夏季，凉拌菜、蛋糕、熟食等食物很容易发生腐败、变质。就餐时如果发现食物有异味、变质、腐败等，不要食用，应当主动与商家沟通，更换新鲜菜品。

第四，使用公筷、公勺。两人或两人以上共同用餐时要使用公筷、公勺，提倡分餐制，减少交叉感染；外出用餐时尽量带上自己的筷子和勺子，减少接触传播。

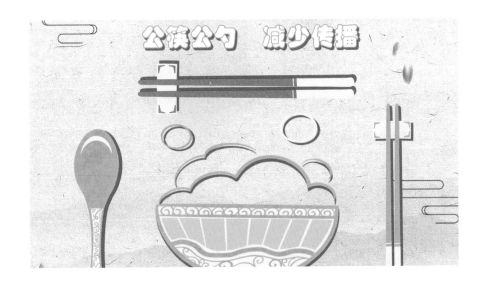

第五，注意用餐卫生。用餐时如果咳嗽、打喷嚏，应当避开餐桌，用纸巾遮掩住口鼻，并将废纸扔在带盖的垃圾桶内。

第六，杜绝浪费。用餐后要将剩饭剩菜打包带走，食用剩菜剩饭前应当充分加热，以保证食品安全。

005 野炊郊游辨别可食放第一

郊游野炊是很多同学都喜欢的活动，不仅学校会组织，很多同学也会参加朋友或家庭组织的野炊活动。在大自然里呼吸新鲜空气，释放学习的压力，享受鸟语花香，的确是一件很美好的事情。然而，郊游野炊存在很多食品安全问题，如果我们不加以注意，很有可能会引发多种疾病，影响身体健康，破坏野炊的心情。

为了避免这些问题发生，我们在郊游野炊时要注意哪些事情呢？

（1）不吃不卫生、不新鲜的食物

郊游野炊时，同学们都会各自提前准备好自己的食品，比如提前将熟食、卤菜包装好。这种做法很有可能导致食物中各种细菌的繁殖，尤其是在微生物滋生的春季和气温高的夏季，很多食物容易腐败变质，食用后会引起食物中毒。因此，野炊时的食品最好当天购买。

还有很多同学在包装时喜欢图省事，随手撕几页报纸、杂志就包裹上食物，这种做法也容易污染食品。旧书、报纸上面都残留着二甲苯、苯等有毒物质或有毒物质的衍生物，一旦这些物质食入过量就会引起中毒。因此，包装食品时最好采用消过毒的专用容器或者玻璃制品。

（2）不吃烟熏火烤食品

烤鸡翅、羊肉串、肉饼等食物是野炊中最受青睐的食物，很多同学都喜欢吃这种烧烤类食物。然而，烟熏火烤的食物容易诱发癌症。大量研究表明，食物经过烟熏火烤之后，焦化的油脂中含有大量的多环芳烃和亚硝胺化合物，这些物质都具有强烈的致癌作用。为了降低癌症的患病率，保证饮食安全，我们尽量不要食用烧烤油炸类食物。偶尔食用时，也要注意不吃烤焦的食物，并且多吃一些新鲜的蔬菜水果作为补充，这样也可以起到一定的防护作用。

（3）不要喝野外生水

很多同学看到清澈的溪水就想直接饮用。尤其是在一些风景区的泉水点，很多人共用勺子、木桶轮流饮用泉水。这些泉水、溪水很清澈透明，看起来非常干净，但是它们大都是自西向东流淌的野水，里面可能存在很多病菌，直接饮用很容易引发肠炎、病毒性肝炎等疾病。

野炊时最好自带足够的干净纯净水。如果水不够，需要借助野外水源，也一定要先将溪水、泉水等野外水充分煮开，去除水中的病菌后再饮用。

（4）不食用野生菜、野生动物

野外经常会有色泽亮丽的蘑菇、野菜生长，一些同学见了往往情不自禁采摘，然后用来炒菜、做汤。这些蘑菇、野菜虽然味道鲜美，但是很多都含有致命的毒素，如果不小心误食，很有可能发生生命危险。比如云南每年都有大量的外地游客因为食用菌菇不当导致食物中毒。一般来说，颜色越是鲜艳的野菜、蘑菇毒性越大。总之，野炊时没有专业人员指导，千万不要随意食用野菜、蘑菇。

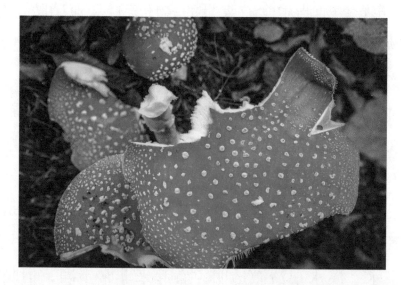

另外，野生动物不能食用。很多人因为猎奇或者听从一些不实的宣传去猎食野生动物，其实它们并没有传说中的滋补身体的效果。我们要遵守国家有关规定，坚决拒绝食用野生动物，同时制止其他人食用野生动物。

第四章
拒绝病从口入

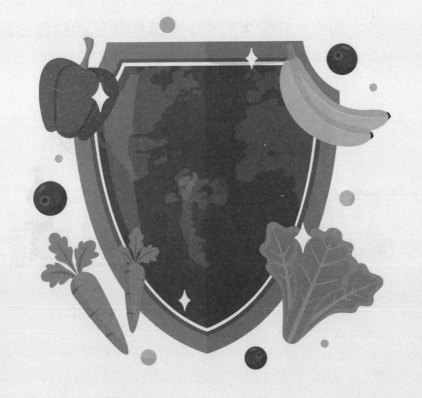

001 拒绝不健康食品

食品本身并不存在绝对能吃或不能吃，但如果长期食用不合格食品，我们的身体必然会受到损害。中小学生的首要任务就是养成良好的饮食卫生习惯，拥有健康的身体，这样才能让我们更好地学习生活。因此，我们要拒绝食用不健康食物，保持身体营养和强健。

不健康的食品就是我们常说的垃圾食品，通常是指糖分、脂肪含量高，有大量食品添加剂，膳食纤维、蛋白质、维生素和矿物质成分很低的食物。垃圾食品不利于饮食中营养物质的均衡，过多食用不仅容易导致肥胖，还会增加患病风险。那么，日常生活中，有哪些常见的垃圾食品呢？

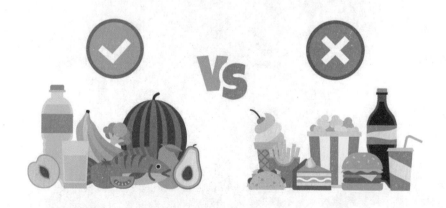

（1）油炸食品

油炸食品包括油条、炸薯条、炸鸡翅等高温烹炸的食物。这些食物闻起来很香，吃着酥脆可口，是很多人尤其是中小学生最爱的食物。

但是，一旦食用这些油炸食品，这些食物里的脂肪很容易堆积在我们体内，长此以往不但影响我们的肠胃，还会导致能量过剩。而且有些油炸食物在制作过程中，还会产生丙烯酰胺毒素，危害我们的身体健康。

（2）罐头类食品

罐头类食品包括白桃罐头、山楂罐头、什锦罐头、午餐肉罐头、牛肉罐头等原料经处理、装罐、密封、杀菌或无菌包装而制成的食品。由于各类罐头食品在室温条件下能够长期保存，便于携带、运输和贮存，节省烹调手续，克服了食品品种供应的季节性和地区性限制，而备受大家喜爱。

但为了保持新鲜度，延长储存时间，罐头类食品往往会添加大量糖分以及防腐剂等各种添加剂。长期过量食用罐头类食品，容易造成龋齿、骨细胞生长延迟，从而导致身体发育不良。

（3）腌制食品

腌制食品包括各种咸菜、咸鸭蛋、咸鱼、腌肉等，这类食品含有较多的硝酸盐和亚硝酸盐，不仅可能增加患高血压的风险，还有可能导致胃癌。

（4）加工的肉类食品

加工的肉类食品包括火腿、烤肠等，制造这类食品需要添加防腐剂，如果我们长期食用，容易造成肝脏、肾脏损害。英国利兹大学进行的一项研究提示，过多食用加工肉类食品，可能会增大患病风险。

（5）烧烤类食品

其实，烧烤是人类最原始的烹饪方法，自从掌握火的使用方法后，人类就开始用火烤食物吃。不过，烤焦的部位有可能存在致癌物。

（6）奶油制品

奶油制品包括奶油蛋糕、泡芙等食物。这类食物属于纯能量食物，长期食用会导致能量摄入过多，增加患慢性疾病的风险。

（7）汽水类饮品

汽水类食品包括可乐、雪碧、气泡酒等饮品。这类饮品中的香精含量很高，还含有防腐剂苯甲酸钠，长期食用不仅会对牙齿造成很大的危害，还会对人体的肠胃造成损伤。

（8）果脯类食品

果脯类食品包括话梅、蜜饯等食品。这类食品中的香精、防腐剂、盐、糖分等物质含量很高，其水果中所含的维生素也会因为加工被破坏，营养成分很低，长期食用也会对我们身体造成一定的伤害。

（9）各类糖果

糖果包括水果糖、软糖、橡胶糖、巧克力等食品。糖果类食品含糖量很高，过多食用不但会损坏牙齿，还会导致肝脏损伤。

002 "三无"食品隐患多

"三无"食品是指没有生产日期、质量合格证（生产许可证）、生产厂名称的食品。除此之外，还有说法称"三无"食品为没有生产厂名、生产厂址、生产许可证批号的食品。

《中华人民共和国产品质量法》规定，食品必须有中文厂名、中文厂址、电话、生产许可证批号、食品标志、生产日期等标注。凡是缺少以上任何一种标注的食品，都可以视为"三无"食品。

日常生活中，如果我们发现购买的食品没有明确的保质期限、食用安全日期、生产许可证批号、明确的生产厂家名称和地址等内容，我们有权向商家要求三倍赔偿。若商家拒绝赔偿，还可以向质量监督局、工商管理局等相关部门举报。"三无"食品大多数都是用变质、劣质、有毒、有害的原材料制作的，存在严重的质量问题。通常，"三无"食品涉及的品种有膨化食品、腌制食品、油炸食品、饮料等多种。那么，长期吃"三无"食品会对身体健康产生哪些不良影响呢？

（1）食品添加剂超标

"三无"食品一般含有大量的糖精、防腐剂、添加剂。如果大量食用含这些添加剂的食品，可能会导致肠胃炎、胃溃疡等多种疾病。此外，我们正处于生长发育的关键期，如果大量食用"三无"食品，会导致营养不足、身体发育不良等。如大量食用"三无"果糖，会因为食用超标的糖精，致使体内缺少钙元素，损坏牙齿。

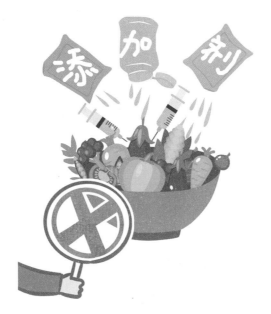

（2）油脂、热量过高

一些"三无"膨化食品、油炸食品、腌制食品含有的油脂、热量过高，如辣条、薯条、牛肉干等。如果我们长期食用这些高油脂、高热量食品，不仅会容易导致肥胖，还会增加高血压、心血管疾病的患病率。一些不合格的膨化食品、油炸食品中的菌落数、大肠菌群、过氧化值等多种指标都超标，这些还会产生亚硝胺、铅等多种致癌物质，长期食用不仅会导致肠胃不适，引发肠胃炎等疾病，还会损害肝脏，对我们的身体造成严重的伤害。

（3）包装不卫生

"三无"食品的生产商家为了降低成本，更好地模仿正规食品，经常会回收用过的食品包装盒，对"三无"食品进行二次包装。在包装过程中，这些消毒杀菌不干净的包装盒就会导致食品污染变质、产生细菌。如果食用这些"三无"食品，必然会遭受病菌入侵，出现不良反应。

为了避免"三无"食品对我们的身体造成危害，我们不仅要拒绝食用"三无"食品，更要学会辨认"三无"食品。我们购买食品时首先要检查包装，一定要查看包装上有没有生产日期和保质期限、明确的生产地址、合格证书、生产许可证批号、消费者服务热线和包装材料编号等信息，以此辨别真伪。如果你无法辨别这款食品是否是"三无"食品，还可以直接拨打包装上的服务热线进行查询，或者直接对包装上的二维码进行扫描查询，以此来辨别食品是否正规。

虽然"三无"食品包装精美，味道可口，但是它们会对我们的身体造成很大的危害。因此，我们要坚决抵制"三无"食品，这样我们才能健康成长。

003 无证摊点要远离

经有关部门调查发现，路边无证摊点的食品很多达不到卫生标准，存在很多卫生问题，比如麻辣烫中含有地沟油、罂粟壳、福尔马林，油条中铝含量超标，煎饼果子中存在柠檬黄色素、过期火腿肠，臭豆腐中含有硫酸亚铁、明矾等。

总之，无证摊点的有些食品看起来色香味俱全，但实际上存在着很大的安全隐患。如果经常吃这些摊点的食物，很有可能会给自己的身体埋下健康隐患，甚至有可能提高某些疾病的患病率。因此，为了身体健康，我们要拒绝无证摊点的不健康食品！那么，无证摊点的不健康食品究竟会对人体造成哪些危害呢？

（1）环境不卫生

无证摊点通常在马路边处理食品，其饮食安全措施一般无法做到，再加上食品经常直接暴露在外面，容易增加细菌感染的风险。而且，摊点周围车辆和人流都比较密集，空气质量比较差，灰尘很容易附在食品表面。

尤其是在炎热的夏天，摊点食品在高温环境下，不仅会受到空气的污染，还很容易出现变质情况。当我们摄入这些食品后，极有可能出现腹痛、拉肚子等情况。

（2）从业人员不卫生

路边摊主通常都没有上岗证，也没有卫生许可证，甚至很多摊主从来没做过健康体检，在制作食物的过程中也基本没佩带口罩，因此很有可能就是食源性疾病如病毒性肝炎、结核等病源的携带者和传播者。再加上这些摊点通常不具备餐饮加工的基本条件，无法做到消毒，没有卫生保障。

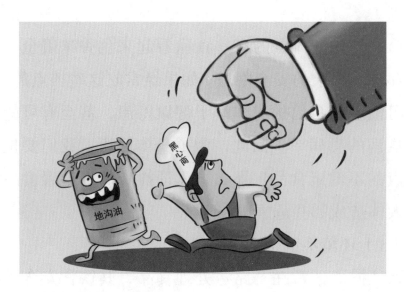

（3）食品添加剂

很多摊主在制作肉类制品时，为了保证肉色新鲜，经常会添加少量的亚硝酸盐。这些肉类制品经过热油煎炸后，残留的亚硝酸盐会转变成亚硝基吡咯烷的化学物质，这种物质属于强致癌物质，会增加癌症的患病率。还有很多路边摊主为了降低成本，反复使用严重变质的食用油、木签

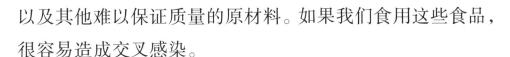

以及其他难以保证质量的原材料。如果我们食用这些食品，很容易造成交叉感染。

（4）食品及用具不卫生

路边摊点没有足够的卫生保障措施，食品及制作食品用具的卫生情况通常很糟糕。相关执法人员用专业仪器进行路边摊点卫生检查时发现，这些摊点所用器具和食材卫生的清洁度检测数值高达 1800，属于严重超标的数值，并且 5 种大肠杆菌都严重超标。

但就算在我们不洗手的情况下，清洁度检测数值最多也只在 200 左右。可想而知，食用一次路边摊点食品，相当于食用了多少细菌，这极大地增加感染和患病概率。

（5）污染环境

路边摊点使用的多为一次性餐具，如一次性筷子、塑料袋、一次性餐盒等，这些对环境会造成很大的危害。很多摊点周围垃圾成山，蚊虫漫天飞，不仅污染环境，还严重影响周围居民的身体健康。此外，很多路边摊点不注意卫生，随意倾倒食物残渣、食用油等，导致路面脏、乱、差，严重影响了周围的环境卫生。

004 拒绝污染，抵制一次性餐具

随着外卖越来越便捷，我们不出门就可以吃到各种美味佳肴。但是，当你在享受美味和便利的时候，是否想到过我们使用的一次性餐具对自身健康和自然环境造成了什么影响？

其实，我们平时使用的一次性餐具在生产过程中会添加荧光性物质、塑化剂等各种化学添加剂，这些添加剂对人体的健康有着很大的影响。

荧光性物质就是我们所说的荧光增白剂，它是一种复杂的有机化合物，因为其吸收不可见的紫外光而产生荧光，商家经常将其用于一次性餐具上面，达到增白的效果。然而，这种荧光增白剂对我们的身体危害很大，相关专家研究发现，很多一次性餐具中使用的荧光增白剂都有潜在的致癌风险。

塑化剂又叫作增塑剂，它是一种高分子材料助剂，可以增加产品的韧性，提高产品的使用寿命。目前，市面上常用的塑化剂大多添加了邻苯二甲酸酯类物质。我们如果摄入过多这种物质，就会导致内分泌失调，免疫力下降。

近年来，更有很多黑心商家为了追求利润，竟然用医疗垃圾制成的塑料颗粒生产一次性餐具。合格的一次性餐具对我们的健康都有影响，这些用带有细菌、病毒的医疗垃圾制作出来的劣质一次性餐具就更不用说了。

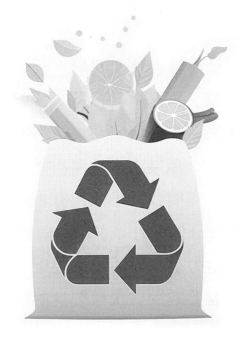

看到这里，你可能已经被一次性餐具的危害吓到，但其实它对自然环境的危害更加令人触目惊心。

一次性餐具被丢弃后，在物理化学的作用下会成为微塑料的主要次生来源，这些物质会对大自然产生严重影响。据统计，2018 年在线订餐用户高达 3.64 亿，外卖日订单量高达 2000 万单。按照每单外卖一个塑料袋来算，人们一天所用的塑料袋可以覆盖 120 万平方米土地，相当于 168 个标准足球场；按照每单外卖 3 个塑料餐盒计算，人们一天所用的塑料餐盒可达 6000 万个，累计高度相当于 6.78 座珠穆朗玛峰。照此估算，每年至少有 10 亿海洋生物会因为塑料垃圾丧命。2019 年 3 月，人们在菲律宾海岸发现了意外死亡的柯氏喙鲸，这头鲸鱼的胃里居然有 80 斤塑料垃圾。

而这些恶果最终都会殃及我们自身，当我们食用带有微塑料的海洋生物、自然生物食品时，就相当于间接食用了微塑料。近年来，多个国家和地区都在海产品、食用盐等食品，甚至自来水、瓶装水中检测出微塑料。世界环境日，官方网站曾经发布声明：每年大约有 800 万吨塑料垃圾进入海洋，相当于每分钟就有一卡车的塑料垃圾进入海洋。

所以，无论是为了我们的身体健康，还是为了大自然的环境，我们都需要减少一次性餐具的使用，为健康和保护环境贡献自己的一分力量！

🔔 005 野生动物制品勿猎奇

随着人们生活水平的提升，我们对食物的追求越来越高，不仅要营养精致，还要吃得特别。因此很多人已经不满足于日常餐桌上的食物，转而想要去食用涉猎各种声称能够滋补身体的野生动物。然而，野生动物是不是真的像我们想象的那样具有神奇的功效呢？

其实，野生动物体内带有大量病菌，据古籍记载，古时候就有大量的人因为误食动物暴毙的事例，如喝蛇酒中毒、吃老鼠引发鼠疫等。而在现代，食用野生动物失去生命的悲剧依旧在延续。

最危险的莫过于野生动物带来的传染病。据世界动物卫生组织统计，全球 60% 的疾病都来自于动物，其中70% 都是由野生动物引发的。如埃博拉、鼠疫、非典、H1N1 等我们耳熟能详的恶性传染病，都是因为野生动物导致的。

相关专家经过调查发现，很多野生动物身上都携带着大量的病菌。如野生土拨鼠是鼠疫的罪魁祸首，体内含有鼠疫杆菌并携带蠕虫、弓形虫等多种体内寄生虫。如果食用野生土拨鼠，会损伤肠道、肝脏、大脑等多个器官。

穿山甲的肉和甲片没有任何滋补、药用价值，而且它的体内携带弓形虫、绦虫、旋毛虫等多种寄生虫，食用后可导致肠胃受损，甚至引发肺炎、肝炎、心肌炎等并发症。另外，穿山甲身上的蜱虫还可以传播回归热、出血热等传染性疾病。野生蛇携带舌形虫、广州管圆线虫、隐孢子虫等多种体内寄生虫，可导致腹膜炎、败血症、虹膜炎、心包炎等多种疾病，还会损害多个脏器，甚至危及我们的生命。

蝙蝠是真正的高致病性病毒的"蓄水池"，它身上携带了SARS样冠状病毒、埃博拉病毒、马尔堡病毒、亨德拉病毒等100多种病毒。

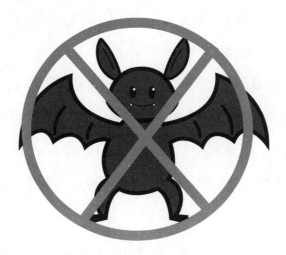

专家经过研究发现，蝙蝠拥有哺乳动物中最活跃、最强力的免疫系统，因此很多超级细菌病毒都对它们无法产生影响。但是，我们人类并没有如此强大的免疫系统，当我们食用蝙蝠后，很容易被它们身上的多种病毒感染，进

而引发多种传染性疾病。由此来看，我们在食用野生动物的同时也在"食用"病菌。因此，我们不能食用野生动物。

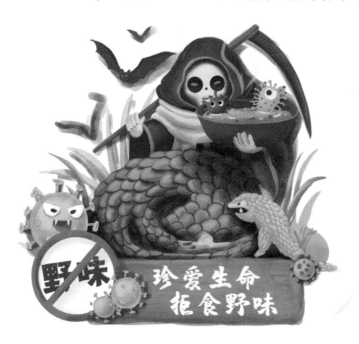

另外，相关法律在野生动物方面，也做出了明文规定。

《野生动物保护法》第三百四十一条规定：非法猎捕、杀害国家重点保护的珍贵、濒危野生动物的，或者非法收购、运输、出售国家重点保护的珍贵、濒危野生动物及其制品的，处五年以下有期徒刑或者拘役，并处罚金；情节严重的，处五年以上十年以下有期徒刑，并处罚金；情节特别严重的，处十年以上有期徒刑，并处罚金或者没收财产。违反狩猎法规，在禁猎区、禁猎期或者使用禁用的工具、方法进行狩猎，破坏野生动物资源，情节严重的，处三年以下有期徒刑、拘役、管制或者罚金。

《野生动物保护法》第三十条规定，禁止生产、经营使用国家重点保护野生动物及其制品制作的食品，或者使用没有合法来源证明的非国家重点保护野生动物及其制品制作的食品。

有些人宁愿冒着危险也想要以身试法，满足自己的口腹之欲。但是，事实上，野生动物制品除了新奇之外，既没有滋补功效，味道也没有寻常佳肴好。餐桌上的野生动物并不能给我们带来美味、健康，它们只会给我们带来疾病。相反，比起野生动物，猪、牛、羊、鸡、鸭、鱼等多种被人类饲养驯化的动物制品既可口又能为我们补充营养。所以我们不必好奇野味，爱护野生动物就是爱护自然，给野生动物一条生路就是给人类留一条活路！所以不管是为了我们的身体健康还是基于法律规定，我们都要坚决抵制食用野生动物制品。

006 保健品和药品是食物吗

　　药品、保健品、食品你能分清吗？生活中，很多人会把药品、保健品、食品混为一谈，从而把保健品当作食品服用或把药品当保健品食用。其实，这种行为十分危险，很容易损害我们的身体健康。

　　我们需要弄清楚，药品、保健品、食品是三种截然不同的东西，它们有不同的作用和价值。为了更好地区别这三者，我们有必要了解三者之间的区别。

　　药品是指用于预防、治疗疾病，有目的地调节人的生理功能的药物，如中药材、抗生素、放射性药品、中成药、疫苗、血清等都属于药品。

　　食品的定义在第一章就已经详细讲过，此处不再赘述。

　　保健品是具有特定保健和调节人体机能功能，适用于特定人群，不以治疗疾病为目的的物品。

　　（1）食品和保健品的区别

　　食品是指我们日常食用或饮用的原料和成品，如苹果、香蕉、鸡肉、排骨汤等都属于食品；保健品是食品的一种特殊类型，在某些方面保健品具有食品的特征，但一般而言食品不具备特定功能。保健品和食品一样都可以提供人体生存必需的营养物质，但这两者也存在很大的区别。

首先是两者的功能不同。食品只提供营养成分；保健品具有特定的保健功能。其次，两者的用量不同。食品没有服用量要求，每个人都可以根据自己的需求喜好摄入；保健品具有规定的服用量，过多服用会产生不良反应，并且只适用于特定的人群。

最后，两者的副作用不同。我们平常食用的食物多生长于自然中，天然安全，只要摄入量和食用方式恰当，不会产生副作用；而保健品通常是通过加工提取、分离等程序制作而成的，长时间摄入保健品对人体会产生一定的副作用。还有就是两者的形态不同。食品没有固定形态，通常不会改变自身特性；保健品多以药品的片剂、胶囊、口服液等特殊形态出现，并且其形态多样。

（2）保健品和药品的区别

药品和保健品都适用于特定的人群，对人体有特定的功能，因此很容易被混淆。但是，药品在使用目的、使用方法、使用期限等方面与保健品有着很大的区别。

第一，使用目的不同。保健品主要用于提高人体抵抗力、降低疾病发生的概率，以及调节人体机能；药品是有目的地调节人体的生理机能，其相应功能有严格要求。

第二，使用方法不同。保健品形态各异，但是使用方法通常为口服；药品除了口服之外，还可以通过外用涂抹、静脉注射、肌肉注射等方式使用。

第三，使用期限不同。保健品可以长期服用，没有固定的服用期限；药品有明确的服用剂量和服用期限，过量或过度使用会对人体产生损害。

第四，使用限制不同。购买保健品时，可以根据自身知识和医生建议在超市、药店自行购买；药品需要在专业人员指导下，在医院或药店购买，并且某些药品还需要在医护人员的监护下合理服用。

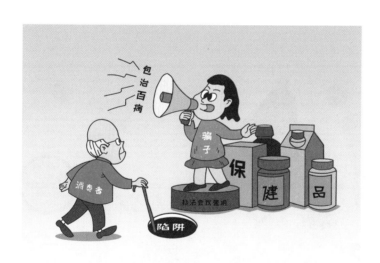

总之，无论是保健品还是药品，它们都只能起到抑制和缓解的作用，并不能当作食品服用。尤其是对于中小学生来说，药品和保健品的副作用会对身体造成一定的影响。因此，我们应健康饮食、培养良好饮食习惯，通过健康饮食帮助我们增强体魄，提高免疫力！

第五章
如何保障食品安全

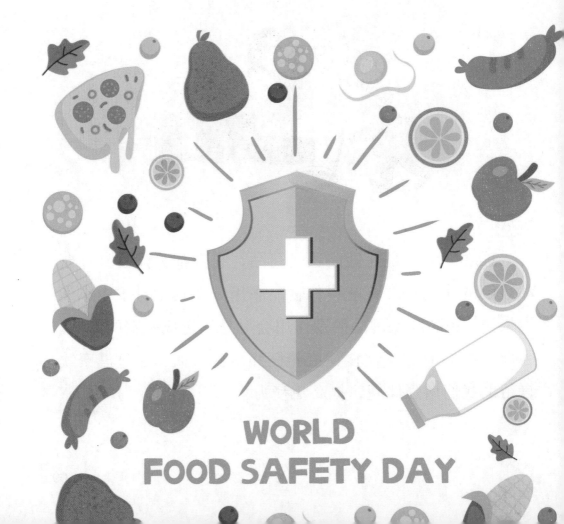

WORLD
FOOD SAFETY DAY

🔔 001 选择食品有门道

超市的食品琳琅满目，但我们要如何才能知道哪种食品更值得购买呢？为了购买更健康的食品，我们就要学会读懂食品标签。食品标签是了解食品很关键的一步。通过标签内容，我们可以了解食品的属性、特性等各方面信息，进而判断哪种食品更值得购买。

（1）生产日期、保质期和贮存条件

购买食品的第一要求就是安全、卫生，因此我们首先要看懂食品的生产日期、保质期和贮存条件。生产日期是每类食品必备的标签，只要是限期食用的食品一定有生产日期。生产日期一般在标签内容中或在包装袋密封处。

保质期是保证食品品质的期限。在购买食品时，我们要购买在保质期内的食品，并仔细筛选生产日期、保质期是否被改过，字迹是否清晰。否则，食品品质下降会影响营养吸收和身体健康。贮存条件是指食品的存放说明，只有在合适的贮存条件下，食品的品质才能稳定，反则食品的品质会受到影响。如将需要冷藏的酸奶放在室温下，会导致酸奶包装胀气或酸奶变质无法食用。

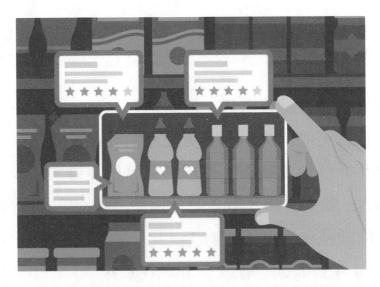

（2）产品名称和类别

产品名称一般在标签的醒目位置，用来反映食品真实属性。产品类别是食品的真实本质。在购买食品时，我们可以通过食品类别辨认很多具有迷惑性的食品。如"调味牛奶"或"调味乳"是指在牛奶中添加了调味料等物质的乳制品，而"乳饮料"则是指用水、糖、果汁、咖啡和牛奶制成的饮料，它并不属于乳制品。

（3）配料表

配料表显示的是食品中各种物质的成分，这些成分的含量基本上是按照从高到低的顺序排列的。通过配料表，我们可以了解食品的基本成分以及营养成分，如小麦粉、玉米淀粉比较靠前的食品碳水化合物含量比较高，白砂糖、果葡萄浆等添加糖比较靠前的食品碳水化合物总量也都偏高等。

另外，特殊体质的人还要注意配料表中是否含有致敏物质成分，如坚果、小麦粉、杞果、花生、乳类等。特殊体质的人如果误食含有致敏物质的食品，很容易发生危险，因此要对此项多加注意。

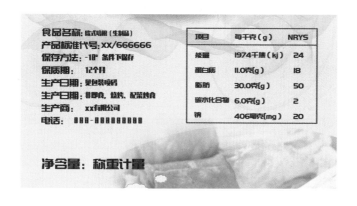

（4）营养成分表

营养成分表标注了食品每种营养成分的含量，主要包括名称、营养素、含量3项内容。

名称就是主要营养成分的名称，我国食品标签法规规定，食品的营养成分表必须有热量、蛋白质、脂肪、碳水化合物、钠5个基本营养数据；营养素是指每100毫升食品中所含营养素占人体一天所需营养素的百分比；含量是指每100毫升食品中所含各营养成分的量。用某品牌牛奶的营养成分表举个例子，每100克这种牛奶可以为我们提供262千焦能量、2.4克蛋白质、3克脂肪、6.5克碳水化合物、69 毫克钠。我们每喝掉 100 克这种牛奶，就已经满足了全天所需能量的 3%、蛋白质的 4%、脂肪的 5%、碳水化合物的 2% 以及钠的 3%。

（5）特殊标识

一些食品除了普通标识之外，还有一些特殊标识，如无公害标识、绿色食品标识、有机食品标识等。

🔔 002 购买渠道要正规

食品安全无小事。食品安全关乎着我们的身体健康，所以一定不能轻视。在购买食品时，我们不能贪小便宜，随意购买无证商家的食品，而是要先选后买，选择正规食品商家以及正规食品，这样才能阻止病从口入，更好地保障身体健康。

那么，生活中我们该如何选择正规食品商家呢？

正规的食品商家必须满足以下条件：有完备的商业登记证明文件；能够提供符合法规标准的新鲜食材；有自行建立和实施的食品相关管理制度；具备第三方验证文件或数据的食品原料供应商。

生活中，我们判断正规食品商家的标准主要看其是否有固定的经营场所，以及是否有正规的营业执照。针对无证经营、没有固定经营场所的流动摊贩，我们要提高警惕，避免购买无质量保证的食品。

购买过程中要注意以下事项：仔细查看食品外包装袋是否完整，如果存在胀气、漏气、破碎等状况则不能购买；查看食品的生产日期、保质期和保存期，尽量不要购买临近保质期的食品；查看食品是否有质量认证"QS"标识，"QS"是质量安全的英文缩写，该标识的主色调为蓝色，字母"Q"与"质量安全"四个字均为蓝色，字母"S"为白色，具体图样如下图所示。随着互联网的兴起，我们足不出户就能购买所有东西，食品也不例外。但是互联网在给我们带来便利的同时，也带来了很多食品安全隐患，如网购食品商家不正规、食品质量无保障、物流影响食品质量等。因此，网购食品时，我们同样需要提高警惕，选择有质量保证的食品。

第一，查看食品品牌。网购时我们尽量优先选择质量可靠、规模化生产的大型品牌企业和网购平台。网购过程中，要注意看经营者是否有营业执照，主体资格是否合法。

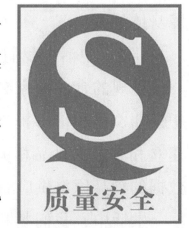

第二，注意看食品包装。正规的食品应当标明商品名称、配料表、净含量、厂商名称、厂商地址、生产日期、保质期、产品标准号等内容。网购时，我们要看清食品是否标注这些内容，并注意看食品的生产日期和保质期，判断食品是否超过保质期。

第三，查看食品价格。不要购买价格过低的食品。购买食品时要注意同类、同种食品的市场比价，理性购买"低价""促销"食品。

第四，关注物流信息。食品的保质期是保证食品的重要一关，而网购食品经过长时间运输，保质期限也会随之缩短。因此，在网购食品尤其是生鲜食品前，我们需要问清物流信息，确认食品保质期，避免食品到货后过期。

第五，查看食品。食品到货后，我们还需要对食品进行检查，观察包装是否存在破损，食品颜色、味道是否正常，有无变质、腐烂现象。

003 食品保存要正确

很多人在使用冰箱保存食物时都没有养成良好的存放习惯，通常是不管什么东西，全部一股脑儿塞进冰箱。但是，冰箱体积狭小，里面的食物如果不科学收纳、合理分类，很容易导致食物变质、腐烂，甚至交叉感染。

冰箱的使用也是有学问的，只有正确使用冰箱，了解冷藏、冷冻的相关知识，我们才能最大限度地保持食物的新鲜度，保证每天可以吃得更健康。

（1）冷冻室的使用

冷冻室主要放置各类肉类、鱼类、雪糕和其他保存温度特别低的食品。冷冻室需要做到分类储藏。通常生肉、生鱼、生豆腐等需要充分加热的生食品放置在下层；面食、面点等淀粉类主食放在上层；速冻类食品如速冻饺子、速冻豌豆等应放在中间或上层。

此外，冷冻室除了可以放置肉类、鱼类、淀粉类食品外，还可以放置茶叶、豆类和水果干。茶叶在室内放太久容易失去香气，可以分成小包放入冷冻室中，这样可以保持味道新鲜如初；豆类和水果干容易生虫，可以分为小包，包裹严密后放入冷冻室，这样可以延长储存期限。

（2）冷藏室的使用

冷藏室主要放置蔬菜、水果、蛋类、饮料、调味品和其他需要冷藏的东西。冷藏室里面储存的食物也应该生熟分开、分类存放，这样既能避免交叉污染，也能避免互相串味。通常剩饭剩菜、牛奶、酸奶等和直接入口的食物应放在上面两层，并且最好装进保鲜盒里面或者盖上一层保鲜膜；蔬菜、水果、豆腐放在下面两层，并且最好独立放进保鲜盒或保鲜袋中。另外，冷藏室应该按照温度进行分区。冰箱不同位置的温度不一样，如冰箱下面比上面冷，里面深处比靠近冰箱门的地方冷，因此各类食品也要分地方放置。

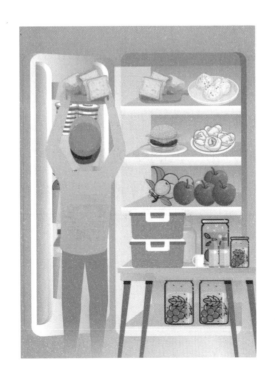

建议家庭在存放食品时可以这样做：怕冻的食物如蔬菜、水果不要放到最里面，以免冻伤；剩饭菜等不怕冻的食物放在靠里面的位置；饮料、调味品、鸡蛋、奶酪等马上要吃掉或者不容易坏的食物放在冰箱门附近。

（3）各类食物存放时间

每种食物在冰箱里的储存时间都是有限的，超过了储存的最佳时间就会变质。因此，在保存食物时，我们需要了解各类食物的存放时间。

（4）不宜存放在冰箱的食物

并不是所有的食品都可以放置在冰箱保存，有些食品放入冰箱不仅不会起到保鲜作用，反而会破坏食物。如香蕉、杞果类热带水果放入冰箱可能会造成冻伤或腐烂；玻璃瓶装液体饮料放入冷冻室容易冻裂包装瓶等。

冰箱的出现极大地方便了我们的生活，让我们可以随时随地享受到新鲜的美食。但是，前提是我们要掌握好用好冰箱这个"储物箱"的科学方法。学习了以上知识后，同学们不妨按照正确的方法帮爸爸妈妈给冰箱来个"大变身"，以便更好地保存食品，保障我们的饮食安全。

004 腐败变质食品巧辨别

食品腐败变质是指食品受到各种内外因素的影响，导致食品中蛋白质、碳水化合物、脂肪等微生物代谢分解作用或自身组织酶发生变化的过程。我们常说的食物发霉、变臭等，都属于食品腐败变质。

食品腐败变质不仅营养价值会大大降低，其中的细菌等微生物还会对我们的身体产生危害。食用腐败变质食物后，细菌会在我们肠道内繁殖，轻者会引起肠胃不适，导致呕吐、腹泻，重者可能会出现肠炎、痢疾等多种疾病，甚至还会危及生命。

那么，在日常生活中，我们要如何识别食物是否腐败、变质呢？其实，辨别食物腐败变质比辨别食物有毒更容易，因为食物腐败、变质后，会出现异样的气味或者明显的颜色、形态改变。

（1）肉类食品变质

肉类食品超过保质期会滋生大量细菌，致使所含蛋白质腐败变质。食用过期、变质肉类不仅会影响营养和口感，还会导致人体生病。生肉变质后，肉质弹性会变差，颜色也会变深，表面会变黏，并且还会出现明显的臭味。熟肉变质后，也有一些明显的特征。一般来说，当我们在食用肉类食品时，可以从以下几个方面辨别是否变质。

观察颜色是否正常。好的肉类食品外观应该为完好的自然块，能够看到肉质的纹理，并且具有自然色泽，如叉烧肉表面为红色，内切面为肉粉色。如果我们看到食用的肉类食品和以往明显不同，说明食品可能变质了。

闻闻是否有异味。变质的肉滋生大量微生物后，会产生各种酸类、酮类、胺类、吲哚等物质，致使肉产生明显的腐臭味。如果食用前闻到肉类食品有明显的异味，千万不要食用。

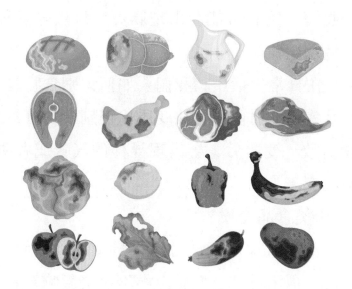

品尝味道是否有异样。如果从颜色、气味上分辨不出来是否变质，我们可以取一点食品尝一下，如果口感与往时不同，或者有酸味、臭味，那么我们就不要继续食用了。

（2）鱼类食品变质

鱼类食品腐败、变质后主要有以下特征：鱼体表面色泽灰暗；鱼肉无弹性；鱼眼球塌陷；表面发黏，有明显的腥臭味；肉质呈红色；严重变质鱼类还会出现鱼骨剥脱现象，熟的鱼肉变质后会有很重的臭味。

（3）奶制品变质

奶制品的变质主要是由于细菌滋生，分解乳糖产生乳酸引起的。当奶制品的酸度达到一定程度后，食品中的蛋白质就开始凝固。当奶制品发生结块，变成"奶豆腐"状，并且有明显的酸馊味时，说明食品已经变质，不能食用。

（4）蛋类食品变质

蛋类食品如鸡蛋变质后，蛋黄会出现浮动，甚至散碎，呈混汤状。当鸡蛋严重变质后还会产生硫化氢、氨等物质，这些物质会导致鸡蛋变黑，并且出现恶臭味。

（5）水果蔬菜变质

水果蔬菜的保质期比较短，里面的维生素、矿物质也会随着时间流逝很快消耗，营养价值也会逐渐变低。如果水果蔬菜只是失去水分，短时间内还可以食用；如果水果蔬菜出现腐烂，说明这时已经产生大量微生物，这时我们应当将变质的水果蔬菜丢弃。

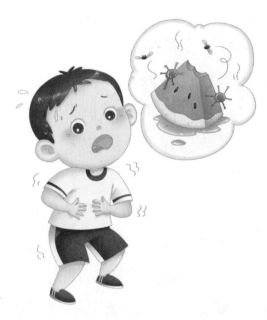

（6）粮食类食品变质

粮食类食品如果存放过久，会受到霉菌、细菌、酵母菌等多种微生物污染，进而出现一系列变质现象。如果我们发现粮食类食品有明显的霉腐味、颜色呈灰色或黑色，就要拒绝食用。

总之，在日常生活中，我们要做到的就是注意饮食卫生。不吃苍蝇、蟑螂爬过的食物，不吃过期食物，不吃流动摊贩出售的食品。还有一点需要注意，隔夜的剩饭、剩菜一定要彻底加热后才可以食用。

005 日常饮食误区你中招了吗

日常生活中我们已经不知不觉养成了很多饮食习惯，比如用白纸包装食物，食用微微发芽的土豆，用卫生纸擦拭水果等。但我们有没有想过，这些看起来很干净的白纸卫生吗，直接用手拿食物会不会有细菌感染？

食品安全固然重要，但是保障食品安全的过程中，我们要相信科学的饮食知识，采用正确的方法清洁食物和餐具，养成健康且正确的饮食习惯。其实我们生活中有很多不卫生的习惯，下面让我们一起去了解。

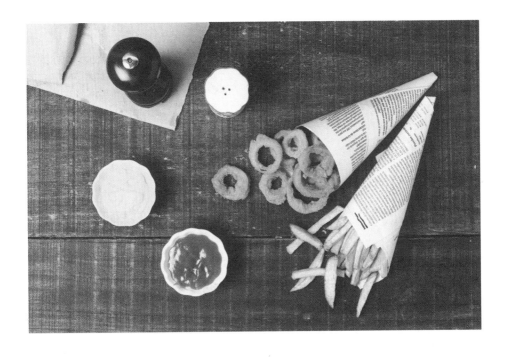

（1）用白纸包装食物

很多人都喜欢用看上去干干净净的白纸包装食物。其实白纸并不像我们想象中那么干净。因为生产者在制作白纸时会添加漂白剂和带有腐蚀作用的化工原料，这些都会污染食物。

另外，报纸也是一种不可取的包装材料。因为报纸在印刷过程中会加用很多油墨和有毒物质，这些物质对人体有着很大的危害。

（2）用毛巾擦拭餐具或食物

很多人觉得只用水洗餐具和食物不干净，所以清洗后经常再用毛巾擦拭一遍。这种做法看似更加卫生其实却有一定的危害。因为我们平常使用的毛巾并不是在无菌的真空中，毛巾表面凹凸不平容易藏污纳垢，存在很多病菌。其实，我们平时使用的自来水大多都是经过消毒的，食物和餐具用水充分冲洗后就可以达到洁净，所以不需要再用毛巾擦拭一遍。

（3）剜掉食物腐烂的部分继续食用

有些人认为，食物烂掉一部分并不会损坏其他部分，只要去掉烂的部分还可以照常食用，其实不然。相关研究表明，食物腐烂后，微生物和细菌便开始在整个食物之中滋生或繁殖，如果食用过量的变质食物，很有可能会引发某些疾病。所以，即使食物只是烂掉一小部分，为了安全起见我们还是不要食用。

（4）用酒消毒餐具

一些人认为所有的酒都能起到消毒作用，便经常用平时饮用的白酒消毒餐具。殊不知，一般白酒中酒精的含量大多在56°以下，根本达不到消毒的目的。从医学上看，要想真正给餐具消毒，酒精度数至少要达到75°。所以，我们还是不要轻易用饮用白酒消毒，以免适得其反。

（5）抹布不用洗特别干净

很多人认为抹布就是用来擦桌子的，又不接触食物，不需要次次费力清洗。但实验证明，连续使用一周的抹布所滋生的细菌，多到无法想象。正确使用抹布的方法应该是，在擦桌子之后充分清洗，每隔三四天用煮沸的开水消毒一次。

（6）用卫生纸清洁餐具

一些人吃饭前，总会用卫生纸擦拭一遍餐具。但相关研究表明，用普通的卫生纸擦拭餐具或食物，不但不能达到清洁的目的，还会给餐具或食物带来更多污染的机会。尤其是非正规厂家生产的卫生纸，很有可能含有大量细菌，对人体有着很大的危害。

（7）将变质食物煮沸后食用

很多比较节俭的人认为，变质食物煮沸后就能消灭细菌，这种想法非常不正确。医学实验证明，细菌并不像我们想象中那么好对付，它们的耐高温性非常强，简单的沸水并不能将它们全部杀死。在饮食方面，最重要的是"安全"二字。无论在什么情况下，都要以保障食品安全、维护身体健康为先。

🔔 006 食品维权有方法

食品安全问题在我们身边时有发生，但是，很多人在遇到食品安全问题的时候，并不知道要如何保护自己，经常用"算了吧""也不是什么大事没必要费事"这种话来说服自己，放弃维护自己的权益，也间接地纵容食品安全问题的存在。

其实，我们的容忍就是对无良商家的纵容。作为一名中小学生，我们应该了解《食品安全法》的基本内容，遇到食品安全问题，我们应该学会用法律的武器捍卫我们的安全。这是我们每个人的权益，也是我们每个人应尽的义务。

根据《食品安全法》规定，消费者因食用不符合食品安全标准的食品受到损害的，可以向经营者要求赔偿损失，也可以向生产者要求赔偿损失。接到消费者赔偿要求的生产经营者，应当实行首负责任制，先行赔付，不得推诿；属于生产者责任的，经营者赔偿后有权向生产者追偿；属于经营者责任的，生产者赔偿后有权向经营者追偿。例如，我们在超市买到过期商品，我们可以要求经营者进行赔偿。赔偿的金额通常为我们购买商品价款的 10 倍。赔偿金额不超过 1000 元的，可以按照 1000 元进行赔偿。

消费者通过网络食品交易第三方平台购买食品，其合法权益受到损害的，可以向入网食品经营者或者食品生产者要求赔偿。网络食品交易第三方平台提供者不能提供入网食品经营者的真实名称、地址和有效联系方式的，由网络食品交易第三方平台提供者赔偿。网络食品交易第三方平台提供者赔偿后，有权向入网食品经营者或者食品生产者追偿。网络食品交易第三方平台提供者做出更有利于消费者承诺的，应当履行其承诺。

如果我们点外卖遭遇食品安全问题，如吃坏肚子、引发肠炎等，首先要记得保留好实物和购买的凭证，然后第一时间拨打食品药品投诉电话（12331）进行投诉，同时保存就医资料，作为后续处理赔偿款的依据。如果我们在学校食堂吃出问题，则要保存好实物，拍照保存好证据，并记住食堂和窗口位置。然后向学校领导汇报，由领导与食堂沟通解决。

在投诉、举报食品安全问题时，我们要注意以下几点。

第一，保存凭证。购买食物后，记得将食物的购物凭证及相关凭证保存下来。

第二，保护现场。遭遇食品安全问题后，要尽量维持食品原状，

并保存好食品包装，保证食品批号、生产日期、保质期等重要信息可以辨识。

第三，投诉依据。购买食品后，发生食品颜色异常、有异味，或经检验机构检测该食品为不合格或假冒伪劣食品，我们有权向商家进行投诉，要求商家赔偿。

若投诉后，商家、生产者对食品安全问题不予处理，我们还可以通过其他渠道进行维权，如去工商局、食品药品监督部门或消费者协会投诉。

总之，无论遇到何种情况，我们都要勇于通过法律的武器保护自己的权益。

附录

食品安全知识竞赛

经过一学期的学习，相信同学们已经了解了很多关于食品安全的知识。为了帮助同学们检验自己的学习成果，加强同学们对食品安全知识的兴趣，大家可以通过下面的食品安全知识小测试来小试牛刀喔。

1. 食品标签上必须标注的内容有哪些？（   ）

A. 保质期

B. 生产日期

C. 详细的厂址及企业名称

D. 以上都必须具有

2. 购买食品时，应选购包装上有以下哪些内容的食品？（   ）

A. 生产日期

B. 生产厂家

C. QS 标志

D. 以上都是

3. 以下哪种说法是正确的？（　　）

　A. 绿色食品就是绿颜色的食品

　B. 天然的食品都是绿色食品

　C. 野生的食品就是绿色食品

　D. 绿色食品是经过专门机构认证的许可使用绿色食品标志的食品

4. 下列哪种食物含钙最丰富？（　　）

　A. 米饭　　B. 梨　　C. 青菜　　D. 牛奶

5. 人每天都要补充一定量的蛋白质，其理由是（　　）。

　A. 每天都有蛋白质需要更新

　B. 蛋白质是生长发育所必须的物质

　C. 蛋白质在体内不能储存

　D. 蛋白质不能全部由脂肪和糖类转化而成

6. 为预防食物中毒，我们应该做到什么？（　　）

　A. 少吃凉拌菜

　B. 多吃水果

　C. 多吃热米饭

　D. 多吃鸡蛋

7. 正确使用冰箱是确保食品安全的重要措施，下列关于使用冰箱的说法，错误的是（　　）。

　A. 不要将冰箱塞满，将冰箱塞得过满会导致冰箱内温度不均

B. 不要食用在冰箱里放置较久的食品

C. 建议在食用食品时才将其从冰箱中取出，不需要加热可以直接食用

D. 至少每 3 个月将整个冰箱进行清洁消毒。在清理过程中，将食品放在恒温袋里，不要把已经化了的食品重新放入冰箱

8. 水是人体必须的营养素之一，我们每天离不开水，如果我们在学校口渴时，你应该喝哪种水最好？（　　）

A. 井水　　B. 白开水　　C. 自来水　　D. 纯净水

9. 下列哪一种食物不能吃？（　　）

A. 核桃

B. 变质的肉

C. 种植的蘑菇

D. 保质期内食品

10. 吃饭时要避免（　　）。

A. 细嚼慢咽

B. 专心吃饭

C. 用手抓食品

D. 饭前洗手

11. 国家对食品生产经营实行许可制度。从事餐饮服务经营应当依法取得（　　）。

A. 生产许可　　B. 食品流通许可　　C. 餐饮服务许可

12. 食品安全监管部门对有不良信用记录的食品生产经营者应当（　　）。

A. 增加检查频次　B. 吊销营业执照　C. 吊销许可证

13. 你认为下列哪种场所经营的食品更加安全？（　　）

A. 学校附近路边摊

B. 无卫生许可证的小店

C. 正规超市

D. 不知道

14. 下列哪种食物一定要烧熟煮透，一般烹调时先将该食物放入开水中烫煮 10 分钟以上再炒为妥，否则极易引起食物中毒？（　　）

A. 四季豆　B. 蘑菇　C. 山药　D. 土豆

15. 下列容易引起食物中毒不宜采购的蔬菜是（　　）。

A. 发芽马铃薯　B. 鲜黄花菜　C. 青色番茄　D. 以上都是

16. 食品冷藏的温度是（　　）。

A.11–20℃　B.0–10℃　C.–20–0℃

17. 对于饮食安全，你认为下列哪种做法是正确的？（　　）

A. 膨化食品味美可口，可以经常吃

B. 夏天气温高，可多吃冷饮来降温

C. 合理膳食，多吃谷物和水果蔬菜

D. 不知道

18. 绿色食品、有机食品、无公害农产品标准对产品的要求由高到低依次排列为（　　）。

A. 绿色食品、有机食品、无公害食品

B. 有机食品、绿色食品、无公害食品

C. 绿色食品、无公害食品、有机食品

D. 无公害食品、有机食品、绿色食品

19. 以下哪种食品可以食用？（　　）

A. 发霉的茶叶　B. 发芽的土豆　C. 变绿的豆芽　D. 变红的汤圆

20. 食物中毒后错误的做法是（　　）。

A. 饮水稀释　B. 催吐减毒　C. 联系急救　D. 倒掉食物

答案：1.D　2.D　3.D　4.D　5.AD

　　6.A　7.C　8.B　9.B　10.C

　　11.C　12.A　13.C　14.A　15.D

　　16.B　17.C　18.B　19.C　20.D

中小学 安全教育 系列丛书

急救知识

张 俊/主编

团结出版社

图书在版编目（CIP）数据

急救知识 / 张俊主编 . —— 北京：团结出版社 ,2024.3

（中小学安全教育系列丛书）

ISBN 978-7-5234-0863-6

Ⅰ . ①急… Ⅱ . ①张… Ⅲ . ①急救－青少年读物

Ⅳ . ① R459.7-49

中国国家版本馆 CIP 数据核字 (2024) 第 055363 号

出　版：团结出版社

　　　　（北京市东城区东皇城根南街84号　邮编：100006）

电　话：（010）65228880 65244790

网　址：http://www.tjpress.com

E-mail：zb65244790@vip.163.com

经　销：全国新华书店

印　装：三河市龙大印装有限公司

开　本：170mm×240mm　16开

印　张：6.5

字　数：60千字

版　次：2024年3月第1版

印　次：2024年3月第1次印刷

书　号：978-7-5234-0863-6

定　价：260.00元（全10册）

前　言

　　2019 年，我国出台《健康中国行动（2019—2030 年）》等相关文件，文件中明确指出，急救知识的普及行动是我国健康行动的重要环节。将急救知识上升到国家高度很有必要，这是因为我国国民普遍存在着急救知识缺乏的问题。

　　缺乏急救知识，会导致我们在遭遇灾害和突发事件时，因缺乏自救和互救能力，使很多原本可以避免的伤亡不幸发生。所以，掌握一定的急救知识，在专业人员到来之前能够紧急处理一些相关问题，尽最大可能减少因意外导致的伤亡，已经成为我国构建现代化社会的一部分。

　　日常生活中的事故往往无法预测且难以避免，那么我们的生命安全到底该如何保障呢？专家认为，遇到紧急情况时，急救知识才是最有用的"救命良药"，所以，急救知识是所有人都应该学习并掌握的。在日常生活中，我们不但要注重身体健康，更要掌握一些基本的急救知识，提高自救和救助他人的能力，让自己成为一个生命救助者。

　　本书使用详细的文字和直观的配图，清晰地向读者讲述了一些基本的急救知识，涉及的急救类型和内容十分全面，包括基本急救知识、急救方法、意外处理方法及预防疾病措施等，旨在帮助大众掌握基本的急救技能。尤其对于那些从未了解过急救相关知识的读者，本书是一本易学易懂、用得上的急救读本。

　　本书第一章讲述了急救的基本知识。很多人对急救知识知之甚少，并不了解急救的基本原则和步骤，因此在出现意外情况时束手无策。本章针对此种现象，用简练的语言向读者介绍了急救应当采取的措施、处理伤员的基本办法以及家庭必备的急救药箱。

　　第二章主要阐述了一些急症的急救常识。目前世界上存在很多急症在威胁着人们的生命，如心脏病、脑血管病、哮喘等。虽然现在的医疗技术日益先进、高超，但是在这些可能随时夺去患者性命的急症面前，我们需要用一些基本的急救知识与死神做斗争。

　　第三章到第六章，针对不同的意外情况，结合患者在现场有可能出现的各种症状，详细地向读者叙述了应当采取的急救措施。例如，当有人出现心脏骤停时，应把握骤停后的"黄金4分钟"，及时为患者进行心肺复苏，则患者会有50%的复苏可能。本书在这部分用通俗易懂的文字和直观的图片教读者学会心肺复苏法，以至于在面对此种情况时尽可能给予患者生机。

生命唯一且宝贵，希望读者可以将这些简单、实用的急救知识应用到日常生活中，从而在紧要关头挽救更多可贵的生命！

目 录

第一章
了解急救基本知识

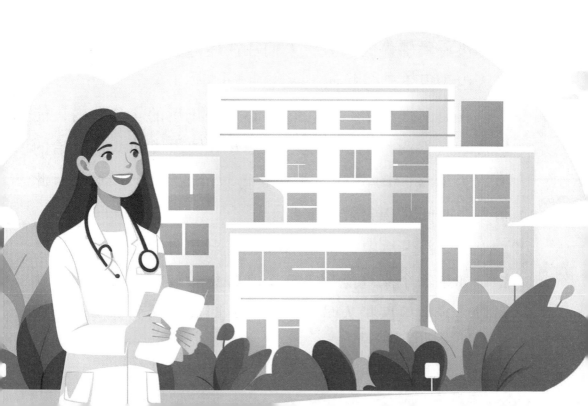

🔔 001 急救知识及原则

一、什么是急救

急救即紧急救治，是指当有意外或疾病发生时，施救者在医护人员到达前，按医学护理的原则，利用现场适用物资临时及适当地为伤病者进行初步救援及护理，然后从速送往医院。急救的目的是恢复呼吸、心跳、止血、救治休克，防止伤势恶化以及处理伤口、固定骨部等。2022 年 3 月，《中华人民共和国医师法》施行，医师公共场所自愿实施急救免责。

在传统的救护方式中，人们掌握的危重病人急救知识很少，甚至仅仅停留在伤口止血和包扎等简单处理上。针对呼吸心跳骤停的病人，人们往往一筹莫展，这就导致很多人因为得不到急救而失去生命。

有关调查显示，人在呼吸心跳停止后的 4 分钟内，能够成功获得救治的概率为 50%，6 分钟内成功获得救治的概率为 10%，10 分钟内成功获得救治的概率为 1%。由此可见，时间对于急救很重要。

在日常生活中，将近 70% 的急救事件都发生在家庭之中，如果每个家庭能有 1~2 个掌握急救技能的人，那么就可以为专业的医护人员多争取一些时间，从而提高救治成

功率。

二、现场急救应遵循的基本原则

急救行动最基本的原则是保证自己的安全。在救治过程中，千万不要进行莽撞的急救。如果抢救现场存在危险因素，那么抢救者不但达不到救助的目的，还会让自己负伤。

遇到紧急情况，抢救者需冷静分析现场状况，为患者提供有效救助。特殊情况下，需询问患者情况再采取措施。对于心跳、呼吸骤停者，应立即进行心肺复苏和人工呼吸。处理出血者，应先止血再消毒包扎。遇到成批伤病员，应分工合作，同时进行急救和呼救。运送危重者，应继续抢救，直至安全到达目的地。

总之，现场急救应遵循先抢救危重病人、先处理有生命危险的病人、先处理多发伤病员的原则。同时要遵循急救与呼救并重、搬运与急救一致性的原则。在处理伤病员时，应根据其具体情况进行判断和实施急救，以最大限度地减少伤病员的痛苦和死亡。

002 现场伤员伤情判断分类

对患者进行急救的过程中，对待不同的受伤情况和急症类型，抢救者需要采取的急救措施也不尽相同。因此，判断伤员的伤情是救助的关键。只有我们清楚现场的大致情况和患者伤情，紧急救助才能发挥有效的作用。

救助伤病员时，抢救者应当查明患者受伤的原因，判断患者的伤情，从而按照严重程度处理伤情。如果患者较多，应按照致命伤、危重伤、中重伤、轻伤的顺序，依次对患者进行急救。一般判断伤情时，有初级检查、次级检查、全身检查三个步骤。

1. 初级检查

判断伤员伤情，最重要的目的是尽快分清和处理可能威胁患者生命的伤情，从而及时对致命伤进行紧急救助。判断伤情时，抢救者应当遵循"ABC"法则：气管（Airway）、呼吸（Breathing）、循环（Circulation）。

第一，检查气管是否顺畅。能交谈表明畅通，无法回应则堵塞，会导致窒息甚至死亡。

第二，检查呼吸是否正常。不正常则立即拨打急救电话并做心肺复苏，正常则检查并处理呼吸困难症状。

第三，检查是否失血过多。有出血则立即止血并拨打急救电话，无出血则进行下一步检查。

2. 次级检查

对患者进行初级检查后，抢救者已处理危及生命的伤情，下一步需要询问患者情况并进行系统检查。条件允许的情况下，抢救者可记录情况并转交专业人员进行诊断。

次级检查的主要内容包括：查看能力障碍，即患者的反应程度；脱掉或者剪开患者的衣服，进行伤情检查；查找引起患者伤情或者急症的原因，以及相关的病史；观察患者目前表现出来的伤情，如是否存在肿胀、出血、变形或者有异味等表象。

3. 全身检查

询问完患者的病史和症状后，抢救者接下来需要对患者全身进行详细的检查。进行全身检查时，患者应当运用视觉、听觉、触觉、嗅觉等感官体验，对患者进行从头到脚的检查。

对患者进行全身检查时，不要轻易移动患者。如果患者可以应答，最好保持患者原有的体位或者调整为适合救治的体位；如果患者无应答但仍有呼吸，抢救者可以将患者调整为复原卧位。

进行全身检查时，抢救者首先检查患者的呼吸和脉搏，然后按照从头到脚的顺序进行检查。在检查过程中，抢救者不要遗漏一些潜在的严重伤情。此外，在检查时如果注意到有某些轻伤，先不要急着处理，等全身检查完毕后再处理，以防某些严重的伤情危及患者生命。

🔔 **003 现场急救的步骤**

现场急救的步骤包括：

1.评估现场：在进入现场之前，首先要对现场进行评估，包括了解事故的原因、规模、受伤人员的数量和状况等。这有助于救护人员更好地了解情况，制订出更加有效的救援方案。

2.确定受伤人员的状况：救护人员需要快速确定受伤人员的状况，包括意识、呼吸、循环体征等。同时，要关注可能存在的危险因素，如现场环境是否安全、是否存在二次伤害等。

3.组织救援：根据现场的情况，组织救援行动。包括分组救治、现场急救、转送伤员等。在救援过程中，要遵循先救命、后治伤的原则，尽可能地减少伤员的死亡和伤残。

4.做好记录：在现场救援过程中，要及时做好记录，包括伤员的基本信息、伤情、救治措施等。这些记录可以为后续的治疗和康复提供重要的参考。

5.交接伤员：当伤员被送到医院后，救护人员需要与医院医护人员进行交接，包括伤员的基本信息、伤情、救治措施等。这有助于医院医护人员更好地了解伤员的情况，提供更加及时有效的治疗。

总之，现场急救需要快速、准确、有效地进行，需要救护人员具备专业的技能和经验。同时，也需要社会各方面的支持和配合，共同为伤员提供更好的救治和服务。

 004 如何正确拨打"120"

在拨打"120"急救电话时，首先要保持冷静，不要因为紧张或慌乱而无法清晰地表达信息。以下是需要注意的事项：

1.清晰地说明情况：在电话中，你需要清晰地说明病人的情况，包括症状、伤势、发病时间等。同时，也要说明你

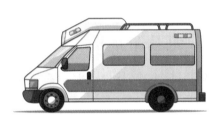

的联系电话，以便急救人员能够随时与你联系。

2.讲清地址：在电话中要讲清病人所在的详细地址，包括街道名称、小区名称、楼号、单元号、房间号等。这有助于急救人员快速找到你并前往救治。

3.保持电话畅通：在等待急救车到来的过程中，你需要保持电话畅通。避免占线或关机，以便急救人员能够随时与你联系。

4.做好准备：在病人需要搬运的情况下，你需要准备

好相应的药品和物品。如果是断肢的伤员，要将离断的肢体带上；如果是服药中毒的病人，要将可疑的药品带上。

5.疏通搬运病人的过道：在病人需要搬运的情况下，你需要疏通搬运病人的过道，以便急救人员能够顺利通过。

总之，拨打"120"急救电话需要你保持冷静，清晰地表达情况并讲清地址。同时，保持电话畅通以便急救人员能够及时联系到你，并做好病人的搬运和随车带药的准备工作。

005 必备的急救箱

急救箱是指装有急救或者常用药品，以及纱布、绷带等医用工具的箱子。急救药箱可以分为家庭、户外、医院、军警等几大类。其主要特征为携带方便、抢救设备齐全。

在日常生活中，我们有时会遇到一些突发急症的患者，或者突发事故的伤员。如果我们掌握一些急救知识，可以及时采取一些急救措施，那么患者的病情就会减轻，甚至可以为医护人员赢得宝贵的抢救时间。而在急救过程中，急救药箱在抢救时发挥着很大的作用。

急救箱中的常备药品一般根据家庭人员的年龄、健康状况及季节来配置。例如，针对老人和小孩尽量多选择一些不良反应较小的药品。春天多备些抗过敏药，夏天多备些防中暑或者防蚊虫叮咬的药。

常见的急救箱内一般有以下几类药物和工具。

（1）感冒类药物：感冒胶囊等。

（2）解热镇痛药物：布洛芬、阿司匹林等。

（3）止咳化痰药物：止咳糖浆等。

（4）肠胃药物：奥美拉唑等。

（5）抗菌药物：阿莫西林胶囊、替卡西林、头孢、左氧氟沙星等。

（6）抗过敏药物：扑尔敏、西替利嗪、苯海拉明等。

（7）消炎消毒药物：碘酒、酒精、高锰酸钾、氯霉素眼药水等。

（8）常见急症药物：高血压常用药物有低压嗪、硝普钠、樟磺咪芬、酚妥拉明、甲基多巴、硝酸甘油等；心脏病常用药物有硝酸甘油片、尼可地尔、心律平、利多卡因、普鲁卡因胺片等；哮喘常用药物有沙美特罗替卡松粉吸入剂、甲泼尼龙片、顺尔宁、喘可治注射液等；心脑血管疾病常用药物有西比灵胶囊、尼莫地平等。

（9）常见急救用品：体温表、创可贴、小镊子、纱布、绷带、消毒棉签等。

家庭在准备急救箱时，需要注意除个别需要长期服用的药品外，其他药物的备用量不宜过多，一般准备 3~5 日的剂量就可以，以免造成药物浪费。急救箱的药物要合理贮存，放置于避光、干燥的阴凉处，以免药物变质失去药效。

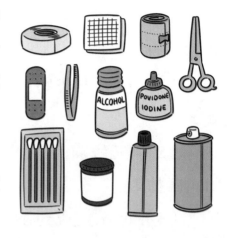

此外，应当注意药物的有效期。所有的药物均标注着有效期，超过有效期的药物千万不要服用，否则会影响药物的疗效，甚至会带来不良后果。

第二章
急症的急救

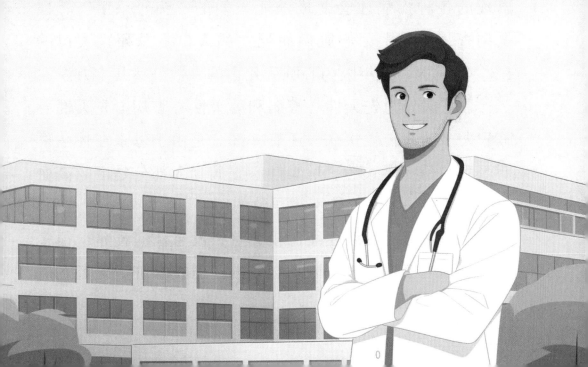

001 突发心脏病

　　心脏病是一类比较常见的循环系统疾病，包括冠心病、心肌病、心律失常等一系列心脏疾病，通常是由心脏结构、功能异常引起的病症。心脏病是一种常见的、严重的疾病，其发病率和死亡率在全球范围内均较高。

　　心脏对人体的作用，就像发动机对汽车的作用一样重要。心脏就是人体内一个不知疲倦的强力泵，只有心脏不断跳动，我们的生命才会得以延续。一旦心脏停止跳动，经过抢救后也不再跳动，那么就表明这个人的生命就此终止了。

　　正因为心脏在人体中起着如此重要的作用，所以心脏出现的各种疾病才会变成杀死人们的"头号杀手"。根据调查，世界上因心脏病而死亡的人口占总死亡人口的1/3。在我国，每年因为心脏病死亡的人数高达几十万。

　　心脏病分为先天性心脏病和后天性心脏病。先天性心脏病大多为遗传性疾病，还有一部分是由于母亲在怀孕早期服用的药物导致的。后天性心脏病则大部分是由于高血压、糖尿病、慢性气管炎等导致的。

　　心脏病患者发病往往比较突然，没有任何预兆，很多时候都是由于情绪过于激动导致的。但在心脏病患者发病时，如果我们不懂得救助方法，就很有可能会导致患者失去生命。当心脏病患者发病时，我们除了拨打急救电话之外，还应当掌握一些心脏病急救常识。根据心脏病患者的不同病情，采取不同的急救措施。

一、心绞痛

当患者出现心绞痛时，抢救者应当立即让患者停止所有活动，然后就地坐下或者仰卧休息，并保持周围环境安静。接着，立即让患者舌下含服1片硝酸甘油。若5分钟后症状仍不能缓解，可再次舌下含服1片硝酸甘油。如果患者没有硝酸甘油，也可以含服硝酸异山梨酯（消心痛）或速效救心丸等。但需要注意血压变化，不可反复多次服用上述药物，以防血压低于正常。如患者呼吸困难，可以让其坐起或背后垫高，斜靠在床上。同时，尽快拨打急救电话"120"，以便及时得到专业医疗救助。

在日常生活中，患者应避免熬夜、抽烟、喝酒等不良生活习惯；在天气较冷时注意保暖，外出时避免冷空气的刺激，避免血管收缩而诱发心绞痛。

二、急性心肌梗死

患者出现急性心肌梗死时，其疼痛的部位与心绞痛相同，但突发心肌梗死的患者的发病持续时间比较长，并伴随着恶心、呕吐、出汗等症状，其病情要比心绞痛严重很多。一旦患者出现急性心肌梗死症状，抢救者应当立即让患者卧床休息，然后解开患者的衣领，保持周围空气流通。有条件时，可以立即让患者吸氧。同时让患者在舌下含服1片硝酸甘油，及时拨打急救电话。

切记不要让患者乘坐公共汽车或者扶着患者步行去医院，以防病情加重。

三、心力衰竭

当患有风湿性心脏病、肺心病、冠心病等心脏疾病的患者突然出现呼吸困难症状时，抢救者应当立即让病人保持半卧位，双足下垂，安静休息。若条件允许，立即让患者吸氧。切记不要随意给患者喂药，应尽快送往医院。

四、心跳骤停

无论是哪种心脏疾病引起的心脏骤停，抢救者都要把握挽救生命的黄金4分钟。如果患者的呼吸和心跳停止，抢救者应当立即为患者进行心肺复苏。进行心肺复苏时，应每做14次胸外按压后，再做2次人工呼吸，如此交替进行。在急救的同时，还应让旁观者帮忙拨打急救电话，在医务人员到来前不要停止抢救。

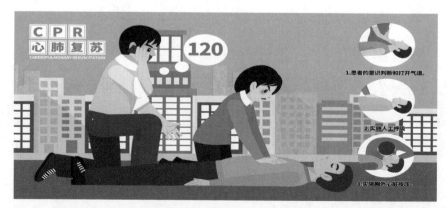

002 突发高血压

当高血压患者出现血压突然升高、头痛并伴有恶心、呕吐症状时，需要采取以下紧急措施：

1. 保持冷静，避免情绪激动或过度紧张，这可能会进一步升高血压。

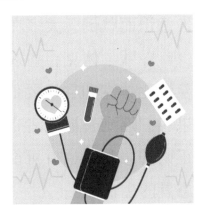

2. 躺下休息，避免剧烈运动或活动，以减轻头痛和恶心的症状。

3. 测量患者的血压和心率，如果血压较高，可先予硝苯地平（心痛定）或卡托普利（开搏通）1 至 2 片口服或舌下含服，并在 20 至 30 分钟后复查血压。

4. 如果病人出现呼吸困难，应让病人安静休息，半卧位，两足下垂，有条件可立即吸氧。

5. 密切观察病情变化，如果症状持续加重或者出现其他症状如意识障碍、肢体麻木等，应立即拨打 120 急救电话前往医院救治。

在采取上述措施的同时，高血压患者还应该注意饮食调节，避免高脂肪、高盐、高糖等不健康食品的摄入。同时，要保持良好的心态，避免情绪波动。如果需要紧急降压治疗，最好在专业医生的指导下进行。

🔔 003 突发晕厥

晕厥是由脑缺血或者缺氧引起的，主要表现为突然丧失意识而跌倒，大多在数秒或者数分钟后自行清醒。

昏厥、休克、昏迷是三种完全不同的情况，昏厥的危险性比休克和昏迷要低很多，在日常生活中也很常见。如果我们遇到昏厥患者也不能轻视，有时候昏厥患者得不到正确的急救，也有可能发展成昏迷，甚至休克，从而威胁患者的生命。

一旦我们遇到昏厥患者，应尽可能地确定引发昏厥的原因，从而积极地给予正确的救助。昏厥有很多种，最常见的有单纯性昏厥、低血糖昏厥、心源性昏厥和脑源性昏厥。

1.单纯性昏厥：比较常见，在日常生活中长时间站立、缺乏睡眠、过度疲劳、洗热水澡、精神刺激、天气闷热、剧烈疼痛等，均会使患者全身小血管扩张，血压下降，大脑缺氧，从而昏厥。一般来说，体质比较弱的人发生单纯性昏厥的可能性比较大。

2.低血糖昏厥：大多是营养不良、饥饿或者糖尿病患者服用降糖药物后未进食等导致的。

3. 心源性昏厥：是心律失常、心排血量突然减少等所致。心源性昏厥的发作一般都比较突然，并且持续时间比较长，因此也十分危险。如果心源性昏厥患者得不到及时救治，很有可能会导致心脏骤停，从而死亡。

4. 脑源性昏厥：多由于脑血管病导致，如短暂性脑缺血、脑血管痉挛、脑动脉硬化等病症都会引发脑源性昏厥。

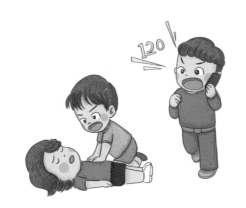

一般来说，患者昏厥时主要表现为眼前发黑、头晕、心慌、恶心、出冷汗、全身无力、面色苍白等，然后意识丧失，突然跌倒在地。当我们遇到昏厥患者时，通常可以采取以下急救措施：

1. 让患者保持平卧姿势（同休克体位），并将患者的双腿抬高，从而保持脑组织有足够的血液供应。然后检查患者的气道是否通畅（呼喊患者看是否有反应），以及呼吸和脉搏是否正常，并解开比较紧的衣领或者腰带。

2. 针对低血糖昏厥患者，待其意识清醒后，可以给予一些糖水或食物，从而帮助其恢复。如果低血糖比较严重，处于昏迷的患者，应当让其保持侧卧位（同昏迷体位），并注意不要给患者喂水、食物或者药物，以免其窒息，然后尽快拨打急救电话。

3. 针对急性出血或者心律严重失常、反复昏厥的患者，应当立即拨打急救电话，尽快让医护人员查清昏厥原因，并进行相应的救治。

一般的昏厥患者无须特殊治疗，其意识就会迅速恢复，血压、呼吸和心跳也会很快恢复正常。经过一段时间的休息后，患者可以逐渐坐起和站立。刚恢复的昏厥患者动作不宜过猛，并且尽量多观察几分钟。

抢救者在进行急救时，也应仔细检查昏厥患者是否有摔伤、碰伤。如果患者在跌倒时，发生出血或者骨折等情况，抢救者需根据实际情况做出相应的处理。

004 突发脑血管病

脑血管病又叫脑血管意外或者脑卒中，俗称脑中风，它是指由于各种原因导致脑血管破裂或堵塞，致使脑血管功能发生障碍，从而引发的一系列病症。常见的脑血管病可以分为两类：一是缺血性脑中风，二是出血性脑中风。

脑血管病是中老年人常见病，有高发病率、高致残率、高复发率、高死亡率和多并发症的特点。据调查，我国每15秒有一人突发脑血管病，每21秒有一人死于脑血管病。尽管医学治疗手段先进，但脑血管病的致死率仍然很高，经济负担也很重。我国脑血管病和心脏病患者已超过 2.7 亿人。

脑血管病可分为急性脑血管病和慢性脑血管病。急性脑血管病主要包括脑出血、短暂性脑缺血发作、脑卒中等，慢性脑血管病主要包括脑动脉硬化、帕金森氏病、脑动脉盗血综合征等。慢性脑血管病发病速度缓慢，急性脑血管病发作突然，危及生命，需要紧急救助。

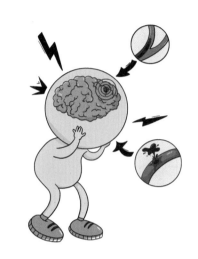

一、脑出血急救措施

突发脑出血的患者在发作前常伴有剧烈的头痛，然后出现呕吐、昏迷、大小便失禁、偏瘫等症状。通常剧烈的头痛是脑出血最明显的症状，因此有既往病史的患者一旦出现剧烈头痛，首先应当考虑脑出血的情况。

脑出血患者的急救原则为：不要乱动，冷敷头部，把握脑出血最初的黄金 5 分钟。具体急救措施如下：

1.迅速拨打急救电话。

2.让患者侧身躺在平坦的地方，将患者的头部偏向一方，保持其呼吸道顺畅。

3.减少患者头部晃动，天热时应当在患者头部放置冷毛巾、冰水或冰袋，从而减少脑部出血。

4.合理应用降压药，如患者血压过高，应帮助患者服用降压药，保持血压稳定，防止脑出血症状更加严重。

5.送医途中减少颠簸：在送医的途中，车辆要平稳行驶，尽量减少颠簸震动，否则可能会导致脑出血加重；还可以把头部稍微抬高一些，与地面保持20度角，也可以防止脑出血病情加重。

二、脑卒中急救措施

患者突发脑卒中时，其主要表现为说话不清楚、嘴歪、流口水、一侧面部或肢体麻木无力，有时甚至会出现站立不稳、晕倒等症状。

救助突发脑卒中患者措施如下：

1.抢救者应当先让患者歪头平躺，并将头肩部稍微垫高。如果患者口鼻内有呕吐物，应当先设法清除，然后迅速拨打急救电话。

2.在等待救护车期间，抢救者应解开患者的衣领和腰带等，并安慰患者，使其保持镇定。此外，抢救者需要注意给患者保暖，避免患者受凉。

通常到达医院后，患者需要进行一系列的检查，如脑CT、脑血管造影等。这些基础的检查往往比较紧密，因此家属在检查期间一定要保持镇定，不要因为害怕挪动患者而犹豫不决，从而耽误抢救时间。

此外，治疗脑卒中时，应当选择具有动脉溶栓医疗条件的急症医疗机构，并保证在发病后的 24 小时内，患者能得到动脉溶栓治疗，以提高患者的存活率。

005 高热惊厥

高热惊厥是一种常见的儿童疾病，通常在发热时发生，表现为全身或局部肌群的强直性或阵挛性抽搐，同时伴有意识丧失。这种疾病主要发生在 6 个月至 6 岁之间的孩子中，而且男孩比女孩更容易发生。

高热惊厥的症状通常在体温突然升高时出现，而且时间比较短暂，通常只有几分钟到几十分钟。在惊厥发生时，孩子可能会出现眼球上翻、口吐白沫、手脚抽动、意识丧失等症状。这种疾病通常不会对孩子的智力、身体健康等方面产生长期影响，但是在严重的情况下，可能会对孩子的生命造成威胁。

对于高热惊厥的治疗，主要是针对发热进行对症治疗，如物理降温、口服退热药等。同时，家长应该注意孩子的饮食和营养，保持良好的生活习惯和环境卫生，避免感染和高热惊厥的发生。

总之，高热惊厥是一种常见的儿童疾病，家长如果发现孩子出现类似症状，应及时就医，接受专业医生的诊断和治疗。

🔔 006 癫痫

癫痫是一种慢性且反复发作的短暂脑功能失调综合征，它是神经系统常见的疾病之一，患病率非常高，仅次于脑中风。癫痫的患病率与年龄有很大的关系，一般 1 岁以内的婴幼儿患病率最高，随着年龄增长患病率会逐渐降低。

在日常生活中，人们对护理癫痫患者的方法知之甚少。一旦遇到癫痫发作者，经常采用掐人中、掐虎口，在患者嘴里塞毛巾、汤勺、钥匙等方法，以求达到急救的目的。但其实，人们采用的这些传统的急救招数容易导致癫痫发作者呼吸受阻，甚至导致窒息。

癫痫发作者一般会口吐白沫，两眼翻斜，四肢或头颈有规律地抽搐，全身绷紧，呈扭曲姿势。大部分患者癫痫发作时间只有 1~2 分钟。如果患者出现咬舌

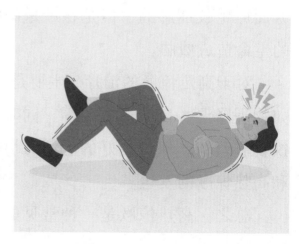

状况，通常只会少量出血，一般不会致死。

此外，据相关专家研究，癫痫发作时，只有极少数患者会咬到自己的舌头，所以遇到癫痫发作者时，专家并不主张在患者口腔内强行塞东西。那么，癫痫发作时应该怎样急救呢？下面，就为大家介绍几个救助癫痫发作患者的方法。

1. 移开危险物品，让患者仰卧，不垫枕头；有咬舌危险时，用压舌板垫在上下牙之间；不要随意搬动患者，避免头部撞击地面或四肢卡在狭窄空间内。

2. 将患者的头偏向一侧，防止呕吐物或口腔异物阻塞呼吸道。然后将患者的下颌抬起，防止舌头后坠堵塞气管，并将患者的领带及其他比较紧的衣物脱去，保持其血液流通顺畅。

3. 在患者抽搐期间，不要强行按压或者控制患者的四肢，避免其强烈抖动时使肢体损伤。

4. 如果患者出现昏迷或昏厥现象，应立即检查其呼吸、心跳是否停止。如果患者意识丧失但仍有呼吸，应当让患者保持侧卧体位，并密切观察其呼吸和脉搏的变化。若患者呼吸和心跳停止，则应立即对其进行心肺复苏。

5. 针对呼吸困难、反复癫痫，或伴有其他严重症状的患者，应立即拨打急救电话，尽快将癫痫患者送往医院进行治疗。

在日常生活中，大多数癫痫患者都可以通过药物减少发病次数，只有极少数没有按时服药或过度疲劳、精神压力比较大的癫痫患者，会出现反复发作的情况。因此，癫痫患者只要平时多注意休息，按时服药，不过度饮酒，避免过度劳累，一般不会发作。

007 哮喘

哮喘是一种慢性炎症性疾病，由肺部小气道发炎引起。哮喘病患者在发病时，一般会出现呼吸困难、面色苍白或发紫、心率加快等症状，严重者可能会大汗淋漓、血压下降、神志不清，甚至昏迷等。

此外，部分儿童在哮喘发作时喘气不会加快或变粗，而只出现持续咳嗽现象。因此，当哮喘患者出现咳嗽症状时，千万不要轻易忽略，或当作其他疾病简单处理。

哮喘患者在发病前，一般会有一些先兆症状，并且其先兆症状的发作时间长短不一，可以持续数秒或者数分钟，其主要表现为鼻痒、打喷嚏或者胸闷等。当哮喘患者发病时，抢救者应当保持镇定，根据实际情况采取救助措施。

1. 远离激发哮喘发作的环境。若患者为过敏性体质，则尽量不要接触过敏源。若患者属于运动性哮喘，则尽量不要运动，尤其是剧烈运动。

2. 预防患者感染。哮喘本身就是一种炎症，当哮喘患者的身体出现其他炎症时，很容易引发哮喘。因此，具有哮喘病史的人平时应当预防感染，控制炎症发作，避免引发哮喘。

3. 如果在户外或野外遇到哮喘病发作的患者，我们应当迅速让其保持半卧位或者坐位，然后解开患者颈部的扣子或领带，保证其呼吸道顺畅。若患者出现呼吸困难现象，我们可以用手按摩其背部肌肉，帮助其改善呼吸状况。

4. 若周围围观的人过多，应当尽快疏散人群，保持患者周围空气畅通并安静，避免患者出现不安或焦虑情绪。如果条件允许，应尽早让患者吸氧。

5. 如果患者随身携带了支气管扩张剂，应立即帮助患者吸入，从而有效地帮助患者扩张支气管，缓解呼吸困难等症状。

6. 如果患者持续哮喘或者病情比较严重，可以让患者通过腹式呼吸法改善呼吸，并立即拨打急救电话。

008 急性腹痛

急性腹痛是一种常见的临床急症，需要及时的诊断和治疗。以下是一些应对急性腹痛的措施：

1. 卧床休息：取俯卧位可使腹痛缓解，也可双手适当压迫腹部使腹痛缓解。

2. 药物治疗：适当给予解痉药物如阿托品或维生素 K 可暂时缓解腹痛。对于病因明确的肠炎、痢疾、胃炎等病，可适当应用止痛药，如颠茄片、胃舒平、654 等。如果疼痛是在腹部和饭后发生，抗酸剂可能会有所帮助，尤其是如果感到胃灼热或消化不良。

3. 医疗救治：如果腹痛剧烈，严重到无法站直，且伴有呕吐、高热、血便和肠形、呼吸困难、胸痛时，或者右下腹的疼痛往往暗示着阑尾炎，这些情况都应尽快送往医院，不宜滞留家中以免耽误病情。

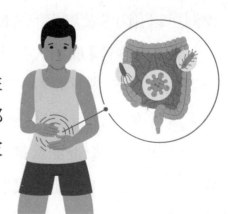

4. 预防：平时注意锻炼身体，强健体魄，提高免疫力。同时注意饮食洁净，避免摄入不耐受的食物，如一些过敏的食物或难以消化的食物等。确保膳食均衡，多吃水果和蔬菜等纤维含量高的食物。建议多饮水，以保持身体健康。

以上信息仅供参考，如果急性腹痛症状持续或加重，建议及时就医。

009 休克

休克是指由于各种原因引起的一种血液循环量不足，导致氧气无法传达到大脑和心脏，造成人的机体暂时停止运转的危险状态。其主要表现为皮肤冰冷、苍白，脉搏快而弱，少尿或者无尿，感觉口渴并且可能出现呕吐现象，严重者会丧失意识，甚至死亡。

全世界每年有超过 100 万人发生休克，休克与原发疾病和慢性疾病有关。休克是急症中的全身严重反应，长时间休克可能导致脏器衰竭，需要及时救治。休克分为五种类型，其中心源性休克最常见，主要由心脏疾病引起，青少年是发生心肌炎导致的心源性休克的主要人群。

在日常生活中，青少年出现心源性休克的原因主要有两种：一是感冒发烧引起病毒性心肌炎从而导致发生心源性休克；二是当剧烈运动突然停止时，身体的负担量超过心脏承受能力，从而产生急性心功能衰竭，进而出现心源性休克。

休克发生时，患者往往会出现出汗、湿冷，面色苍白或者青紫，体温下降等症状，这些都是血液循环量不足导致的。此外，患者还会出现心率加快、烦躁不安、反应迟钝，甚至昏迷等并发症状。

当看到休克患者时，如果无法从其外部表现判断是否为休克，我们可以压迫患者的前臂或者下垂前臂，正常人会出现怒张鼓起反应，而休克患者则没有此类反应。此外，我们还可以通过压迫患者的指甲来判断，正常人被放开后指甲会立刻恢复血色，如果压迫 3 秒后不见血色恢复而呈紫色，则可判断此人为休克患者。

休克患者的紧急救治如下：

1. 对于外伤引起的休克患者，应先在现场进行简要的包扎、固定、止血，从而避免患者失血过多。

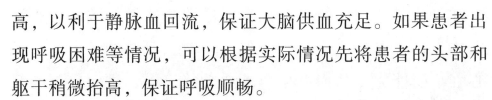

2. 让患者躺平，可将患者的双下肢稍微抬高，以利于静脉血回流，保证大脑供血充足。如果患者出现呼吸困难等情况，可以根据实际情况先将患者的头部和躯干稍微抬高，保证呼吸顺畅。

3. 用枕头或者其他物品将患者的颈部垫高，同时托起患者的下颌，让患者的头部保持后仰的姿势，然后将患者的头偏向一侧，以防患者呕吐时，呕吐物进入气道导致窒息。

4. 一般的休克患者体温较低，非常怕冷，所以施救者要给患者盖好衣物。但如果患者为感染性休克，则会出现高热现象，此时我们应给患者降温，如在患者的颈、腹股沟等处放置冰袋，或者用酒精擦拭等。

5. 休克发生时，患者会因氧气不足而窒息，如果现场有供氧设备，应当及时让患者吸氧。情况紧急时，可通过人工呼吸进行紧急救治。

6. 在紧急救治的同时，尽快拨打急救电话，以保证患者能够及时得到专业的救治。

010 猝死

猝死是指突然发生的，由于急性冠状动脉缺血导致的心脏骤停现象。研究表明，心脏停止 3 秒后，人就会因为缺氧感到头晕；停止 10~20 秒后，就会出现丧失意识的现象；如果超过 6 分钟，人就会进入生物学死亡阶段，其生还概率几乎为零。

猝死是近年来最常见的紧急状况，目前因为猝死死亡的人数约占疾病致死总人数的 1/3。而根据调查，当猝死发生时，患者能够被及时发现并得到治疗的不足1%，大多数患者都是没有被发现或者因为发现晚了而在抢救途中死亡的。因此，我们在发现猝死患者时，如果能及时采取急救措施，对患者进行心肺复苏，或许可以挽救其生命。医疗机构发布数据，如果能够对猝死患者进行及时治疗，可以让其生还率达到90%。

因此，学会一些简单的猝死急救技巧，掌握简单的心肺复苏方法，遇到猝死患者时，我们就可以凭借这些急救知识挽回一条生命！

猝死发生后，患者的主要症状为意识丧失、瞳孔散大、大动脉搏动消失、呼吸停止或者断续等。

当我们发现有人突然倒地时，应当先呼喊、拍打患者，查看其是否能正常呼吸，同时触摸患者颈部双侧动脉，看看颈动脉是否搏动。如果患者没有呼吸和意识，脉搏也停止跳动，那么我们就可以判断患者出现了猝死症状。然后，应立即采取以下急救措施。

1. 保持呼吸顺畅

如果患者出现猝死症状，首先要将患者平躺在地上，然后在其背后垫一块硬板，同时把患者的头抬起来，保持患者可以呼吸外界的氧气，从而避免心脏和机体缺氧。此外，在急救过程中，注意不要让人围观，保持患者周围空气畅通。

2.用力叩击胸部

攥紧拳头，对准患者胸部的下端部位用力叩击，如果没有效果，可以反复几次。此步骤的目的在于避免患者出现室速、室颤等现象，从而帮助患者恢复心跳。

3.心肺复苏

如果叩击胸部无效果，则应立即为患者进行心肺复苏。为患者进行心肺复苏时，施救者的力量要适中，以免对患者内脏造成太大的损伤。一般情况下，连续进行3分钟的心肺复苏，可以让患者心脏内的氧气流到血管中，为心脏和大脑提供充足的养分。

4.呼救急救

呼救急救应当与急救措施同时进行，在施救时如果有第三人在场，应当请第三人立即拨打急救电话。在打急救电话过程中，要准确说明所处地点和患者情况。如果施救时没有第三人，则在施救时尽量抽出时间拨打急救电话。

🔔 011 被噎到、食物误入气管窒息

吃东西时，如果被噎到，或者食物误入气管，很容易导致气管梗阻，从而引发窒息。一旦窒息超过4~6分钟，就有可能导致心跳停止，出现脑损伤状况。如果窒息超过10分钟，就会造成不可逆的脑损伤。

在日常生活中，孩子吃东西时被噎住或者食物不小心进入气管是很常见的事情，一般情况下人们都不太在意这些症状，甚至有的家长只会让孩子通过喝水、喝醋或者单纯拍背的方式来缓解，但这些方法很多都是错误的，根本起不到救治的作用。

孩子在吃东西时被噎住或者食物误入气管，其实是很危险的。一旦异物将气道堵住，导致气道梗阻引发窒息，很容易酿成悲剧。而如果在出现这种情况时，能够分秒必争地进行救治，孩子就会多一线生机。

一旦发现有人吃东西噎住或者被呛到了，我们首先需要做的是将他的嘴巴打开，看能不能直接将食物从口中取出来；如果不行可以试着让其自己咳嗽，看是否可以将食物咳出来；如果依然无效，则可以采用以下办法进行急救。

一、成人急救法

1. 自救法

自己稍稍弯腰，让腹部靠在一个固定的水平物体上，如椅背。然后用物体的边缘压迫上腹部，快速向上冲击，不断重复这个动作，直到异物排出。

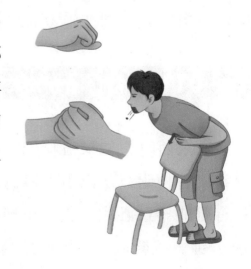

2.海姆立克急救法

抢救者站到患者背后，一只脚放在患者两腿之间。两手臂环绕患者的腰部，然后右手握拳，将大拇指收在手掌内，避免伤到患者。将右手放在患者胸廓下和肚脐上的腹部，用左手抓住右手，快速向上重击压迫患者的腹部。重复以上手法，直到异物排出。

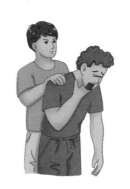

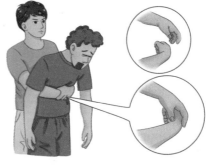

二、幼儿急救法

1.拍背法

用左手托住幼儿的面部和颈部，手臂贴着幼儿的前胸，另一只手托住幼儿的后颈部，将幼儿翻转为脸朝下的姿势，并趴在抢救者的膝盖上。用右手根部在幼儿两个肩胛骨连线的中点拍打1~5下，并观察幼儿是否将异物排出。

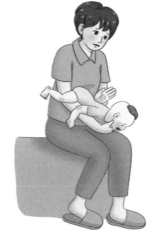

2.催吐法

如果拍背法没有起到效果，抢救者可以用右手托住幼儿的头部和颈部，将幼儿翻转为脸朝上的姿势，并把幼儿放在自己的右腿上，用食指找到幼儿两乳连线的中点，用两手中指或者食指按压幼儿胸廓和脐上的腹部，按压1~5次，并观察异物是否排出。

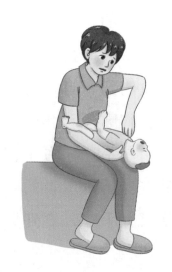

如果使用以上方法对幼儿和成人进行急救后，没有产生效果，则应立即将患者送往医院进行救治，让医生采用专业的方法取出异物，千万不要拖延时间！

🔔 012 眼睛进入异物

如果眼睛不慎进入了异物，首先要保持冷静，不要用手揉眼睛。可以尝试以下方法：

1. 频繁眨眼：通过频繁眨眼，可以利用泪水将异物冲洗出去。

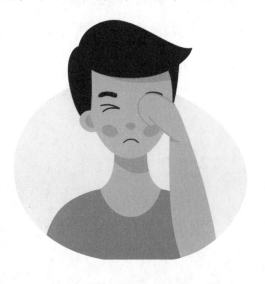

2. 轻捏眼皮：将眼皮轻轻捏起，有助于将异物固定

在眼睑上，方便取出。

3.冲洗眼睛：如果异物位置较深，可以尝试使用生理盐水冲洗眼睛。将温水倒入碗中，加入适量的盐，制成生理盐水。然后，将干净的棉球或纱布浸湿在生理盐水中，敷在眼睛上约5分钟。这样可以减轻异物对眼睛的刺激，并帮助清除异物。

4.就医治疗：如果异物仍然存在，或者眼睛出现红肿、疼痛、流泪等症状，建议立即就医。医生会根据异物的大小、位置和类型，采取适当的治疗方法，以减轻对眼睛的伤害。

总之，眼睛进入异物后，要保持冷静，不要用手揉眼睛。可以尝试以上方法进行处理，并尽快就医治疗。

第三章
出血与紧急外伤的急救

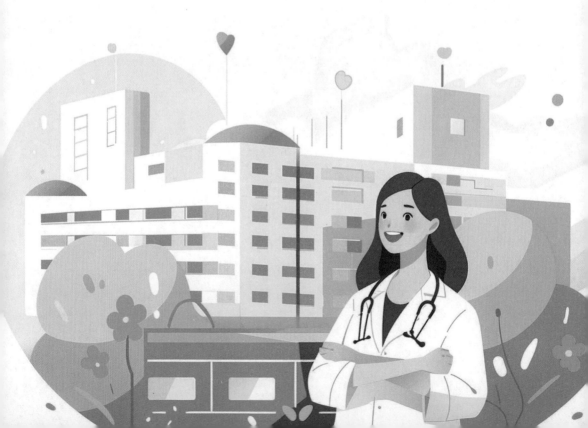

🔔 001 擦伤

擦伤是指皮肤受到粗糙物摩擦而引起的损伤，常发生于手、肘、膝、足等部位。擦伤后，皮肤表面会有明显的破损和疼痛，有时还会伴有出血和渗液。

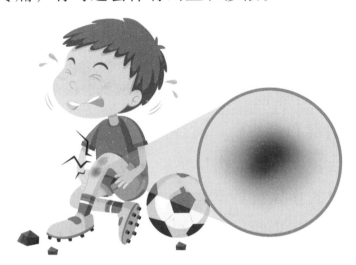

对于轻微的擦伤，可以在清洁伤口后使用碘伏、酒精等消毒剂进行消毒，并涂抹一些抗生素药膏预防感染。如果伤口较深或者伴有出血，应该及时去医院进行清创和缝合处理。

意外擦伤的处理办法如下：

1. 清洗伤口：用清水或生理盐水将伤口清洗干净，特别是对于嵌入皮肤或划破皮肤的脏东西要清洗干净。

2. 消毒：消毒是擦伤处理中非常重要的一步，可以使用碘伏或医用生理盐水进行消毒，如果是粘膜的擦伤首选生理盐水、稀碘伏或洗必泰溶液，忌用酒精。

3. 包扎：消毒后，可以用无菌纱布进行包扎，以止血和保护伤口。

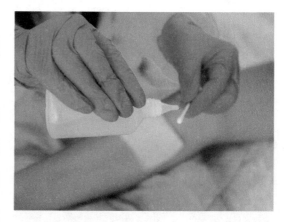

4. 前往医院：如果伤口面积较大，或者深度较深，或者伤口出现在关节等活动部位，最好在初步消毒和包扎后，前往医院进行深度消毒以及伤口的清创缝合，以免造成伤口感染。

5. 注射破伤风抗毒素：如果划伤的物品带有铁锈或其他不明成分的污染物，应该在消毒和包扎后，立即前往医院找外科医生进行清创、换药包扎，酌情外涂促进伤口愈合的药膏，以及 24 小时内肌肉注射破伤风抗毒素，避免由于铁锈或其他不明成分物质污染物导致的破伤风感染。

6. 口服抗生素：根据伤口情况，医生可能会建议口服抗生素预防伤口感染。

7. 持续出血处理：如果存在持续性的出血，应该在消毒后适当加压包扎，必要时应按压或用干净毛巾等捆扎止血，并立即到达医院后采取相应治疗措施。

为了预防擦伤的发生，可以注意保持身体和周围环境的清洁，避免接触粗糙的物体或地面。在运动或者活动时，可以佩戴护具或者手套等保护措施。如果出现擦伤，要及时进行处理，避免感染。

002 挫伤

挫伤是一种常见的运动损伤，通常是由于身体接触或撞击导致软组织受损。

挫伤的处理办法包括物理治疗、药物治疗和手术治疗。具体方法根据挫伤的严重程度和部位有所不同。

对于轻微的挫伤，可以通过物理治疗来缓解症状。首先，受伤部位应保持静止，避免进一步损伤。其次，受伤部位可以进行冷敷或热敷处理，以促进血液循环和疼痛缓解。此外，可以辅助使用一些活血化瘀的药物，如三七片、红花逍遥片等，以促进挫伤部位的恢复。

如果挫伤较严重，伴有明显的肿胀和疼痛，可以在物理治疗的基础上，使用一些非处方药来缓解疼痛，如布洛芬缓释胶囊、塞来昔布胶囊等。如果疼痛难以忍受，也可以在医生的建议下使用一些处方药，如依托考昔片、双氯芬酸钠缓释片等。

如果挫伤导致明显的肿胀和疼痛，且伴有明显的骨折等严重情况，需要及时就医进行手术治疗。手术治疗可以帮助恢复骨骼的连续性和稳定性，减轻疼痛和肿胀。术后仍需要进行物理治疗和药物治疗，以促进挫伤部位的恢复。

除了上述治疗方法，患者还需要注意保持患肢抬高、卧床休息、避免受凉等事项，以减轻疼痛和肿胀。同时，注意饮食营养均衡，

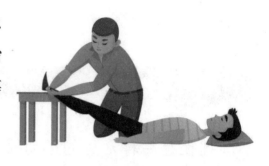

多吃富含维生素和蛋白质的食物，有助于身体恢复。

总之，挫伤的处理方法应根据挫伤的严重程度和部位选择合适的治疗方法。轻微的挫伤可以通过物理治疗和药物治疗缓解症状，严重的挫伤需要及时就医进行手术治疗。在治疗期间，患者需要保持良好的生活习惯和饮食营养均衡，以促进身体恢复。

🔔 003 滑倒跌伤

滑倒跌伤是一种常见的意外伤害，如果处理不当，可能会对健康造成严重影响。以下是一些处理滑倒跌伤的注意事项：

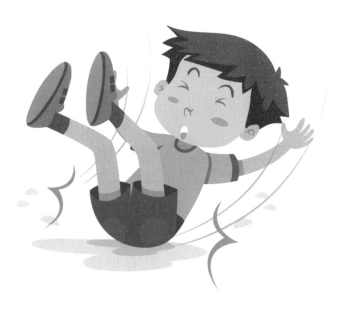

1.不要着急站起来：滑倒后，先检查四肢和关节是否能活动。如果感觉肢体特别疼痛，有可能发生骨折，此时不要随意乱动，因为骨折后随意活动可能会加重骨头移位，应及时拨打急救电话。

2.不要用"捋一捋筋"的方法去按揉患处：很多人摔倒后伤势较轻，经常用"捋一捋筋"的方法去按揉患处，以为这样能缓解疼痛，但这样很可能引起局部水肿，从而加重病情，导致二次创伤。

3.不要立即热敷：摔伤后，不能立即热敷。正确方法是在 24~36 小时内，用冰块冷敷，控制出血、促进消肿、减轻疼痛的症状。

4.补充营养：在调养期间，要适当补充钙、多晒太阳；

在饮食上，应吃低脂、高维生素、易消化的食物；在恢复后期，应配合适当的锻炼，改善血液循环，促进愈合。

对于滑倒跌伤，我们应该采取科学合理的方法进行预防和处理，以减轻伤害程度，促进身体的恢复。

004 刺伤

刺伤是指刀、竹签等尖锐物体刺穿皮肤和皮下组织造成的创伤。如果伤口比较深，很有可能会伤到内脏。且伤口被血凝块堵塞，或者伤口中有残留的污染物，很容易引发伤口感染，导致破伤风等厌氧菌感染，从而危及患者生命。

在日常生活中，存在很多刺伤隐患。通常，一些浅表伤口，很容易愈合。但如果是较深的穿刺伤，则存在着很多会导致严重感染的危险因素。其中，金黄色葡萄球菌和 β 溶血性链球菌是比较常见的感染因素。

一旦人体遭受刺伤后，就会出现出血和疼痛症状。如果伤口内存在异物，伤员的疼痛感会更加强烈，如果伤员的内脏被刺伤，那么伤员会由于内出血而出现血压下降、面色苍白、脉搏变缓，甚至休克等一系列症状。

发现刺伤伤员时，抢救者急救的主要目的是控制出血。如果周围无人救助，受伤者也应保持镇静。当四肢的伤口出血比较严重时，应当就地取材，迅速用干净的手帕、衣物等物品自己进行包扎。包扎时松紧程度要适当，避免骨头移位。每隔 10 分钟左右松开包扎一次，以防伤口下端因缺血而坏死。

针对小而浅的伤口，应当先清除异物，等出血止住后，使用消毒水或者生理盐水清洗局部，然后用创可贴或纱布等医疗用品包扎伤口。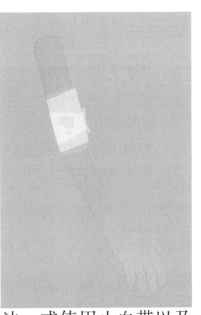

针对比较深的伤口，尤其是伤及血管、神经、内脏的伤口，一定不要随意拔除刺入物，以免加剧患者的内伤。如果伤口比较大且出血不止，应当使用压迫止血法，或使用止血带以及其他物品先止住血，注意不要抬高患者的腿部，以防血液倒流增加出血量。然后，立即拨打急救电话，将伤员送往医院进行抢救。

如果伤员体内的脏器或其他器官脱离身体，切忌直接在现场将器官复位，以免因为器官感染而导致严重后果。正确的做法应当是用干净的布或者容器将脱落的器官保存好，然后尽快将伤员送到医院，让医护人员进行正确的器官复位。

伤口比较大的伤员在治疗后，注意不要经常使用有伤口的部位。平时也不要长时间捂着伤口，应当让伤口适当与空气接触，以加快伤口的愈合速度。此外，伤员应当保持伤口处的清洁，不要经常冲洗，不要用刺激物清洗伤口。要注意保持伤口部位干燥，避免感染。

🔔 005 头部外伤

头部创伤大多是由锐器或者钝器导致的。轻微的头部创伤一般除了轻微的头痛和肿胀外，并无其他症状。但如果头部受到重击，则很有可能引发脑震荡。最严重的头部创伤可导致颅内出血，从而导致伤员失去知觉，甚至昏迷或休克。

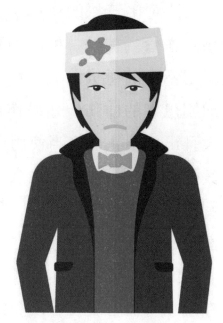

头部是人体的重要器官，在我们的头皮下面有着很多的小血管。因此，一旦头部受创，头部很有可能会大量出血，并且头部的创伤通常比表面看起来的更为严重。在某些情况下，头部创伤伤员表面上看似没事，但却很有可能已经有了头皮撕裂、脑震荡甚至颅骨骨折等严重问题。

当我们遇到头部创伤的伤员时，应当仔细检查伤员的头部，注意不要忽略头部存在的危险。怀疑伤员头部受伤时，应当采取头部急救措施进行救助，并注意伤员的颈部是否有损伤。

（1）如果伤员头部受伤部位的皮肤外翻，抢救者应当小心地将外翻皮肤恢复到原来的样子，同时应当认真安抚伤员，不要使伤员精神紧张，让其保持镇定。

（2）迅速用清水清洗伤口，然后使用消过毒的敷料或者没有绒毛的布料覆盖住伤员的伤口，并用手轻轻压住伤员的受伤部位，保持按压 10 分钟左右，以降低伤员因为失血过多而产生休克的可能性。

（3）将一只手固定放置于伤口的敷料之上，用另一只手将绷带的一端放在敷料上，然后缠绕头部，并确保绷带缠绕到伤口位置时有一定的压力。缠绕时可以将绷带上下缠绕并相互压叠，从而防止绷带在头部滑落。

（4）让伤员保持平卧体位，并将其头部和肩部稍微抬高。在急救过程中，如果伤员出现眩晕或者休克等现象，抢救者应立即拨打急救电话。在等待医护人员到来期间，抢救者应当及时记录伤员的呼吸、脉搏和反应程度，以便医护人员根据伤员情况，采取正确的抢救措施。

（5）如果伤员头部受伤后，其耳朵有液体流出，抢救者应用干净的布料盖住伤员的耳朵，让耳内的液体自然风干，并将伤员调整为侧卧体位，让流出液体的部位朝下，千万不要用物品塞住伤员的耳朵，以免给伤员带来更大的伤害。

（6）若伤员因为头部被砸伤而昏厥，那么抢救者应当立即将伤员送往医院。在被砸伤的 24 小时内，一定要时刻陪伴伤员，并每隔几小时唤醒一次，确保伤员处于清醒状态。若伤员已经失去知觉，并且其呼吸和脉搏已经消失，抢救者应当立即对伤员进行心肺复苏。

006 胸部外伤

胸部外伤是一种常见的外伤，可能由车祸、挤压伤、摔伤或锐器伤等引起。当伤员的胸部受到损伤时，主要表现为无法站立，疼痛难忍，并且呼吸、咳嗽时疼痛加剧，伤口出血，呼吸困难，胸闷，甚至出现休克。

对于胸部外伤的患者，急救措施包括：

1.帮助伤员躺下，如果伤员还有意识，应当鼓励其向受伤一侧倾斜，以保持其呼吸顺畅。

2.如果伤员出现出血情况，抢救者首先应当用手按压住伤口，然后就地取材，将衣物反复折叠，压在伤员伤口上。如果条件允许，则应先用纱布覆盖伤口，再用衣物覆盖伤口。

3. 当伤员胸口存在刀具等异物时，不要轻易拔除。在为伤员止血时，应当绕开异物进行压迫止血。

4. 包扎伤口时可以用长袖进行包扎。如果条件允许，则使用三角巾为伤员进行包扎。

5. 急救期间，不要随意搬动伤员。将伤员搬上救护车时，不要采用肩背或者怀抱姿势，要使用平托法搬动伤员。

007 腹部外伤

腹部外伤是一种紧急状况，需要及时救治。腹部的创伤程度不能单纯地凭借伤口的大小来判断，因为伤口小而深也有可能伤及内脏。因此，发现腹部损伤患者时，千万不要轻视创伤情况，应当积极进行救助，并及时将伤员送往医院。

在遇到腹部外伤时，首先要保持冷静，不要惊慌失措。以下是一些建议：

腹部创伤的具体救助方法如下：

1. 及时拨打或者让围观人员帮忙拨打急救电话。

2. 让伤员保持仰卧或者半卧体位，并将双腿弯曲，从而减轻腹部的压力，这样做有利于止血。

3. 压迫伤员伤口止血。如果有条件，应当用纱布覆盖伤口，然后再用衣物压迫伤口止血。如果没有医用纱布，可暂时用衣物压迫止血。止血期间，不要随意拔除伤口上的异物。

4.急救期间，不要让伤员随意活动，也不要给患者喂水、喂食物，以免影响后续治疗。

5.当伤员的胃肠外露时，不能随意将其复原，应当用碗类器具扣住外露胃肠，并用纱布或其他布料包扎固定，然后尽快送往医院进行治疗。

🔔 008 骨折

骨折是指骨头折断或者断裂的症状。一般情况下，除非人体的骨头已经老化或者存在病症，否则人的骨头是很难折断或者断裂的。但由于青少年，尤其是幼儿的骨头处于成长期，十分脆弱，所以一旦遭到严重的打击就会折断。此外，扭伤和扭曲也有可能引起骨折。

骨折分为开放性骨折和闭合性骨折。伤员出现开放性骨折时，其折断的骨头可能会从骨头的断裂处刺破皮肤，或者在骨折部位撕开一个伤口。伤员发生开放性骨折时，会出现出血情况，严重的甚至会出现休克症状。闭合性骨折则是指伤员的骨头虽然断裂，但是骨折处的皮肤没有破裂，而骨头断裂的一端因为损害附近组织，让伤员产生内出血的症状。

骨折时，伤员会出现以下症状：骨折部位畸形、肿胀；伤员的肢体扭曲或变短；骨裂的一端有粗糙的摩擦感；伤员疼痛难忍，行动困难，严重者会出现休克。当我们遇见骨折伤员时，应当先判断其骨折的类型，然后再采取相应的急救措施。

一、闭合性骨折的急救措施

1. 让伤员保持静止状态，不要活动。急救者用手支撑住伤员骨折部位上下处的关节。如果急救时周围有旁观者，可以和旁观者一起固定伤员的骨折部位。

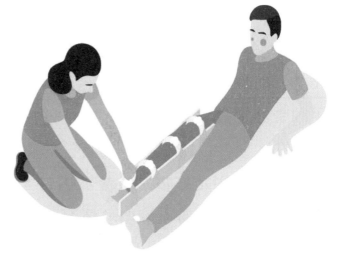

2. 在伤员骨折部位的周围放置一些海绵垫或者其他衬垫，以便临时支撑伤员。对于手臂骨折的伤员，我们可以用汽车将其送往医院；而遇到腿部或者其他部位骨折的伤员，应当拨打急救电话，让医护人员将其送往医院。

3. 在等待急救人员期间，抢救者可以将伤员骨折的部位固定到没有受伤的部位。例如，手臂骨折时采用悬吊固定方法，腿部骨折时使用宽绷带将骨折的腿部固定在没受伤的部位。

4.如果伤员休克，抢救者应当抬高伤员的腿部（不要抬高受伤的腿部）并及时拨打急救电话，同时记录伤员的生命体征。

二、开放性骨折的急救措施

1.使用干净的纱布覆盖伤员骨折的部位，并压迫伤员受伤部位周围进行止血，注意不要按压在伤员突出的断骨上。

2.把敷料放在伤员伤口上，并用纱布覆盖敷料，然后用绷带固定敷料和纱布，对伤员进行包扎。包扎时注意绷带不要太紧，以防影响伤员其他部位的血液循环。将伤员的骨折部位固定好以后，抢救者应当每隔10分钟查看一下伤员其他部位的血液循环情况。如果伤员的血液循环受到影响，则应将绷带松开数分钟。

3.在急救过程中，如果伤员出现休克症状，抢救者应当按照休克的急救办法将伤员的腿抬高；如果伤员骨折的是腿部，那就将他没有受伤的腿部抬高，并记录伤员的生命体征。此外，应立即拨打急救电话，尽快将伤员送往医院。

🔔 009 脊柱损伤

脊柱受到损伤时可能涉及背部或者颈部的一个或多个部位，如脊椎、椎间盘、周围肌肉和韧带，以及脊髓和分支出来的神经末梢等。脊柱损伤最严重的情况是脊髓损伤，该损伤可以导致伤员受伤区域以下丧失感觉，即存在颈部以下瘫痪的可能。

脊柱损伤常常由以下事故导致：高空坠落、失控摔伤、跳水、从摩托车或马上摔下、重物砸伤和头面部受伤。脊柱损伤的伤情一般比较复杂，其多发伤、复合伤比较常见，并发症也比较多。脊柱严重受伤的伤员，可能会终身残疾或者有生命危险。

具体来说，伤员脊柱损伤时会出现以下症状：颈部或背部等受伤部位疼痛；脊柱外的皮肤有触痛感；脊柱的弯曲程度出现异常，产生阶梯状不规则弯曲或者扭曲现象；肢体控制能力下降，活动能力下降或丧失；大小便失禁；呼吸困难。

抢救者对脊柱损伤的伤员采取急救措施时，要根据其具体情况采取不同的救助方法，常见的有应答伤员的急救方法和无应答伤员的急救方法等。

一、有应答伤员的急救方法

1.抢救者应当安慰伤员,不要让其乱动,并拨打急救电话。

2.抢救者跪在伤员的头后侧,用双手扶住伤员头部两侧,手指在伤员耳朵处分开,保证伤员能够听到声音。以肘部支撑地面保持稳定,让伤员的头部、颈部和脊柱保持在一条直线上。

3.让旁观者协助自己,将毛巾或衣物卷成筒状,放置在伤员头部两侧,将伤员的头部保持在中间位

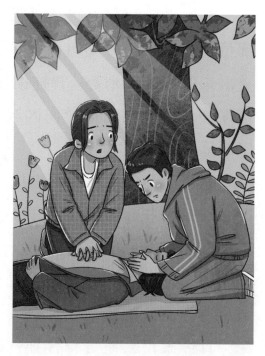

置。注意在等待救护车到来期间,抢救者务必一直扶住伤员的头部,以防伤员脊柱出现弯曲。

二、无应答伤员的急救方法

1.拨打急救电话,然后跪在伤员的头后侧,保持与抢救有应答伤员时一样的急救手势,保证伤员的头部、躯干和腿保持在一条直线上。

2.将指尖放在伤员的下颌处,并用手指轻轻抬起伤员的下颌,让伤员的气管保持开放状态。注意:在操作过程中,

要时刻保持伤员头部处于中间位置，不要倾斜。

3.检查伤员是否有呼吸。如果有呼吸，抢救者应当继续固定伤员的头部，等待救护车到来。

4.如果伤员停止呼吸，应当立即对其进行心肺复苏。若需要翻身，则应支撑住伤员的头部，让3个旁观者协助自己轻轻拉直伤员的四肢，然后将伤员拉向一侧，接着让另外两个旁观者在伤员的另一侧轻轻助推。在搬运过程中，抢救者应时刻注意让伤员的头部、躯干和腿部保持在一条直线上。

5.注意观察伤员的呼吸、脉搏和反应程度并记录下来。

010 关节脱位

关节脱位也称脱臼，是指构成关节的上下两个骨端发生了错位。关节脱位多由直接或间接暴力所致，其中以间接暴力所致者为多见。如跌仆、挤压、扭转、冲撞、坠堕、牵拉等，当暴力达到一定程度，使构成关节的骨端越出正常范围，就可引起关节脱位。一般人关节脱位时，有可能会伴有骨头错位的声音，但是婴幼儿关节脱位时一般没有声音。

关节脱位表现为关节处疼痛剧烈，正常活动丧失，甚至关节部位出现畸形。关节脱位后，关节囊、韧带、关节软骨及肌肉等软组织也有损伤，另外关节周围肿胀，可有血肿，如果伤员出现脊椎脱位，那么其脊髓就会受损；如果伤员的肩关节或者髋关节脱位，则有可能导致瘫痪。

此外，很多时候关节脱位是伴随着骨折发生的，如果抢救者在急救过程中，无法辨别伤员是骨折还是关节脱位，可以先按照骨折的急救方法进行救助。一般来说，当伤员发生关节脱位时，可以采取以下急救措施：

1. 让伤员保持静止，然后帮助伤员支撑受伤部位，并将受伤部位保持在最恰当的位置。由于后期治疗时一般会使用麻醉药物，所以在救助期间，伤员应当禁水、禁食。

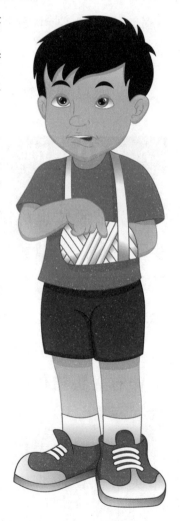

2. 使用冷湿布覆盖受伤部位，切记不要强行将伤员脱位部位自行复原，避免对伤员造成进一步损伤。

3. 用绷带或者三角巾固定伤员受伤部位。

4. 立即拨打急救电话。在等待医护人员期间，每隔10分钟检查一次伤员绷带以外部位的血液循环情况，必要时应将绷带解开重新包扎。

关节脱位的时间越长，医治难度

越大，一般来说，如果伤员发生指关节脱位，抢救者可以通过大力地拉紧关节部位，帮助伤员复原。

如果伤员肩关节，尤其是髋关节脱位，我们在不熟悉骨骼组织的情况下，一定不要随意地尝试帮助伤员将关节复位。因为关节脱位时，很有可能会损伤关节部位的血管和韧带，所以救助关节脱位伤员时，应尽快将其送往医院，接受专业治疗。

在日常生活中，尤其是青少年在运动时很容易出现关节脱位等情况。例如，在运动或者跌倒时，如果手部或者肘关节着地，就很容易引起肩关节脱位。此外，大力拉拖小孩时，也很容易造成孩子关节脱位。

当发生关节脱位时，应当尽快接受治疗。经过医生的专业治疗后，伤员切记不可过度运动，也不要马上洗澡。伤员脱衣服时，应当先脱掉健康部位的衣服，穿衣服时则应先从受伤部位开始。

011 鼻出血

鼻出血是一种比较常见的鼻部问题，鼻出血既可能是局部原因引起的，也有可能是全身性原因导致的。局部原因包括鼻腔异物、鼻外伤、鼻窦炎等，全身性原因包括高热、心脏病、动脉硬化、肝脏病等。

当患者鼻部出血时，抢救者可以采取以下急救措施：

1. 让患者坐下，头部向前倾斜，从而让血液从鼻腔内流出。让患者捏住鼻翼，通过口腔呼吸，保持10分钟以上。切记不要让患者仰头，以防血液流到咽喉引起呕吐。

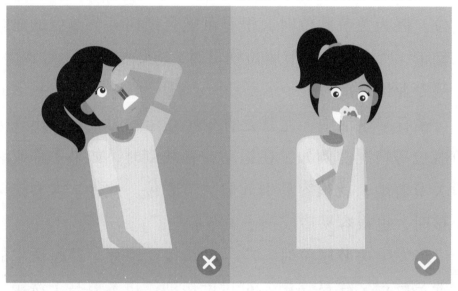

2. 尽量不让患者说话，少做吞咽、吐痰或吸鼻子的动作，以防影响血液凝结。让患者用干净的布或者纸擦掉流出来的血液。10分钟后，让患者放开鼻翼，如果鼻子依然在出血，则让患者继续捏住鼻翼。如果止住了血，仍然需要让其保持前倾的姿势，并用温水清理鼻子周围。在未来几个小时内，保证患者安静休息，避免用力。

3. 如果患者鼻子反复出血，应继续帮助患者捏住鼻子。如果患者出血超过半小时，或者出血比较严重，则应立即将患者送往医院，接受专业治疗。

012 静脉出血

　　静脉出血是指暗红色的血液，迅速而持续不断地从伤口流出。静脉出血的速度比动脉出血的速度慢，并且其危害程度也比动脉出血低。但当静脉发生出血时，也应当采取一些积极的止血措施，从而避免对患者身体造成更大的危害。

　　静脉是指将血液导回心脏的血管。人身体中的小静脉起于毛细血管，其静脉血液在导回心脏时会与其他静脉血液汇合，最后注入心房。人全身的静脉可以分为体循环静脉和肺循环静脉两部分。由于体循环静脉中的血液含有大量的二氧化碳，所以呈暗红色。而肺循环静脉中的血液含有的氧气比较多，所以呈鲜红色。

　　静脉出血的急救方法分为普通患者急救和静脉曲张患者急救两种。

　　一、普通患者急救方法

　　当普通患者的静脉出血时，抢救者应该及时止血，如果身边有碘酒或者酒精，则应先对伤口进行消毒，并用消毒纱布覆盖在伤口上面。如果伤口比较大，则应立即采取紧急救助措施，使用一些基本的止血方法帮助患者止血。

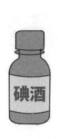

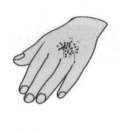

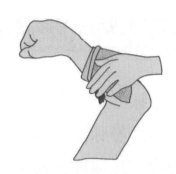

当患者较大的静脉出血后，抢救者应当采取指压止血法，立即用拇指按压住患者伤口下端，即远心端，从而达到止血目的。

采用指压止血法可以将患者的血管压扁，从而减缓血液流动的速度，易于血液凝块，但指压止血法一般需要持续 5~15 分钟才会达到止血效果。

当患者的受伤部位比较深时，抢救者可以将棉花团或者纱布填塞到伤口上，然后再进行加压包扎。此外，将患者的受伤部位抬高，也有助于静脉出血的止血。

二、静脉曲张患者急救方法

如果患者的静脉瓣膜受到损伤，那么患者静脉的血液就会在瓣膜后面形成淤积，导致静脉肿胀，这就是我们常见的静脉曲张。静脉曲张患者的静脉受到轻微的撞击就有可能破裂，从而大量出血，如果不及时救治，患者的生命就会受到威胁。

当静脉曲张患者的静脉出血时，我们首先应让患者平躺，然后尽快将患者的腿抬高，从而减少出血。然后抢救者需要用肩膀或者椅子将患者的腿部架起来，用干净的纱布垫直接按压受伤部位，直到控制住出血。

在急救过程中，抢救者应当脱掉患者的袜子或者弹力长袜等可能加剧患者出血的衣物。包扎伤口时，抢救者应当在纱布上放置一块大而柔软的垫子，并用绷带包扎住。注意绷带不要包扎得太紧，避免患者下肢血液循环受到影响。

包扎完成后，抢救者需要立即拨打急救电话。在医护人员到来之前，应当保持患者的腿部抬高，并记录好患者的呼吸、脉搏和反应程度等。此外，抢救者要每隔10分钟检查一下患者的绷带和患者下肢血液循环情况。

🔔 013 动脉出血

动脉出血是指皮肤伤口处流出鲜红色的血液，血液来势凶猛、喷撒而出。在血管损伤中，动脉损伤多于静脉，占血管损伤的3%~5%，其后果十分严重。如果大动脉受损，人体内的血容量就会迅速下降，在数分钟内就能导致患者死亡。

一般来说，引起血管损伤的原因有两种：一是直接损伤，二是间接损伤。直接损伤包括刺伤、子弹伤、切割伤等锐性损伤，以及挫伤、挤压伤等钝性损伤。间接损伤包括过度伸长撕裂伤、减速伤和动脉痉挛。

人身体中的血量大约占体重的 8%。当失血量达到总血量的 20% 时，人就会出现休克现象。一旦达到 800~1000 毫升时，手脚就会发冷，而且变得麻木，如果失血量超过总血量的 30%，就会有生命危险。

由于动脉血是由心脏挤压出来的，其压力非常高。因此动脉一旦破裂，鲜红的血液就会像泉水一样喷涌而出，如果不及时采取急救措施，数分钟内患者的失血量就会超过总血量的 30%，从而导致休克甚至死亡。所以，掌握动脉止血的知识是相当必要的。

动脉出血急救办法有以下几种。

1. 指压止血法

较大动脉出血后，应当立即用拇指在伤口上方（近心端）的动脉压迫点上用力地按压，从而使血管封闭，中断血流，但每次按压不能超过 10 分钟，以免受伤部位因为血液不流通而坏死。指压止血法只是一种迅速有效的临时止血方法，一旦止住血后，抢救者应立即采用其

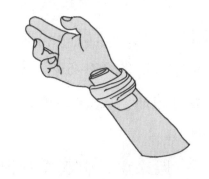

他止血方法。

2. 加压包扎止血法

首先用消毒纱布覆盖伤口，然后将毛巾、帽子或棉花团等折叠成垫子，放在伤口上，接着用绷带或者三角巾紧紧包扎住伤口，从而达到止血目的。此法适用于小动脉出血，如果患者伤口处有碎骨，不要采取此法。

3. 加垫曲肢止血法

当患者的前臂或者小腿动脉出血时，可以在患者的肘窝或者膝盖弯曲处放置毛巾、棉花团等物，然后弯曲患者的关节，用绷带或者三角巾将弯曲的肢体紧紧包扎住。

4. 止血带止血法

患者四肢的较大动脉出血时，如果其他方法达不到止血效果，则使用止血带止血。原则上缚止血带的时间不能超过 1 小时，如果患者需要长时间使用止血带，则应当每隔半小时放松一次止血带，放松时间大约在半分钟，放松期间应当压住伤口，避免大量出血。

第四章
意外事故的急救

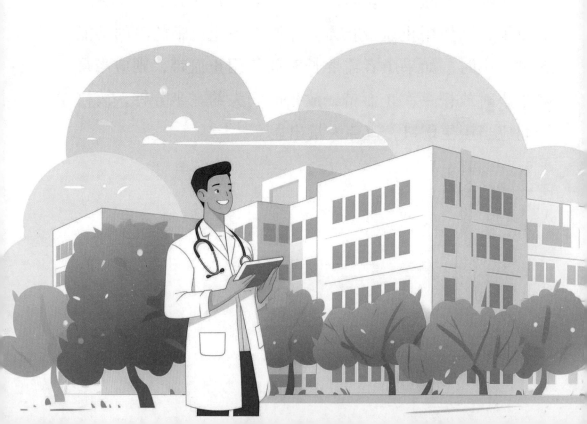

001 触电

触电是指人体直接接触电源，从而身体受到损伤的危险行为。人触电后，电流可能直接流过人体的内部器官，导致心脏、呼吸和中枢神经系统紊乱，或者电流的机械、化学和热效应致使人体表面被电伤。

近年来，电气设备和家用电器的应用越来越广泛，我们生活中的触电事故也变得越来越多。当人触电时，电流会瞬间穿过人体，导致人们出现昏厥、呼吸和心跳停止，触电者的受伤程度与电压的高低有直接的关系。

如果人触碰的是高压电，通常会立即死亡，即使存活也大多受伤严重。因为高压电的电压强度高达 10 千伏，远远超出了人能承受的范围，并且在人触碰时，高压电可以导致人的肌肉震颤，从而将人抛出一段距离，致使人遭受骨折、脊柱损伤等。

低压电通常是指家庭或者工作场所使用的电压，虽然低压电损害程度比高压电要低，但是如果不及时采取急救措施，也有可能会导致严重问题甚至死亡。低压电触电事故通常是由于触摸损坏的开关、出故障的电器以及磨损的电线引起的。

除了电器设备和家用电器触电事故外，还有一种自然触电现象，即雷击。短暂的雷击会导致热灼伤，致使衣服着火、人被击倒或者心跳、呼吸停止。

根据调查，触电后一分钟内被抢救，存活率为90%；在1~4分钟内被抢救，存活率为60%；超过5分钟，存活率则在10%以下。因此，抢救触电者时一定要在最短的时间内采取急救措施，从而提高触电者的存活率。

如果发现触电者，应该立即采取以下措施：

1.脱离电源：触电急救时，首先应当让触电者脱离电源。因为电流作用的时间越长，对触电者的危害就越大。切断电源时，首先应立即关闭电源的开关，拔掉电源插头，然后利用木杆、塑料制品等绝缘物品挑开触电者身上的电源。

如果触电者仍在漏电的电器上，则应立即用干燥的绝缘棉被、棉衣将触电者推开。切记，在未切断电源之前，不要直接用手去触摸触电者，以防抢救者因触电而伤亡。此外，如果触电者触碰的是高压电，则应当立即向当地电力局求助，请求切断高压电区域的电

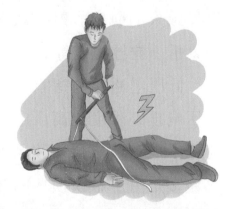

源。在被告知可以安全接近触电者之前，千万不要轻易接近触电者。

2.观察触电者：触电者脱离电源后，如果神志清醒，呼吸心跳还存在，为防止发生心衰或休克症状，不要让触电者站立或者走动，应当让其就地平卧，同时仔细观察触电者情况，并合理包扎触电者的灼烧伤口。抢救高压电触电者时，还要注意防止触电者再次摔伤。

3.心肺复苏：如果触电者的心跳停止，但呼吸尚存，则抢救者应当立即对触电者进行胸外按压。如果触电者的呼吸、心跳均停止，则应当对触电者进行心肺复苏。在抢救过程中，抢救者应当每隔几分钟检查一次触电者的呼吸心跳情况，在医护人员未到来之前，抢救者应当一直抢救触电者。

002 中暑

中暑是一种由于长时间暴露在高温环境下导致的身体过热和失水引起的疾病。在高温、高湿度和高风速的环境中，人体难以散热，导致体温急剧升高，出现头晕、头痛、口渴、恶心、呕吐等症状。如果不及时采取措施，中暑会导致高热、抽搐、昏迷等严重后果。

如果出现中暑症状，应立即采取以下措施：

1.将患者移到阴凉通风处，解开衣服，并疏散围观人群，保持空气流畅。

2.降温。如果患者体温过高，抢救者可以用酒精或冰水擦拭患者全身，并用扇子或电风扇给患者吹风，加速散热降低体温。有条件时，使用冰袋或冷水毛巾敷在患者额头、腋下、大腿根部等部位，帮助降温。降温时，不要快速降低患者体温。当患者的体温降到 38 度以下时，应停止冰敷、酒精擦拭等强降温措施。

3.给患者喝水，补充体内失去的水分。如果患者刚刚中暑，或者中暑症状比较轻微，在其有意识时，让患者适当饮用一些淡盐水、小苏打水或清凉饮料。但需要注意：不要让患者补充过量的水分，以防其出现恶心、呕吐或腹痛现象。

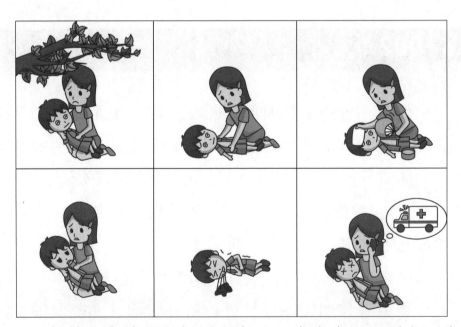

4.保持患者清醒。如果患者已经丧失意识，呼之不应，

推之不醒，抢救者应刺激患者。若患者呼吸、心跳停止，应当立即对患者进行心肺复苏。

5. 转送医院。遇到重度中暑患者，应当立即拨打急救电话。送往医院途中，应当尽量在患者额头、胸口、腋下及大腿根部放置一些冰袋，从而保护患者的心肺、大脑等重要脏器，达到物理降温的效果。

夏日炎炎，很多地方持续高温，人们极易中暑，所以了解一些中暑的急救措施是必不可少的。此外，我们还可以食用一些预防中暑的食物，从而降低中暑的概率，如多吃维生素含量高的新鲜水果和蔬菜，多喝一些山楂、绿豆、酸梅等熬成的汤。

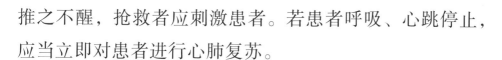

003 烧伤

烧伤是指热液、蒸汽、火焰或钢水等引起的组织伤害，主要会造成皮肤或黏膜损伤，严重者可能会伤及皮下或黏膜下的组织。烫伤是指由无火焰的沸水、热油、烧热的金属等导致的组织损伤，常见的烫伤一般为低温烫伤，即由于皮肤长时间接触高于体温的物体导致的烫伤。

烧、烫伤是日常生活中比较常见的一种损伤，它包括高温、化学物质、电流等引起的组织灼伤。

遇到烧、烫伤的伤员时，可采用以下急救措施：

1.冲：遇到烧、烫伤伤员，首先应当让伤员远离热源，然后立即用清洁的流动冷水冲洗或浸泡烧伤部位至少30分钟。冲洗的时间越早，越容易降低受伤部位的温度，并减轻烧伤对组织造成的损害。

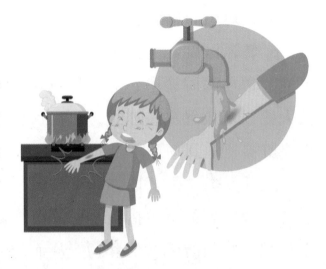

2.脱：冲洗完毕，帮伤员的皮肤降温之后，应当小心地脱去伤员表面的衣物。如果伤口上有粘连的衣物，切记不要强行剥脱，必要时可以用剪刀剪开衣服，注意剪刀头向上，避免造成新的伤害。

3.泡：如果伤员的疼痛感十分剧烈，将烧伤部位放在冷水中浸泡，可以缓解疼痛、散发热量，从而降低烧伤深度。

4.盖：用无菌纱布或干净的毛巾、布类覆盖伤口并固定，可以保持伤口清洁，减少感染。

5.送：轻度烧、烫伤一般会导致皮肤发红，但不会起水泡，三五天皮肤就可以痊愈，所以烫伤者可以在家自行处理。而重度烫伤者在冷却后，依旧剧痛难忍，并出现水泡。因此，发现重度烧烫伤者时，应当用干净的纱布或布类覆盖伤员伤口，切记不要将创面上的水泡弄破，然后立即将伤员送往医院。

如果烧伤面积较大，应缩短以上步骤的处理时间，并尽快将患者送到附近医院救治。在任何情况下，都应避免在烧伤伤口上涂抹任何化学物质或药物，以免加重伤害或引发感染。

004 冻伤

冻伤是指由于寒冷潮湿引起的人体局部或者全身的损伤。当身体长时间处于低温和潮湿环境中时，人体体表的血管就会发生痉挛，血液循环减慢，人的细胞会因为缺血、缺氧受到损伤。

冻伤通常发生在寒冷的冬季，冻伤后如果患者处于过度疲劳、营养不良、肢体静止的状态，伤情会加重。因此，当我们遭遇冻伤或者发现冻伤时，应当积极采取一些急救措施。

1.将患者转移到温暖的屋中或者帐篷内，并轻轻脱去患者冻伤部位的衣物以及其他束缚物，如戒指、手表等，以防血液不流通。

2.温暖患处。局部冻伤患者可以采用皮肤对皮肤的传热方式，如手指冻伤可放腋下取暖。急救时避免按摩、摩擦或火烤患处，以免加重冻伤。可用温水浸泡冻伤部位，水温以患者能接受为宜，慢慢升高。如耳朵、鼻子或脸部冻伤，可用热毛巾覆盖。恢复血色或感觉后停止加温措施，患者不宜再接触寒冷环境，也不宜用刚缓解的脚走路。

3. 抬高患者冻伤部位，从而减轻患者肿痛程度，并用比较柔软的衣物或者纱布包裹或覆盖冻伤部位，然后将患者送往医院接受专业的治疗。

4. 如果患者全身冻伤，并且体温已经降到20℃以下，则患者的情况十分凶险。全身冻伤的患者会出现发呆、嗜睡等症状。若患者睡着，其体温会逐渐降低，最终很有可能会被冻死。抢救者切记不要让患者睡觉，应当让患者保持清醒并鼓励其振作。

如果全身冻伤患者的呼吸和脉搏变慢，抢救者应当保持患者呼吸道顺畅，必要时应当对患者进行人工呼吸，然后立即将患者送往医院。

🔔 005 溺水

溺水又称淹溺，它是指人淹没在水中或者其他液体中，受到伤害的状况。当人的鼻子、嘴巴和气路淹没在水中时，溺水者会产生呼吸障碍、窒息、缺氧，甚至呼吸、心跳均停止的现象。

每年夏季都有游泳溺亡事件，特别是临海或临河地区。

我国每年有近 5 万名 0~14 岁儿童死于意外伤害，其中溺水而亡的儿童多达 2 万名。缺乏自救和急救知识是主要原因。所以建议主动学习急救知识，避免悲剧发生。

一、溺水者自救方法

当不会游泳者意外落水后，首先要保持镇定，切记千万不要将手上举，拼命挣扎。应当冷静地采取头顶向后姿势，让口鼻露出水面，

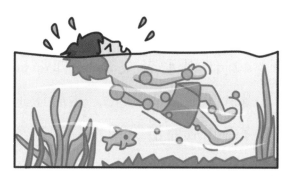

以确保可以呼吸。呼气时尽量轻浅，吸气时尽量深重，然后等待他人救援。

如果会游泳的人不慎腿脚抽筋引发溺水，应当保持镇定，及时呼喊他人。然后将身体抱成一团，让身体浮上水面。接着深吸一口气，浸入水中，用手拼命拉扯抽筋部位，尽可能地消除抽筋症状，然后慢慢游向岸边。

二、抢救者急救方法

抢救溺水者时，应脱去衣裤和鞋子，迅速游到溺水者附近，从背后或头部抓住其头颈，用另一只手臂游到岸边。游泳技能不熟练者可以携带救生圈或木板进行救助。不会游泳者可以借助竹竿或绳索将溺水者拖到岸边。

当抢救者将溺水者救上岸后，应当根据溺水者的具体

情况，采取一些急救措施。

1. 让溺水者头朝下，立即撬开其嘴巴，将口腔和鼻腔内的杂物清除出去，然后迅速用手掌连续拍打溺水者后背，保持其呼吸顺畅。

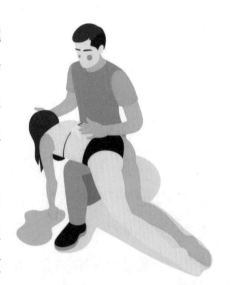

2. 让溺水者头部和脚部向下，趴在抢救者腿上，然后压迫其背部，从而清除溺水者呼吸道内的积水。或者将溺水者双脚放置在抢救者肩上，使其头、足下垂，然后通过原地跑动，倒出溺水者呼吸道内的积水。

3. 如果溺水者呼吸和心跳已停止，抢救者应当迅速对溺水者进行心肺复苏。清除溺水者口鼻堵塞物和呼吸道积水时，速度一定要快，从而给心肺复苏争取更多的时间，增加溺水者的存活率。

4. 经过初步抢救后，如果溺水者的呼吸、心跳逐渐恢复正常，则可让其饮用一些热茶水并将其送往医院。如果经过抢救，溺水者仍没有脱离危险，应当尽快将其送往医院。

🔔 006 踩踏事故

踩踏事件是指人们遇到危险时，因为恐惧出自本能地慌不择路，从而引发人群拥挤甚至踩踏事故。踩踏事件在人群密集场所频发，学校尤为突出。在拥挤中，一旦有人摔倒，后面的人往往不知情，继续前行，导致多米诺骨牌效应般连锁倒地。

为了保护自己的人身安全，预防和避免踩踏事故的发生，当我们置身于人群密集的大型集体活动中时，应该掌握以下防护和自救措施。

一、防护措施

遭遇拥挤人群时，不要慌张。如果人群涌向自己，应当躲避一旁，不要慌张奔跑，避免摔倒。如身边有商店或咖啡馆，可躲避其中。切记不要在人群中逆行，这样很容易被人推倒。

当自己置身于拥挤人群中时，最重要的是要保持稳定站立，并远离店铺的玻璃窗，避免玻璃破碎扎伤自己。在人群之中，身体要保持直立，切不可前倾。若鞋子不慎被踩掉，不要贸然弯腰找鞋或者系鞋带。若条件允许，应当抓住路灯、电线杆等坚固牢靠的东西，等到人群过去后，再离开现场。

二、自救措施

置身于拥挤人群中时，要时刻保持警惕。一旦发现人群中出现骚动或异常行为，要做好保护自己的准备。此时前进时要更加小心，避免被东西绊倒。

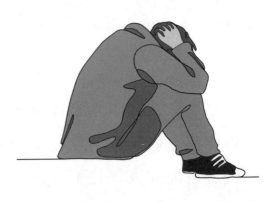

如果发现前面有人摔倒，则应当立刻停止前行，并大声呼救，以便让后面的人知晓情况，停下脚步。

如果不慎被人推倒，应当快速设法靠近墙壁，然后将身体蜷缩成球状，将双手放到颈后抱紧，从而保护头部等脆弱部位不受伤害。

三、救治步骤

如果已经发生踩踏事件，首先立即拨打急救电话。再医务人员到来之前，采取科学的方法自救或互救。

采取急救措施时，应当遵循先救助重伤者、老人、儿童和妇女的原则。一般来说，有明显外伤、血流不止、血压下降、呼之不应等症状的伤者都属于重伤者。一旦发现伤者呼吸和心跳停止，要立即对伤者进行心肺复苏。

007 电梯事故

　　电梯事故是指电梯在运行过程中发生故障或事故，导致人员伤亡或财产损失的情况。这些事故可能由多种原因引起，包括设备故障、操作不当、维护不足等。

　　在日常生活中，电梯事故导致人员伤亡事件频频发生。很多人在遭遇电梯事故时，往往因为没有一定的电梯急救知识而导致悲剧发生。那么，为了防止和减少电梯事故伤亡率，我们掌握电梯急救是非常有必要的。

　　在面对电梯事故时，保持冷静和采取正确的应对措施至关重要。以下介绍一些常见的电梯事故应对措施。

　　1.电梯故障停滞：如果电梯因故障停滞在两层之间，不要惊慌，保持冷静。通过电梯内的紧急呼叫按钮或对讲机与外部联系，告知情况并等待救援。如果手机有信号，也可立即拨打119，请求消防人员帮忙。如果联系工作人员和消防人员无果，应当用力拍打电梯门，引起电梯外人员的注意。在等待救援人员到来的期间，要保持镇定，听从救援人员的指挥，保护自身安全。

　　2.电梯突然下坠：如果电梯突然下坠，迅速按下每层楼的按键并紧紧抓住扶手。尽量保持平衡，避免摔倒。然后整个背部跟头部紧贴电梯墙壁。如果电梯里没有把手，则将双手反撑在电梯墙壁上，然后头部和背部紧贴电梯墙壁，膝盖弯曲，借助韧带承受重击压力，同时踮起双脚。

3.如果求救迟迟得不到回应，应当注意保持体力，避免过度疲劳。若带有孩子，要安抚其情绪，并避免孩子乱碰、乱跑，引发其他意外事故。

4.如果乘坐扶梯时发生意外，务必要在第一时间按下紧急制动按钮。当伤员被卷入电梯时，应当立即拨打119，尽快让消防人员进行专业的救助。

在遇到电梯事故时，保持冷静并采取正确的应对措施非常重要。遵循以上建议，可以最大程度地保护自己和他人的安全。

008 燃气泄漏

燃气泄漏是一种非常危险的情况。燃气一旦泄漏，被人体吸入后，会降低红细胞的携氧能力，造成组织窒息，从而出现昏厥、麻痹、窒息等人身伤害。当燃气泄漏浓度达到一定水平时，容易引发爆炸，进而引发火灾等严重安全事故。

因此，规范用气、提高燃气安全意识至关重要。

一、预防措施

1.定期检查燃气设施：定期检查燃气管道、阀门、连接处等是否漏气，确保燃气设施完好无损。

2.使用燃气时保持通风：在使用燃气时，要保持室内通风良好，避免燃气浓度过高。

3.不要离开厨房：在使用燃气灶具时，不要离开厨房，以免忘记关闭燃气阀门。

4.定期更换燃气器具：定期更换燃气器具的零部件，确保其正常运转。

5.遵守安全规定：正确使用燃气设施，避免发生泄漏事故。

二、急救措施

如果发现燃气泄漏后，为防燃气继续泄漏，应立即采取措施处理：

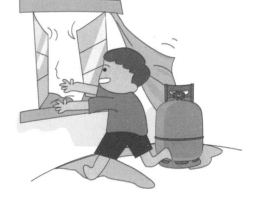

1.关闭燃气阀门：首先，要立即关闭燃气阀门，以切断气源。

2.通风排气：打开窗户，让室内空气流通，降低燃气浓度。

3.不要开关电器：不要在泄漏区域内使用任何电器，包括电话、灯等，以防止产生火花引发爆炸。

4.撤离现场：如果情况严重，应立即撤离现场，并疏散周围人群。

5.寻求专业帮助：如果无法控制泄漏，应立即联系专业燃气公司或消防部门，寻求专业帮助。

🔔 009 猫、狗咬伤

猫、狗等锋利、尖锐的牙齿造成的伤口，会引起人体组织损伤以及细菌感染，严重的甚至会导致狂犬病。狂犬病也称"疯狗病"和"恐水病"，患者主要表现为恐水、怕风、咽肌痉挛、进行性瘫痪等。

现在，很多人喜欢养猫养狗，这些宠物给人们带来了很多乐趣，但也有安全隐患。被猫狗抓咬可能会发生伤口感染，严重感染可能引发狂犬病。

狂犬病是一种由狂犬病毒引起的人畜共患急性传染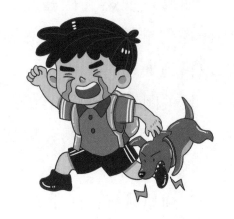病。这种病毒主要侵犯中枢神经系统，并通过唾液传播。狂犬病的潜伏期长短不一，大多在3个月内发病，但潜伏期可长达十年以上。狂犬病为致死性疾病，目前尚缺乏有效的治疗手段。因此，预防狂犬病是非常重要的。

此外，根据专家调查，不仅携带狂犬病的猫、狗可以致使人们感染狂犬病，看起来健康的猫、狗也有5%~10%的潜在狂犬病毒。因此，一旦被其咬伤，大家应当立即采取一些急救措施。

具体急救措施如下：

1. 清洗伤口：首先，用肥皂水或其他弱碱性清洁剂和一定压力的流动清水（比如自来水）交替冲洗伤口，至少15分钟。这可以尽可能地减少病毒和细菌进入伤口的风险。

2. 挤压伤口：在冲洗伤口的过程中，用双手适当挤压伤口四周，将被污染血液完全挤出。不方便时可请周围人帮助清理，避免伤口上残留病菌。注意，绝不能用嘴去吸伤口处的污血。

3. 消毒伤口：彻底冲洗后采用稀碘伏（或其他具有灭活病毒能力的医用制剂）涂擦或清洗伤口内部，可灭活伤口局部残存的狂犬病病毒。切记不要包扎伤口，因为狂犬病毒属于厌氧病毒，如果伤口缺乏氧气，狂犬病毒会大量滋生。

4. 接种疫苗：被猫、狗咬伤后，应尽快注射狂犬病疫苗，最好在24小时内。疫苗应在咬伤当天、第3、7、14、30天注射。如因故未及时注射，应尽早注射，避免延误。

010 其他咬伤和蜇伤

除了猫、狗等动物以外，其他蚊虫、毒虫等物种的咬伤和蜇伤也不可忽视。例如，蜜蜂、蛇，甚至蚊子的蜇咬，都有可能引发严重的疾病，并造成致命的伤害。

被蚊虫或者其他毒虫蜇咬，通常皮肤会出现轻微的肿胀、发红等问题，一般来说，不会危及生命。然而，被毒性比较强烈的蚊虫或者毒虫蜇咬，则有可能会产生严重的后果。若人的嘴部或喉部被蜇伤，也会存在潜在的危险。

一、被蜜蜂蜇伤的处理方法

蜜蜂一般不会主动攻击人，只有当其认为受到侵犯时，它们才会采取自我防护措施，即用毒刺蜇人。被蜜蜂蜇伤后，人的局部皮肤会出现疼痛和瘙痒，并有可能出现红肿、发热等过敏反应，严重者可能会出现过敏性休克。

当被蜜蜂蜇伤时，一定不要紧张，应当保持镇定。如果蜜蜂的毒刺刺入皮肤，应当先将毒刺拔出来。然后用肥皂水、食盐水、5%~10%的碳酸氢钠水或者3%的氨水清洗伤口。如果伤口扩大，可以服用扑尔敏、西替利嗪等药物。若蜇伤比较严重，出现呼吸困难等症状，应立即到最近的医院接受抢救。

二、被蛇咬伤后的处理办法

在蛇咬伤情况下，保持冷静并识别蛇的种类很重要，因为不同种类有不同毒性和治疗方式。在伤口近心端进行结扎，不要过紧，用清水、冷开水或肥皂水清洗伤口，配合冰敷减缓毒素扩散。避免剧烈活动，将受伤肢体放于较低位置减缓毒液回流。如果可能的话，用茶杯或嘴负压吸出毒液，注意吸吮者口腔无破损。完成急救后尽快送医院。野外活动时避免接触蛇类，被咬伤后尽快采取紧急措施并就医。

三、被蚊虫咬伤的处理方法

夏天随着温度升高，蚊虫也越来越多。被蚊虫叮咬后，皮肤会出现瘙痒、红肿等症状，通常蚊虫叮咬后红肿能够自行痊愈，但大家要注意预防感染，避免伤口恶化。

被蚊虫叮咬后，可以使用盐水冲洗患处，或者冰敷患处，达到缓解瘙痒的目的。然后在患处涂抹风油精、虫咬药水等止痒剂。若患处出现红肿现象，可以在患处涂

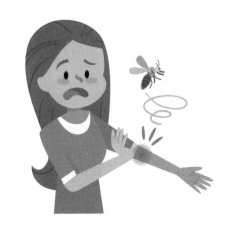

抹皮炎平、肤轻松等药物，但要注意：这些药物不能长期使用。

第五章
自然灾害的防护和现场急救

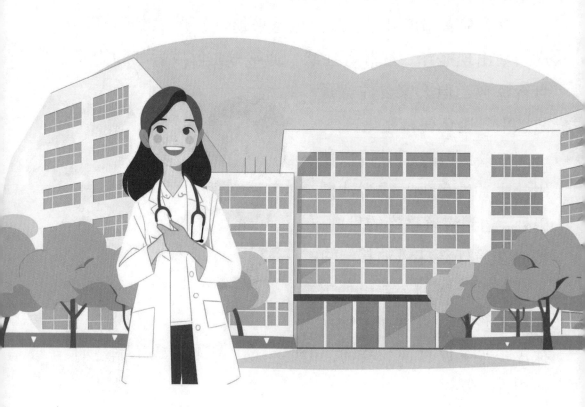

🔔 001 洪涝、水灾

遇到洪涝、水灾的急救措施包括以下步骤：

1. 关注天气预报，注意洪灾预警。

2. 降暴雨时，要高度警惕，时刻观察房屋周围的溪、河水位，随时做好安全转移的准备。

3. 及时预警，迅速传递信息，有序转移到地势高、地基牢固的地方。

4. 关闭煤气阀门和电源开关，防止次生灾害发生。

5. 遭遇山洪时，要果断躲避，不要沿着河谷跑，应向河谷两岸高处跑；泥石流发生时，不要沿泥石流沟跑，应向河沟两侧山坡跑；山体滑坡时，不要沿滑坡体滑动方向跑，应向滑坡体两侧跑。

6. 住宅被淹时，要向屋顶、大树转移，可用绳子将身体与固定物相连，以防被洪水卷走，并发出呼救信号，积极寻求救援。

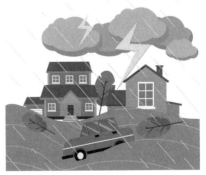

7. 落水者要尽可能地保存体力，利用门板、桌椅、木床、竹木等漂浮物转移到较安全地带。

8. 不要贪恋财物，以免丧失逃生机会。

🔔 002 台风

台风是热带气旋的一种，它在中心附近的风力达到暴风级 12 级（风速在 32.4 米 / 秒以上）。台风会对人类社会和自然环境造成很大的影响。

在台风到来时，人们需要注意安全，尽量避免外出。如果您在台风期间需要外出，请务必采取安全措施，如穿上合适的防风衣和防风鞋，避免靠近窗户和易受风雨影响的建筑 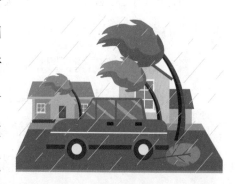 物。在户外时，不要站在树下或靠近电线杆等高处，以免被吹落的物体砸伤。

此外，台风还可能导致洪水、泥石流等自然灾害，因此需要提前做好防范措施。如果您住在低洼地区或山区，请提前关注天气预报和当地政府的预警信息，以便及时采取防范措施。

总之，在台风期间，安全是最重要的。我们应该尽可能避免外出，并采取必要的防范措施来保护自己和他人的安全。

003 雷暴天气

雷暴天气是一种常见的气象现象，通常伴随着强烈的雷电、风雨等天气现象。在雷暴天气中，我们应该特别注意以下几点：

1. 留在室内，避免外出。关闭门窗，防止雨水进入室内。

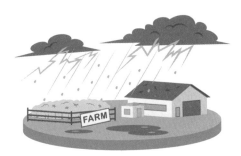

2. 断开电器：关闭所有电器设备，如电视、电脑、手机等。同时，拔掉所有电器插头，以避免电器损坏或电击危险。

3. 避免使用水：避免使用浴室、淋浴等水源。水是导体，使用水可能导致电击危险。

4. 避免使用金属物品：如铁锤、铁铲等。金属物品容易导电，使用金属物品可能导致电击危险。

5. 避免站在高处：如山顶、楼顶等。站在高处容易受到雷电的袭击。

6. 避免开车：汽车是一个封闭的金属体，容易受到雷电的袭击。如果必须开车，应保持车速稳定，不要急刹车或急转弯。

总之，在雷暴天气中，应留在室内，关闭电器设备，避免使用水、金属物品等。遵循安全规则可以减少电击危险。

🔔 004 冰雹

冰雹是一种天气现象，是一种坚硬的球状、锥状或形状不规则的固态降水。它是一些小如绿豆、黄豆，大似栗子、鸡蛋的冰粒。冰雹大多出现在冷暖空气交汇激烈的公历 2~5 月份，也可能在盛夏强烈而持久的雷暴中降落。

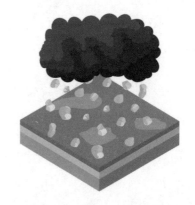

冰雹对农业危害很大，猛烈的冰雹打毁庄稼，损坏房屋，人被砸伤、牲畜被砸死的情况也常常发生；特大的冰雹甚至比柚子还大，会致人死亡、毁坏大片农田和树木、摧毁建筑物和车辆等，具有强大的杀伤力。雹灾是中国严重的自然灾害之一。

冰雹应对措施包括：

1. 预报警示：做好天气预报，提前警示。

2. 寻找遮蔽物：下冰雹时，应尽快寻找可以躲避的遮蔽物。

3. 使用保护物：在户外时，可以使用头盔、保护眼镜、手套、长袖衣服等物品来保护身体。

4. 躲避路线选择：在寻找逃生路线时，应选择较为平缓、容易行走的路线。

5. 人员伤者救治：对于轻伤者，进行简单的急救处理；对于重伤者，及时拨打急救电话，送医院进行进一步的治疗。

6. 设备和财物保护：及时将室外贵重设备移至安全地点，避免被冰雹砸坏。

7. 事后清理和修复：及时清理冰雹堆积物和破损物，避免对交通和人员造成进一步的威胁。

8. 教育宣传和技术培训：加强冰雹天气的宣传教育，提高公众对冰雹天气的认知和防范意识。对关键人员开展冰雹应急处置技术培训。

 005 地震

地震是一种自然灾害，通常是由于地球内部的地壳运动或火山活动引起的地面震动。地震的震源通常位于地下深处，当能量在地下积聚到一定程度时，就会通过地震释放出来，造成地面震动。

在地震发生时，人们会感到地面摇晃、房屋倒塌、物品掉落等。地震还可能导致山体滑坡、河流决堤、建筑物倒塌等次生灾害。

为了减少地震造成的损失，人们可以采取一些预防措施，例如加强建筑物的抗震能力、制定应急预案、进行地震演练等。同时，在地震发生时，人们应该保持冷静，采取正确的应对措施，以下是一些应对措施：

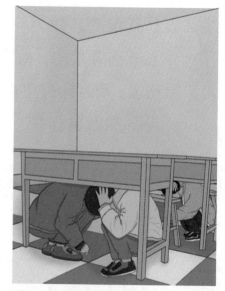

1. 保持镇静：不要惊慌失措，尽量避免乱喊乱叫，因为这样会加速新陈代谢，增加氧的消耗，使体力下降，耐受力降低。同时，大喊大叫也可能会吸入大量烟尘，导致窒息。

2. 寻找安全的地方：如果在家中，可以躲避在桌子下、床下等地方。如果在公共场所，可以寻找结实的柜台、柱子边或墙角处就地蹲下，用手或其他东西护头。

3. 止血和固定伤口：如果发生开放性创伤，应首先止血抬高患肢，同时呼救。对于开放性骨折，不应作现场复位，以防止组织再度受伤，一般用清洁纱布覆盖创面，作简单固定后再进行运转。

4. 听从指挥：在地震后，听从工作人员的指挥，有组织地撤离。不要盲目拥挤，以免发生混乱和意外。

第六章
过敏或中毒的急救

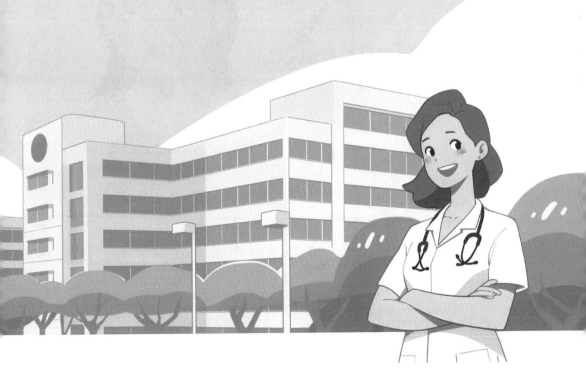

001 花粉过敏

　　花粉过敏是一种由花粉引起的过敏反应，也称为季节性变应性鼻炎。每当季节变换、温差比较大，或者温热潮湿的时候，一些较为敏感的人就会出现皮肤过敏现象。在一些比较敏感的季节里，空气中散布的细菌孢子和花粉等致敏物质就会释放大量的组织胺，从而导致过敏体质的人鼻塞、打喷嚏、眼皮肿胀，或者出现全身皮肤起疹、脱皮等过敏症状，过敏比较严重或患有哮喘、鼻炎等疾病的患者甚至可能会有生命危险。

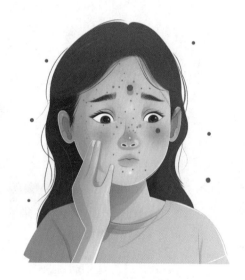

　　对待花粉过敏的患者，我们可以采取以下急救措施：

　　1. 立即离开过敏源环境，避免继续接触花粉。

　　2. 如果症状较轻，可以通过冷敷、清洗等方式缓解瘙痒、红肿等症状。

　　3. 如果症状较重，如出现呼吸困难、胸闷、喉咙肿胀等，需要紧急就医。

4.在前往医院的路上，可以让患者保持安静、坐下来，避免运动和过度呼吸，同时告知医生病史并配合治疗。

5.如果有随身携带的脱敏药物，如肾上腺素自动注射器等，可以按照使用方法进行注射。

6.如果患者出现呼吸心跳停止（意识丧失，颈动脉搏动消失，无自主呼吸），则应开始心肺复苏术。

预防花粉过敏的方法包括避免接触花粉等过敏源，保持室内清洁卫生，做好过敏源防护措施，如佩戴口罩、使用空气净化器等。

🔔 002 食物中毒

食物中毒是一种因食用被污染或有毒的食物而引起的疾病。这种疾病的症状可能包括恶心、呕吐、腹痛、腹泻、发热等。食物中毒通常是由于食物中的细菌、病毒或其他污染物引起的。

食物中毒是一种常见的健康问题，如果不及时采取正确的应对措施，可能会对身体健康造成不良影响。以下是一些应对食物中毒的措施：

1.立即停止食用可能引起中毒的食物，并保留剩余食物以供后续检查。

2.催吐：如果中毒症状较轻，可以通过催吐将胃内残留的食物排出体外，减少毒素的吸收。

3. 补充水分：食物中毒可能导致脱水，因此需要补充足够的水分以保持身体正常代谢。

4. 观察症状：密切观察身体状况，包括恶心、呕吐、腹泻、腹痛等症状，以便及时采取进一步的应对措施。

5. 就医：如果症状严重或持续时间较长，应立即就医。医生可能会进行进一步的检查和治疗，以帮助缓解症状，预防并发症的发生。

003 煤气中毒

煤气中毒是一种常见的中毒现象，主要是由于含碳物质燃烧不完全时产生的气体被人体吸入而引起的。这种中毒通常发生在密闭的居室或通风不良的环境中，如使用煤炉取暖、做饭，或使用燃气热水器长时间洗澡而又通风不畅等。

煤气中毒的症状包括头晕、恶心、呕吐、心慌、皮肤苍白、意识模糊等。严重者会出现神志不清、牙关紧闭、全身抽搐、大小便失禁、口唇、皮肤、指甲出现樱桃红色等症状。

当发生煤气中毒时，应立即采取以下应急措施：

1. 打开门窗通风，关掉煤气、天然气阀门。

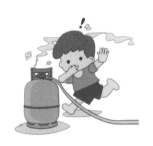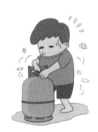

2. 用湿毛巾掩住口鼻，尽快脱离中毒现场，到空气新鲜、通风良好的地方。

3. 中毒者应安静休息，避免活动，以免加重心、肺的负担，增加氧的消耗量。

4. 对呼吸心跳停止的病人，立即进行人工呼吸和心脏按压，并拨打 120 呼救。

为了预防煤气中毒，应采取以下措施：

1. 临睡前，一定要关闭煤气阀门。

2. 平时严格检查煤气管道、阀门是否漏气，并及时检修。

3. 烧煤厨房应有风斗，充分通风换气。

4. 在使用煤炉取暖、做饭时，要注意保持通风良好。

5. 使用燃气热水器洗澡时，要注意通风，不要长时间洗澡。

🔔 004 水银中毒

水银中毒是一种由水银（也称为汞）引起的中毒症状。水银是一种银白色的液态金属，在室温下会蒸发。汞中毒一般为慢性中毒。很多人都认为汞中毒离我们的生活很遥远，但其实，我们在日常生活中使用很多的东西都含有汞，如化妆品、农药等。其中，比较常见的汞中毒通常是由破碎的含汞体温表导致的。

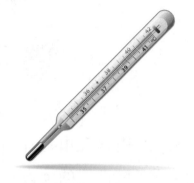

当体温表打碎，水银会散落并迅速蒸发，但不会消失，可能隐藏在地板、地毯、衣柜等地方。当屋内空气不流通时，人们可能出现汞中毒现象。

相关专家测算，一个人待在汞浓度为 1~3 毫克每平方米的房间中，不超过两小时就会出现头痛、发烧、呼吸困难等症状。专家曾经在一间房间内打破两支水银体温表，此时室内的汞浓度为室外汞浓度的 1000 倍。

而一支标准的水银体温表所含的汞重 1 克，当这 1 克汞在室内全部蒸发后，可以致使一间面积 15 平方米、3 米高的房间内的汞浓度达到 22.2 毫克每平方米。因此，在家庭中，不慎打破水银体温表是非常危险的。如果不及时采取措施，很容易导致汞中毒。

如果不小心将体温表打破，导致汞蒸发，以下是一些建议的急救措施：

1. 通风换气：打开窗户或风扇，保持室内通风，有助于降低汞蒸气的浓度。

2. 迅速清理：尽快清理掉地上的水银，使用纸张或胶带将其收集起来，放入密封的容器中。

3. 避免触摸，注意清洁：如果皮肤和衣物上不慎沾染了汞，则应脱去被污染的衣物，然后用流动的清水清洗皮肤。若眼睛不慎接触到汞，则应当立即打开眼睑，用大量的流动清水或者生理盐水进行清洗。

4. 寻求医疗帮助：如果有人出现汞中毒的症状，如头痛、恶心、呕吐等，应立即就医。

如果用水银体温表测量口内温度时，患者不慎将水银体温表咬断，导致误食汞液，则抢救者应当采取以下急救方法。

1. 口服 4 个鸡蛋清和 300 毫升的牛奶，或口服 20% 活性炭溶液，使其快速吸附汞液，避免汞损害口腔和肠胃。切记，不要饮用盐水，以防增加汞吸收。

2. 当误食汞液者出现吞咽困难症状时，应当让其禁食，同时让其饮用绿豆汤、豆浆等液体。若误食汞液者陷入昏迷，应当及时清除其口腔异物，保持呼吸道畅通。

3. 对于口服汞化合物的急性中毒者,应当立即送往医院。

005 酒精中毒

酒精中毒是一种由于过量摄入酒精或含酒精饮料导致的健康问题。这种中毒症状可能包括行为异常、意识模糊、昏迷,甚至可能导致死亡。在严重的情况下,酒精中毒会损害人体的各个器官,尤其是肝脏和心脏。

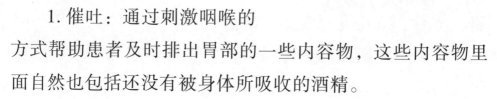

酒精中毒的应对措施包括以下几种:

1. 催吐:通过刺激咽喉的方式帮助患者及时排出胃部的一些内容物,这些内容物里面自然也包括还没有被身体所吸收的酒精。

2. 卧床休息:催吐后应及时卧床休息,注意做好相关的保暖工作,避免呕吐物对呼吸道造成阻塞。

3. 补充血容量:给予补充血容量,保护胃黏膜,护肝,纠正电解质紊乱等药物治疗。

4. 观察病情:在卧床休息期间要注意观察患者的呼吸以及脉搏,如果发现患者存在呼吸异常、脉搏加快以及皮肤湿冷等异常现象,应尽快送往医院救治。

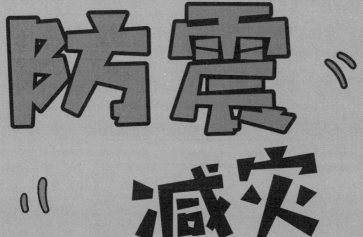

中小学安全教育系列丛书

防震、减灾

张　俊／主编

团结出版社

图书在版编目（CIP）数据

防震减灾 / 张俊主编 . -- 北京 : 团结出版社 ,2024.3

（中小学安全教育系列丛书）

ISBN 978-7-5234-0863-6

Ⅰ . ①防… Ⅱ . ①张… Ⅲ . ①防震减灾—青少年读物

Ⅳ . ① P315.94-49

中国国家版本馆 CIP 数据核字 (2024) 第 055352 号

出　版：团结出版社

　　　　（北京市东城区东皇城根南街84号　邮编：100006）

电　话：（010）65228880　65244790

网　址：http://www.tjpress.com

E-mail：zb65244790@vip.163.com

经　销：全国新华书店

印　装：三河市龙大印装有限公司

开　本：170mm×240mm　16开

印　张：6.5

字　数：60千字

版　次：2024年3月第1版

印　次：2024年3月第1次印刷

书　号：978-7-5234-0863-6

定　价：260.00元（全10册）

前 言

中国地大物博、幅员辽阔，一直是地震多发的国家。近些年来发生在河北唐山、云南丽江、四川汶川、新疆阿克苏等地的地震，无不造成了大量的人员财产损失。防震减灾工作不容小觑且任务繁重。随着经济社会的快速发展，我国防震减灾工作也在科学有序地进行着。

防震减灾由防震和减灾两部分构成。其中，防震指的是人们对地震的监测与预防。而减灾则是指地震来临时人们采取的避震与自救措施，以及震后对次生灾害、生理问题、心理问题的预防与应对。防震减灾的主要内容有地震的监测工作、地震的预防工作、地震的灾害预防工作、地震应急救援工作、震后过渡性安置工作、震后恢复重建工作以及法律责任与监督管理工作等。

根据《中华人民共和国防震减灾法》第三条，"防震减灾工作，实行预防为主、防御与救助相结合的方针"。

我们应当将地震的预防、防御与救助结合起来进行防震减灾工作。然而，现在以人类的科学技术还无法做到精确监测地震，"防震"难度极大，所以，我们应该把重心放在"减灾"上。

众所周知，地震作为一种突发性的自然灾害，破坏性极大，尤其是在现代社会，城镇化不断推进的当下，我国多数人口都居住在高楼林立、人口密度大的城市里，人员、财产都较为集中，这也会让地震的破坏性产生更严重的后果。可以说，地震是造成人员伤亡和经济损失最严重的自然灾害之一。

好在地震虽然不能 100% 精确检测，但可以通过一些地震发生前的征兆来预测。这样人们可以提前撤离或用一些震时自救方法来减轻伤害。比如，地震前，动物们常会焦虑不安，或狂叫，或逃窜；地震发生时，房屋倒塌后形成的"三角空间"是相对安全的躲避地点。

现实生活中，很多损失的产生，是由于人们缺乏正确的应对自然灾害的能力。所以，我们要学习地震相关的知识，这极有必要。学校、家长也应了解这方面的知识并教给孩子。我们通过对地震灾害的发生、发展规律及其自身特点进行了解，以及学习"减灾"的措施和方法，可以将地震对我们的威胁和伤害降到最低。

本书编写过程中，更多体现了地震时的应急自救、避震常识，以及震后次生灾害预防与应对和恢复重建等内容。关于地震的基本概念，本书采用中国已颁布的国家标准及防震减灾术语，用说明性极强的文字，让读者一看就懂、一学就会。防震减灾不是一朝一夕就能完成的，需要你我的共同努力，希望本书可以成为读者的助力。

在此，谨以此书向历年牺牲于地震中的同胞致哀，也向奋斗在地震监控、预防、救援、重建一线的工作者致敬。

目 录

第六章 震后知识

第一章

了解地震

🔔 001 地震的元凶——活动断层

　　活动断层与活动盆地、活动火山、活动褶皱等都是活动构造中的一种。在我国的《活动断层探测》（GB/T36072-2018）的标准中，活动断层是指地球距今12万年以来有过活动的断层，包括晚更新世断层和全新世断层。活动断层是地表最主要的发震构造。

　　地震带与活动断层在成因上紧密相连，且活动断层是地震分布、发生的根本因素，可以说，活动断层是破坏性地震的主要危险源。对人类来说，活动断层的破坏方式主要有三种。

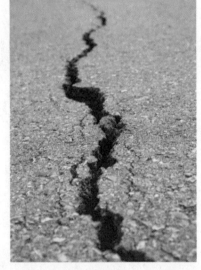

　　1.由活动断层直接错断地表引发破坏。

　　汶川地区发生的8.0级地震，活动断层直接通过北川县城，引起近 10 米的地表错动。在活动断层带内，所有的建筑物都被摧毁，人类、动物伤亡不计其数。

2. 活动断层引发强烈的地震，使建筑物被破坏。

四川省雅安市芦山县发生的 7.0 级地震，将芦山县尤其是农村地区的大部分房屋震坏，且无法修复。该次地震也造成了数百人伤亡。

3. 活动断层引发的地震地质灾害破坏。

由活动断层引发的地质灾害主要包括崩塌、滑坡和砂土液化等。近些年，中国发生的地震中，最严重的当数汶川地震。当时，因滑坡造成的人口死亡占了总死亡人数的三分之一，可见由地震引发的地质灾害的严重破坏性。

从上述内容中，我们不难发现，活动断层灾害及风险一直是备受人们关注的重大安全问题。尤其是在人口密集的城市地区、大型水电工程站、核电站、核废料处理厂和重要的交通地段，活动断层灾害更是需要重点防范。

在中国，四川省是遭受地震灾害最为严重的省份之一。四川省位于青藏高原东侧，省内有近百条各种规模的断层，约有三分之一为活动断层。这些活动断层会导致四川地区地震频率高、震级大、危害区域广。自中华人民共和国成立以来，四川地区 5 级以上地震已经发生百余次。近年来，更是相继发生了汶川 8.0 级地震、芦山 7.0 级地震、九寨沟 7.0 级地震等，造成重大人员伤亡和财产损失。

查明活动断层的分布地区和检验活动断层危险程度都是防御地震灾害的主要手段。"十五"以来，近百个城市由中国地震局牵头，完成了城市的活动断层探测。这一探测结果将应用到新一代中国地震动参数区划图潜在震源区划分和震级上限的评估中。相信活动断层探测在国民经济服务与社会发展方面取得的效益会越来越显著。

002 地震的速度——纵波与横波

地震波，指的是从震源发出的，向四周辐射的弹性波。按照传播方式，地震波可以分为纵波、横波与面波三种。其中，纵波与横波被称为"地震的速度"。纵波又称"P波"，其上下振动，破坏性较弱；横波又称"S波"，其前后、左右抖动，破坏性较强。

地震发生的时候，纵波作为上下振动的波会率先传到地表。所以，在地震来临之初，我们会感到房屋上下震动且震动并不强。人们建造建筑物时，为了抵抗地球的吸引力，纵向上的建筑强度会很高。因此，建筑物也不会因为地震的纵波而受到破坏。

横波是左右抖动的波，它会让建筑物左右摇动，破坏性极大。有时，强力的横波还会让建筑物从水平方向被剪切。这样的剪切会使建筑物的结构错位，引起坍塌。

懂得分辨纵波与横波，就能充分了解地震规律。日本是地震多发的国家，为了将地震可能造成的损失降到最低，日本气象厅决定于 2006 年夏天开始，正式实施"地震紧急预报"。这种"地震紧急预报"就是利用地震发生时的纵波与横波的时间差，在极短的时间内进行地震预报。通常情况下，纵波结束后的几秒到几十秒之间，横波便会到来。人们可以利用这段时间，采取相应的避震措施。

地震发生时，纵波是最先到达地表的波，所以监测地震的仪器最先记录到的也是纵波。纵波的振幅较小，地震预警就是利用地震发生后，纵波与横波的时间差进行预报的。经过粗略估算，震源四周 50 千米内的地区，会在地震前 10 秒左右收到预警；震源四周 90~100 千米的地区，会在地震前 20 秒左右收到预警。

中国地震局原震灾应急救援司司长徐德诗曾说："横波晃，纵波颠。我们平时要多看一些有关地震常识的书，

了解地震的规律。简单地说，横波会让建筑物左右晃动，这表明我们距离震中心非常远，无须紧张；如果是先晃动后颠簸，说明震中心距离我们较近，需要做好应急措施，但无须惊慌；如果建筑物既左右晃动同时也上下颠簸，那么说明地震中心距离我们非常近，需要紧急避险。"

地震纵波与横波在防震减灾中的意义是十分重要的，即便是 10 秒左右的时间，也足够人们进行避震自救了。

除了地震监测，地震波还可以用于勘探领域与科研领域。比如，人们已经开始利用人工地震来进行石油探勘了。而且，人们也开始利用天然地震的纵波与横波，对地球内部结构进行探索。

如今，我国已实现了探硐地震波测试数字处理和资料整理的微机化，这种测试可以让地震横波的记录获得率达到 90% 以上。相信不远的未来，人类就能进一步提高原位测定横波的准确性，让地震不再成为人类的噩梦。

🔔 003 地震的大小和远近

地震有大有小、有远有近。大地震、近距离地震与小地震、远距离地震造成的破坏程度是不一样的，人们要采取的避险方法也不同。目前，人们所采取的是"远震、小震不用理，近震、大震需避险"的方式。因此，地震发生时，人们需要冷静应对，注意判断地震的大小与远近，这样才能避免人员伤亡和经济损失。

一、地震的大小

人们在小地震突发时感觉不到上下颠簸，只能感受到轻微、极短的左右晃动或前后晃动。而大地震是大幅度上下颠簸，然后才会左右、前后摇晃，地震的震级越大，人们感受到的颠簸幅度就越大、时间越长。

也就是说，当人们感觉像被轻轻推了一下，或房间内挂饰、吊灯左右摇摆时，证明地震的震级并不大，可先观察再做决定是否避险；当房屋上下颠簸明显时，则需要立刻避险。

预警信息中，Ⅰ级地震预警为红色，这是此地将发生大地震（预估烈度严重）的提醒。当看到红色地震预警时，人们需要按照正确的避震方法进行避震。而如果只是小地震，人们除了"头一晕"外没有其他感觉，则没有地震预警信息对居民进行预警。

除此之外，室内的人们还可以通过家具、器具翻倒，悬挂物掉落，屋顶碎块坠落，以及室内突然起灰、墙体出现裂缝等情况，来判断是否有大地震发生。

二、地震的远近

远距离地震与近距离地震的区别：近距离地震是先上下颠簸，约十秒后才会左右、前后摇晃。远距离地震则感受不到上下颠簸，直接是左右、前后摇晃。

提到地震的远近，则需要解释三个名词：震源、震中、震中距。

震源，指的是地球内部发生地震的地方。

震中，指的是震源在地面上的垂直投影位置。也就是说，地震来临时，震中地区是震动强度最强、受灾最为严重的地区。

震中距，指的是震中到地球球面上的观测点的距离。一般来说，震中距大于 1000 千米的地震被称为"远距离地震"，震中距在 100~1000 千米的地震被称为"近距离地震"，震中距小于 100 千米的地震，被称作"地方震"。

以汶川地震为例，对于距离汶川地区 300 多千米的重庆来说，重庆地区发生的地震为近距离地震；对于位于汶川地区千里之外的北京来说，北京地区发生的地震为远距离地震。

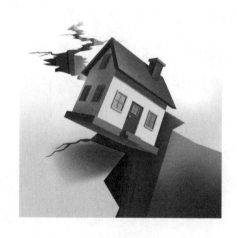

004 影响地震灾害大小的因素

地震灾害具有很强的突发性，其发生频率较高，次生灾害相当严重，对自然和人类社会具有不可估量的影响。地震灾害包括自然因素与社会因素两种。不同地区、不同震级的地震，所造成的灾害大小是不一样的。综合来看，地震灾害主要受以下六点因素影响。

一、地震震级与震源深度

地震的震级越大，其释放的能量就越大，可能造成的灾害也就越大。在震级相同的情况下，震源深度越深，震中的烈度就越低，其破坏力也就越小。反之，震源深度越浅，震中的烈度就越高，其破坏力就越大。在一些震源深度特别浅的地震中，即便该地震的震级不大，也可能会造成出人意料的灾害。

二、场地条件

场地条件主要包括该地区的土质、地下水位、地形、是否有断裂带通过等。通常情况下，土质松软、地下水位高、地形起伏大、覆盖土层厚、有断裂带通过的地区，会进一步加重地震灾害。

三、人口密度与经济发展程度

如果地震发生在海底、沙漠、孤山或荒无人烟的地带，那么即便震级再大，也不会造成人员伤亡或经济损失。反之，如果地震发生在人口密度大、经济发达、交通发达、社会财富集中的大城市，则会造成巨大的人员伤亡与经济损失。

四、建筑物的质量

地震时，各种建筑物的坍塌是造成人员伤亡与经济损失的直接原因之一，也是地震最重要的灾害。建筑物尤其是房屋质量的好坏，抗震性能的高低，会直接影响该地区的受灾程度。

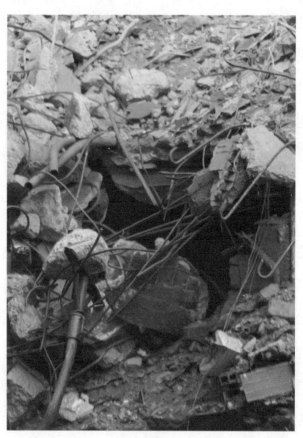

五、发生地震的时间

通常情况下，发生在夜间的破坏性地震要比发生在白天的破坏性地震所造成的人员伤亡更大。因为地震发生于夜间时，绝大多数人都在室内熟睡，几乎没人能从破坏性大地震中反应过来。

六、当地对地震的防御情况

人们有没有在破坏性地震发生之前对地震作出防御，以及防御工作的好坏，会直接影响经济损失的大小与人员伤亡的多少。做好地震防御工作，能有效减轻地震带来的损失。

第二章
地震监测预报

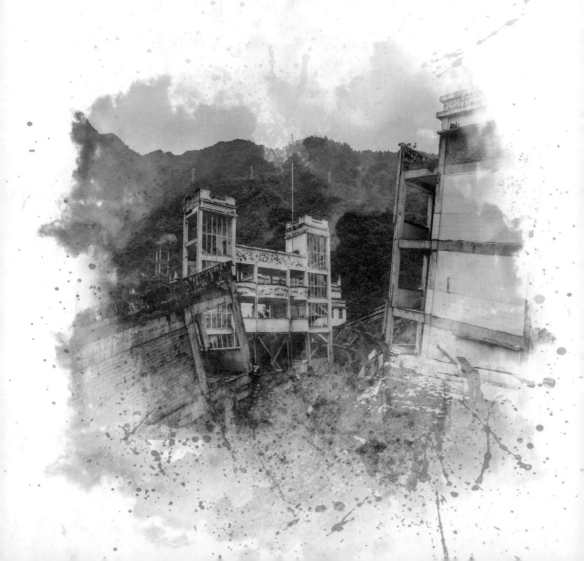

001 我国的地震监测

地震监测，指的是人们在地震前后，对地震前兆异常与地震活动进行的监视与测量。地震的监测方式主要有两种，一种是专业监测，另一种是群众监测。

专业监测指的是专业的地震台站使用水位仪、地震仪、电磁波测量仪等专业仪器进行监测；群众监测则主要依靠动物异常活动、水井水位异常等来观察地震前的异常现象。

2014 年 11 月 22 日 16 时 55 分，四川省甘孜藏族自治州康定县境内发生 6.3 级地震。据测算，该处震源深度为18 千米。我国立即启动了应急响应机制，紧急安排多颗陆地观测卫星，对四川省甘孜藏族自治州康定县进行了多次地震监测。

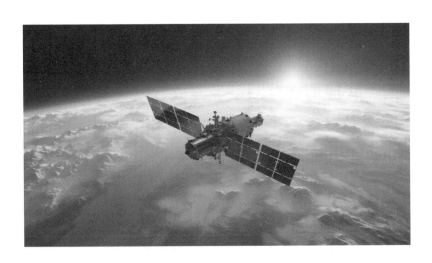

截至 2014 年 11 月 24 日，人们通过卫星数据应急共享通道摄录了 16 景震前卫星影像与震后卫星影像。其中，震前影像 10 景，分别为高分一号影像 4 景、资源三号影像 2 景、资源一号 02C 影像 2 景、实践九号 A 星影像 2 景；震后影像 6 景，分别为资源一号 02C 影像 2 景、高分一号影像 4 景。这些影像在第一时间发送给了中国地震局、民政部国家减灾中心、国土资源部以及四川省当地相关部门。可以说，这次地震监测为人们提供了珍贵数据，也为后期中国地震监测提供了宝贵经验。

自中华人民共和国成立到现在，我国的地震监测预报工作逐步走向科学化、现代化、规范化、数字化与自动化。1971 年，中国地震局经国务院授权成立，作为承担《中华人民共和国防震减灾法》赋予的行政执法职责的国务院直属事业单位，负责管理全国的地震工作。中国地震局在全国范围内建立了 415 个专业地震台站、20 余个包含近 300 个站（点）的遥测地震台网。

目前，我国地震监测已经建立起地震监测预报、震灾防治和紧急救援三大工作体系，并实现了地震观测技术数字化的更新换代。如今，我国在全国范围内采用数字化仪器，将各地监测到的数据实时或准实时传递到北京。这对地震频发的中国来说，具有非常重大的意义。

中国自行研发设计的数字地震仪已经生产出来，这成为我国地震观测发展史上的重要里程碑，我国的地震观测仪器，也从进口逐渐转变为出口。经过数十年的不断努力，我国已形成了震情会商的信息网络技术系统以及年度地震趋势会商制度，这意味着我国的地震监测能力与预报能力获得了极大提升。

经过不断努力，中国建成了覆盖全系统的以行业应用为主要目的的现代地震信息网络，形成了颇具中国特色的以地震前兆为基础、地震经验总结积累为重点内容的地震监测系统。随着地震监测技术的不断发展，相信中国在地震监测方面的工程措施会越来越完善。

002 地震预报

地震预报，指的是人们对将要发生地震的时间、地点、震级、受灾影响作出的预报。准确的地震预报，对人们成功避震的影响是不言而喻的。目前，中国进行地震预报的方法主要有三种：地震地质法、地震统计法、地震前兆法。这三种预报方法需要相互结合，相互补充，这样才能取得最好的地震预报效果。

根据不同的用途和目的，我国将地震预报分为四种类型。第一种是地震长期预报，指对未来十年内可能发生破坏性地震的地域的预报；第二种是地震中期预报，指对未来一二年内可能发生破坏性地震的地域和强度的预报；第三种是地震短期预报，指对三个月内将要发生地震的时间、地点、震级的预报；第四种是临震预报，指对十日内将要发生地震的时间、地点、震级的预报。

一、长期预报

长期预报主要根据历史地震活动资料的统计分析，对地质构造活动背景、地球物理场变化背景、地壳变化等进行观测研究，并以此为基础，对某地今后数年到数十年的强震形式提出长期性的预报意见。

二、中期预报

地震中期预报，主要是根据各种异象分布情况，来判断地震的发震时间与强度。我国在进行地震中期预报的时候，主要需考虑该地区的地质构造、历史地震情况，以及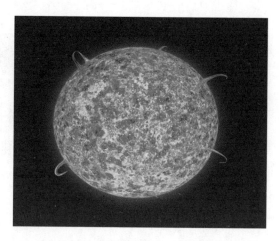异常、异象发生的数量、幅度、起始时间等。中期预报阶段中的基础性工作，主要是依据统计学，如线性预测、极值理论等来进行分析的。此外，该区域内的太阳黑子活动，也是强震预报的参考之一。

三、短期预报与临震预报

短期预报与临震预报更多需要依靠突发性的异常来进行判断。不过，虽然历史上有一些通过突发性异常来判断地震的例子，但目前并没有科学理论证实，这些异常发生后一定会发生地震。因此，我们只能将这些突发性异常作为参考。

通过数代人的努力，中国在对地震预报的重视程度与预报准确程度上，已经位居世界前列。中国曾成功对海城等大地震作出准确的短临预报，因此，经联合国教科文组织评审，中国作为唯一对地震作出过成功短临预报的国家，被载入世界史册。

相信未来，中国在地震预报方面会作出更杰出的贡献。

003 地震前兆

地震前兆，指的是地震前发生的与地震相关的异常现象。因为地震的孕育与发生都是相当复杂的，所以，在研究地震前兆时，需要运用地球物理学、地质学、生物学、地球化学、气象学等诸多领域中的知识，并以此为基准，分辨地震前的异常现象。按照人们可观测到的异常现象进行划分，地震前兆可以分为宏观前兆与微观前兆两种。

一、宏观前兆

人们能通过感官直接察觉到的前兆，被统称为"地震宏观前兆"。比较常见的地震宏观前兆有井水变色、变味、冒泡、翻花，地下水水位升降、温度升降，泉水突然增流或减流，温泉水突然变化，动物习性突然变化，临震前的地光、地声等。

在众多宏观前兆中，动物的异常行为是人们能观测到的普遍现象。比如隆冬时节，本该冬眠的蛇突然全部出洞，成千上万只青蛙集体搬迁等。

地震宏观前兆的特征比较明显，与人们的生活也息息相关，所以比较容易发现。当异常现象出现在我们身边时，最好的办法就是向地震部门或当地政府报告，让专业人员前来核实查清事情的真相。

下面，我们来具体了解普通群众能观测到的地震前兆有哪些。

1. 动物异常

牛、马、驴、骡：不进食，不进厩，不停打架、嘶鸣，不断蹬地、刨地，想挣脱缰绳逃跑，在行走中突然惊跑；猪、羊：不进食，不进圈，乱叫乱闹，越圈外逃；狗：狂吠不止，狂躁、咬人，不断嗅地、扒地，叼着狗崽搬家，警犬不听指令；猫：家猫惊慌不安，野猫叼崽搬家或上树；兔：不进食，乱叫，惊慌逃出窝；鸡：纷纷上树，在架内闹个不休；

鸭、鹅：不下水，不进架，不进食，惊叫，飞跳；蛇：冬眠的蛇成群出洞，在雪地里出现大量冻死、冻僵的蛇；鼠：白天成群出洞，惊恐逃窜，或像醉酒一般发呆，不怕人；蛙：成群出逃，大蛙携带小蛙迁移；鱼：野生鱼狂游，跳出水面，成群漂浮，家养鱼发出叫声，乱跳不止，头尾磕碰出血，呆滞，死亡。

从我国防震减灾史来看，历史上确有通过动物异常来判断地震的案例，但这种方式只能作为参考。

2. 气象异常

久旱不雨、阴雨不断、黄雾四散、狂风骤起、日光晦暗、六月飞雪等异常气象，通常是大地震发生的前兆。

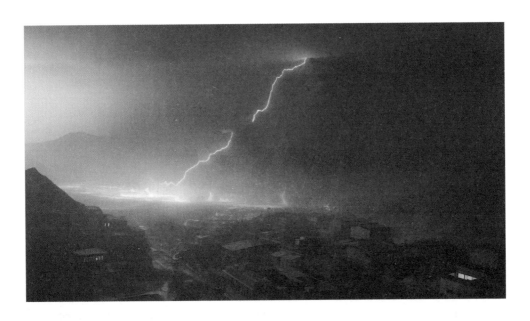

3. 地声异常

地声异常指的是地震前夕，人们可听到从地下发出的声音。有的声音像炮响、雷鸣，有的声音则像重车行驶、大风鼓荡。

4. 地光异常

地震来临前会出现一些来自地下的光亮，如银蓝色、白紫色、红色、白色等，其形态也各不相同，有带状、球状、柱状、弥漫状等。这些地光出现的范围比较大，人们在震前几小时或几分钟内可能观测到，地光会持续几秒钟。

5. 地气异常

地气指的是地震前地下翻涌的雾气。这种雾气有白色、黑色、黄色等颜色，常伴随怪味出现，出现时有高温及声响。地气会在地震前几天或前几分钟出现。

6. 地动异常

地动异常指的是地震前夕地面出现的晃动。

7. 地鼓异常

地鼓异常指的是地震前夕地面上出现的鼓包。这些鼓包会在鼓起几天后消失，然后再鼓起来，如此反复多次，直到地震发生。与地鼓类似的异常还有地陷、地裂等。

8. 电磁异常

电磁异常指的是地震前夕家电出现的异常。如电视机、收音机失灵，声音忽大忽小；灯关不上，关上后突然亮起来；等等。

二、微观前兆

人们凭借感官无法察觉，只能用专门的测量仪器才能监测到的地震前兆被统称为"地震微观前兆"。地震微观前兆主要包括地震活动异常、地球物理变化、地形变异常、地下流体的变化四种。

其中，地震活动异常指的是地震有大有小，且大地震和小地震有着一定的关联。研究中小地震的活动特点，能帮助人们预测未来可能出现的大地震。地球物理变化指的是在地震孕育过程中，震源区及周围岩石物理性质的变化。地形变异常指的是大地震发生之前，震中附近地区的地面会发生微小改变，借助精密仪器测量，能帮助人们预测震中附近可能会发生的大地震。地下流体的变化，指的是地下水、石油、天然气、地下岩层中存在的气体等地下流体发生的改变。

004 地震预报发布途径

1998 年 12 月 17 日，中华人民共和国国务院颁布并实施了《地震预报管理条例》。其中，第十四条规定，国家对地震预报实行统一发布制度。

全国性的地震长期预报和地震中期预报，由国务院发布。省、自治区、直辖市行政区域内的地震长期预报、地震中期预报、地震短期预报和临震预报，由省、自治区、直辖市人民政府发布。新闻媒体刊登或者播发地震预报消息，必须依照本条例的规定，以国务院或者省、自治区、直辖市人民政府发布的地震预报为准。

第十五条规定，已经发布地震短期预报的地区，如果发现明显临震异常，在紧急情况下，当地市、县人民政府可以发布48小时之内的临震预报，并同时向省、自治区、直辖市人民政府及其负责管理地震工作的机构和国务院地震工作主管部门报告。

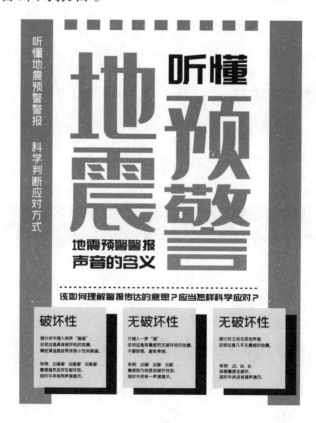

第十六条规定,地震短期预报和临震预报在发布预报的时域、地域内有效。预报期内未发生地震的,原发布机关应当作出撤销或者延期的决定,向社会公布,并妥善处理善后事宜。

根据条例规定,一个完整的发布地震预报过程,需要包括四个程序:地震预测意见的提出、地震预报意见的形成、地震预报意见的评审和地震预报的发布。

1. 地震预测意见的提出

地震预测并不是随意推想,它是有真凭实据、可靠资料的科学行为。地震预测是靠科学家通过科学分析获得的数据,而不是毫无根据的主观推测。任何人都可以按照自己的想法预测地震,但这个结果必须上报到县级以上政府的工作部门或与地震研究相关的机构,不能随意向社会散布自己的推测。

2. 地震预报意见的形成

地震的预报意见,只能由县级以上政府的工作部门或与地震研究相关的机构,召开地震震情会商会,对各种地震预测意见和与地震有关的异常现象进行综合分析研究后才能形成。

3. 地震预报意见的评审制度

地震预报的发布不仅要考虑预测的科学性与准确性,还要考虑发布的预报对社会、经济产生的影响。地震预报属于政府行为，各级相关工作部门或相关机构，需要在向政府报告地震预报意见的同时，提出切实可行的防震减灾工作的部署与建议。所以，相关部门必须建立地震预报的评审制度，且评审工作需要由国家和省级地震工作部门组织。不过，遇到紧急情况，地震预报意见可以跳过评审，直接报本级人民政府，并报国务院地震工作主管部门。

4.国家对地震预报实行统一发布制度

全国性的地震长期预报和地震中期预报由国务院发布，省级人民政府有权发布地震短期预报与临震预报。不过我国特别授予市、县人民政府向群众发布 48 小时之内的临震预报的权限，而这个权限只能授予那些已经发布过地震短期预报的地区。

人们可以通过电视广播、声音广播、手机短信平台、互联网、专用终端和其他途径获取地震预报。但是，大家一定要注意，第三方通过上述方式转发地震预报时，一定要采取符合国家相关标准的数据格式、数据接口，且不能随意删改地震预警源信息数据，否则就触犯了我国相关法律，需要接受法律的处罚。

第三章
地震防御

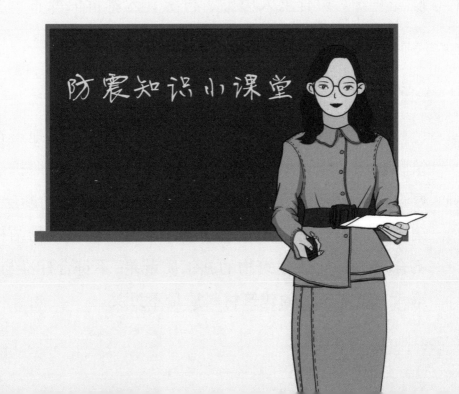

防震知识小课堂

001 地震工程性防御

地震工程性防御措施主要是加强各种工程的抗震能力，尤其是提高建筑物的抗震能力，这样有可能减少地震给人民群众生命与财产造成的损害。

《中华人民共和国防震减灾法》第三十九条规定，已经建成的下列建设工程，未采取抗震设防措施或者抗震设防措施未达到抗震设防要求的，应当按照国家有关规定进行抗震性能鉴定，并采取必要的抗震加固措施：

（一）重大建设工程；

（二）可能发生严重次生灾害的建设工程；

（三）具有重大历史、科学、艺术价值或者重要纪念意义的建设工程；

（四）学校、医院等人员密集场所的建设工程；

（五）地震重点监视防御区的建设工程。

在加强地震工程性防御时，我们要先了解地震造成建筑物破坏的主要原因。第一，该建筑物没有按照抗震标准要求进行抗震设防；第二，该建筑物建在了活动断层之上；第三，该建筑物位于软地基上；第四，该建筑物结构设计不合理；第五，该建筑物的施工质量差，不符合标准与要求；第六，该建筑物的建筑材料质量不过关。

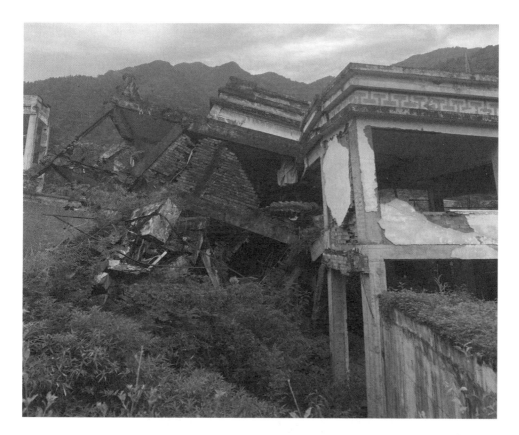

从上述原因中，我们不难发现，活动断层及其附近地区是不适合建造建筑物的。除了活动断层，富含水分的松砂层、松软的人工填土层和软弱的淤泥层都不适合建造房屋。一些古河道、河滩地、旧池塘，容易产生沉陷、开裂、滑移的河坎、陡坡地区，以及高耸的山包、细长突出的山嘴、三面临水田的台地等，也不适合建造房屋。那么，应当如何增强建筑物的抗震性能，提高地震工程性防御能力呢？

1. 慎重选择建造建筑物的场地

建造房屋时，需要在平坦、开阔、土层均匀、基岩稳定的地方建造建筑物。一定要避开地震断层、陡坡、河岸、软弱土层、易液化土层等处，以免加重受灾。

2. 认真贯彻建房标准

建房时，建筑公司、施工队伍等相关机构或人员，必须以法律为保障，认真贯彻建房标准。不得私自放松建房标准，否则需要承担相应的法律责任。

3. 严格执行建（构）筑物抗震设防要求

抗震设防目标的第一水准是小震不坏，意思是当该建筑物遭受小地震时，建筑物基本不会损坏，无须修理就能继续使用。抗震设防目标的第二水准是中震可修，意思是遭受中震时，建筑物在进行一般修理后仍可继续使用。抗震设防目标的第三水准是大震不倒，意思是当建筑物遭受大地震时，能保证建筑物不坍塌，这就能极大减少人员伤亡。

4. 强化抗震概念设计

抗震设计需要秉承"防止建筑体型的严重不规则"的原则，尽量不要出现平面、竖向刚度的突变，这样才能减少地震发生时的扭转。在设计建筑物时，要防止建筑物底部薄弱，导致上刚下柔等情况的发生。

5. 注重建筑物规则性

房屋开间不宜过大，多层砖房屋的高宽比不宜过大，应多设置横墙承重；房屋外形需规则，尽量不要做容易损坏的附属构件；墙体开洞要合理，不要开过大的洞，否则整栋楼都有风险。

6.合理选择建筑结构体系

应根据建筑方案，如建筑高度、层数、平面布置、空间要求等设计，选择抗震设防因素合理的结构，并优先选择整体性较好的剪力墙、现浇钢筋混凝土框架结构。

002 地震非工程性防御

地震非工程性防御措施，主要是针对社会组织与个人。人们要加强地震防御的宣传、组织与管理工作，开展防震减灾知识宣传教育，积累抗震救灾物资与经验等。《中华人民共和国防震减灾法》第四十四条规定：县级人民政府及其有关部门和乡、镇人民政府、城市街道办事处等基层组织，应当组织开展地震应急知识的宣传普及活动和必要的地震应急救援演练，提高公民在地震灾害中自救互救的能力。

机关、团体、企业、事业等单位，应当按照所在地人民政府的要求，结合各自实际情况，加强对本单位人员的地震应急知识宣传教育，开展地震应急救援演练。

学校应当进行地震应急知识教育，组织开展必要的地震应急救援演练，培养学生的安全意识和自救互救能力。

新闻媒体应当开展地震灾害预防和应急、自救互救知识的公益宣传。

国务院地震工作主管部门和县级以上地方人民政府负责管理地震工作的部门或者机构，应当指导、协助、督促有关单位做好防震减灾知识的宣传教育和地震应急救援演练等工作。

防震减灾知识主要包括地震监测预报、地震灾害预防、地震应急和震后救灾与重建。这些知识都具备科学性，也能对群众的行为起到指导作用。

开展防震减灾知识的宣传教育，是为了增强公民的防震减灾意识，进而提高公民在地震灾害中自救和互救的能力，以达到减轻地震灾害的目的。

实践表明，具有防震减灾知识和防震减灾意识的公民，行为选择往往具有理智性和科学性，能获得保护自我和他人的正效果；而无防震减灾知识和防震减灾意识的公民，行为选择往往具有盲目性，地震时常常因惊慌失措，导致不应有的生命和财产损失的负效果。所以，我们在进行地震应急演练时一定要认真，这样才能在地震来临之际有条不紊地避震。

除了积极开展防震减灾宣传教育，各地方政府及相关机构也需在财政预算与物资储备中适当安排抗震救灾的物资与资金。根据《中华人民共和国防震减灾法》第四条，县级以上人民政府应当加强对防震减灾工作的领导，将防震减灾工作纳入本级国民经济和社会发展规划，所需经费列入财政预算。

抗震救灾不仅仅是政府、组织、机构的事，也是与我们每个人的生活、生命息息相关的事。强化地震非工程性防御，也是我国抗震减灾内容的重要组成部分。

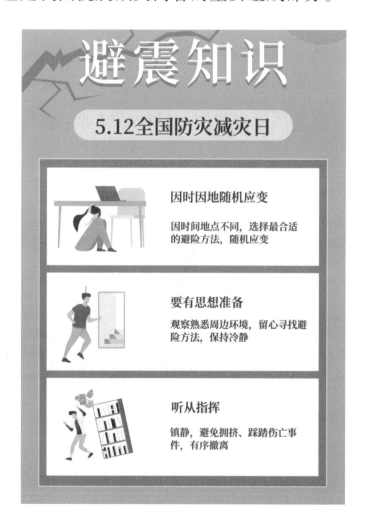

🔔 003 身边的地震应急避难场所

根据《地震应急避难场所场址及配套设施（GB 21734-2008）》，地震应急避难场所，指的是为应对地震等突发事件，经规划、建设，具有应急避难生活服务设施，可供居民紧急疏散、临时生活的安全场所。

秉承"统一规划、平震结合、因地制宜、综合利用、就近疏散、安全与通达"的地震应急避难场所建设原则，非文物古迹保护区域的公园、广场、绿地、体育场或室内公共的场所、场馆等，都可以成为地震应急避难场所。

一、地震应急避难场所分类

Ⅰ类地震应急避难场所：具备综合设施配置，可安置受助人员 30 天以上。Ⅱ类地震应急避难场所：具备一般设施配置，

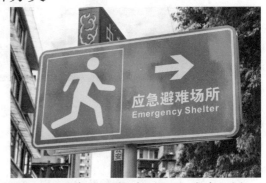

可安置受助人员 10 天至 30 天。Ⅲ类地震应急避难场所：具备基本设施配置，可安置受助人员 10 天以内。

在选择地震应急避难场所时，场所面积宜大于 2000 平方米，人均居住面积应大于 1.5 平方米。且地震应急避难场所需要避开地震断裂带，洪涝、山体滑坡、泥石流等

自然灾害易发生的地段，以免受到震后的二次伤害。

二、地震应急避难场所的配置设施

为了适应地震发生时的避难需要，地震应急避难场所需要配备如下三类设施。

1. 基本设施

为保障避难人员基本生活需求而设置的配套设施。基本设施配置包括救灾帐篷、简易屋棚、移动房屋、应急供水设施、应急供电设施、应急厕所、应急排污设施、应急通道、应急标识、应急垃圾储运设施、医疗救护与卫生防疫设施等。

2. 一般设施

在基本设施的基础上，为了改善避难人员生活条件而进一步增设的配套设施。根据地震应急避难场所所容纳的人数，可以增设应急消防设施、应急指挥管理设施、应急物资储备设施。必要时，可利用地震应急避难场所周围的饭店、商店、药店、仓库、超市等进行应急物资的储备工作。地震应急避难场所的指挥管理设施包含可覆盖全地震应急避难场所的图像监控、有线通信、无线通信和广播系统等。

3. 综合设施

为了提高避难人员的生活质量，在已经具备的基本设施和一般设施的基础上，更进一步增设的配套设施。主要包括应急停车场、应急停机坪、应急通风设施、应急洗浴设施、功能介绍设施等。

地震应急避难场所产权单位、管理单位或所有权人，应该指定专人负责地震应急避难场所的日常维护与保养工作，并定期开展应急物资的检查工作，及时消除隐患。

🔔 004 地震应急包

地震应急包可分为普通地震应急包和救援用地震应急包。普通地震应急包泛指人民群众用来应对地震的应急包，救援用地震应急包则是地震救援人员专用的应急包。

一、普通地震应急包

普通地震应急包可以在地震发生后，为人们提供自救、呼救、照明、个体防护、急救和生活等用品，为普通群众争取等待救援的时间，并保障受灾后的基本生活。

普通地震应急包的面料应采用防水面料，上有荧光条。应急包颜色需要鲜艳显眼，最好为橙红色，这样更容易被发现；一定不要采用迷彩伪装色，以免难以被发现。普通地震应急包需采用受力均匀的双肩设计，这样能解放使用者的双手，让使用者方便行动。应急包的两侧需要有网状口袋，可以携带食品及饮用水。

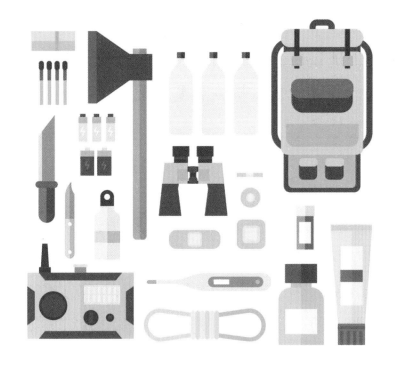

普通地震应急包需要包含的应急物品：

（1）3000 赫兹的防灾应急高频哨；（2）10 米反光逃生绳；（3）可燃烧 4 小时的特制蜡烛；（4）防风防水双头火柴；（5）便携型多功能应急手电；（6）防尘口罩；（7）防滑手套；（8）防灾应急雨衣；（9）专用压缩毛巾和手套；（10）保温应急毯；（11）保温帐篷；（12）超薄保温睡袋；（13）15 升折叠水桶；（14）多功能工具斧头；（15）多功能钳；（16）多功能折叠铲（中号）；（17）急救包（里面装有各型号创可贴、纱布、绷带、棉签、棉球、镊子、剪刀、医用胶带、酒精消毒片）；（18）饮用水；（19）压缩饼干。

二、救援用地震应急包

救援用地震应急包包括自我防护用品以及专用的抢险救援装备。因为地震救援人员要在地震发生后进入受灾现场执行救援任务。

救援用地震应急包需要包含的应急物品：

（1）非常用持出袋1个；（2）多功能应急手电；（3）防灾头巾；（4）3000赫兹防灾高频求救哨；（5）10米高强丙纶反光专业救援绳1根；（6）多功能工具斧头；（7）多功能钳；（8）多功能折叠铲（中号）；（9）急救包（里面装有各型号创可贴、纱布、绷带、棉签、棉球、镊子、剪刀、医用胶带、酒精消毒片、各类应急药品）；（10）饮用水；（11）压缩饼干。

为了应急，家庭在储备物资时，建议储存三日份水量，水量标准为每人每天4升。家中有老人、儿童、病患的，还需准备相应的特殊用品，如奶粉、助听器电池、药品等。还需要准备一张联络卡，上面要填好个人信息。当受灾人丧失交流能力时，救援人员可根据联络卡确定受灾人信息，并联系受灾人亲友。

第四章

避震知识

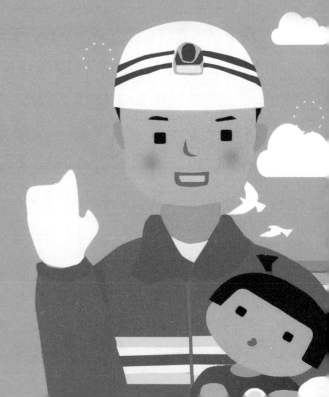

001 室内与室外避震

一、室内避震

中国地震局原震灾应急救援司司长徐德诗曾说："20世纪60年代邢台大地震中，救援队发现躲在桌子下的人活下来的概率较高，后来这种'躲在桌子下'的自救方法就在国内流传开。其实现在分析，当时的邢台建筑多半是茅草屋或砖房，桌子是屋内相对结实的自救地点。现在，随着建筑物的升级换代，屋内的家具也越来越高档，最科学、最安全的自救地点应该是屋内的立柱附近和内承重墙附近。屋内最结实的家具附近也较为安全。"

室内避震的原则是，大地震时，位于楼房一层、二层或平房，且行动力正常的人可迅速撤离建筑物；位于三层以上或行动不便的人，则应快速躲到相对安全的地方。

地震发生后，室内人员需就近关闭电闸、煤气，并迅速熄灭炉火。室内人员可躲避在跨度较小的房间，如卫生间、厨房或有三角形支撑的空间。最好是躲避在卫生间，因为卫生间易燃易爆物品较少，且有水源。

在室内避震时，需要注意保护头部，以免被异物砸伤。最好用口罩捂住口鼻，远离窗户、镜子等容易被扎伤的地方，不要到阳台上，不要乘坐电梯，也不要跟随拥挤的人流跑，防止踩踏事件的发生。尤其是有感地震，人们会因为恐惧而争相撤离，这时更要保持冷静。

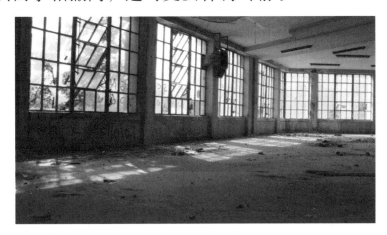

二、室外避震

地震发生时，有一部分人员处在室外。如果是中小型地震，室外人员的感受可能没有室内人员那样强烈，也会因此造成地震级数的误判。所以，当我们明显感受到地震发生时，最好先找件合适的东西罩在头上，同时双手交叉放在头上，跑到空旷地带避险。

在躲避过程中，室外人员需要注意避开高大的建筑物，尤其是那些带有玻璃墙的高大建筑物。此外，广告牌、路灯、砖瓦堆、烟囱、水塔、大吊车、立交桥、天桥、危险品仓库、狭窄街道、危旧房屋等，也是室外人员重点需要避开的地方。

地震来临时，正在郊外的人员需要迅速离开山边、水边等危险地区，以免被地震引发的滑坡、泥石流、地裂、水灾等突发事件伤害。地震来临之际，正在骑车的人应当下车步行，开车的人须立刻路边停车，所有人员应靠边行走，尽快找到空旷、安全的避险点。

🔔 002 学校避震

大量地震实例表明，学校是各类场所中受灾较为严重的地方。因此，学校需要从防震准备、正确避震两方面进行防震减灾工作。

一、防震准备

第一，学校要注意桌椅摆放位置。桌椅要尽量远离窗户与外墙；桌椅之间要留出一定通道，方便紧急撤离。对于身体有残疾或身体较弱的同学，学校要将其安排在方便避震或撤离的地方。桌椅、讲台等便于藏身避震的用具一定要采选加固款；教室悬挂物要加固；门窗玻璃都要贴好防震胶带，以免出现玻璃震碎伤人的情况。

第二，学校要带领学生熟悉校内及学校周边环境。比如，各个楼层的灭火器放在哪里，水源在哪里，食堂、化学实验室的危险品仓库在哪里，校医务室在哪里，学校附近的医院在哪里，教室周围的危险地点（如加油站、化工厂等）在哪里，教室外有无高大建筑物或危险物品，等等。

第三，学校要做好防震减灾宣传工作。要经常举办防震减灾知识讲座，组织师生观看防震减灾录像或请消防员、地震救援队伍来学校为师生讲解避震方式。老师要带领学生进行避震练习，如"一分钟紧急避险""紧急撤离教室""自救互救练习"等。

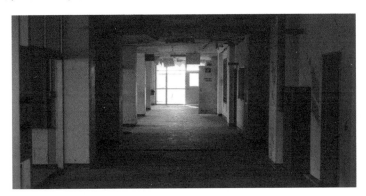

二、正确避震的方法

地震来临时，师生的冷静应对与果断行动非常重要。学校避震需要注意如下四点。

第一，地震预警时间短暂，且学校楼层较高，室内避震更具有现实性。房屋倒塌后，室内会形成一个三角形空间，这个三角形空间往往是人们得以幸存的关键地点。所以，这块三角空间又被称作"避震空间"。对学校来说，容易形成避震空间的地方主要有内墙墙根、厕所、储藏室、楼梯间等开间较小的地方。

第二，对于教室在一楼的，教师需要珍惜12秒的自救机会，瞬间选择是在室内避险还是带领学生逃往室外。前面提到，地震发生时，纵波会比横波更快到达地面，这等于给人们发送了一个信号：在横波来临前，躲避到安全地点。

第三，位于高楼层的教室，需要在教师的指挥下，躲避到讲台旁、课桌下或内墙墙角，双手抱头、闭眼。躲避时，人员不要过于集中，最好预留出一条通道，方便迅速转移到安全地带。位于高楼层的同学一定不要拥挤下楼，也不要站在阳台、窗边，更不要跳楼，以免发生不必要的伤亡。

第四，在室外的学生，要双手抱头原地蹲下，同时注意躲避高大的建筑物，并远离危险物，不要在狭窄的通道中停留。

🔔 003 高楼里避震

相比农村地区，城市地区在地震来临时遭受的灾难会更加严重。因此，在以高楼为主要建筑物的城市中，居民更要掌握一些有用的避震方法。

一、地震时保持冷静，震后走到户外

"地震时保持冷静，震后走到户外"是国际通用的避震准则。地震总是发生在瞬间，无数地震实例表明，人们在进入或离开建筑物的时候，被砸死或砸伤的概率最大。所以，地震时高楼内的人员要尽量选择室内避震。当然，如果高楼属于危楼，抗震能力较差，那么居住在一、二层的居民，最好尽快从室内跑出去，不要贪恋财物。

按照国家相关标准，一些城市（如北京）的住宅抗震设防烈度为 8 度。所以，在地震发生时，处于高楼高层的居民不要慌张，尽量保持冷静，以便相机行事。需要牢记的是，高层室内居民不可滞留在床上，也不要跑到室外或阳台，更不可乘坐电梯或跳楼。另外，要立刻将室内的电与火断掉，防止出现烫伤或触电情况。

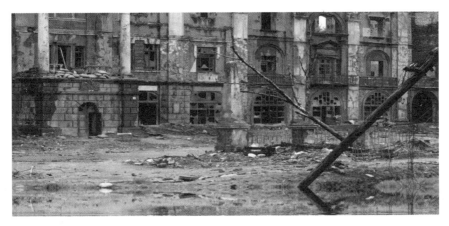

二、避震位置至关重要

在高层避震，需要根据建筑物的室内布局来选择具体避震方式。最好能找到一个可形成三角空间的地方进行躲避。通常情况下，蹲在暖气管道旁边会比较安全。因为暖气管道的承载力比较大，且属于金属管道，不易被撕裂，即便在地震的大幅度摇晃中，人也不会轻易被甩出去。而且，暖气管道的通气性比较好，不容易让人产生窒息。此外，暖气内的存水可以延长被困人员的存活期。更重要的是，被困人员可以采用"碎石头敲击暖气管道"的方式，向外界传递消息，从而更快速地获救。

特别需要注意的是，如果高层室内人员选择躲避在厨房、卫生间这样的小开间，那么一定要远离煤气管道、餐具柜等，以免发生割伤、扎伤等危险。如果隔断墙是薄板墙，则一定不要选择这面墙周围作为避震场所。而且，一定不要钻进柜子、箱子里，以免丧失机动性，反而不利于获救。

三、近水不近火，靠外不靠内

靠近水源处，意味着能延长生存时间；不靠近煤气灶、煤气管道和家用电器，以免发生火灾、触电等意外；靠近无窗户的外墙，可以避免被埋压，更容易获救。

004 公共场所避震

在家庭、学校等人员关系简单的场所发生地震时，我们可以较为冷静地采取避震措施；如果在人员聚集的公共场所遇到地震，则容易慌乱。在公共场所遇到地震时，人们应当有组织、有次序地从紧急出口撤离疏散，或尽快躲避在正确的地点，这样才能降低地震给我们带来的伤害。下面，我们就来看看，在各类公共场所遇到地震时，应当如何避震。

一、在博物馆、展览馆等公共场所遇到地震

地震发生时，如果我们正在博物馆、展览馆等地，首要的事就是保持沉着冷静，特别是博物馆、展览馆等处于场内断电的时候，不要乱喊乱叫，更不要推搡拥挤。如果现场有工作人员或警察进行疏散，则一定要听从安排，有秩序地撤离现场；如果现场没有指挥人员，那么应该就地蹲下，用皮包、坐垫、书籍或双手保护头部，同时注意躲避吊扇、吊灯等悬挂物，等地震平息后再有序撤离。

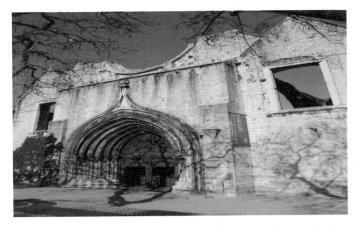

二、在电影院、体育场、运动场、赛场等公共场所遇到地震

地震发生时，在电影院、体育场、运动场、赛场等公共场所的相关人员，需要按照指挥人员的指挥，有秩序地向场外撤离，或就近躲避在排椅下，等地震平息后，再有秩序地撤离现场。如果是正在进行比赛的体育场、运动场、赛场等，应立刻停止比赛，同时稳定观众情绪；在赛场中

央的相关人员应立刻就地蹲下，并护住头部；观众席上的相关人员应立刻躲避在排椅下或排椅附近，并用皮包、坐垫、书籍或双手保护头部，等地震平息后，再有秩序地撤离现场。

三、在公交车、大巴车等正在行驶的车内遇到地震

地震发生时，如果人们处于正在行驶的公交车、大巴车内，站立的人员一定要抓牢扶手，以免摔倒碰伤；坐在座位上的人员，要迅速蹲在座位附近，用手牢牢抓住座椅或扶手固定自身；驾驶员则应迅速将车驶到安全地带，同时拉下手刹安全制动，降低重心。全体人员等地震平息后，再有秩序地下车撤离。

005 地震来临时的自救互救要领

地震来临时，大部分人都处于一种慌张的状态。在这种状态下，人们很难作出正确的判断。所以，地震前的预防工作一定要做好，这样才能在地震来临时临危不惧，作出正确的避震行为。地震过后，往往会出现很多余震，周围环境可能会进一步恶化。为了避免自己遭受新的伤害，最基本的方法就是尽量改善自己所处的环境。此时，地震应急包就会起到很大作用。那么，地震来临时，我们的自救互救要领有哪些呢？下面我们就来分别看一下。

一、地震来临时的自救要领

1. 保持呼吸畅通, 衬衣最上方的扣子最好解开, 以免呼吸不畅, 增加恐慌。被埋压时, 要挪开头部、胸部的杂物。

2. 闻到煤气、毒气或严重异味时, 要用湿衣物捂住口鼻。

3. 设法脱离险境。如果没有脱险通道, 则尽量保存体力, 并用石块等硬物敲击发出声响, 向外发送求救信号。切忌哭喊、乱动、盲目行动, 这些行为不但会消耗大量体力和精力, 还容易发生危险。

4. 尽量寻找饮用水和食品, 尤其是饮用水。必要时, 尿液也能充当饮品, 起到解渴作用。

5. 如果受伤, 一定要想办法包扎, 以免流血过多。

6. 如果已经挤入人流, 那么要防止摔倒。同时, 要将双手交叉放至胸前, 对自己形成保护。一定要随人流而动, 不要被挤到墙壁或栅栏处。

二、地震来临时的互救要领

1. 在进行互救行动之前, 一定要听从指挥, 有计划、有步骤地进行救援。要考虑哪里该挖, 哪里不该挖, 哪里该用锄头, 哪里该用棍棒, 这样才不会伤害到受灾人员。

2. 将受灾人员挖掘出来后, 需要先清除其口鼻内的尘土，令其呼吸畅通。对埋压时间较长，且受伤、饥渴、窒息严重的人员，则需为其蒙上眼睛，以免强光刺激，随即将其送至医疗点抢救治疗。

3.对于暂时无力救出的受灾人员，要先为他们通风，同时递送饮用水和食品，等待营救时机。

地震虽然很可怕，但只要我们多了解一些关于地震来临时的自救互救常识，就有可能降低地震给我们带来的伤害。

第五章
地震次生灾害

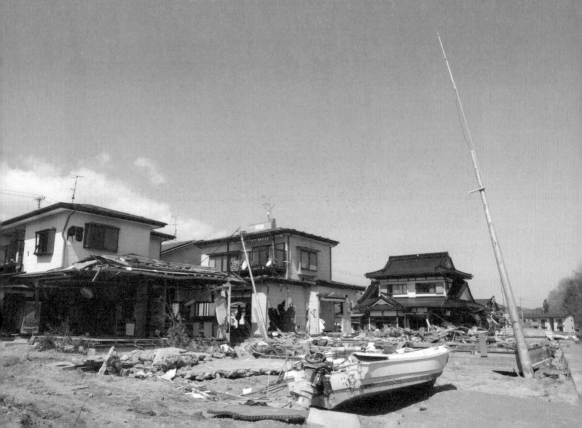

001 震后火灾的预防与应对

　　火灾是地震最主要的次生灾害，各种化学危险品、加油站、液化气站、酒厂、炼油厂、面粉厂等，都容易因地震引发火灾。

　　居民区中，煤气罐、天然气管道等出现泄漏后，很容易因为炉火、电火等引发火灾。在等待救援时，一些居民使用的蜡烛、塑料布、油毡、凉席等，也有可能引发火灾。

　　停在路边、港口、跑道上的汽车、火车、船舶、飞机等交通工具，也有可能因为地震而产生碰撞，从而引起火灾。电弧、火花等会引发电流短路，从而引起过热和过载，继而形成火灾。

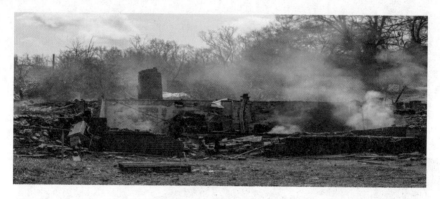

　　此外，地下可燃气体，如甲烷等，会因为地震产生的裂缝而外泄；在遇到明火后，也会引发火灾。

　　地震火灾的起火原因众多，火势起来后面积又很大，扑灭火灾也比较困难。因此,地震火灾应尽量预防、避免,而不是等火灾出现后再施救。

预防工作主要有以下三个方面。

1. 提高建筑物的抗震性能。

建筑物建设,尤其是城市建筑物建设,必须严格按照设防标准建造。无论是地基处理还是材料选择,无论是结构平面还是高度限制,都应该充分考虑地震与安全。城市居民区应合理分割绿化带,以便在危险时期缩小火灾受灾范围。

2. 加强用火、用气设备的检查。

地震发生前,确定用火、用气设备本身是否固定好,有无翻倒的可能,同时切断用火、用气设备。地震发生后,受灾人员不要使用明火,要排除用火、用气设备周围的可燃物,以免发生火灾,既危及自身生命也累及他人。

3. 对危险品设施进行安全管理,需要采取与危险品性质相适应的安全措施。

对危险品进行检查时,应注意它是否会因为地震而泄漏,是否未放置在安全区域,是否对高架罐进行了加固、防倒措施,输油管中的缓冲装置性能是否良好。

地震发生后,如果已经产生火灾,需建立起统一的地震临时指挥体系。在统一指挥下,贯彻"先重点,后一般""先救人,后救物"的原则,合理调配力量,同时发动行动力没问题的灾区群众，一起参加救援工作。

一定要做好防震棚的防火工作，预留消防通道。棚内与火相关的用品，都应与外墙保持半米以上的距离；不要私用电器，更不要私拉电线，消除火灾隐患。

002 震后洪水的预防与应对

洪水是地震次生灾害的一种，也是临水地区容易遭受的地震次生灾害。由于洪水流量大，且猝不及防，加上人们会因为不了解水情而涉险，导致震后洪水造成的伤亡人数众多。同地震火灾一样，震后洪水灾害也需要从预防、应对两个方面入手。

一、震后洪水的预防工作

地震后，如果预知洪水即将到来，且洪水不是很严重，则无须逃离，立刻用装满泥土、沙子和碎石的沙袋堵住房屋空隙，窗台最好也堆上沙袋。如果洪水比较严重，那么，最先采取的措施就是迅速登上牢固的高层建筑进行避险；随后，与救援部门取得联络，寻求救援。

洪水不是干净的饮用水，在洪水来临之前，仍需储备干净的饮用水。同时，要准备好应急药品及取暖物品，保存好可使用的通信设备，这样才不会在洪水来临之际与外界失去联系，也不会因为低温而发生意外。

水库堤坝在修建时一定要考虑水的腐蚀能力以及抗震能力，至少要保证中小地震不会将堤坝震裂，出现洪水反灌附近居民区的局面。

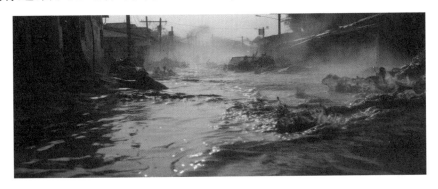

二、震后洪水的应对工作

震后洪水比较严重，当水情较为稳定后，尽量用床板、门板、箱子等制作木筏逃生，划桨也是必不可少的工具。如果有废弃轮胎，可以将内胎取出，做成简易救生圈，提高生存率。有条件的话，可以多收集食物与饮用水，同时寻找颜色鲜艳的衣物、床单等做旗帜，再用哨子、手电这类工具向搜救人员发送信号。

洪水来临后，一定记得关掉天然气阀门。如果时间和条件允许，可在出逃前食用巧克力、糖等高热量食物增强体力。出逃时要关好房门，将轻便的贵重物品随身携带，果断放弃较重的物品。

如果洪水来势凶猛，且附近并无可供躲避的高楼、高地，那么要尽量抓住身边有浮力的物品，如木盆、木板、木头椅子等。如果本人在户外无法躲避，要尽量抓住树丛，必要时可爬到树上暂避。农村地区的居民切忌爬到土坯房屋顶，因为土坯房浸水后很容易坍塌。

当洪水尚未漫过头顶时，可用绳子或撕成条状的床单、被单，将一端系在房间内比较结实的地方，另一端握在手中，慢慢向附近高处转移。当洪水漫过头顶时，不要惊慌，一定要保持冷静，在可冒头的时候多吸气少呼气，同时用手试探能否抓住较为结实的东西，避免被水冲走。

003 震后泥石流的应对方法

泥石流属于地震次生灾害中的典型灾害，通常发生在山区、沟谷之中。地震发生后，山上的水源会挟带大量泥沙、石块等混流于山下。

泥石流的主要特征是突然暴发、流体浑浊、流量大、破坏力强等。泥石流会沿着陡峭的山沟奔腾咆哮而下，并很快将大量泥沙、石块冲到宽阔处堆积。

地震地区受灾情况本就严重，若遇泥石流更是雪上加霜，让搜救工作变得无比困难。所以，在震后遭遇泥石流的时候，人们一定要沉着冷静，切勿慌张，采用正确的应对办法，以免发生意外。

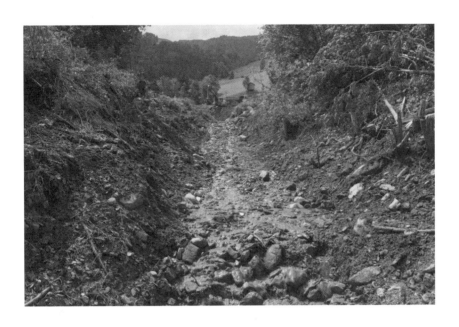

　　泥石流自救方法一：充分观察周遭环境，仔细聆听奇怪的声响。

　　虽然震后泥石流属于突发灾害，但在泥石流来临之际还是有一些征兆的，比如远处山谷突然传来打雷一般的声响。如果在山区、沟谷发生地震，且又听到远处山谷传来声响，一定要保持高度警惕，这很可能是泥石流即将来临的征兆，需要尽快撤离。

　　泥石流自救方法二：往山坡上逃离，一定不要往下游走。

　　发现泥石流后，一定要往与泥石流呈垂直方向的山坡逃离，爬得越高越好。泥石流的速度非常快，千万不可掉头往下游跑。

泥石流自救方法三：地震发生后，不要在谷底或山脚下做过多停留。

由于谷底、山脚下较为宽阔，所以很多人选择将这里作为避震地点。可是，如果发生大雨或暴雨，谷底和山脚下就很容易遭受泥石流冲击。因此，在震后，尤其是下雨的震后，一定要迅速转移到相对安全的高地，不要在谷底或山脚下做过多停留。

平整的高地是理想的避震营地，尤其是能避开落石的高地，更有助于躲避泥石流、山体滑坡等危险。

泥石流自救方法四：泥石流发生后，要警惕发生灾后疾病。

震后泥石流会悬浮粗大的固体碎屑，同时含有大量粉砂和泥浆。地震过后，灾区卫生条件较差。尤其是饮用水，更难以保障干净卫生。所以，发生震后泥石流灾害后，最容易发生的就是以痢疾、霍乱、伤寒、甲型肝炎等为主的肠道类传染病。

另外，震后泥石流也容易导致人畜共患疾病，或者出现自然疫源性疾病。比如以钩端螺旋体病、流行性出血热为主的鼠媒传染病，以血吸虫病为主的寄生虫病，以疟疾、流行性乙型脑炎、登革热为主的虫媒类传染病（由蚊子、虱子、跳蚤等传播的疾病），等等。

004 震后传染病的预防与应对

　　中国有句老话，叫"大灾之后必有大疫"。地震发生后，抗震救援是第一要务，但预防震后的各类传染病，也是抗震减灾中不容忽视的重点环节。地震发生后，有7种疾病最容易在震区暴发。下面我们就一起来看看这7种传染病的预防与应对方法。

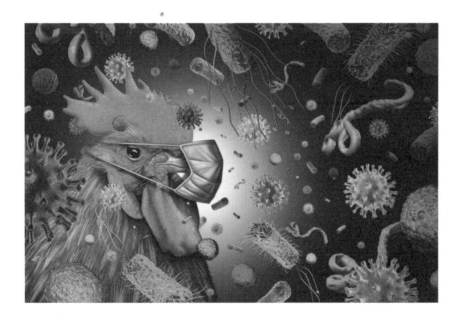

一、腹泻小心痢疾

　　灾后生活水平下降，受灾群众的身体抵抗力较差。如果地震发生在夏季，则更可能发生细菌性痢疾。痢疾主要通过被痢疾杆菌污染的食物、水、排泄物等传播，苍蝇是传播痢疾的媒介。痢疾的主要症状为发烧、腹痛、腹泻、脓血便等。

及时消灭苍蝇，定期、定时对灾区进行消毒，将痢疾病人隔离治疗，保障食品与饮用水干净卫生可以有效预防痢疾。

二、高热咳嗽小心鼠疫

地震过后，鼠类会大肆作乱。所以，避免接触鼠类及鼠类排泄物就显得非常重要了。在灾区，千万不要在鼠洞附近站、坐、卧、休息。如发现啮齿类动物（如沙鼠、黄鼠、旱獭等）不明原因地大量死亡，需立刻报告当地防疫机构。

鼠疫的症状为胸痛、咳嗽、咯血、意识模糊等。鼠疫通过呼吸道传播，震后人口居住密集，会让鼠疫的传播概率大大增加。所以，工作人员要隔离鼠疫患者，以免疫情扩大。

三、加强消毒抵抗乙脑

地震后，人们大多是露宿生活，若在炎热的夏季，蚊虫滋生，很容易患上乙脑疾病。流行性乙型脑炎（简称乙脑）是由嗜神经病毒引起的自然疫源性疾病，蚊子是传播乙脑的媒介。乙脑致死率较高，且有三分之一的幸存者后遗症会持续终生。

预防乙脑最好的办法是打疫苗。灾后，工作人员要注意加强防蚊虫设施，注意人畜隔离，定时在灾区群众的居

住场所内喷洒滞留型高效低毒杀虫剂和驱避剂。

四、雨后警惕流感

震后通常会下雨，降雨会导致气候变化较快，也会使早晚温差加大。灾区人民抵抗力较弱，且身心俱疲，很容易发生流感、麻疹、风疹、流脑等呼吸道传染病。想要远离此类疾病，主要靠防寒保暖、佩戴口罩、保持充足睡眠等。隔离有此类疾病的患者，也是预防流感的重要措施。

五、破伤风元凶是泥土

地震发生后，绝大部分人都会出现一定程度的外伤，加上房屋倒塌后，泥土、铁锈、瓦砾满地，但凡皮肤出现伤口，且来不及处理，就有可能沾染泥土、铁锈、瓦砾中的破伤风梭菌，继而引起破伤风。

破伤风梭菌通过破损的皮肤和黏膜（如擦伤、扎伤、划伤、刺伤、烧伤、骨折等）侵入人体，并在缺氧环境下繁殖生长，引发全身感染。破伤风的死亡率为20%～40%，是震后疾病中致死率较高的疾病。

正确处理伤口是预防破伤风的关键。处理伤口时一定要用清水冲洗，并让伤口开放，随后尽快寻找医生，注射破伤风疫苗。

六、清理伤口预防气性坏疽

气性坏疽是一种相当严重的感染性疾病，主要传染方式是伤口接触。地震后，如果受灾人员的软组织出现严重的开放性损伤，尤其是臀部、肢体等肌肉比较丰富的位置，就容易患上气性坏疽。

气性坏疽的主要症状是伤口发沉发重，有一种紧紧的压迫感，随后，伤口会出现剧痛，即便注射止痛剂也无法缓解。病人会出现头晕、头痛、恶心、呕吐、高热、出冷汗、烦躁不安、呼吸急促、心跳加速等症状。如不能及时救治，则会有生命危险。

预防气性坏疽的最好方法是清创。此外，患有气性坏疽的病人需保证病房的温暖清洁，且每日消毒，同时保证室内空气流通。

七、戴好手套远离皮肤感染

震后，受灾人员容易出现各类皮肤感染，如湿疹、褥疮、甲沟炎、滑囊炎、手部急性化脓性感染等。致使皮肤感染的原因是病毒、外伤和细菌。病人刚出现感染时，主要表现是畏寒、发热、头痛，随后会诱发淋巴管炎、血栓性静脉炎以及全身性感染。

受灾群众，尤其是救援人员，平时一定要注意佩戴手套，尽量避免皮肤出现破损。如果出现破损，立刻用清水冲洗血渍与污物，并寻找医生进行进一步治疗。

第六章
震后知识

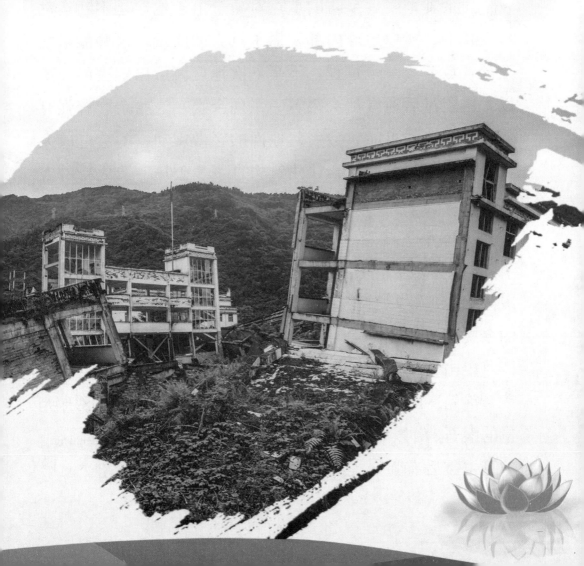

001 警惕余震发生

余震，指的是在主震过后接连发生的小地震。通常情况下，余震会在地球内部发生主震的同一地方发生，比如一次主震发生后，后面会紧跟着一系列余震。余震的强度通常比主震小，但持续时间可长达几天、几个月甚至多年。

强余震是震后预防的重点对象。由于地球是不断运动和变化的，所以地球内部积攒了巨大的能量。这些能量的充分释放需要一个过程，不是一次地震就可以解决的。所以，主震过后通常都会跟着一系列余震。这些余震有强有弱，小型余震可能只会引起地面的轻微震动，不会造成太大影响；强烈余震却会让建筑物进一步破坏，造成新的人员伤亡。

1976 年 7 月 28 日凌晨 3 时 42 分，河北省唐山市发生了 7.8 级大地震，且在地震发生当天，就又发生了两次震级为 6.5 级和 7.1 级的强烈余震。之后，5 级以上甚至更强的余震仍不断发生，直到现在，仍然不时有强烈的余震活动。

相比城市，山区更需要防范强余震。

首先，山区地震次生灾害发生得较为频繁。山区有大量的滚石、山体滑坡、崩塌现象，也有堰塞湖、水库等隐患。一旦主震后有强余震发生，这些现象与隐患就会让交通堵塞，引发新的次生灾害，并进一步造成人员伤亡。

其次，山区地震本就对建筑物造成了损毁，随着余震的来临，房屋在相同或不同的位置会进一步受损，尤其是那些位于滑坡体上方或下方的房屋，更是容易受到重大破坏甚至倒塌。

最后，山区不仅有平房，也有楼房，居住在楼房里的人虽然容易被埋压，但幸存者在遇到震后水灾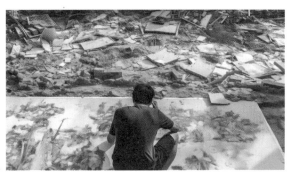时，却可依靠较高的建筑避险。而居住在平房内的人，虽然容易躲避地震带来的埋压伤害，却更容易受到次生灾害的威胁。

针对强余震有可能带来的灾害，人们要提前制订好预防方案。尤其是地震部门，更要加强对强余震的预报，同时通报给各个相关部门。一旦有强余震的预报，各部门、各单位应立刻启动预案，采取措施，不给强余震更多的破坏机会。

🔔 002 防震棚的安置与安全措施

防震棚大多是在地震发生后搭建的。在搭建防震棚时，工作人员需要注意以下三点。第一，防震棚要搭建在开阔地带，不要搭建在山脚下、河滩上、陡坎附近，不要搭建在烟囱、水塔、高压线、危楼附近，不要搭建在阻碍交通的路口以及公共场所周围，以免受到次生灾害波及。第二，搭建防震棚时，不要在顶端用砖头、石头或其他重物压防雨布，以免掉落砸伤人。第三，防震棚内炉火、电线等布局要合理，在搭建防震棚时要注意留好防火通道。

建造防震棚需要因地制宜，既要经济适用，又要起到防震功效。根据地理位置的不同，北方寒冷地区在搭建防震棚时，大多采用半地下式搭建法；而对于潮湿、多雨的南方，防震棚则要搭建在高处。在安

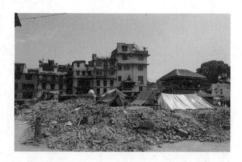

置好防震棚后，人们更要注意防震棚内的安全。

通常情况下，防震棚内的安全措施主要是防火安全措施。由于防震棚的建造并不复杂，加之搭建材料大多为易燃物品，所以很容易受到火灾的波及。受灾群众一定要提高防震棚防火意识，同时采取有效的防火措施，这样才能保障防震棚的安全。

防震棚内要注意的防火安全事项如下：

1.严禁在防震棚内私自乱接乱拉电线，严禁在防震棚内使用大功率电器。

2.严禁在防震棚内抽烟，如果防震棚区没有设置吸烟区，那么要注意在室外吸烟后不能乱扔烟头。

3.严禁在防震棚内使用蜡烛、油灯等照明物品，尽量使用手电筒；严禁在防震棚内点燃蚊香，如必须使用，则要将蜡烛、油灯、蚊香等物放置在装有沙土的铁盆内，以免发生火灾。

4.严禁在防震棚内使用明火或液化气做饭。

5.严禁在安全通道处放置杂物，要保证出口的畅通。

6.严禁在消防栓、消防水池等处放置杂物，严禁覆盖水源；每个防震棚内都需准备灭火工具与消防用水，防震棚内的水桶、水缸要随时储满水。

7.严禁在防震棚内放置易燃易爆物品，不要将火柴放置在高温处。

除此之外，家长需要教育好孩子，不要让孩子玩火；遇到火险火情时一定要迅速将火扑灭，或者马上与防震指挥中心联系，不要迟疑。

003 震后心理反应与心理救助

一、震后心理反应

灾难过后，地震幸存者会出现各种情绪，比如恐慌、惊跳、麻木、逃避等。这些急性应激反应会对地震幸存者的内心产生伤害，也会让他们患上不同程度的心理疾病。地震发生后，对幸存者进行心理方面的援助，可以减轻他们内心的痛苦，帮助他们适应灾后的生活，同时提高他们的生活质量。

地震发生后，幸存者的心理大致可分为恐慌、短期反应和长期反应三种。

恐慌心理是幸存者初次与地震接触，从而产生的恐惧、震惊、无助等心理。他们会因为自己在地震中受伤、亲友受伤、失去亲友等情况，感到非常难受，继而出现一系列应激反应。

幸存者的最初表现是对地震的强烈恐惧感，尤其是害怕再次发生地震。于是，当周围环境出现一响一动时，他们会过分警惕，可能出现心慌气短、四肢发软，甚至盲目跳楼等行为。

在这个过程中，有一部分幸存者会强烈暗示自己让自己变得麻木，并开始否认眼前发生的事实。这种心理防御机制会让这部分幸存者无法适应接下来的社会生活，并衍生出一系列社会性问题。

二、震后心理救助

地震幸存者产生恐慌、无助等心理都是可以理解的。可是，如果这种心理超过一个月甚至更长时间，那就要警惕是否出现了更严重的心理问题。如果幸存者长期处于不良心理中，就有可能出现睡眠障碍、噩梦不断、梦中惊醒等心理病理反应，甚至出现自杀倾向。

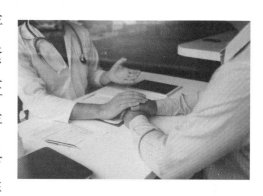

所以地震过后，对幸存者的心理建设非常重要。紧急心理救援，就是为了保证幸存者的安全，同时为幸存者提供各种支持和陪伴。具体的紧急心理救援主要以非语言陪伴为主，比如倾听、抚摸等，这些非语言陪伴能满足幸存者的心理需求，帮助他们更好地走出震后心理创伤。

除了幸存者，地震救援者也要防止耗竭综合征。所有参与地震救援工作的人都有可能患上耗竭综合征。这些人有军人、警察、消防员、志愿者、医护人员等。他们目睹大量悲惨的场面，即便做好了充分的准备，但这种巨大的冲击也会让他们内心难受不已，可能因此患上耗竭综合征。

所以，在开展地震救援活动前后，专业人士需要对救援人员进行心理培训与心理疏导，这样才能帮助救援人员更好地开展救援活动。

无论是对地震幸存者，还是对地震救援人员，我们都要承认、理解他们的情绪，并鼓励他们缓解压抑的情绪、表达自己的感受。毕竟地震过后，人们更需要坚强地面对生活。

004 震后环境卫生处理

地震灾害发生后，人们的生活环境会变得非常脏乱，这时，如不能很好地处理震后环境卫生，就有可能造成传染性疾病的肆虐。因此，相关环境单位与医疗单位要互相协作，确保震后环境卫生无虞。相关单位应首先对地震区域的环境与卫生状况进行评估，在评估结束后，再有条不紊地进行相关的环境卫生处理。

对灾区来说，临时环境卫生必须做好。其中，最关键的一环就是防暑、防寒、防病毒。

灾区居民防暑、防寒较为容易。若地震发生在炎热的夏季，相关人员要指导居民在防震棚上盖遮阴帘、遮阴布，并加强防震棚内的空气流通，防震棚周围中午需要洒水降温，防止出现中暑情况；若地震发生在寒冷的冬季，则要在防震棚四周搭建挡风墙，同时在防震棚的四周涂上泥巴，防止透风，防震棚内还要搭建安全坚固的取暖设施，这样才能防止出现感冒或冻伤。

灾区居民防病毒的方式主要是修建应急公共厕所。粪便是容易滋生细菌、传播病毒的排泄物，因此，卫生防疫人员要指导灾区居民及相关工作人员，利用现有材料，挖一个窄口深坑作为粪坑；同时在四周挖出排水沟，并定期进行清理。临时厕所应设置在下风向，底部应不渗漏，避免污染水源。在人员密集区域可采用专人管理的流动厕所，并及时清理、消毒。

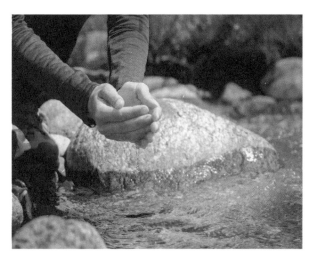

地震过后，各种供水的水源也会受到不同程度的污染。所以，震后初期，环境卫生单位需要提供瓶装水、桶装水等包装水，这样能有效保证饮用水安全。除此之外，人们还要积极寻找备用水源，备用水源要满足水量充足、水质良好、经济便利等条件。震后需保证市政供水，并加强水质监测和饮用水消毒力度。

灾区环境卫生条件受限，受灾群众容易患上胃肠疾病，流水洗手是预防肠道传染病的最有效措施。如果条件允许，灾区居民可在进食前用免洗洗手液等进行手部消毒，清除污渍和微生物，防止病从口入。

附录 中华人民共和国防震减灾法

1997 年 12 月 29 日，第八届全国人民代表大会常务委员会第二十九次会议通过《中华人民共和国防震减灾法》，自 1998 年 3 月 1 日起施行。

2008 年 12 月 27 日，第十一届全国人民代表大会常务委员会第六次会议修订，自 2009 年 5 月 1 日起施行。现将修订后的《中华人民共和国防震减灾法》公布。

第一章 总则

第一条 为了防御和减轻地震灾害，保护人民生命和财产安全，促进经济社会的可持续发展，制定本法。

第二条 在中华人民共和国领域和中华人民共和国管辖的其他海域从事地震监测预报、地震灾害预防、地震应急救援、地震灾后过渡性安置和恢复重建等防震减灾活动，适用本法。

第三条 防震减灾工作，实行预防为主、防御与救助相结合的方针。

第四条 县级以上人民政府应当加强对防震减灾工作的领导，将防震减灾工作纳入本级国民经济和社会发展规划，所需经费列入财政预算。

第五条 在国务院的领导下，国务院地震工作主管部门和国务院经济综合宏观调控、建设、民政、卫生、公安以及其他有关部门，按照职责分工，各负其责，密切配合，共同做好防震减灾工作。

县级以上地方人民政府负责管理地震工作的部门或者机构和其他有关部门在本级人民政府领导下，按照职责分工，各负其责，密切配合，共同做好本行政区域的防震减灾工作。

第六条 国务院抗震救灾指挥机构负责统一领导、指挥和协调全国抗震救灾工作。县级以上地方人民政府抗震救灾指挥机构负责统一领导、指挥和协调本行政区域的抗震救灾工作。

国务院地震工作主管部门和县级以上地方人民政府负责管理地震工作的部门或者机构，承担本级人民政府抗震救灾指挥机构的日常工作。

第七条 各级人民政府应当组织开展防震减灾知识的宣传教育，增强公民的防震减灾意识，提高全社会的防震减灾能力。

第八条 任何单位和个人都有依法参加防震减灾活动的义务。

国家鼓励、引导社会组织和个人开展地震群测群防活动，对地震进行监测和预防。

国家鼓励、引导志愿者参加防震减灾活动。

第九条 中国人民解放军、中国人民武装警察部队和民兵组织，依照本法以及其他有关法律、行政法规、军事法规的规定和国务院、中央军事委员会的命令，执行抗震救灾任务，保护人民生命和财产安全。

第十条 从事防震减灾活动，应当遵守国家有关防震减灾标准。

第十一条 国家鼓励、支持防震减灾的科学技术研究，逐步提高防震减灾科学技术研究经费投入，推广先进的科学研究成果，加强国际合作与交流，提高防震减灾工作水平。

对在防震减灾工作中作出突出贡献的单位和个人，按照国家有关规定给予表彰和奖励。

第二章 防震减灾规划

第十二条 国务院地震工作主管部门会同国务院有关部门组织编制国家防震减灾规划，报国务院批准后组织实施。

县级以上地方人民政府负责管理地震工作的部门或者机构会同同级有关部门，根据上一级防震减灾规划和本行政区域的实际情况，组织编制本行政区域的防震减灾规划，报本级人民政府批准后组织实施，并报上一级人民政府负责管理地震工作的部门或者机构备案。

第十三条编制防震减灾规划，应当遵循统筹安排、突出重点、合理布局、全面预防的原则，以震情和震害预测结果为依据，并充分考虑人民生命和财产安全及经济社会发展、资源环境保护等需要。

县级以上地方人民政府有关部门应当根据编制防震减灾规划的需要，及时提供有关资料。

第十四条 防震减灾规划的内容应当包括：震情形势和防震减灾总体目标，地震监测台网建设布局，地震灾害预防措施，地震应急救援措施，以及防震减灾技术、信息、资金、物资等保障措施。

编制防震减灾规划，应当对地震重点监视防御区的地震监测台网建设、震情跟踪、地震灾害预防措施、地震应急准备、防震减灾知识宣传教育等作出具体安排。

第十五条 防震减灾规划报送审批前，组织编制机关应当征求有关部门、单位、专家和公众的意见。

防震减灾规划报送审批文件中应当附具意见采纳情况及理由。

第十六条 防震减灾规划一经批准公布，应当严格执行；因震情形势变化和经济社会发展的需要确需修改的，应当按照原审批程序报送审批。

第三章 地震监测预报

第十七条 国家加强地震监测预报工作，建立多学科地震监测系统，逐步提高地震监测预报水平。

第十八条 国家对地震监测台网实行统一规划，分级、分类管理。

国务院地震工作主管部门和县级以上地方人民政府负

责管理地震工作的部门或者机构，按照国务院有关规定，制定地震监测台网规划。

全国地震监测台网由国家级地震监测台网、省级地震监测台网和市、县级地震监测台网组成，其建设资金和运行经费列入财政预算。

第十九条 水库、油田、核电站等重大建设工程的建设单位，应当按照国务院有关规定，建设专用地震监测台网或者强震动监测设施，其建设资金和运行经费由建设单位承担。

第二十条 地震监测台网的建设，应当遵守法律、法规和国家有关标准，保证建设质量。

第二十一条 地震监测台网不得擅自中止或者终止运行。

检测、传递、分析、处理、存贮、报送地震监测信息的单位，应当保证地震监测信息的质量和安全。

县级以上地方人民政府应当组织相关单位为地震监测台网的运行提供通信、交通、电力等保障条件。

第二十二条 沿海县级以上地方人民政府负责管理地震工作的部门或者机构，应当加强海域地震活动监测预测工作。海域地震发生后，县级以上地方人民政府负责管理地震工作的部门或者机构，应当及时向海洋主管部门和当地海事管理机构等通报情况。

火山所在地的县级以上地方人民政府负责管理地震工

作的部门或者机构，应当利用地震监测设施和技术手段，加强火山活动监测预测工作。

第二十三条 国家依法保护地震监测设施和地震观测环境。

任何单位和个人不得侵占、毁损、拆除或者擅自移动地震监测设施。地震监测设施遭到破坏的，县级以上地方人民政府负责管理地震工作的部门或者机构应当采取紧急措施组织修复，确保地震监测设施正常运行。

任何单位和个人不得危害地震观测环境。国务院地震工作主管部门和县级以上地方人民政府负责管理地震工作的部门或者机构会同同级有关部门，按照国务院有关规定划定地震观测环境保护范围，并纳入土地利用总体规划和城乡规划。

第二十四条 新建、扩建、改建建设工程，应当避免对地震监测设施和地震观测环境造成危害。建设国家重点工程，确实无法避免对地震监测设施和地震观测环境造成危害的，建设单位应当按照县级以上地方人民政府负责管理地震工作的部门或者机构的要求，增建抗干扰设施；不能增建抗干扰设施的，应当新建地震监测设施。

对地震观测环境保护范围内的建设工程项目，城乡规划主管部门在依法核发选址意见书时，应当征求负责管理地震工作的部门或者机构的意见；不需要核发选址意见书的，城乡规划主管部门在依法核发建设用地规划 许可证或者乡村建设规划许可证时，应当征求负责管理地震工作的部门或者机构的意见。

第二十五条　国务院地震工作主管部门建立健全地震监测信息共享平台，为社会提供服务。

县级以上地方人民政府负责管理地震工作的部门或者机构，应当将地震监测信息及时报送上一级人民政府负责管理地震工作的部门或者机构。

专用地震监测台网和强震动监测设施的管理单位，应当将地震监测信息及时报送所在地省、自治区、直辖市人民政府负责管理地震工作的部门或者机构。

第二十六条　国务院地震工作主管部门和县级以上地方人民政府负责管理地震工作的部门或者机构，根据地震监测信息研究结果，对可能发生地震的地点、时间和震级作出预测。

其他单位和个人通过研究提出的地震预测意见，应当向所在地或者所预测地的县级以上地方人民政府负责管理地震工作的部门或者机构书面报告，或者直接向国务院地震工作主管部门书面报告。收到书面报告的部门或者机构应当进行登记并出具接收凭证。

第二十七条　观测到可能与地震有关的异常现象的单位和个人，可以向所在地县级以上地方人民政府负责管理地震工作的部门或者机构报告，也可以直接向国务院地震工作主管部门报告。

国务院地震工作主管部门和县级以上地方人民政府负责管理地震工作的部门或者机构接到报告后，应当进行登记并及时组织调查核实。

第二十八条 国务院地震工作主管部门和省、自治区、直辖市人民政府负责管理地震工作的部门或者机构，应当组织召开震情会商会，必要时邀请有关部门、专家和其他有关人员参加，对地震预测意见和可能与地震有关的异常现象进行综合分析研究，形成震情会商意见，报本级人民政府；经震情会商形成地震预报意见的，在报本级人民政府前，应当进行评审，作出评审结果，并提出对策建议。

第二十九条 国家对地震预报意见实行统一发布制度。

全国范围内的地震长期和中期预报意见，由国务院发布。省、自治区、直辖市行政区域内的地震预报意见，由省、自治区、直辖市人民政府按照国务院规定的程序发布。

除发表本人或者本单位对长期、中期地震活动趋势的研究成果及进行相关学术交流外，任何单位和个人不得向社会散布地震预测意见。任何单位和个人不得向社会散布地震预报意见及其评审结果。

第三十条 国务院地震工作主管部门根据地震活动趋势和震害预测结果，提出确定地震重点监视防御区的意见，报国务院批准。

国务院地震工作主管部门应当加强地震重点监视防御区的震情跟踪，对地震活动趋势进行分析评估，提出年度防震减灾工作意见，报国务院批准后实施。

地震重点监视防御区的县级以上地方人民政府应当根据年度防震减灾工作意见和当地的地震活动趋势，组织有关部门加强防震减灾工作。

地震重点监视防御区的县级以上地方人民政府负责管理地震工作的部门或者机构，应当增加地震监测台网密度，组织做好震情跟踪、流动观测和可能与地震有关的异常现象观测以及群测群防工作，并及时将有关情况报上一级人民政府负责管理地震工作的部门或者机构。

第三十一条　国家支持全国地震烈度速报系统的建设。

地震灾害发生后，国务院地震工作主管部门应当通过全国地震烈度速报系统快速判断致灾程度，为指挥抗震救灾工作提供依据。

第三十二条　国务院地震工作主管部门和县级以上 地方人民政府负责管理地震工作的部门或者机构，应当对发生地震灾害的区域加强地震监测，在地震现场设立 流动观测点，根据震情的发展变化，及时对地震活动趋势作出分析、判定，为余震防范工作提供依据。

国务院地震工作主管部门和县级以上地方人民政府负责管理地震工作的部门或者机构、地震监测台网的管理单位，应当及时收集、保存有关地震的资料和信息，并建立完整的档案。

第三十三条　外国的组织或者个人在中华人民共和国领

域和中华人民共和国管辖的其他海域从事地震监测活动，必须经国务院地震工作主管部门会同有关部门批准，并采取与中华人民共和国有关部门或者单位合作的形式进行。

第四章 地震灾害预防

第三十四条 国务院地震工作主管部门负责制定全国地震烈度区划图或者地震动参数区划图。

国务院地震工作主管部门和省、自治区、直辖市人民政府负责管理地震工作的部门或者机构，负责审定建设工程的地震安全性评价报告，确定抗震设防要求。

第三十五条 新建、扩建、改建建设工程，应当达到抗震设防要求。

重大建设工程和可能发生严重次生灾害的建设工程，应当按照国务院有关规定进行地震安全性评价，并按照经审定的地震安全性评价报告所确定的抗震设防要求进行抗震设防。建设工程的地震安全性评价单位应当按照国家有关标准进行地震安全性评价，并对地震安全性评价报告的质量负责。

前款规定以外的建设工程，应当按照地震烈度区划图或者地震动参数区划图所确定的抗震设防要求进行抗震设防；对学校、医院等人员密集场所的建设工程，应当按照高于当地房屋建筑的抗震设防要求进行设计和施工，采取有效措施，增强抗震设防能力。

第三十六条 有关建设工程的强制性标准，应当与抗震设防要求相衔接。

第三十七条 国家鼓励城市人民政府组织制定地震小区划图。地震小区划图由国务院地震工作主管部门负责审定。

第三十八条 建设单位对建设工程的抗震设计、施工的全过程负责。

设计单位应当按照抗震设防要求和工程建设强制性标准进行抗震设计，并对抗震设计的质量以及出具的施工图设计文件的准确性负责。

施工单位应当按照施工图设计文件和工程建设强制性标准进行施工，并对施工质量负责。

建设单位、施工单位应当选用符合施工图设计文件和国家有关标准规定的材料、构配件和设备。

工程监理单位应当按照施工图设计文件和工程建设强制性标准实施监理，并对施工质量承担监理责任。

第三十九条 已经建成的下列建设工程，未采取抗震设防措施或者抗震设防措施未达到抗震设防要求的，应当按照国家有关规定进行抗震性能鉴定，并采取必要的抗震加固措施：

（一）重大建设工程；

（二）可能发生严重次生灾害的建设工程；

（三）具有重大历史、科学、艺术价值或者重要纪念意义的建设工程；

（四）学校、医院等人员密集场所的建设工程；

（五）地震重点监视防御区内的建设工程。

第四十条 县级以上地方人民政府应当加强对农村村民住宅和乡村公共设施抗震设防的管理，组织开展农村实用抗震技术的研究和开发，推广达到抗震设防要求、经济适用、具有当地特色的建筑设计和施工技术，培训相关技术人员，建设示范工程，逐步提高农村村民住宅和乡村公共设施的抗震设防水平。

国家对需要抗震设防的农村村民住宅和乡村公共设施给予必要支持。

第四十一条 城乡规划应当根据地震应急避难的需要，合理确定应急疏散通道和应急避难场所，统筹安排地震应急避难所必需的交通、供水、供电、排污等基础设施建设。

第四十二条 地震重点监视防御区的县级以上地方人民政府应当根据实际需要，在本级财政预算和物资储备中安排抗震救灾资金、物资。

第四十三条 国家鼓励、支持研究开发和推广使用符合抗震设防要求、经济实用的新技术、新工艺、新材料。

第四十四条 县级人民政府及其有关部门和乡、镇人民政府、城市街道办事处等基层组织，应当组织开展地震应急知识的宣传普及活动和必要的地震应急救援演练，提高公民在地震灾害中自救互救的能力。

机关、团体、企业、事业等单位，应当按照所在地人民政府的要求，结合各自实际情况，加强对本单位人员的地震应急知识宣传教育，开展地震应急救援演练。

学校应当进行地震应急知识教育，组织开展必要的地震应急救援演练，培养学生的安全意识和自救互救能力。

新闻媒体应当开展地震灾害预防和应急、自救互救知识的公益宣传。

国务院地震工作主管部门和县级以上地方人民政府负责管理地震工作的部门或者机构，应当指导、协助、督促有关单位做好防震减灾知识的宣传教育和地震应急救援演练等工作。

第四十五条　国家发展有财政支持的地震灾害保险事业，鼓励单位和个人参加地震灾害保险。

第五章 地震应急救援

第四十六条 国务院地震工作主管部门会同国务院有关部门制定国家地震应急预案，报国务院批准。国务院有关部门根据国家地震应急预案，制定本部门的地震应急预案，报国务院地震工作主管部门备案。

县级以上地方人民政府及其有关部门和乡、镇人民政府，应当根据有关法律、法规、规章、上级人民政府及其有关部门的地震应急预案和本行政区域的实际情况，制定本行政区域的地震应急预案和本部门的地震应 急预案。省、自治区、直辖市和较大的市的地震应急预案，应当报国务院地震工作主管部门备案。

交通、铁路、水利、电力、通信等基础设施和学校、医院等人员密集场所的经营管理单位，以及可能发生次生灾害的核电、矿山、危险物品等生产经营单位，应当制定地震应急预案，并报所在地的县级人民政府负责管理地震工作的部门或者机构备案。

第四十七条 地震应急预案的内容应当包括：组织指挥体系及其职责，预防和预警机制，处置程序，应急响应和应急保障措施等。地震应急预案应当根据实际情况适时修订。

第四十八条 地震预报意见发布后，有关省、自治区、直辖市人民政府根据预报的震情可以宣布有关区域进入临震应急期；有关地方人民政府应当按照地震应急预案，组织有关部门做好应急防范和抗震救灾准备工作。

第四十九条 按照社会危害程度、影响范围等因素，地震灾害分为一般、较大、重大和特别重大四级。具体分级标准按照国务院规定执行。

一般或者较大地震灾害发生后，地震发生地的市、县人民政府负责组织有关部门启动地震应急预案；重大 地震灾害发生后，地震发生地的省、自治区、直辖市人民政府负责组织有关部门启动地震应急预案；特别重大 地震灾害发生后，国务院负责组织有关部门启动地震应急预案。

第五十条 地震灾害发生后，抗震救灾指挥机构应当立即组织有关部门和单位迅速查清受灾情况，提出地震应急救援力量的配置方案，并采取以下紧急措施：

（一）迅速组织抢救被压埋人员，并组织有关单位和人员开展自救互救；

（二）迅速组织实施紧急医疗救护，协调伤员转移和接收与救治；

（三）迅速组织抢修毁损的交通、铁路、水利、电力、通信等基础设施；

（四）启用应急避难场所或者设置临时避难场所，设置救济物资供应点，提供救济物品、简易住所和临时住所，及时转移和安置受灾群众，确保饮用水消毒和水质安全，积极开展卫生防疫，妥善安排受灾群众生活；

（五）迅速控制危险源，封锁危险场所，做好次生灾害的排查与监测预警工作，防范地震可能引发的火灾、水灾、爆炸、山体滑坡和崩塌、泥石流、地面塌陷，或者剧毒、强腐蚀性、放射性物质大量泄漏等次生灾害以及传染病疫情的发生；

（六）依法采取维持社会秩序、维护社会治安的必要措施。

第五十一条 特别重大地震灾害发生后，国务院抗震救灾指挥机构在地震灾区成立现场指挥机构，并根据需要设立相应的工作组，统一组织领导、指挥和协调抗震救灾工作。

各级人民政府及有关部门和单位、中国人民解放军、中国人民武装警察部队和民兵组织，应当按照统一部署，分工负责，密切配合，共同做好地震应急救援工作。

第五十二条 地震灾区的县级以上地方人民政府应当及时将地震震情和灾情等信息向上一级人民政府报告，必要时可以越级上报，不得迟报、谎报、瞒报。

地震震情、灾情和抗震救灾等信息按照国务院有关规定实行归口管理，统一、准确、及时发布。

第五十三条 国家鼓励、扶持地震应急救援新技术和装备的研究开发，调运和储备必要的应急救援设施、装备，提高应急救援水平。

第五十四条 国务院建立国家地震灾害紧急救援队伍。

省、自治区、直辖市人民政府和地震重点监视防御区的市、县人民政府可以根据实际需要，充分利用消防等现有队伍，按照一队多用、专职与兼职相结合的原则，建立地震灾害紧急救援队伍。

地震灾害紧急救援队伍应当配备相应的装备、器材，开展培训和演练，提高地震灾害紧急救援能力。

地震灾害紧急救援队伍在实施救援时，应当首先对倒塌建筑物、构筑物压埋人员进行紧急救援。

第五十五条 县级以上人民政府有关部门应当按照职责分工，协调配合，采取有效措施，保障地震灾害紧急救援队伍和医疗救治队伍快速、高效地开展地震灾害紧急救援活动。

第五十六条 县级以上地方人民政府及其有关部门可以

建立地震灾害救援志愿者队伍，并组织开展地震应急救援知识培训和演练，使志愿者掌握必要的地震应急救援技能，增强地震灾害应急救援能力。

第五十七条　国务院地震工作主管部门会同有关部门和单位，组织协调外国救援队和医疗队在中华人民共和国开展地震灾害紧急救援活动。

国务院抗震救灾指挥机构负责外国救援队和医疗队的统筹调度，并根据其专业特长，科学、合理地安排紧急救援任务。

地震灾区的地方各级人民政府，应当对外国救援队和医疗队开展紧急救援活动予以支持和配合。

第六章 地震灾后过渡性安置和恢复重建

第五十八条　国务院或者地震灾区的省、自治区、直辖市人民政府应当及时组织对地震灾害损失进行调查评估，为地震应急救援、灾后过渡性安置和恢复重建提供依据。

地震灾害损失调查评估的具体工作，由国务院地震工作主管部门或者地震灾区的省、自治区、直辖市人民政府负责管理地震工作的部门或者机构和财政、建设、民政等有关部门按照国务院的规定承担。

第五十九条 地震灾区受灾群众需要过渡性安置的，应当根据地震灾区的实际情况，在确保安全的前提下，采取灵活多样的方式进行安置。

第六十条 过渡性安置点应当设置在交通条件便利、方便受灾群众恢复生产和生活的区域，并避开地震活动断层和可能发生严重次生灾害的区域。

过渡性安置点的规模应当适度，并采取相应的防灾、防疫措施，配套建设必要的基础设施和公共服务设施，确保受灾群众的安全和基本生活需要。

第六十一条 实施过渡性安置应当尽量保护农用地，并避免对自然保护区、饮用水水源保护区以及生态脆弱区域造成破坏。

过渡性安置用地按照临时用地安排，可以先行使用，事后依法办理有关用地手续；到期未转为永久性用地的，应当复垦后交还原土地使用者。

第六十二条 过渡性安置点所在地的县级人民政府，应当组织有关部门加强对次生灾害、饮用水水质、食品卫生、疫情等的监测，开展流行病学调查，整治环境卫生，避免对土壤、水环境等造成污染。

过渡性安置点所在地的公安机关，应当加强治安管理，依法打击各种违法犯罪行为，维护正常的社会秩序。

第六十三条 地震灾区的县级以上地方人民政府及其有关部门和乡、镇人民政府，应当及时组织修复毁损的农业生产设施，提供农业生产技术指导，尽快恢复农业生产；优先恢复供电、供水、供气等企业的生产，并对大型骨干企业恢复生产提供支持，为全面恢复农业、工业、服务业生产经营提供条件。

第六十四条 各级人民政府应当加强对地震灾后恢复重建工作的领导、组织和协调。

县级以上人民政府有关部门应当在本级人民政府领导下，按照职责分工，密切配合，采取有效措施，共同做好地震灾后恢复重建工作。

第六十五条 国务院有关部门应当组织有关专家开展地震活动对相关建设工程破坏机理的调查评估，为修订完善有关建设工程的强制性标准、采取抗震设防措施提供科学依据。

第六十六条 特别重大地震灾害发生后，国务院经济综合宏观调控部门会同国务院有关部门与地震灾区的省、自治区、直辖市人民政府共同组织编制地震灾后恢复重建规划，报国务院批准后组织实施；重大、较大、一般地震灾害发生后，由地震灾区的省、自治区、直辖市人民政府根据实际需要组织编制地震灾后恢复重建规划。

地震灾害损失调查评估获得的地质、勘察、测绘、土地、气象、水文、环境等基础资料和经国务院地震工作主管部门复核的地震动参数区划图，应当作为编制地震灾后恢复重建规划的依据。

编制地震灾后恢复重建规划，应当征求有关部门、单位、专家和公众特别是地震灾区受灾群众的意见；重大事项应当组织有关专家进行专题论证。

第六十七条 地震灾后恢复重建规划应当根据地质条件和地震活动断层分布以及资源环境承载能力,重点对城镇和乡村的布局、基础设施和公共服务设施的建设、防灾减灾和生态环境以及自然资源和历史文化遗产保护等作出安排。

地震灾区内需要异地新建的城镇和乡村的选址以及地震灾后重建工程的选址,应当符合地震灾后恢复重建规划和抗震设防、防灾减灾要求,避开地震活动断层或者生态脆弱和可能发生洪水、山体滑坡和崩塌、泥石流、地面塌陷等灾害的区域以及传染病自然疫源地。

第六十八条 地震灾区的地方各级人民政府应当根据地震灾后恢复重建规划和当地经济社会发展水平,有计划、分步骤地组织实施地震灾后恢复重建。

第六十九条 地震灾区的县级以上地方人民政府应当组织有关部门和专家,根据地震灾害损失调查评估结果,制定清理保护方案,明确典型地震遗址、遗迹和文物保护单位以及具有历史价值与民族特色的建筑物、构筑物的保护范围和措施。

对地震灾害现场的清理,按照清理保护方案分区、分类进行,并依照法律、行政法规和国家有关规定,妥善清理、转运和处置有关放射性物质、危险废物和有毒化学品,开展防疫工作,防止传染病和重大动物疫情的发生。

第七十条 地震灾后恢复重建,应当统筹安排交通、铁路、水利、电力、通信、供水、供电等基础设施和市政公用设施，学校、医院、文化、商贸服务、防灾减灾、环境保护等公共服务设施，以及住房和无障碍设施的建设，合理确定建设规模和时序。

乡村的地震灾后恢复重建，应当尊重村民意愿，发挥村民自治组织的作用，以群众自建为主，政府补助、社会帮扶、对口支援，因地制宜，节约和集约利用土地，保护耕地。

少数民族聚居的地方的地震灾后恢复重建，应当尊重当地群众的意愿。

第七十一条 地震灾区的县级以上地方人民政府应当组织有关部门和单位，抢救、保护与收集整理有关档案、资料，对因地震灾害遗失、毁损的档案、资料，及时补充和恢复。

第七十二条 地震灾后恢复重建应当坚持政府主导、社会参与和市场运作相结合的原则。

地震灾区的地方各级人民政府应当组织受灾群众和企业开展生产自救，自力更生、艰苦奋斗、勤俭节约，尽快恢复生产。

国家对地震灾后恢复重建给予财政支持、税收优惠和金融扶持，并提供物资、技术和人力等支持。

第七十三条 地震灾区的地方各级人民政府应当组织做好救助、救治、康复、补偿、抚慰、抚恤、安置、心理援助、法律服务、公共文化服务等工作。

各级人民政府及有关部门应当做好受灾群众的就业工作，鼓励企业、事业单位优先吸纳符合条件的受灾群众就业。

第七十四条 对地震灾后恢复重建中需要办理行政审批手续的事项，有审批权的人民政府及有关部门应当按照方便群众、简化手续、提高效率的原则，依法及时予以办理。

第七章 监督管理

第七十五条 县级以上人民政府依法加强对防震减灾规划和地震应急预案的编制与实施、地震应急避难场所的设置与管理、地震灾害紧急救援队伍的培训、防震减灾知识宣传教育和地震应急救援演练等工作的监督检查。

县级以上人民政府有关部门应当加强对地震应急救援、地震灾后过渡性安置和恢复重建的物资的质量安全的监督检查。

第七十六条 县级以上人民政府建设、交通、铁路、水利、电力、地震等有关部门应当按照职责分工，加强对工程建设强制性标准、抗震设防要求执行情况和地震安全性评价工作的监督检查。

第七十七条 禁止侵占、截留、挪用地震应急救援、地震灾后过渡性安置和恢复重建的资金、物资。

县级以上人民政府有关部门对地震应急救援、地震灾后过渡性安置和恢复重建的资金、物资以及社会捐赠款物的使用情况，依法加强管理和监督，予以公布，并对资金、物资的筹集、分配、拨付、使用情况登记造册，建立健全档案。

第七十八条　地震灾区的地方人民政府应当定期公布地震应急救援、地震灾后过渡性安置和恢复重建的资金、物资以及社会捐赠款物的来源、数量、发放和使用情况，接受社会监督。

第七十九条　审计机关应当加强对地震应急救援、地震灾后过渡性安置和恢复重建的资金、物资的筹集、分配、拨付、使用的审计，并及时公布审计结果。

第八十条　监察机关应当加强对参与防震减灾工作的国家行政机关和法律、法规授权的具有管理公共事务职能的组织及其工作人员的监察。

第八十一条　任何单位和个人对防震减灾活动中的违法行为，有权进行举报。

接到举报的人民政府或者有关部门应当进行调查，依法处理，并为举报人保密。

第八章 法律责任

第八十二条　国务院地震工作主管部门、县级以上地方人民政府负责管理地震工作的部门或者机构，以及其他依照本法规定行使监督管理权的部门，不依法作出行政许可或者办理批准文件的，发现违法行为或者接到对违法行为的举报后不予查处的，或者有其他未依照本法规定履行职责的行为的，对直接负责的主管人员和其他直接责任人员，依法给予处分。

第八十三条 未按照法律、法规和国家有关标准进行地震监测台网建设的，由国务院地震工作主管部门或者县级以上地方人民政府负责管理地震工作的部门或者机构责令改正，采取相应的补救措施；对直接负责的主管人员和其他直接责任人员，依法给予处分。

第八十四条 违反本法规定，有下列行为之一的，由国务院地震工作主管部门或者县级以上地方人民政府负责管理地震工作的部门或者机构责令停止违法行为，恢复原状或者采取其他补救措施；造成损失的，依法承担赔偿责任：

（一）侵占、毁损、拆除或者擅自移动地震监测设施的；

（二）危害地震观测环境的；

（三）破坏典型地震遗址、遗迹的。

单位有前款所列违法行为，情节严重的，处二万元以上二十万元以下的罚款；个人有前款所列违法行为，情节严重的，处二千元以下的罚款。构成违反治安管理行为的，由公安机关依法给予处罚。

第八十五条 违反本法规定，未按照要求增建抗干扰设施或者新建地震监测设施的，由国务院地震工作主管部门或者县级以上地方人民政府负责管理地震工作的部门或者机构责令限期改正；逾期不改正的，处二万元以上二十万元以下的罚款；造成损失的，依法承担赔偿责任。

第八十六条 违反本法规定，外国的组织或者个人未经批准，在中华人民共和国领域和中华人民共和国管辖的其他海域从事地震监测活动的，由国务院地震工作主管部门责令停止违法行为，没收监测成果和监测设施，并处一万元以上十万元以下的罚款；情节严重的，并处十万元以上五十万元以下的罚款。

外国人有前款规定行为的，除依照前款规定处罚外，还应当依照外国人入境出境管理法律的规定缩短其在中华人民共和国停留的期限或者取消其在中华人民共和国居留的资格；情节严重的，限期出境或者驱逐出境。

第八十七条　未依法进行地震安全性评价，或者未按照地震安全性评价报告所确定的抗震设防要求进行抗震设防的，由国务院地震工作主管部门或者县级以上地方人民政府负责管理地震工作的部门或者机构责令限期改正；逾期不改正的，处三万元以上三十万元以下的罚款。

第八十八条　违反本法规定，向社会散布地震预测意见、地震预报意见及其评审结果，或者在地震灾后过渡性安置、地震灾后恢复重建中扰乱社会秩序，构成违反治安管理行为的，由公安机关依法给予处罚。

第八十九条　地震灾区的县级以上地方人民政府迟报、谎报、瞒报地震震情、灾情等信息的，由上级人民政府责令改正；对直接负责的主管人员和其他直接责任人员，依法给予处分。

第九十条　侵占、截留、挪用地震应急救援、地震灾后过渡性安置或者地震灾后恢复重建的资金、物资的，由财政部门、审计机关在各自职责范围内，责令改正，追回被侵占、截留、挪用的资金、物资；有违法所得的，没收违法所得；对单位给予警告或者通报批评；对直接负责的主管人员和其他直接责任人员，依法给予处分。

第九十一条 违反本法规定，构成犯罪的，依法追究刑事责任。

第九章 附则

第九十二条 本法下列用语的含义：

（一）地震监测设施，是指用于地震信息检测、传输和处理的设备、仪器和装置以及配套的监测场地。

（二）地震观测环境，是指按照国家有关标准划定的保障地震监测设施不受干扰、能够正常发挥工作效能的空间范围。

（三）重大建设工程，是指对社会有重大价值或者有重大影响的工程。

（四）可能发生严重次生灾害的建设工程，是指受地震破坏后可能引发水灾、火灾、爆炸，或者剧毒、强腐蚀性、放射性物质大量泄漏，以及其他严重次生灾害的建设工程，包括水库大坝和贮油、贮气设施，贮存易燃易爆或者剧毒、强腐蚀性、放射性物质的设施，以及其他可能发生严重次生灾害的建设工程。

（五）地震烈度区划图，是指以地震烈度（以等级表示的地震影响强弱程度）为指标，将全国划分为不同抗震设防要求区域的图件。

（六）地震动参数区划图，是指以地震动参数（以加速度表示地震作用强弱程度）为指标，将全国划分为不同抗震设防要求区域的图件。

（七）地震小区划图，是指根据某一区域的具体场地条件，对该区域的抗震设防要求进行详细划分的图件。

第九十三条 本法自 2009 年 5 月 1 日起施行。

中小学 安全教育 系列丛书

防骗 防拐卖

张 俊／主编

团结出版社

图书在版编目（CIP）数据

防骗防拐卖 / 张俊主编 . -- 北京 : 团结出版社 ,2024.3
（中小学安全教育系列丛书）
ISBN 978-7-5234-0863-6

Ⅰ . ①防… Ⅱ . ①张… Ⅲ . ①诈骗－鉴别－青少年读
物②拐骗儿童－社会预防－青少年读物 Ⅳ . ① C913.8-49 ② C916-49

中国国家版本馆 CIP 数据核字 (2024) 第 055354 号

出　　版：团结出版社
　　　　　（北京市东城区东皇城根南街84号　邮编：100006）
电　　话：（010）65228880 65244790
网　　址：http://www.tjpress.com
E-mail：zb65244790@vip.163.com
经　　销：全国新华书店
印　　装：三河市龙大印装有限公司

开　　本：170mm×240mm　16开
印　　张：6.5
字　　数：60千字
版　　次：2024年3月第1版
印　　次：2024年3月第1次印刷

书　　号：978-7-5234-0863-6
定　　价：260.00元（全10册）

前　言

　　社会发展如同洪流滚滚，然而这并不意味着旧有的、糟糕的问题会随之消逝。反而，在某些隐蔽的角落里，它们仍然悄无声息地存在。我们经常从电视屏幕、网络世界和微信的社交圈中目睹令人心痛的场景——无辜的小孩被狡猾的不法分子拐骗。这些孩子，如同待摘的鲜花，纯真而无邪，却因年龄幼小、防范心理缺失，成了这些罪恶行为的受害者。

　　这些不法分子狡猾而残忍，他们常常利用中小学生的年龄特点，引诱、强行拐走他们，从而实施令人发指的犯罪行为。他们在街头巷尾设置种种骗局，比如"免费抽奖""贼喊捉贼""捡钱分钱"等老伎俩，让中小学生防不胜防。同时，随着社会的飞速发展，新的诈骗手段也层出不穷，如电信诈骗、网游诈骗、网购诈骗、网络钓鱼等，让人防不胜防。

　　中小学生正处于人生的黄金时期，他们热衷于网络世界，刚刚接触社会，对一切都充满好奇。然而，他们往往缺乏足够的辨别能力，容易受到外界的诱惑和暗示，轻易相信陌生人。他们思想单纯，社会经验匮乏，容易受到不法分子的利用。此外，他们还可能因为缺乏责任感，贪图小便宜，而陷入诈骗的陷阱。

为了帮助中小学生更好地防范诈骗，我们编写了这本书。我们希望通过本书，让中小学生对所有诱惑保持高度的警惕性，认识到小小的诱惑背后可能隐藏着巨大的危险。同时，我们也希望他们能够学会巧妙地应对热情好心的陌生人，保护个人及家庭信息安全，认清各种电信诈骗的套路，以及如何在面对绑匪时进行自我保护。

在防范诈骗的道路上，中小学生要时刻牢记：天上不会掉馅儿饼。例如，当他们在街头看到"抽到数字一到五即可免费领取奖品，抽到数字六则需要交钱"的抽奖活动时，可能会觉得中奖的概率很大。然而，事实往往是，只要你一抽，99%以上的概率只能抽到数字六。这是为什么呢？再比如，当他们在网络上看到"参与免费抽奖，奖品丰厚"的广告时，可能会心动不已。然而，很多时候，这些所谓的"免费抽奖"往往都是陷阱，奖品要么是劣质品，要么根本无法使用。

随着科技的发展，手机、电脑等设备的普及使得世界变得越来越小，消费也变得越来越简单。然而，这也为电信网络诈骗提供了可乘之机。中小学生需要时刻保持警惕，不轻信陌生人的信息，不随意点击来历不明的链接。同时，他们也需要学会识别电信诈骗的套路，比如通过 QQ 好友借钱等手法。

在与人打交道的过程中，中小学生要时刻保持警惕。无论是在校园内、校园外、旅途中、公共场所还是网络上，都需要对陌生人保持一定的距离。不要独自与陌生网友见面，不要上陌生人的车给陌生人带路，更不要接受陌生人的礼物。同时，他们也需要增强安全意识，团结友爱，互帮互助，不攀比炫富，以免给自己带来潜在的安全隐患。

遇到绑匪时，中小学生要保持冷静和机智。他们可以利用周围环境引起注意，比如砸碎车窗玻璃等。同时，他们也需要保持警惕，避免做出惹怒绑匪的举动。记住，生命是最宝贵的财富，不要为了任何所谓的"好处"而冒险。

同学们，你们是家庭的幸福源泉，也是社会的未来希望。一旦你们遭遇被骗拐卖等不幸事件，父母亲人将会痛不欲生。因此，希望大家都能积极学习防骗防拐的科普知识，提高自我保护能力。只有这样，我们才能真正实现"安全第一"的目标，让不法分子无机可乘。

目 录

第一章
校园骗术也花样百出

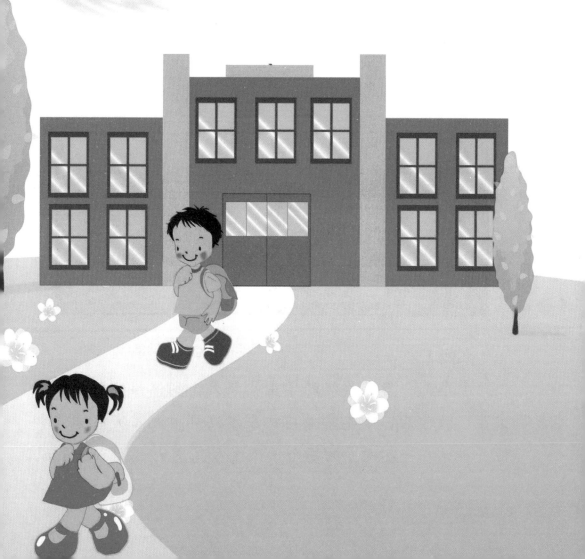

001 校内常见的诈骗手段你清楚吗

随着社会的发展，诈骗问题越来越严重，很多不法分子甚至将手伸进了校园中，不少单纯、安全意识较弱的学生都被骗子钓鱼。因此，为了提高中小学生的防骗意识和应对能力，同学们要了解校内常见的诈骗手段，保护自身生命财产安全。

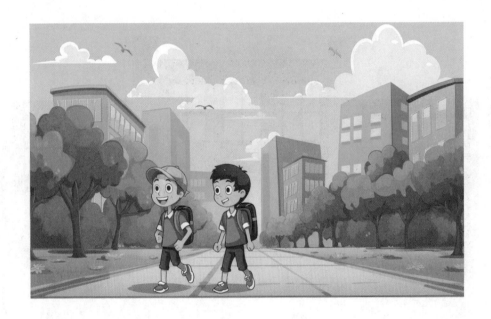

案例 1

小华是一名五年级的学生，今天轮到他值日打扫教室卫生。放学后，小华拿着拖把去水池那边洗。突然旁边和他并排站在一起洗手的高个子陌生人焦急地问："小朋友，我的孩子偷偷跑进你们学校里了，我找了半天没找着，我对你们学校不熟，不知道还有哪些地方没找，你能帮帮我，跟我一起找找吗？我看见他往那边去了。"陌生人指着一处偏僻的角落问。小华看他神色焦急，立马说："好，我们学校挺大的，这后面是个小树林，我带你去看看。"陌生人谢过小华，跟在他后面。小华带着他往树林走去，因为是放学时间，加之地方太偏僻，所以那里没有一个人。忽然，陌生人从后面抓住小华，拿出一把水果刀，让他交出身上的钱和值钱的物品。小华不敢反抗，只得乖乖地把身上的零花钱给他，手机也交给了他。

上面案例中的小华所遇到的就是校园中常见的一种诈骗形式，诈骗分子会编造谎言，利用别人的同情心去骗取钱财。小华正是因为缺乏防范意识，轻易地相信陌生人，才使自身财产受到损失。同学们一定要记住，无论在哪里，在任何场合，遇到陌生人都要保持警惕，不能想当然地以为学校里都是好人，盲目地相信校园里的陌生人。

中小学生要了解并熟悉校内常见的诈骗方式，最大限度地避免掉入诈骗分子的陷阱。那么，校园里常见的骗术类型有哪些呢？

（1）以伪装的特殊身份进行诈骗。此类骗子经常伪造一些假名片、假身份骗取中小学生的信任，如学校新来的老师、来学校演讲的名人、××教育专家等，借此来抬高身价获取信任。中小学生一般不会去质疑这些有身份的人，他们很相信专家、老师、教育家等权威，把他们的话奉为圭臬。骗取同学信任之后，这些人就开始对同学们实施诈骗，如询问同学们的家庭信息、父母工作等。

（2）硬拉关系。有的骗子会假装不经意间与中小学生搭讪，借机硬拉关系，如老乡、邻居等，之后开始套近乎，常常假装巧合碰见，再以各种借口向学生求助，例如手机掉了需要借手机或者借钱，有些学生碍于面子、出于义气而借东西给他。

（3）急需帮助。有的诈骗分子会假装急需帮助，制造紧张氛围，如谎称钱包丢在校园里、孩子在校园里跑丢或者没钱吃饭等，很多中小学生因为单纯善良，容易不设防，从而被骗。

（4）以次充好，恶意行骗。一些骗子利用学生"识货"经验少，又追求物美价廉的特点，向同学们推销各种以次充好的产品，如文具等，从而上当受骗。

（5）利用贪小便宜的心理进行诈骗。如拾物平分，骗子假装捡到大额现金，故意被同学看到，然后将大面额给你进行平分，实则给你的是假币，而你损失的是真币。

校园骗术这么多，中小学生要如何注意呢？

（1）不轻易相信陌生人。不要向陌生人透露自己的个人信息，如电话、住址；不要轻信陌生人的身份；不要借钱给陌生人。

（2）不贪图小便宜。不要相信推销人员所说的物美价廉的产品，不要相信薪资高、工作轻松的兼职，不要招惹校园代理。

（3）不要同情心泛滥，冒失地帮助别人。在校园内遇到急需帮助的陌生人，可以让他去找老师或保安。

🔔 002 校园诈骗要怎么预防

校园诈骗形式越来越多，花样更是五花八门，不法分子常常以假冒伪劣的洗发水、文具等产品向同学推销骗取财物。同学们稍不注意，就会陷入诈骗分子的陷阱，导致财产受到损失。

案例2

李某是某中学的一名初二学生，一天他正在宿舍收拾东西，一名自称是某笔业有限公司工作的刘某敲开了他的门，并向李某推销圆珠笔，还声称其公司招聘校园代理利润丰厚，以与市场较大的差价与李某达成销售协议。李某交付订货金额3000元，在宿舍打开包装箱进行查看时，才发现所有的笔都没有笔芯，而作案人早已消失无踪。

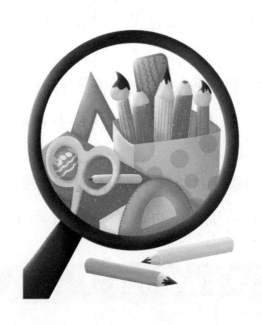

校园诈骗形式层出不穷，花样更是五花八门。上面的案例中，李某就是因为轻易相信别人，对人不设防，遭受了财产损失。因此，中小学生必须采取一些预防措施，洞察骗子的行骗心理，以避免落入骗子的圈套中成为受害者。那么，我们有哪些可采用的防诈骗措施呢？

（1）要有防诈骗意识。社会环境复杂多变，学校并非世外桃源，中小学生可以多看看相关的时事新闻，积极参加学校组织的安全防范和法制教育活动，要多了解、多掌握一些防骗知识。在日常生活中，中小学生在与不熟悉的人相处时要提高警惕，不要轻信花言巧语；不能随意将自己的家庭地址等情况告诉陌生人，防止上当受骗；如若看到可疑人员，一定要及时向老师或家长沟通，上当受骗以后要及时报案，让骗子受到应有的法律制裁。

（2）把握交友原则，增强理性行为。如果中小学生只凭感情用事，做事情总是跟着自己一时的感觉情绪走，就很容易落入骗子的圈套。对于表面上讲"哥们义气""感情"的骗子，尤其是刚刚认识的"老乡""朋友""落难者"，一定不要被表象蒙蔽，要能够听其言、观其色、辨其特征，理智看待问题。对于刚认识的"朋友"，不要轻易对对方掏心掏肺。如果你认为对方的钱财要求超乎常理或者不合实际，应该及时向保卫部门或者老师反映，以免遭受不应有的损失。另外，对于上门客，中小学生一定要小心处置尽可能不为他们提供单独行动的空间和时间，不要为对方创造作案的条件。

（3）中小学生不要贪图小便宜。天上不会掉馅儿饼，面对陌生人对你许诺的利益，中小学生应该深思他为何会无缘无故许诺你好处，并进行调查，做到三思而后行。通常情况下，博取信任和骗取财物是骗子行骗的两个阶段，第一个阶段尤为重要。为了博取你的信任，骗子可能会提供一些对你十分有利的条件，要保持头脑清醒，不要被这些"好处"和"横财"冲昏了头脑。

（4）中小学生要服从学校的管理，自觉遵守学校的规定。学校制定了一系列管理制度和规定，用来约束中小学生的行为，在执行的过程中，也许会给中小学生带来不便，但是这些制度是不可或缺的。而且，大部分校园管理制度就是为了防止犯罪分子以及闲杂人员混入校园作案，从而使中小学生的正当权益和校园秩序得到维护。所以，中小学生必须认真执行学校的有关规定。

🔔 003 如何面对学校里的陌生人

学校由于其特殊性人员众多，如今很多中小学校都配备了学生宿舍、食堂、操场、体育馆等设施，更是使学校成了一个集学习、生活于一体的公共场所。学校里每天人来人往，很多校外人员容易趁机混入其中，其中不乏一些诈骗分子。而当这些陌生人与同学们搭讪时，同学们又该如何应对呢？

案例 3

中学生王某是一名住校生，平时在学校食堂刷卡吃饭。一天中午，他正在排队打饭，一名陌生人向他走过来："同学，你能帮我刷一下卡吗？我在微信上给你转钱。"王某一口答应，并让他站在自己的前面。打完饭之后，两人一块吃饭。在陌生人热络的询问下，王某告诉陌生人自己是在校生，住在×栋×号宿舍，周末要回家。过了周末，王某从家里回到宿舍时，发现自己宿舍里的好多东西都不见了，未回家的室友告诉他，周末一个陌生人称是他的朋友，过来帮他取东西。王某疑惑地说："没有这回事啊！"两人突然明白了，东西被别有用心的陌生人偷走了。王某立刻去宿舍值班室找老师汇报了这件事，宿管老师调出周末监控，确实有一名陌生男子进入宿舍，拿走了王某的东西，王某认出这个人就是前两天在食堂遇见的陌生人。

相信这种情况下不仅王某和他的室友会被骗，很多同学都会被骗。但这个案例能提醒我们反思事情发生的根本原因：面对陌生人哪些信息是我们不能透露的？面对陌生人上门时，我们该如何应对？

在中小学校园中，会有哪些不怀好意的陌生人进来呢？

（1）假装找人。有的陌生人可能会在中小学生独自行走时假装问路，称自己要找谁，要去哪里，希望同学帮忙带路，然后在某个偏僻的角落对同学们实施抢劫、敲诈。

（2）推销产品，以次充好。有一些陌生人谎称自己是××品牌的销售经理，到学生宿舍以优惠价推销伪劣假冒产品。很多中小学生自身辨别能力不强，又想物美价廉，很容易上当受骗。

（3）招代理，赚零花钱。有些陌生人会趁老师和宿管不注意时，进入宿舍楼，向学生宣传自己正在招代理，薪资高还不累，学习赚钱两不误。这时，可能会有同学难以抵制诱惑，落入圈套、上当受骗。

（4）冒用身份。有的人会称自己是公安人员、导演或新来的老师，让同学们带他熟悉熟悉校园环境，边走边跟同学们闲聊。从同学们口中套出信息后，找地方对同学们施加伤害。

因此，中小学生在学校如果碰到类似这种情况时一定要提高警惕，不要落入陌生人的圈套中。以下是避免被骗的一些建议：

（1）不去偏僻的角落。如果陌生人要你带他去学校偏僻的地方，同学们千万不能独自带路。同时，不能充当热情的导游，带陌生人游览学校，还与之攀谈。

（2）不贪小便宜。不要购买陌生人在学校推销的所谓物美价廉的产品；不要贪图一点高额薪资就鲁莽加入代理；不要相信陌生人所说的任何神秘莫测的东西，如高分密卷、减肥茶等。

（3）脚踏实地。中小学生在学习、生活中都应当脚踏实地，不盲目崇拜"名人""能人"，不用歪门邪道获得高分。要吃苦耐劳、好好学习，要知道天下没有免费的午餐，一分耕耘一分收获。

004 在校内发现可疑人员后怎么办

现在中小学校门禁都比较严，而且有专门的保安负责校内人员的安全，一般外来人员需要登记才能进出校园。但因为校园人数多人流密集，也可能会混进一些可疑人员，给中小学生安全带来潜在的威胁。

案例4

赵某是一名中学生，下午第二节课时，他因肚子不舒服请假去厕所。在空荡荡的校园里，赵某看见一个陌生男子，眼神躲闪地站在宿舍锁住的大门前四处张望。赵某偷偷躲在角落里，想看看对方要干什么。陌生男子东张西望，发现四周没人时，便翻越大门，跳进了宿舍楼。赵某觉得该男子很可疑，便快速跑到学校保卫处报告了情况，保卫室的保安查看了进出校园监控，确实发现一名陌生男子偷偷混入学校。两名保安从后门悄悄进入值班室，打开值班室的监控器。不一会儿，他们看到一名陌生的男子出现在三楼的走廊上，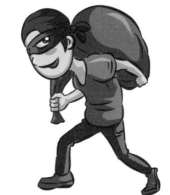进入一间宿舍，一会儿又进入另一间宿舍，好像是在挨个宿舍翻东西。保安人员悄悄地爬到三楼，潜伏在楼梯口，陌生男子一出宿舍，立即将其抓获。

案例中的赵某发现可疑人员后，第一时间联系了学校保卫处，使嫌疑人被抓获，保护了同学的财产、生命安全，这是一种发现可疑人员后所采取的正确处理方法。中小学生能有这样的安全防范意识，无论学校还是家长都值得高兴。因此，同学们要向案例中的同学学习，发现可疑人员选择正确的处理方式。

在学校中有以下行为的人，均可视为可疑人员：

（1）上课期间在校园内游荡。上课期间，中小学校园内一般不会有陌生人游荡。若是同学们在去洗手间的路上看见陌生人上课期间在校园里游荡，而且东张西望的，可以及时报告保卫科，让他们处理。

（2）携带管制刀具、钳子、铁器等工具。如果同学们看到陌生人带着这些东西在校园里闲逛，要及时报告保卫科或老师。

（3）有意躲避校园巡逻保安。现在的中小学校园都有保安巡逻，如果同学们发现校园里的陌生人在有意躲避校园巡逻保安时，要及时报告保卫处。

（4）进宿舍推销产品、发送广告的陌生人。对于进宿舍推销产品、发送广告的陌生人，同学们也要将其视为可疑人员，以防其诈骗或偷盗。

但同学们要注意，发现可疑人员不要主动上前询问，最好的方式是告诉保卫科或者老师，如果陌生人员上前请求帮助时，问得应仔细些，如果来人确实有正当理由，一般都能够说清楚。如探亲访友的，多半所说姓名及所在系、年级、班级不错，必要时还可以帮助其找人。来人回答疑点较多，如说的班级不对号，要找的人根本不存在，神情慌张，左顾右盼等，可进一步盘问，必要时还可以问其姓名、单位及要求查看其身份证明，经核实身份无误，则可让其在值班员处登记后离去。如来人经过盘问疑点很多，不肯说出身份等，应由宿舍值班人员及学生治保会人员一面按照宿舍管理规定将其拖住，一面打电话给学校保卫部门，尽快来人审查弄清情况。

🔔 005 小心你的同学把你卖了

由于现在的中小学校大多有宿舍，对大部分学生来说，与同学在一起的时间甚至会超过父母。因此，他们对自己的同学，尤其是好朋友，常常是没有防备心理的。但是，不乏有同学被陌生人利用的可能，或者因为利益对你产生邪念，伙同外人将你拐卖。

案例 5

阿玉是一名初中生。今年他们班组织了一次春游。春游前的周末她在街上买春游需要的东西，正好碰到班上的体育委员张某和一群不认识的人。打过招呼后，张某告诉他这是他其他学校的同学，过来一起去农家乐采摘，还邀请阿玉一起。阿玉以不认识其他人不想去为由拒绝了张某，张某却让他放心，并说如果愿意，她可以邀请自己的好朋友一起来，向他保证采摘完后送她们回家。阿玉觉得张某平时在班级里热情开朗人缘好，正好周末一起放松放松也就同意，当时邀请自己的两个同班好友一起前去。然而当一行人坐上专车时，阿玉却发现地方越走越偏僻，走到一处荒无人烟的地方时，那几名男子突然将三名女生捆绑住，搜去他们身上的现金和手机，并将她们以每人 1000 元的价格卖给了一名陌生人员。

同学拐卖同学这样的事情的确骇人听闻也极其罕见，但并非没有先例。由此看来，中小学生在与同学相处的时候，也要提高警惕，以免被自己的同学拐卖。

那么，中小学生被同学拐卖大概有哪些情况呢？

（1）被威胁。中小学生可能被校外犯罪分子威胁，不敢或不会采取正确的措施，只能听从犯罪分子安排，欺骗拐卖同学。

（2）被金钱诱惑。中小学生还未形成正确的金钱观，有的可能难以抵制金钱的诱惑，面对高额的拐卖费，有的同学一时利欲熏心，做出拐卖同学的行为。

（3）不把同学的命当命。在生命面前，中小学生还不知道什么是人人平等；有的人很自私，他们以自我为中心，只顾自我当下的感受不懂得尊重同学的生命。

（4）法律意识淡薄。有的中小学生可能并不知道拐卖人口是一种犯罪行为，再加上对生命的漠视，很有可能会做出拐卖同学、伤害同学的事情。

为了防止被同学拐卖，中小学生应做到以下几点：

（1）多跟父母聊聊同学之间的事。平时生活中，中小学生要多与自己的父母聊聊同学，可以让父母帮你简单分析哪些同学可以深交。父母社会经验、生活经历都比同学们丰富得多，对人的分辨力要比同学们高。

（2）谨慎交友。中小学生不要和经常与校外小混混交往的同学交朋友；也不要和经常逃课打架的同学出去玩。

（3）不要在外留宿。在没有经过父母同意的情况下，中小学生不要去同学家里留宿，尤其是女生，如果同学不在家，切忌在对方家里留宿；即便是去熟悉的同学家住宿，也一定要和别的同伴同屋以免被坏人侵犯。

（4）言谈举止要注意。即便是最好的同学朋友，也要互相尊重，不恶语相向，不炫耀自己的长处，不鄙视他人的短处。

第二章
街头诈骗套路多

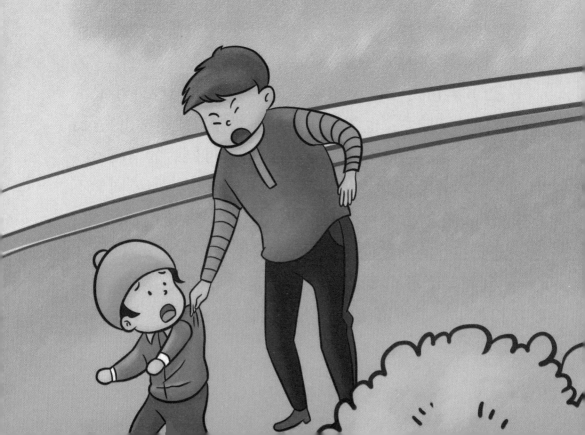

🔔 001 这种幸运你要吗

当下街头诈骗的类型繁多，变化多端，然而骗子行骗基本上都是抓住人们心理上的某种弱点，或是以利相诱，或是危言耸听。但同学们需要记住，骗子的最终目的就是骗取钱财，因此，防范被骗的最佳办法不是技巧，而是心理，只要我们不贪小利，相信科学，摒弃迷信，就能有效提高防骗意识和防骗能力。

案例7

初二的杨某在街头看见一辆小型货车前正在搞抽奖活动，便好奇地凑上前看，对方称："免费，有大奖。"杨某顺手抽了一下，谁知一下子竟抽中二等奖。摆摊人便立刻拿出一个养生锅，称半价 100 元领走，并向杨某介绍这锅和其他产品的不同之处。在摆摊人的介绍下，杨某觉得这个商品对自己很有用，于是果断买下。回家后杨某和妈妈说明情况，妈妈试用后发现养生锅根本就不能通电，这才发现被骗。其实免费抽奖只是一个诱饵，只要参与活动，都可以抽到一等奖或二等奖，中奖后摆摊者就用花言巧语进行哄骗，以半价优惠把劣质商品卖给中奖人。

上面的案例中，不法分子就是利用中小学生贪图小便宜的心理，打着搞活动，"免费抽奖"的幌子，营造出很容易抽到奖品的假象，吸引中小学生主动参与。一旦同学们参与活动之后，就会落入不法分子的圈套，甚至会产生冲突。因此，中小学生平时需要保持头脑清醒，切勿贪图小便宜。那么街头诈骗一般还有哪些形式呢？

（1）街头丢物，捡钱分钱。在生活中，你可能会遇到这种情况，一个人在你面前"无意"丢下一包东西，被丢的包里往往装满假钞票、假金首饰，另一个人上前假意与你一起发现被丢的包，以"见者有份"为由要求平分拾到的东西，并花言巧语让你得大部分，但要你拿出身上的钱或佩戴的金饰抵押。此时，避免此骗局的最好方式，就是戒贪，不要有瞬间获利的侥幸心理。

（2）手机没电，急借手机。此类骗子多为一人，常以出租车司机、网友、军人、学生为行骗对象，有的说手机没电或忘带手机，当借到手机后，便会以当面说话不方便、室内人声嘈杂听不清，没信号等为借口，边走边打，从视野里消失，一去不复返。同学们在与不熟悉的人交往要保持戒心，尤其是当对方借用自己的物品时，决不能让财物离开自己的视线范围，借出贵重物品时，应该更加小心。

（3）免费抽奖。很多骗子会打着免费抽奖的幌子行骗，抽中有奖的号码获得一些"三无"的劣质商品，如打火机、梳子、洗发水、充电宝等，抽到没奖的号码就要交钱。骗子会营造一种中奖的号码多，不中奖的号码只有一个，中奖概率很大的假象，但是参与抽奖的人只能抽到需要交钱的号码。天上不会掉馅儿饼。遇到街头免费抽奖活动时，中小学生要牢牢记住，即便是真有大奖，那也不是白送给你的；不要企图去贪小便宜，以免受骗。

面对街头诈骗，同学们要牢记以下几点：

（1）要有强烈的防骗意识，在街上对陌生人提供的香烟、饮料、食品等，要婉言谢绝。

（2）对街头向你求助的人要仔细识别，不要轻易将身上的贵重物品交给别人，也不要让它们离开自己的视线。

（3）切勿贪图小便宜。天上不会掉馅饼，一些不同寻常的好事背后往往隐藏着大大的危险。中小学生在街头碰到抽奖活动时，不要上前凑热闹，以免被摆摊者洗脑，要自觉走开，不去搭理。

🔔 002 遇到碰瓷怎么办

碰瓷是一种投机取巧、敲诈勒索的欺诈方式，原指无赖手里托着一个破瓷碗，故意和行人撞在一起，等到碗摔碎后告知对方自己的碗是祖传的贵重瓷器，要求对方赔偿。

如今，碰瓷现象花样繁多，一些大城市还滋生了"职业碰瓷党"团伙。碰瓷不再仅限于手机、手表、手提电脑、古董等贵重物品，有的诈骗分子不惜用自己的身体去碰瓷。因此，中小学生应该学习一些关于碰瓷事件的处理技巧，以便更好地保护自身安全。

案例 8

小何是一名初一的学生，一日他走在街上和几个同学一起回家，在路上被一个迎面走来的男子碰了一下，该男子手机掉落，说小何碰掉了他的某品牌手机，手机屏坏了，让小何联系家长赔钱。家长以为真是孩子碰掉的，去手机维修店说换屏要1600，家长也只好赔了。该家长在微信群里分享了自己的意外遭遇，本来是想提醒其他人注意，没想到大家惊讶地发现，同样的剧情竟然在自己的孩子身上也上演过，而且就集中在小区附近，随着"中招"的人越来越多，大伙纷纷怀疑，这是有计划的碰瓷讹诈。

现在的碰瓷五花八门，就像案例中小何的遭遇一样。如果中小学生分辨力不强，还以为是自己不小心撞到了对方，主动给对方道歉，而对方却不依不饶，非要赔偿。这个时候，中小学生应该怎么办呢？

（1）保持头脑清醒，及时报警。中小学生遇到不依不饶说要赔偿其贵重物品的陌生人时，要先回想事情发生的情景，不要一味地道歉，发现不对劲立刻报警。

（2）寻找目击证人。如果有目击证人时，一定要设法留住他们，等待警察的到来；如果没有目击证人，可以等警察到来之后，请求调取附近监控，查看当时的情景。

（3）留下索赔物品证据。如果陌生人说你撞坏了他的某个贵重物品，需要你赔偿，同学们不要去碰坏了的物品，可以用手机对其进行拍照，留下证据。

（4）注意"好心人"。对碰瓷事件进行调解的人通常和碰瓷者是一伙的，彼此之间有分工，有的负责放哨，有的则在围观人群中假装调解。在当事人和碰瓷者僵持不下的时候，往往会有"好心人"出来调解。这时中小学生不能听从"好心人"的劝解。

（5）如果碰瓷者敲诈不成，对你进行抢劫。这时中小学生要将对方的体貌特征和逃跑的方向记下来，之后立即报警。

为了防止被碰瓷、受敲诈，中小学生在平常要注意以下几点：

（1）在拥挤的路段要小心。许多碰瓷的案件往往发生在人多的拥挤路段，人与人之间挤来挤去，这便为碰瓷者提供了方便。因此中小学生在这些地段行走的时候，一定要提高警惕，如果遇到了碰瓷的人，要尽可能地留住目击证人。

（2）碰瓷者要求赔偿时，你应该和他们据理力争，也可以和他们一起去派出所理论；一定不能和他们"私了"，否则就中了他们的圈套。碰瓷的人通常会利用中小学生遇事胆小、怕麻烦的心理借机敲诈。因此，中小学生遇到碰瓷事件的时候可以报警。敲诈者在看到你报警以后往往会感到心虚，从而中止违法行为。尤其遇到专门碰瓷的人时，这个方法更加管用。

（3）结伴文明出行。中小学生要与同伴一起出行，出行路上不打闹、不奔跑，不乱碰地摊小贩商品，不在路上长时间滞留。

🔔 003 贼喊捉贼怎么办

贼喊捉贼就是坏人硬是把自己说成好人，制造出自己是受害者的假象，取得围观者的信任，让真正的受害者哑巴吃黄连百口莫辩。贼喊捉贼这种伎俩一般情况下多为团伙作案，作案对象多为单独出行势单力孤的人，作案时间通常在白天，尤其是上下班高峰期；作案场所多为人群比较密集的地方，比如拥挤的公交车上、火车站等地方。从作案时间、作案场所来看，中小学生是有可能成为作案对象的。因此，中小学生要提高警惕，谨防贼喊捉贼的伎俩。

案例9

前不久，中学生梁某乘公交车上学，拥挤的车厢里突然有人大喊："我的手机被偷了！"并当众要求拨打自己"失窃"的手机号，结果铃声从梁某的裤袋里传了出来。"失主"和几名乘客故作愤怒，把莫名其妙的梁某"押"下了车，并以报警相威胁，要求"私了"。百口莫辩又惊慌失措的梁某只好赔给对方自己身上仅有的100多元钱才得以脱身。

上面案例是一种"贼喊捉贼"的新型诈骗手段。中小学生遇到这样混乱紧张的情况时往往不知如何处理，莫名其妙地就被坏人坑骗，反应过来时坏人已不知去向。那么，当遇到贼喊捉贼时，大家可以采取哪些措施呢？

（1）不接受私下解决，直接报警。当坏人找到作案对象时，通常会假装自己的某件物品被作案对象偷了，并被当众发现。然后坏人就开始跟作案对象说不想把事情闹大，私下解决，向你索要赔偿或者把你带到偏僻的地方。如果同学们遇到这种情况，一定不要接受私下解决，在围观群众面前一定要强势，直接告诉坏人要找警察处理。

（2）请求司机把车开往附近公安派出所或民警值勤点，找警方处理。如果是在公交车上遇到贼喊捉贼的伎俩，同学们千万不要跟着坏人下车，可以请求司机把车开往附近公安局或者民警执勤点，找警方处理。

（3）毁坏附近物品。如果中小学生在大街上或在其他公共场所遇到贼喊捉贼的伎俩，有口难辩时，可以采取砸碎旁边车窗玻璃，毁坏旁边商店物品等方式，把更多的利益方牵扯进来，把事态扩大，让警察来处理。

为了防止受到贼喊捉贼伎俩的伤害，同学们要做到：

（1）尽量避免独自出行。一般贼喊捉贼的作案对象都是独自出行的个人，为了不成为坏人的作案对象，同学们要尽量结伴出行，减少独自出行次数。

（2）身上不要带大量现金及贵重物品。中小学生要朴素出行，出门不携带大量现金及贵重物品；听到有人喊"注意有小偷"时，不要过分明显护住自己的钱财，要假装没听见，坦然应对；更不要在公共场合露财炫耀自己的财富，以免被坏人盯上。

🔔 004 "分钱"把戏你中招了吗

捡钱骗局往往出现在繁华的公众场所，主要以路边行人、车站候车乘客、中小学生为诈骗对象。对中小学生来说，诈骗分子会利用他们爱占小便宜的特点，通过捡钱平分的手段对被害人实施诈骗，骗取财物。

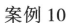

案例 10

初中生陈某有一天帮妈妈到家附近的菜市场买菜，走到半路上，一名擦肩而过的骑车女子的钱包掉了。陈某刚想出声提醒，这时，旁边一名男子靠上来，制止了陈某，让她不要出声，说希望两人一起把钱分了。陈某犹豫了一番，最后同意了这名男子的建议。于是，他们一起走到附近一处公园，打算找个僻静处分钱。突然，丢钱的女子出现了，一脸怒气地称，有路人看到这名男子捡了她的钱包，要拉这名男子去派出所理论。这名男子赶紧将陈某拉到一边，让她千万不要说出捡到了钱，并暂时保管这笔钱，他去趟派出所就回来找陈女士。"他说，你把钱给我作证（押着），你回头走掉了，我没有个东西押着，你钱拿走了，我怎么办？你把你身上的钱先给我。"陈某回忆。于是，陈某把自己价值 4000 多元的金项链交给了这名男子，并在公园里苦等。一晃两个多小时过去了，男子再也没有出现。陈某再仔细一看，这一沓钱只有第一张是真的。她意识到自己被骗了，便报警求助。民警调取监控发现，这是一起精心策划的骗局。

像这样的捡钱骗局通常有两人或者多人组成诈骗搭档。作案的对象往往是学生、中老年人，其中女性居多。骗子往往会在银行里面窥探独自存钱或者取钱的人，之后就尾随至汽车站附近或者路边人少的地方，设下圈套，利用爱贪便宜的心理进行诈骗。

捡钱分钱的老把戏，一般分为：掉、捡、分、缠、调、溜几个步骤：

（1）掉：骗子 A 会故意在目标对象前掉下装钱的袋子，并且让目标对象看到里面有很多钱。其实，除了前后两张是真钱以外，中间夹的都是假币。

（2）捡：骗子 B 捡钱。在目标对象看见钱还没采取行动前，B 就会把钱拾起。

（3）分：骗子 B 会告诉目标对象不要声张，提出愿意找个地方与目标对象"平分"这些钱。

（4）缠：在两人分钱的时候，骗子 A 就会跑过来问谁捡到了他的钱，然后对目标对象进行纠缠。在万般无奈之下，目标对象不得不将自己的钱款拿出来以向对方证明自己的清白。

（5）调：这个时候，骗子 C 会以证明或者中间人的身份出现，从中调解，趁场面混乱时将目标对象的钱骗走。

（6）溜：目标对象的钱被 C 骗走后，骗子 A、B、C 就会一起溜走。如果目标对象在争执的过程中识破了对方的骗局，他们就会直接抢劫目标对象的包，抢劫其钱财。

对中小学生来说，诈骗分子常常会将其骗至偏僻处，对其直接进行恐吓敲诈或者将其拐卖。因此，中小学生在遇到陌生人捡钱，并拉你一起分钱时，要坚持正确的金钱观，不贪图不当之利，不要被外来之财蒙蔽双眼，更不要贪小便宜。路上见到来路不明的钱包可以直接交给警察，及时报警。

🔔 005 等人来接如何保护自己的安全

现今社会生活环境复杂，中小学生日常活动的场所也不再是单一的学校和家两点一线。大家都会乘坐各种交通工具，去不同的地方。随着乘坐火车高铁的人数增多，火车站成了人流量比较大的地方，也成了坏人的聚集点。同学们外出时遇到这种人流量大人群密集的地方，也要提高警惕。

案例 11

六年级学生小汪暑假独自坐车去其他市的外婆家游玩，爸妈送他上车时告诉他，姨父会在车站等他。到了出站口，小汪没看见姨父，正要打电话询问，突然有个陌生人一边打手机一边直奔小汪，一脸着急地问，"是等人吗，等谁啊？"小汪没做他想，说出姨父的姓名，男人连忙热情地说："对对，就是你！"然后火急火燎地对着手机喊："接到了！放心吧！"说着搂着小汪跟着他上了一辆车。而姨父在火车站等了很久都没有见到小汪，打其电话提示关机，只能报警。警方从调出的监控推断小汪已经被坏人骗走，立即展开跟踪救援。23个小时后，警察在一片荒凉的废墟中找到小汪，坏人早就不见了。

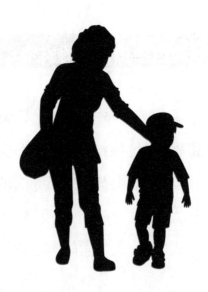

类似小汪这样的案件发生在朴实的中老年人或小学生身上比较多，小汪就是因为轻易向别人透露自己的情况，又没有核实具体情况，才导致对方有机可乘。中小学生独自出现在火车站，等待亲朋好友来接时，要注意以下事项：

（1）通话时不要泄露个人信息。很多坏人会在火车站周围来回走偷听乘客电话内容。中小学生在火车站接听电话时，要注意保护好个人信息，不要随便报出自己的名字，也不要直呼电话那头亲友的名字及称呼，以防坏人听到后冒充亲朋好友。

（2）确认陌生人身份。同学们在等亲朋好友来接时，若是有陌生人说替人来接，一定要先向对方发问，不要告知自己以及亲朋好友的相关信息。同时可以向他核实：接自己的亲朋好友叫什么、自己与亲友之间是什么关系、联系电话是多少等。

（3）不要与陌生人搭讪。同学们在火车站等人的时候，若是有陌生人搭讪，不要搭理对方，应该与其保持距离，必要时可以采取大声呼救、报警等措施。

（4）站在民警值勤点等待。一般火车站会有民警值勤点，如果亲朋好友因事耽搁，不能准时来接，同学们可以站在民警值勤点等待，遇到突发情况及时找民警。

（5）提前联系。中小学生出发前，应告知亲朋好友到站时间，即将到站时提前打电话联系来接的亲戚朋友，提示他们按时来接。

（6）不要与陌生人有金钱瓜葛。同学们在车站等人时，不要与陌生人有任何金钱瓜葛，比如陌生人想跟你换零钱、向你借现金等。

除了以上注意事项，中小学生还应该增强自身心理安全防范意识，做到以下几点：

（1）熟记几个电话号码。中小学生应当熟记几个电话号码，这些人是你在遇到突发事件时，最有可能赶过来帮助你的人，如爸爸妈妈、老师等。记住他们的电话以便更好地向警察求助，向身边的工作人员求助。

（2）对陌生人保持警惕。面对陌生人的搭讪，中小学生一定要保持警惕之心。不能以貌取人，更不能同情心泛滥，做到不跟着陌生人走、不给陌生人带路、不与陌生人谈家庭信息、不吃陌生人的东西。

（3）尽量不要独自出行，尤其是比较长的路途。中小学生好奇心强，防备心比较弱，对陌生人的警惕性不高，很容易相信陌生人的话。中小学生结伴出行时，可以相互提醒。一般来说，对于结伴出行的中小学生，陌生人很少故意上前搭讪。

第三章
电信诈骗大揭秘

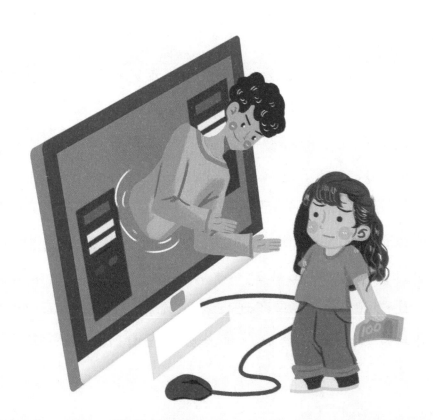

001 充话费返还是真的吗

现在不少运营商和手机店都会推出"存话费送手机"的活动，送的手机虽然性能较差，与所标价格相差较大，但消费者还不算吃亏。但有一些商家会冒充正规手机厂商，设下骗局引诱消费者"入坑"，就是标准的骗局了。中小学生慢慢地都拥有了自己手机，同学们会自己充值，自己查询话费，自己更改套餐。在充值的过程中，由于中小学生自身文化水平较低，加上某些同学经不住返还高额话费的诱惑，难免会掉进返还电话费的骗局。

案例 12

初中生张某一日放学回家时，看见小区里面有两个穿着中国移动工作服的所谓的"移动业务员"站在一个"充话费，全额返"的摊位前，张某便上前了解情况。工作人员告诉他只需查下芝麻信用分，用花呗存话费就能免费领手机，且所充话费全额逐月返还。张某花呗额度 5000 元，店员告诉他，存 2000 元话费，就能拿一部价值 3000 多元的手机，而 2000 元也会以电话费或购物卡的形式逐月全部返还给她。张某立即通过花呗充值了 2000 元，但等一个月后发现并没有返还，前去店里查看时发现已经换了一批人。张某才明白，原来自己被骗了。同样受骗的人也不少，大部分是老年人或学生。而且，赠送的所谓 3000 多元的手机，市场价值其实只有几百元，逐月返还话费更是妥妥的套路。

其实，返还电话费的骗局早就有了，为何如今还能继续呢？一是中小学生自身文化水平较低，辨别真假能力较弱；二是中小学生有贪小便宜的心理，贪图天上掉馅儿饼，才会导致犯罪分子次次得逞。因此，中小学生在话费充值、参与通信活动的过程中，一定要擦亮眼睛，谨防受骗。

以下是返还电话费几种常见的骗术：

（1）路边摊，充多少返多少。通常，同学们可能会在小区、超市门口、路边等看到充话费、返话费的活动，有的是穿着带有中国移动字样的工作服的"工作人员"；有的是穿着西装，带着用户协议的"工作人员"。常见的路边摊广告会有"充 100 返 80""充 300 返 300""充 450 返 1000"等，很多中小学生会经不住诱惑，自己充值不说，甚至还会拉上小伙伴一起去充值。

（2）预存话费，分月返还。中小学生参加返话费活动时，会时常听到销售人员说，这个话费是预存的，会在每个月等额返回。当你交完钱之后，又告诉你，充值可能会延迟到账，之后，你就再也联系不上他了。

（3）系统故障多收费。同学们可能会接到自称电信工作人员的电话，该电话通常不是通信方的客服电话，而是 IP 电话、固定电话等陌生电话。对方会解释说这是自己的私人号码或者是自己工位上的座机号码，并说给你打电话的原因是想向您道歉，因为前期公司电脑出现系统故障，多收或者多扣电话费，现在需要本人银行卡号领取退款。只要你提供银行卡号，并按其提示进行操作，最后银行卡里的钱就会被划走。

那么，中小学生要如何识别骗局呢？

（1）拨打官方客服电话咨询。中小学生要记住各通信公司的客服电话：联通 10010、电信 10000、移动 10086，凡是遇到充话费返话费、系统故障返话费以及其他任何活动时，都可以事先打客服电话咨询，确认活动是否属实。

（2）警惕先交费再返还骗局。中小学生对人没有防备心理，很容易相信陌生人，犯罪分子抓住他们贪小便宜的特点，诱导他们先交钱，然后告诉他们会每月分批返，过后再也联系不上。

（3）去正规营业厅办理。中小学生在路边遇到充话费、返话费活动时，可以直接去营业厅办理，或者在官方手机 APP 上办理，不要在自称所谓的"专业人员"的小摊前充值。

🔔 002 玩游戏也容易被诈骗

随着科技的不断发展，网络游戏已经成为人们的一种重要娱乐方式。中小学生在学习之余，也会做些自己喜欢的事情来缓解学习上的压力，其中有不少同学可能会选择网络游戏。网络游戏行业迅速发展，随之而来的是各种各样的问题，其中游戏充值诈骗成为中小学生的财产安全隐患。因此，中小学生在玩网络游戏的过程中，也应当有安全意识，谨防被骗。

案例 13

初二的钟某春节在家闲来无事打开手机玩起了游戏，正当钟某在游戏中酣畅淋漓时，忽然看见聊天框内有一条"添加 QQ 群可以免费领取游戏道具"的消息，正巧钟某有充值购买游戏道具的想法，便使用手机添加上述 QQ 群。在该 QQ 群内，漫天的游戏福利领取方式让钟某眼花缭乱，这时一位网名叫"派送员"的人给钟某发来一个二维码，告诉钟某扫描二维码便可领取大量游戏福利，领福利心切的钟某，想都没想便使用微信扫描这个二维码，并填写了相关信息。当点击确认领取后，网页忽然显示微信被冻结，钟某便联系"派送员"，对方告诉他因为其操作不当，导致微信被冻结，现需要进行解冻程序，说罢便推送一个网名为"处理员"的工作人员给钟某。"处理员"以解冻程序需要通过转账证明微信是本人使用，并承诺该程序只收取少量解冻费用，其余金额如数退还，钟某心想都到这一步了，大不了解冻费就当是自己充值的，而且微信一直冻结也不行，抱着这样的侥幸心理，钟某便按照对方教的方法，先后向其指定账户转账 1800 元，随即对方就没有了消息，钟某这才发现被骗。

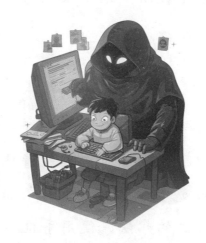

游戏中，有的装备是需要钱购买的，有的游戏是需要充值的，游戏平台是可以进行交易的……中小学生其实是网络游戏里面的新鲜血液，还不懂得如何去识别诈骗信息，如何去保护自己的账号，可能会因为一些虚荣心（比如游戏级别、装备升级）等，花钱去购买某些游戏物品。

那么，中小学生常遇到的网游骗术有哪些呢？

（1）买卖账号。中小学生在网络游戏中，不管是自己卖账号还是买别人的账号，都要小心。自己卖账号时要注意交易平台，不要进行线下交易，也不要去其他平台交易；买账号时，除要账号和密码之外，还要有申请账号和密码的凭证，以防买完，对方称账号被盗，再更改密码。

（2）低价充值。在游戏充值时，不要贪图便宜去其他充值平台充值，以防掉进骗子的陷阱。

（3）领取礼包。当同学们在网络游戏上看到"点击立即领取大礼包"时，千万不要点击，这个大礼包可能是被骗子篡改过的病毒链接。

（4）游戏币交易。网络游戏平台是可以进行游戏币交易的，很多骗子会降低游戏币交易比例，以吸引你与他交易，而不是在平台上交易。

（5）送道具送装备。中小学生在游戏的过程中，可能会有陌生的玩家以"送道具送装备"的借口加好友。这个时候，无论对方的装备有多好，都不要轻易地通过好友，防止落入对方的圈套。比如，对方会以给你装备为由，向你发送病毒邮件。

（6）中奖。中小学生在玩游戏的过程中，可能会收到中奖的信息，但是要领奖就必须先缴税。同学们收到中奖的信息时，切勿相信，以免落入对方圈套。

（7）线下交易。中小学生进行网游交易时，骗子会引导其进行线下交易，不在网络平台交易，交易完成之后就突然消失。

（8）高仿 ID。有的骗子会对好友、亲友的 ID 进行高仿，告诉你说他买了某个装备，而且卖家已经发货了，拜托你帮忙付款。

（9）先钱后货。有的骗子在交易时要求买家先交钱，等到买家付完钱之后，骗子立即下线，账号也注销了。

（10）发图片或邮件。中小学生在网游平台交易时，对方可能发来一张打不开的图片或者一封带病毒的邮件，以此来获取同学们的账号及密码。

（11）假客服诱导。有些诈骗分子会使用模拟号码手段，让你以为他是官方客服；诱导你完成交易时，就使用变声器等工具让你误认为交易成功。

那么，中小学生如何避免网游诈骗？

（1）不点击陌生人发来的链接，不在陌生人发来的交易平台上填写个人信息或进行充值操作。

（2）充值游戏币、买卖游戏装备和游戏账号等一定要在官方网站或官方指定的交易平台进行，避免私下交易。

（3）客服以账户冻结无法提现为由，要求充值转账的，都是诈骗！切勿向陌生银行账户转账！

（4）培养其他爱好，远离网游。中小学生目前最重要的还是学习，在学习之余，同学们可以通过集体活动、画画、练字、散步等方式打发时间。

003 QQ 视频诈骗是怎么发生的

一直以来，QQ 都存在着视频聊天诈骗的事情。盗号者在和受骗者聊天时使用"虚拟视频"软件，在视频聊天窗口中反复播放事先截取的视频记录，使受骗者误认为真的是在和好友对话。为了打消受骗者的怀疑，骗子还以视频话筒损坏等为借口不与受骗者直接语音聊天，之后再利用文字形式，用急需用钱等借口向受骗者借款。

案例 14

小雯和小琳是好朋友，上了初中以后，两人见面的时间变少，只能通过 QQ 聊天。有一天，小琳像往常一样和小雯在 QQ 上聊天。聊了一会儿，小雯发消息说自己现在还差点钱买一款手机，想让小琳借自己 500 元。小琳曾听人说过 QQ 聊天容易被诈骗，于是要求视频，以确定和自己聊天的就是好朋友小雯。视频接通以后，小琳看到屏幕上真的是小雯，于是马上往对方指定的账户上汇了 500 块钱。汇款的时候，小琳发现账户户主并不是小雯本人，于是打电话向小雯求证，但是小雯的电话一直无法接通。小琳把钱汇过去后，仍然心存疑虑，再次拨打了小雯的电话，但是小雯说她根本就没有向小琳借钱，而且刚才也没有登录QQ。小琳才知道自己受骗了，马上去派出所报案。小琳告诉警方，视频画面里的背景确实是小雯的家，小雯身上穿的也的确是她曾穿过的衣服，当时她正一边聊天一边嗑着瓜子。而且小雯回忆，前天上午，她在家里上网的时候，曾经有一个男性网友和她视频，两个人只聊了几分钟就结束了，小琳说的情况与自己那天上网时的情景一模一样。

上面的案例中，犯罪分子就是通过黑客技术窃取事主QQ密码并远程启动视频探头，事先录取事主的视频资料，然后登录所窃QQ，冒充事主有针对性地选择其QQ好友，要求与其视频聊天，向其播放事先录取的事主视频。骗取信任后，编造借口骗取钱财。中小学生一定要吸取小琳的教训，在网络聊天的时候，下面几种方法可使中小学生防范在QQ聊天中被诈骗：

（1）确保自己的电脑系统安全。一些人正是由于电脑出现故障，没有防火墙和杀毒软件，才让骗子钻了空子。因此，中小学生一定要及时更新杀毒软件和防火墙，经常检查系统漏洞，并进行修补。

（2）养成良好的上网习惯。不要随便接收别人发来的文件，以免中木马病毒。中小学生最好不要与那些打着美女或者帅哥旗号的陌生人视频聊天，否则很有可能被人录下视频画面，并加以利用。另外，中小学生不要随意接收或者打开 QQ 好友发送的图片或者网页，以免附带的木马病毒使 QQ 号被盗，至于那些下载的文件在经过杀毒软件查杀以后方可使用。

（3）及时更新经常使用的 IM 软件。主流 IM 运营商都在各自的新版本 IM 软件中新增或增强了木马扫描、查杀功能，将 IM 木马病毒造成的危害降到最低。因此，中小学生一定要及时更新自己的 IM 软件，保证自己的信息安全。

（4）辨认声音或者对暗号。许多骗子都会以视频话筒损坏或者不方便等理由拒绝语音聊天。因此，如果中小学生在 QQ 上聊天遇到别人向自己借钱或者打听较为敏感的信息时，最好确认对方的声音。有时候，由于网速问题，QQ 视频画面可能会出现停顿的情况，使音画不同步。有些骗子正是利用了这一点，在通话的时候"配上"自己的声音，冒充对方的好友。这时候，最好再利用一些双方心照不宣的暗号加以确认，来辨别对方的真假。

（5）电话确认。在视频聊天的时候，涉及个人隐私、财物等内容时必须谨慎。如果遇上这类问题，最好用别的方式，如用其他网络聊天工具、电话等方式进行确认和核实，还可通过试探性的问题来辨别对方的真假。

🔔 004 诈骗渗透到互联网买票?

互联网普及以来,人们便习惯了在互联网上购票,火车票、演唱会门票、电影票、话剧演出票、景点门票等都可以在网上购买,中小学生平常可能也会通过互联网购票。然而,互联网购票虽然方便快捷,但也存在安全隐患。

案例 15

中学生肖某是某歌星的粉丝,攒了一年多的钱就为买该歌星的演唱会门票,可是门票早早售罄。无奈之下,肖某在网上找到了一家名为"SM娱乐票务网站"称还有余票。肖某立即转了 2000 元给该公司。客服人员称,肖某购票成功,将在七天后寄出门票。七天过后,肖某想上网看看出票情况,不料该网站已经打不开。他再上网搜索该公司时,发现很多网友反映被该平台骗了钱。

购票在生活中无处不在。中小学生在购票时,一定要管好自己的财物,提防被骗。同时,中小学生应该有安全防范意识,远离骗局。以下是中小学生在购票的过程中常遇到的几种骗局:

(1)谨防低价陷阱。中小学生身上通常不会有太多钱,因此不少诈骗分子迎合其喜欢物美价廉的心理。如果同学们发现自己购买的票款比正常渠道低很多就要警惕，不要贪图便宜，要通过非正规渠道购买。

（2）网站虚假。中小学生在买票时，难免会遇到官网票售罄的情况，这个时候，会有不法分子通过克隆官方网站或者创立虚假网站，骗取同学们点击。这些网站大多携带木马病毒，同学们一点击，黑客就可获取同学们的 IP 地址，窃取个人重要信息。

（3）抢票软件"陷阱"。当官网的票售罄之后，同学们可能会在网上寻找各种抢票软件，很多时候这些抢票软件会收取数额不等的费用。同学们付款之后，可能打开的是官网的某个链接，是无法购票的。

（4）先转钱，再寄票。同学们通过论坛、微信、微博等社交平台寻找转手的票时，一是生怕别人抢先一步，二是生怕对方不卖，不敢过多怀疑，也不敢多问，只想赶紧给对方付钱，图个心安。对方说先付钱再寄票，大部分同学们不会想太多，直接支付，等对方收完钱之后，同学们发现自己已经被对方拉黑。

那么，中小学生在买票的过程中，如何避开骗局正确购票呢？

（1）正规官网购票。火车票一般用 12306，话剧、舞台剧、音乐剧可选择大麦官网，电影票可用美团、大众点评、支付宝、微信等软件购买。不要去陌生的新建立的网站购买，不要在 QQ 群、微信群或是社交群里购买转手票。

（2）拒绝先付款，再寄票。诈骗分子会在交易过程中给同学们发票的照片或自己支付的截图，目的是让同学们相信其确实有票。但这些票也有可能是利用图片处理软件做出来的虚假票。因此，同学们遇到先付款再寄票时，一定要确定票的真实性后再付款，或者要求货到付款。

（3）识别虚假网站。中小学生要学会识别假网站、假链接，不轻易点击不明链接。

005 如何识别钓鱼网站？

钓鱼网站是指欺骗用户的虚假网站，也是互联网中最常碰到的一种诈骗方式。不法分子通过各种手段，利用真实网站服务器程序上的漏洞，在站点的某些网页中插入危险的 HTML 代码，或仿冒真实网站的 URL 地址、页面内容，来骗取用户各种账号信息、密码等个人资料。中小学生对网络信息的辨别能力较弱，很容易对钓鱼网站信以为真，导致个人信息泄露、经济受到损失。

案例 16

中学生小越在网上看到一个卖家以 60 元的价格转让

一张价值 100 元的移动充值卡，正好他的手机话费不多，便想与卖家取得联系，可是对方一直都不在线。小越通过商品详情页找到卖家的联系方式，发现对方还留下了另一个购物平台网址，并声称这个网站的东西价格超低。小越被价格超低这几个字吸引，想也不想就打开了网址，找到自己要买的充值卡，并输入妈妈的银行卡账号和密码付款。过了一会儿，妈妈手机短信提示有 2000 元的支出，妈妈惊奇地问小越怎么一下子花了 2000 元钱。小越说自己只在网上买了一张充值卡而已，没有多花钱。妈妈听后觉得不对劲，让小越把整个购买过程详细说了一遍。听完之后，妈妈赶紧更改了银行卡密码，并告诉小越：你被骗了，这是一个钓鱼网站，不能购买任何商品。否则会被操控该网站的人盗取银行卡账号、密码，取走卡里的钱。

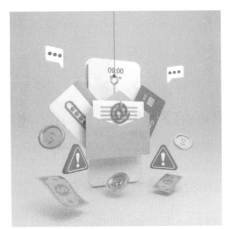

"钓鱼"时，受骗者往往会收到含欺骗内容的消息，可能是网站链接、电子邮件或短信，有时网络游戏客户端

内也会出现骗子发出的欺诈消息。所以中小学生一定要有网络安全意识，保护个人隐私，不在陌生网站中输入自己的真实信息，尤其是银行卡信息。一般钓鱼网站喜欢在哪些地方下套呢？

（1）在线购物网站（假的支付页面，假的淘宝店）。

（2）与微信有关的钓鱼诈骗，如微信小程序。

（3）网络游戏类（冒充网游道具账号交易网站、冒充网游公司的中奖活动）。

（4）娱乐类电视节目（伪装成《快乐大本营》《星光大道》《非诚勿扰》等）。

（5）火车票、机票预订，假航空公司，假旅行社等。

（6）股票黑马网站（推荐股票、骗取高额会员费，一般自称专擒黑马）。

（7）彩票分析类（六合彩、体彩、福彩）。

那么，中小学生如何识别钓鱼网站，避免自己遭受损失呢？

（1）查验"可信网站"。中小学生可以通过第三方网站身份诚信认证来对网站的真实性进行辨别。现在许多网站都在首页上安装了第三方网站身份诚信认证——"可信网站"。"可信网站"验证服务，是通过对企业工商登记信息、企业域名注册信息和网站信息进行严格交互审核来验证网站真实身份，经认证后，企业网站会进入到中国互联网络信息中心运行的国家最高目录数据库中的"可信网站"子数据库中。中小学生可以通过点击网站页面底部的"可信网站"标识来辨别网站的真实身份。

（2）核对网站域名。假冒网站与真实网站之间有细微的区别，如果中小学生有疑问，可以认真辨别它们的不同之处，如在域名方面，假冒网站中英文字母 I 往往会被换为数字 1，CCTV 会被替换为 CCTV–VIP 这样的仿造域名。

（3）比较网站内容。假冒网站上的字体不仅模糊不清，而且样式也不一致。假冒网站上无链接，中小学生可以点击图片或栏目中的各个链接看看是不是能打开。

（4）查看安全证书。现在，大型的电子商务网站往往都应用了可信证书类产品，这些网站网址的开头为"https"，对于开头不是"https"的一定要谨慎对待。

（5）查询网站备案。利用查询 ICP 备案可以得知网站拥有者的情况、网站的基本情况，对于没有取得 ICP 许可证的经营性网站或没有合法备案的非经营性网站，有关部门会根据网站性质予以罚款，甚至要求关闭网站。

（6）记住常去的网站地址，不要通过搜索引擎和其他网站的连接进入或登录重要网站，可以直接在地址栏输入网站名称或者 IP 地址。

（7）所有重要网站上的账户，都要开通数字证书、动态密码、手机验证之类的保护措施。这样，即使一时不察让骗子骗取了账号和密码，也只能查询你的信息，一分钱也得不到。

006 网购遇到诈骗该怎么办？

　　现今无论是成年人还是学生都喜欢网络购物，网购确实给我们带来了方便，但是也存在着一些问题，比如说网络交易具有不可实地目测商品，不能当面验货等不利因素，甚至还有冒充网络银行的网站，骗取账号密码等行骗勾当，下面我们就来了解一下典型的网购诈骗实例，看看我们在网购时候要注意什么。

　　案例 17

　　初中生小志在某网站上浏览到一部手机只要 780 元，而该机市场售价在 2000 元左右。小志在网站上获得了卖家的微信号，便与对方取得联系。小志想了解一下该网站商品为什么价格这么低，卖家告诉他，因为产品为"海关没收的走私产品"，所以价格比"水货"（走私货）还低。这个解释让他觉得很合理，因此放松了警惕。小志将这个好消息和好友说了，好友托他帮自己也买一部，因为要购买两部，最后以 750 元一部的价格成交。对方要求小志先将部分货款汇到账上，他们会在两天内通过快递发货，待收到货以后再付余款。小志在汇出了一半货款 750 元后，很快就接到了卖家的电话，说款已收到，他们将尽快将手机寄出。但是小志在等待多日后也不见手机送货上门，就打电话过去询问，此时卖家的电话号码已经变为空号，同时对方的微信号也已经被注销。

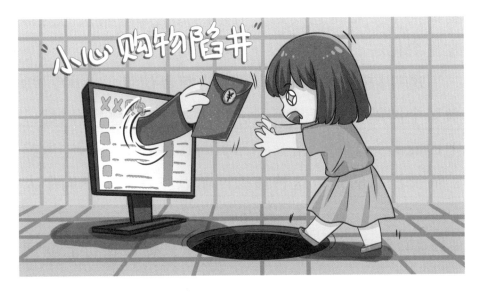

上述案例中，骗子主要采用的手段就是虚标价格和介绍产品为海关罚没品，通过这些手段让买家没有了戒备心。因此研究一个卖家的信用是非常重要的。同时还要了解清楚产品是否正品，弄清楚其经营网站的合法性，归结起来就是"看清"和"坚持"两方面。中小学生在网购时，除了要辨别商品本身的真假外，还要时刻提防卖家陷阱，要保护好自己的隐私，以防被黑客入侵。那么，同学们究竟该怎么做呢？

最重要的，是要学会识别网上购物的诈骗形式，以下是几种常见的诈骗形式：

（1）利用"变脸"的方式欺诈消费者。有的虚假购物网站在使用一段时间之后，就会更换新网址，公司名称、联系电话、电子邮箱、地址也都会更换掉，因此以前汇款购物的同学很难将它找到，但是网页上那些骗人的内容不会发生变化。

（2）以超低价为诱饵骗取消费者信息。一般同学们会被某个网站低价商品吸引，进入某个虚假购物网站，看见上面商品齐全，价格又不昂贵时，往往会经不住诱惑下单。需要注意的是，这种虚拟网站意在获取同学们个人信息。

（3）交易方式单一。有的卖家只提供银行汇款这单一的交易方式，银行账户通常是个人，且订货的规则为先付款后发货，这就给一些卖家提供了诈骗机会。

（4）假"正规"购物网站。有的虚假购物网站看似十分"正规"，不仅有公司名称、联系人、联系电话、电子邮箱、地址，还有信用资质和互联网信息服务备案编号等，中小学生看到如此"正规"的网站，自然会放松警惕，以致被骗。

（5）下单之后再敲诈。当同学们下单后，骗子就会打电话称，该商品要求批量购买，且该批货已经准备好，要求同学们把余款、押金或税款之类的费用汇过去，否则就不发货，并称该商品不接受退款。有的同学出于已经汇出第一笔钱，会选择继续汇款；有的同学则果断放弃。

为了避免网购受骗，中小学生需要做到以下几点：

（1）提高警惕，不贪小便宜。中小学生在遇到卖家价格要比市场价格低出很多，交货期限十分短时，一定不能被超低价格迷惑，不要有贪小便宜的思想，要认真辨别卖家留下的信息，对于只有一个手机号码，没有固定地址，也没有固定电话的卖家，一定不能轻易交易。

（2）认真核实商家各项信息。中小学生可以利用搜索引擎，查询供货信息里留的公司名称、联系人、联系电话、银行账号等关键的信息是否一致。若是发现上述信息不一致，就一定要提高警惕。

（3）使用第三方支付平台，不转账到私人账户。一般正规大型的购物网站会让买家先把钱存到第三方账户，确认收货后第三方才会把货款转给卖家。中小学生不要轻信卖家而选择直接转账，一定要使用这些相对安全的第三方支付平台。

第四章
提高安全意识我们能做什么

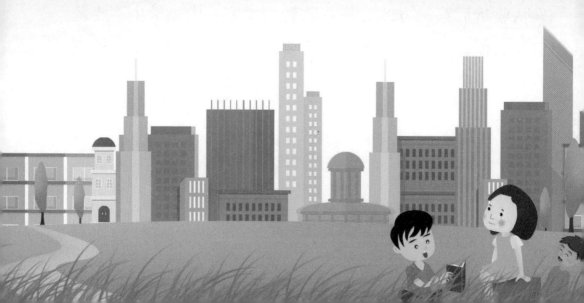

🔔 001 不攀比，不炫富

攀比之心人人都有，尤其是青少年更想以此来获得别人的尊重，证明自己的存在感。比如，将最新的苹果手机放在显眼的地方故意让别人看到；穿衣服喜欢买昂贵的名牌。殊不知，如此明目张胆的炫富，会引起不法分子的注意或同学的嫉妒，给自己带来安全隐患。

案例 18

一天，中学生王某和好友在淮河路上逛街，突然迎面开过一辆摩托车，接着王某感到自己的脖子一痛，连忙用手捂住脖子，却发现自己的金项链不见了。回头一看，那辆摩托车早已冲出好远。王某连忙喊："那个人抢了我的项链，快拦住他！"可那辆摩托车很快消失在拥挤的人群里。事情发生之前没有一点征兆，对方从拽下项链到消失，加起来不到一分钟，这让王某措手不及。

财不露白，就是不要给别人看自己的钱财，以免引起别人的觊觎之心，导致自己的财产受到损失或生命受到伤害。即便是成人将贵重物品暴露出来，也可能会遭到抢劫，更何况是弱小的中小学生呢？因此，在平常生活中，中小学生应做到：

（1）穿着要朴素大方，不追求名牌。中小学生不宜穿名牌衣服，背名牌包，也不宜穿金戴银钱财外露，以免被坏人跟踪，成为坏人的作案对象。

（2）不攀比。中小学生要避免相互攀比，不要看见别人背名牌书包，就也要背；别人穿名牌衣服，自己也要穿……这不仅容易形成不好的价值观，还会给作案分子可乘之机。

（3）不宜带太多现金。除了必备的学习生活用品外，中小学生平时不宜在身上放太多现金。如果情况特殊必须带钱时，也一定要妥善保管，不要随便告诉周围人，以免引起别人的觊觎。

（4）与同学结伴出行。上下学的时候，中小学生最好和同学结伴而行，在注意交通安全的基础之上，尽可能走人比较多或繁华的路段。

（5）生命放在第一位。不法分子在对中小学生实施抢劫时，往往都会确认他们身上是否携带值钱物品，如暴露在外面的项链、挂在胸前的手机等贵重物品，都会成为不法分子下手的目标。因此，中小学生在遭到抢劫的时候，应采取灵活的方式，切忌与对方硬拼，一定不能以生命为代价保护财物。

002 避免在集体活动中落单

为了促使中小学生德智体美劳全面发展，各个学校会定期举行一些集体活动，如春游、写生等。此时人员众多，而领队老师只有一到两个，很容易因为监管疏漏而发生一些意外事故，有同学落单就是其中一种。

案例 19

周末，小学生张某所在的班级组织了一次春游野炊活动。到达目的地之后，同学们自由组合，有的洗菜，有的切菜，有的拾干柴，有的打水，大家都很开心。张某的任务是捡拾干柴，本来他是与几个小伙伴一起的，后来有小伙伴提议说："我们分头行动吧，这样捡得更多，20分钟后在这会合。"结果20分钟之后，大家都回到了商定好的地方，只有张某没回来。大家想他应该是想多捡一些干柴，反正这里离大部队也不远，张某回来的话可以自己回到大部队，于是开始往回走了。回到营地大家开心地烧火做饭玩玩闹闹，就把张某给忘了。

等一切都弄好了，同学们坐下来准备享受自己的劳动成果时，有位同学问："张某还没回来吗？"大家相互看了一圈，才发现张某还没有回来。拾柴的几个同学才把一小时前的事情告诉老师，老师立刻叫同学们一起去寻找。后来在一个山沟里找到了昏迷不醒的张某。而他身上备用的200元现金和手机都不见了。等张某醒来时，他说遇到一个陌生人接近他，用手帕捂住他的口鼻将他迷晕了，幸好没有生命危险。

学校组织集体活动，不仅可以增加同学之间的交流机会，还能使同学们获得某些方面的技能。但是，同学们在参加集体活动时，也要提高警惕，千万不能落单。要知道，我们预料不到意外会在什么时候到来，骗子会以什么方式出现。那么，为什么集体活动不要落单呢？

（1）犯罪分子不敢作案。中小学生在集体活动时，可能会去一些偏僻的场所，也会去一些人多的场合。比如，在野炊露营时，落单的同学一旦被犯罪分子盯上，是很有可能出事的，因此同学们在集体活动时不能落单，不能让犯罪分子有机可乘。

（2）出现意外有照应。中小学生在参加爬山、春游、野炊、劳动等集体活动时，可以互相帮忙。比如，爬山时不慎摔倒，其他小伙伴可以及时找老师帮忙，帮助自己快速脱离困境。

那么，在集体活动中，同学们落单了，该怎么办呢？

（1）及时联系老师、好友，迅速回到集体中。同学们在参加集体活动时，要牢记带队老师的联系方式，如果不小心与集体走散，也不要慌张，应该及时联系带队老师，说清楚自己的位置，按照老师的指令行动，或者及时联系自己的好友。总之，要想办法回到队伍中。

（2）警惕陌生人的搭讪。犯罪分子会很留意独自回家或落单的中小学生。中小学生在与集体走失落单时，可能会引起陌生人的注意。同学们遇到陌生人搭讪时，可以假装与老师、家长通话，把自己的位置清楚地说出来，给犯罪分子一种你不是一个人的错觉。不要轻易相信陌生人的"好意"（送你回家、帮你拿书包等），更不要吃陌生人给的任何食物。

（3）寻求警察帮助。中小学生集体活动时，一旦与老师、同学、家长联系不上，可以拨打110寻求警察的帮助，不要盲目一个人乱走，也不要跟着陌生人走。

（4）找标志物，说清楚自己的具体位置。无论是向老师、同学还是警察求助，同学们要能够说清楚自己的位置。如果手机、电话手表有定位功能的话，一定要好好利用；如果无法定位时，要找周围有标志性的物品，弄清楚自己的位置。

003 应对迷路有方法

中小学生去陌生的地方时，可能会因不熟悉地形而导致迷路。有些同学可能会因为迷路情绪崩溃，有的同学会惊慌失措在一个地方反反复复地走，这些行为都很容易引起周围坏人的注意。因此，中小学生应该学会正确应对迷路的方法，以防引起坏人的注意，遭到拐骗。

案例20

一年级的小华周六跟妈妈一起逛商场，在妈妈试衣服的时候，调皮的她跑出了商场。小华东看西看，转身就忘了妈妈在哪家店，大声哭了起来。一个陌生的阿姨走过来说："小朋友，你先吃糖，我带你去找妈妈。"小华看见用卡通纸包装的糖果后立刻不哭了，剥了一颗糖吃，然后安心地跟着陌生的阿姨走。阿姨带着小华走出商场，上了一辆私家车。小华妈妈试完衣服出来，发现孩子不见了，立刻向商场服务台请求帮助。小华的妈妈从监控中发现原来小华被陌生人带走了，立刻报了警。因为对方离开的时间不长，小华很快就被警方救出。

迷路是一件很平常的事情：在城市会迷路，在农村会迷路，在森林也会迷路。总之，迷路本身并不可怕，但令同学们不知所措的是：迷路时怎么办，怎么求助，该不该向陌生人求助，分不清方向怎么办，手机没电怎么办，遇到坏人怎么办……在中小学生迷路时，坏人会如何设置陷阱呢？

（1）假冒你父母的朋友。有时候，当同学们正在看地图、找路标时，诈骗分子会上来跟你搭讪说是你父母的朋友，在一次聚会上还见过你。然后假装问你父母的近况，接着热情地表示要送你一程。就这样，还没等同学们反应过来，就被人带走了。

（2）假意攀谈套近乎，消除你的防备心。同学们在迷路时，可能会在某个路口稍作停留，以辨清方向。如果这个时候有陌生人跟你搭讪，问你姓什么，是哪里人，等你回答完之后，陌生人会告诉你，自己和你是同一个地方的人，以拉近彼此的心理距离。之后开始套话，然后再给你设置陷阱。

（3）假装顺路，实则带你去更偏的地方。同学们在迷路时，常常会向陌生人寻求帮助，这个陌生人可能是坏人，他会假装说自己正好顺路，让你跟着他走。遇到这种情况时，同学们一定要小心，不要轻易跟着陌生人走。

那么，中小学生在迷路时应该怎么做呢？

（1）打电话求助。给父母或朋友打电话，告诉他们你具体的位置，让他们来接你。

（2）选择合适的对象问路。向周边饭馆服务员、保安、交警、民警寻求帮助，中小学生最好不要向陌生路人寻求帮助，以免碰到坏人。

（3）使用手机地图。除了打电话求助外，同学们还可以利用手机百度地图，根据地图的指示找到目的地。

（4）寻找最近公交站点。最近的公交站点可以很快地帮助同学们认清自己所在的位置，同时，同学们有可能会在公交站牌上找到自己熟悉的地点。

（5）如果是在野外迷路要学会辨别方向，太阳东升西落，在晴朗的白昼，最常见的判断方向的标志就是太阳东升西落。

004 家庭信息切勿轻易透露

家是同学们温馨的港湾，我们被家人爱着，也要学会去守护家人，守护家的安全是同学们的责任和义务，保护家庭信息安全，不随便透露家庭信息是守护家的方式之一。

案例 21

中学生王某为人热情爽朗，常常与同学去校外玩，结识了很多校外"朋友"。出去玩了几次之后，王某便把自家的家庭住址及座机号码都告诉了这些新朋友，说方便联系。周末时，王某像往常一样外出玩耍。不久后，王某爸爸妈妈接到一个电话，对方称王某在自己手上，想要孩子平安回家的话，立刻往某卡上打两万块钱。父母生怕王某有什么不测，便按照对方的要求，把两万元打到对方的账号上。晚上，王某回来时，父母才知道王某并未被绑架，立刻报了警，后来才发现骗子竟然是王某校外的"朋友"。

家庭住址、成员信息、手机号码、家人身份证号码、微信号等都属于家庭信息，都不能随便透露给陌生人。案例中的王某就是因为向陌生人透露了家庭信息，才导致父母被敲诈勒索。因此，同学们在社交的过程中，不要轻易相信只见了几次面的陌生人，更不要结交社会上身份不明的人，不能向他们透露自己的家庭信息。因为家庭信息遭泄露之后，可能会带来以下危害：

（1）入室偷盗。父母的工作、上下班时间，回家时间、家里几口人、家庭住址等，都不能向陌生人透露。谨防陌生人入室偷盗。

（2）敲诈勒索。中小学生在遇到热情的陌生人或其他人介绍的陌生朋友时，不要轻易透露家庭成员的电话号码或者父母电话，以防犯罪分子利用你对你父母敲诈勒索。

（3）克隆证件，实施违法行为。在任何情况下，中小学生都不能把父母身份证号、其他证件号、电话号码告诉陌生人。同学们要知道陌生人有可能会通过克隆、复制身份信息等，进行违法犯罪活动。

中小学生在社交过程中，如何保护家庭信息？

（1）不结交校外陌生人。中小学生热情友好是好事，但不去轻易结交校外陌生人。同学们可以多和校内同学交流，一来可以相互学习，二来可以相互玩耍，三来可以互相照顾。

（2）不告诉陌生人家庭信息。在生活中，同学们可能会遇到一些热情的陌生人，他们会以下次找你玩为借口，向你索要家里联系方式甚至直接趁你父母不在家借口来你家里玩。这个时候，同学们一定要谨慎，你可以胡乱编一个信息或者找借口拒绝。

（3）不谈论与家人有关的话题。中小学生遇到陌生人搭讪时，凡是谈到与家人有关的话题，要学会巧妙地转移话题，无法应对时一定想办法脱身。

（4）不在网上透露真实信息。中小学生在网上社交时，不能透露个人真实信息，更不能将家庭信息告诉网友。

🔔 005 与陌生人打交道要留心

无论是成年人还是青少年，与陌生人打交道都要留心，因为好人和坏人并不会直接写在脸上。长相凶恶的人有可能心地善良，长得和善的人也有可能为非作歹。因此，中小学生在与陌生人打交道的过程中，要有一定的安全意识，不要被表象所迷惑。

案例 22

小学生琳琳是个善良的孩子，每次遇到乞讨者，都会把身上的零钱给他们。有一天，一个乞丐向她伸出双手，她见乞丐是个和善的老爷爷，便把身上 100 元钱给了乞丐。乞丐对她表示感谢，然后说自己的脚摔伤了，问琳琳能不能送他回家，琳琳答应了。当他们走到一个胡同时，乞丐突然抓住琳琳往她嘴里灌了一瓶水，琳琳挣扎无果晕了过去。当她醒来时，听见那个所谓上了年纪的乞丐正在打电话，似乎正在向自己的父母勒索钱财。原来，琳琳被一个"老人家"绑架了。

中小学生社会经历少，善良、防备心弱、富有同情心，很多犯罪分子正是抓住了这些特点，用花样繁多的手段对中小学生进行拐骗。因此，中小学生要学会识别坏人惯用的伎俩，在帮助别人之前要先学会保护自己。那么，坏人在拐骗中小学生时惯用的伎俩有哪些呢？

（1）假装问路。当陌生人向中小学生问路并请求带路时，同学们一定谨慎，可以给他指路但不要冒冒失失给对方带路；另外，当陌生人称自家宠物走失、钱包丢失，请你帮忙寻找时，同学们也要小心。

（2）装可怜，博取同情心。有些坏人利用年纪大、残疾、衣服破等来博取中小学生的同情，将同学们骗至偏僻处进行拐卖。中小学生要理性地帮助别人，切勿感情用事将自己置于危险的境地。

（3）零食、玩具诱惑。陌生人可能会以各种零食和玩具诱惑同学们，甚至还会哄骗说自己家里有很多零食，可以去他家吃等。陌生人给的东西千万不要接，更不要跟他们回家。

（4）改头换面。有些坏人称自己是中小学生父母的朋友，受父母委托来接同学们回家；有些坏人则会以其他身份如警察、快递员、邻居、物业等，企图骗取同学们信任，对同学们实施拐骗。

因此，中小学生在日常生活中，要学会识别坏人的惯用伎俩，增强自身安全防范意识，平时生活中我们应该做到：

（1）不去偏僻的地方玩耍。中小学生不要独自去无人的建筑物、废弃的大楼、空旷的楼顶玩耍，这些地方多数没有摄像头，人烟稀少，是犯罪分子心中最佳的作案地点。因此，中小学生不能在偏僻的地方玩耍。

（2）不给陌生人带路。中小学生在遇到陌生人问路时，可以帮忙指路，但是不能带路，最好是赶紧离开，不要与其交流。

（3）不吃陌生人食物。害人之心不可有，防人之心不可无。不接陌生人给的任何东西，不吃陌生人给的食物，不喝陌生人给的饮料是对自己的一种保护。

（4）选择合适的求助对象。如果陌生人缠着你，要求你帮他寻找什么东西或者带路时，同学们可以带他去有警察的地方求助，或者向学校保安人员求助，千万不能给其带路，帮其找东西。

（5）大声呼叫，引起注意。同学们若是遇到有人强行说是自己父母、亲人，硬把自己拉走时，要立刻大声求救，引起周围人的注意。

006 与父母保持沟通渠道畅通

中小学生已经开始有自己的社交圈，平时上学之外可能会跟朋友一起出去玩。但外面的环境很复杂，有些意外情况父母没办法及时赶到，只能靠自己处理，因此同学们外出玩耍时，也是父母最担心的时候。所以同学们外出时，要学会体谅父母，要与家人做好约定，不要让他们担心。

案例 23

小学生张某父母工作都很忙，没时间照顾张某。张某也养成了不和父母交流的习惯，常常不打招呼就外出，有时候一出去就是好几天，父母怕他出事，常常给他打电话，但他几乎都不接。有一次，张某一周没回家，电话竟然直接无法接通，父母焦急之下只得寻求警察的帮助。警察根据张某最近的消费记录发现，张某最后一笔消费是买某景区的门票，便去景区查看监控。奇怪的是，只看见张某进景区，并未看见张某出来。于是，警察和景区工作人员展开地毯式的寻找，最终在一片没有监控的灌木丛中发现了张某的尸体。警方推测，张某应该是走野路时不慎从高处摔倒，头磕到硬物死亡。

在这个案例中，张某因为和父母沟通太少，沟通渠道不畅，导致最终酿成了悲剧。中小学生要学会和父母相处，如果父母忙于工作疏于照顾，也要及时和父母沟通，让父母知道自己的需求，参与自己的成长。那么，中小学生与家人保持沟通畅通有多重要呢？

（1）让家人放心。都说可怜天下父母心，不管父母忙与不忙，他们对子女都有一份牵挂。中小学生在外出玩耍前，要提前与家人沟通好和谁去了哪里，大概什么时候回家，这样不仅能够使家人心安，在出现意外时也能让家长快速找到你。

（2）深化感情。有些父母忙于工作，与孩子交流沟通的时间可能比较少。日常的这种约定需要父母、孩子双方参与，这也是交流的一部分，交流得多了才能够深化家人之间的感情。

那么，中小学生要如何与家人做好约定呢？

（1）外出跟家人打招呼。中小学生每次外出时，要告诉家人要去哪里、去干什么、和谁去、去多久等。

（2）遇到意外及时联系。中小学生外出玩耍不能按时回家时，要及时打电话告知家人，并告知原因，不要让家人担心。

（3）随时与父母聊天。中小学生可以通过微信共享位置、QQ 等向父母发送自己的位置，告诉他们自己在干什么，或者拍一些小视频让他们看看周围的环境。

（4）及时接听父母电话。中小学生在玩耍的过程中，要把手机调成铃声模式，父母来电时要及时接听。

第五章
面对陌生人巧妙防范有方法

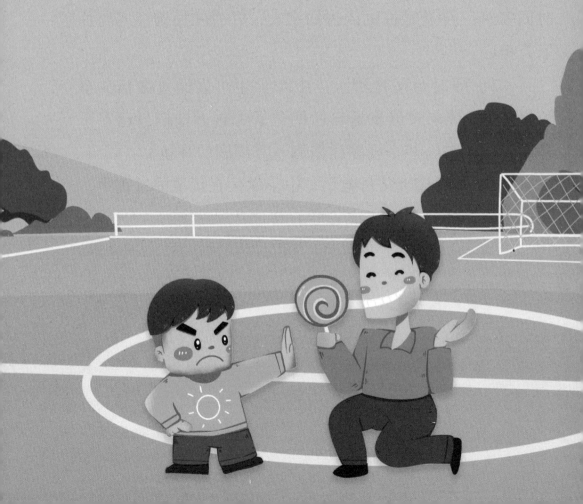

001 独自在家时有陌生人来敲门怎么办

家是我们每个人的避风港，它的重要性不言而喻。但是，家中也可能会发生一些意外，如被盗、入室抢劫等。虽然这些意外发生的概率很小，但一旦发生，它的破坏性就会很大。为了保护自己的家，任何微小的意外都不可忽视。独自在家如何应对陌生人就是每一个中小学生必上的一堂课。

案例 24

小学生王某的父母工作繁忙，因此他暑假常常一个人在家。有一天，他正在客厅看电视，听见门铃响了。他从猫眼里看见了一个穿送餐服装的陌生人，手里拿着一个箱子。他想肯定是妈妈又在网上给他买东西了，想也没想就打开了门。对方说："请问你爸爸妈妈在吗？麻烦他们签个字。""我爸妈不在我代他们签就好……"话还没说完，对方便推门而入，把门反锁了，从盒子里拿出绳子、胶带，把王某捆在厕所里，然后开始翻箱倒柜，带走了家里所有贵重物品。等晚上王某父母回家时，王某已经晕倒在洗手间了。

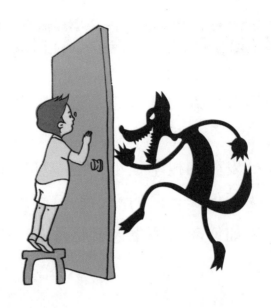

　　中小学生独自在家，遇到陌生人来访时，有的人会直接开门，一点防备心都没有；有的会先观察对方，看到对方穿着制服时放松警惕；有的会直接问对方来由，然后不假思索为对方开门，这些做法都是错误的。中小学生应该学会正确应对敲门的陌生人，不盲目开门，不跟陌生人搭讪。

　　一般中小学生独自在家时，有这些情况需要注意：

　　（1）翻窗入室。有的陌生人会提前锁定目标，观察家人生活规律，趁家里只有小朋友时翻窗而入进行抢劫，这种陌生人一般都是有备而来，他们事先观察好了路线，计算好了时间，这时大家要以保护自己的生命安全为主，对方如果采取暴力手段逼迫自己说出钱财的位置，不要和对方硬碰硬。

（2）假冒身份，直接敲门。有的陌生人会通过假冒身份，如物业工作人员、快递员、维修工等骗取中小学生的信任，使其放下警戒心理，自己打开房门；有的陌生人会表示自己按错门铃，假装要道歉，态度一般很诚恳，穿着也很正式，这使中小学生觉得对方不是坏人，主动打开房门。

中小学生独自在家时，如何应对敲门入室、翻窗入室的陌生人呢？

（1）把陌生人关在门外。中小学生独自在家时，要锁好所有的门、窗，无论是任何人敲门，都不搭理，把所有陌生人拦在门外。

（2）给父母打电话。如果中小学生独自在家，遇到陌生人敲门，感到害怕的话要立即给父母打电话告知情况，请求父母的帮助。

（3）不要与歹徒搏斗。遇到陌生人翻窗入室抢劫时，中小学生千万不要跟陌生人硬碰硬，要假装听从陌生人的指挥，以免自己的生命受到伤害。

002 在学校遇到陌生人搭讪怎么办

学校是集体生活的地方，每天都人来人往，同学们可能会看见一些陌生的、不像学生的新面孔。当这些拥有新面孔的陌生人与同学们搭讪时，同学们应该如何应对呢？

案例 25

中学生王某今年九年级了，正处于紧张的中考复习中。为了节省更多的时间学习，王某选择了住校。周日，王某正准备睡午觉突然听见敲门声，睡在门旁边的室友开了门。进来一个穿着朴素的、学生模样的"姐姐"，她称自己也是本校的学生，趁着周末向同学们卖点学习用品，赚点零花钱。她手里拿着一些文具和笔记本，因价格不贵，几个室友各买了一些。

这个"姐姐"问："我看你们是九年级的，有没有听说过 ×× 中考密卷？这个卷子很厉害，听说去年押中好多题呢！"

"我们怎么没听过啊？"其中一个室友问道。

"没听过很正常啊，这可是密卷，是出题老师编的，市场上见不到。"

"那在哪里能买到呢？"

"我能帮你们找到货，但是价钱很高的！如果买的人多的话，会稍微便宜一点。"

"多少钱一套，全科的？"

"语数英、物化生、政史地 9 科 800 元一份，超过 10 人的话每人 700 元。"

一个宿舍6个人，全都买的话也还差4人，于是王某把隔壁宿舍的同学也叫过来，问她们是否有人想买。大家都愿意买，那人便以团购价每人收650元，并给他们开了收据，等货到凭收据取货。同学们交了钱，这位"姐姐"答应周三晚上把密卷送到宿舍。等到了周三晚上10点，王某和室友还未见密卷，便掏出收据，拨打收据上的号码，语音提示该号码是空号，她们才发现自己被骗了。

在紧张复习的状态下，加上做密卷拿高分的诱惑，不仅仅王某及其室友，可能很多中小学生都会抵制不住。我们应该去反思这件事情发生的根本原因：为什么会有陌生人在宿舍推销东西？为什么同学们经不住诱惑？只有这样才能杜绝被骗。

那么，在中小学校园中，会有哪些不怀好意的陌生人进来呢？

（1）推销产品，以次充好。有一些陌生人谎称自己是××品牌的销售经理，到学生宿舍推销伪劣假冒产品。有的会在宿舍没人的时候顺手牵羊，得手后溜之大吉。

（2）招代理，赚零花钱。有些陌生人会趁老师不注意时，进入宿舍楼，向学生宣传自己正在招代理，薪资高还不累，学习赚钱两不误。这时，可能会有同学难以抵制诱惑，落入圈套、上当受骗。

（3）假装找人。有的陌生人可能会在中小学生独自行走时假装问路，称自己要找谁，要去哪里，希望同学帮忙带路，然后在某个偏僻的角落对同学们实施抢劫、敲诈。

（4）冒用身份。有的人会称自己是公安人员、导演或新来的老师，让同学们带他熟悉熟悉校园环境，边走边跟同学们闲聊。从同学们口中套出信息后，找地方对同学们施加伤害。

因此，中小学生在学校遇到陌生人时，一定要提高警惕，不要落入陌生人的圈套中。以下是一些建议：

（1）不贪小便宜。不要购买陌生人在学校推销的所谓物美价廉的产品；不要贪图一点高额薪资就鲁莽加入代理；不要相信陌生人所说的任何神秘莫测的东西，如高分密卷、减肥茶等。

（2）不去偏僻的角落。如果陌生人要去学校偏僻的地方，同学们千万不能独自带路。同时，同学们不能充当热情的导游，带陌生人游览学校，还与之攀谈。

（3）脚踏实地。中小学生在学习、生活中都应当脚踏实地，不盲目崇拜"名人""能人"，不用歪门邪道获得高分。要吃苦耐劳、好好学习，即使要购买学习资料也可以找老师帮忙推荐或者直接去书店买。

003 乘电梯时遇到可疑陌生人怎么办

电梯如今成了人们生活中一种常见的工具，在商场、地铁、小区等地方，同学们都需要用到电梯。然而在乘坐电梯时，除了要注意一些安全乘坐电梯的注意事项，还要注意一同乘坐的陌生人，因为电梯空间狭小幽闭，而且里面信号通常不太好，所以独自乘坐电梯时，我们也要谨防被坏人跟踪。

案例26

杨某是一名中学生，一天放学进入单元楼电梯，按完楼层之后就埋头玩手机，电梯准备关闭时，一名男子冲了进来，杨某没有抬头，不曾注意到该男子未按楼层。过了一会儿，电梯到了，杨某埋着头出电梯，未曾注意到陌生男子尾随其后。杨某站在家门口，慢慢悠悠地掏出钥匙，刚打开锁，便被人推进家门，随即门被反锁，杨某才看见是刚才冲进电梯的陌生男子。该男子从怀里取出一把水果刀，让杨某不要吭声，然后在杨某后背猛打一下，杨某晕过去了。等杨某醒来，家里早被洗劫一空。

很多同学回家时需要乘坐电梯，在乘坐电梯的过程中，有的同学会忽略对周围人的观察，还有的同学会跟陌生人交谈，这两种做法都不正确。中小学生在独自乘坐电梯，遇到陌生人时，要提高警惕，树立安全防范意识，以免受到伤害。

中小学生独自乘坐电梯，应该重点提防哪些陌生人呢？

（1）不按楼层。小区里的住户上电梯时都会按相应的楼层，中小学生若是遇到不按楼层的陌生人时，一定要提高警惕。

（2）向你打听家庭或小区的信息。中小学生在乘坐电梯时，一旦遇到陌生人主动向你搭讪，会像查户口一样问一些涉及家庭信息的问题，如爸爸妈妈几点下班、家里都有谁、门牌号多少或者是询问小区的情况，这时一定要倍加小心。

（3）一起下电梯。中小学生下电梯时，要是发现有陌生人跟着自己，一定不能麻痹大意，以为陌生人正好跟自己住同一层。

那么，中小学生在独自乘坐电梯，遇到陌生人时可采取哪些措施呢？

（1）站在报警按钮旁。中小学生若是与陌生人一同乘坐电梯，要站在报警按钮旁边，发生不测时立刻报警。

（2）等对方先按楼层。中小学生独自乘坐电梯时，若遇见陌生人，一定要等对方先按楼层。

（3）冲出电梯。发现可疑的陌生人时，中小学生不要与其交流，等电梯快要关闭时冲出电梯，看见小区里的熟人时，再跟他们一同乘坐电梯。

（4）假装家里有人，告知自己在电梯。当同学们在电梯旁边看见陌生人时，可以假装在给父母打电话，大声告诉他们你正在电梯里，让他们给你开门。

🔔 004 和陌生网友约见面要注意什么

中小学生与陌生网友聊天时间一长，难免会萌生见一面的想法，这无可厚非。但是，网络是一个虚拟的环境，电脑那端的网友长什么样、多大年龄、干什么的、是胖是瘦，都不能通过网络确认真假。中小学生要牢牢记住，陌生网友的所有信息都有可能是假的，面对网友邀约私下见面，要保持高度警惕，提高安全防范意识。

案例27

丽丽是一名中学生，几个月前她在网上认识了一个陌生的网友，慢慢发现自己和他有很多共同话题，平时也喜欢将不能对父母和朋友说的心事与对方分享，对方好像也很愿意听她诉说。虽然网聊时间并不长，但是丽丽很依赖他。上个周末，对方邀请她去他的住处见一面，丽丽答应了。丽丽根据定位来到网友的住处，发现那是一间旅馆，那位网友留着一头黄发，手臂上、脖子上全是文身，丽丽就想往外跑，结果被对方一把拽进屋里，遭到了强奸。

上面案例中，中小学生独自会见陌生网友，最终使自己身体受到侵犯的故事提醒同学们会见陌生网友时要注意保护个人人身安全，提高警惕。在与网友会面前要做好充分准备，要保证自己时刻处在安全的环境下。中小学生在与陌生网友邀见面时，要注意以下事情：

（1）要细心理智。在聊天的过程中要细心，不要被对方的花言巧语迷惑，要注意对方的说话用词是否轻浮，如感觉对方是个轻浮的人可以拒绝聊天也可以直接删掉。

（2）有没有见面的必要。如果与陌生人只是聊一些不痛不痒的小事情，而彼此都不曾坦诚相待，你不知道对方姓名，他不知道你的年龄等，这样的网友就没有必要见。

（3）想想自己为什么想要去赴约。中小学生在收到网友邀约时，问问自己为什么要去赴约，是因为自己对对方抱有期待吗？自己想从对方那儿获得什么呢？对方在我的生活中扮演着什么样的角色呢？这些问题都搞清楚了，再决定要不要去赴约。

（4）是否了解对方。中小学生见陌生网友之前，问一下自己对对方的信息是否了解充分，如职业、家庭住址、工作单位、手机号码，对方发的照片是本人吗？对方的身份证信息是什么呢？

如果中小学生决定要去见陌生的网友，那就需要注意以下事项：

（1）不独自约见陌生网友。中小学生答应跟网友见面时，可以先跟父母商量，也可以告诉自己的闺蜜、同学，带上他们去赴约，并提前告知要见面的网友。

（2）见面地点必须是人多的公共场合。中小学生与陌生网友见面时，一定要选择像麦当劳、广场、商场等公共场所，不要去小巷、夜店、KTV、酒店等地点。

（3）见面时间必须在白天。见面时间要选在白天，以防对方有不好的企图。

（4）谨防对方的小动作。与陌生网友吃饭期间，不要离席去洗手间，以防陌生网友对饮料、食物动手脚；不要与陌生网友喝酒。

（5）不搭乘对方车。选择公交车、地铁等公共交通工具。见面完之后，同学们不要乘坐对方的车，要选择公交、地铁等公共交通回家或直接打电话让父母来接。

（6）穿着得体，不要太暴露。会见网友时，衣着要大方得体，不宜穿太暴露的衣服，以免给对方造成错觉；也不能太随意邋遢，以免让对方觉得你不尊重他，对你产生敌意。

🔔 005 不小心上了"黑出租"怎么办

打车对于人们来说是一种常见的出行方式，也是很多中小学生喜欢的出行方式。不过如今各种形式的出租车都有，甚至很多都是没有运营资格的车，因此打车对中小学生来说是有一定风险的。

案例 28

张某是一名五年级的学生，一天放学后，他感到不太舒服，想赶快到家，便打了辆车回家。上车后，张某迷迷糊糊地睡着了。等他醒来时，发现自己在陌生的地方。

"有人吗，这是哪里？"他大喊。"睡得好吗？"不知司机从哪冒出来，笑眯眯地问他："我替你找了新的爸爸妈妈，他们一会儿就来接你，高兴吗？"看到张某好像还没听懂，他又换了种说法："小朋友，我把你卖了，5万块钱呢！"

张某才明白自己上了黑出租，被司机拐卖了。过了一会儿，两个农民模样的30多岁的一男一女走了过来，把张某全身上下打量了一遍，而后冲司机点了点头，女方把张某捆绑起来，男方掏出一沓钱给司机。过了三个月，张某才被警察找到。

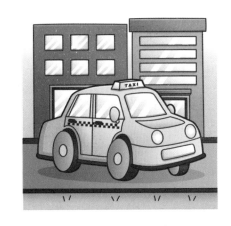

"黑出租"出事的事件时有发生，出事对象有大中小学生、上班族等。黑出租司机不仅随意定价、绕道、甩客，有的甚至会做出一些违法犯罪的事。因此，中小学生在打车时，一定要有自我安全意识，保护自身生命、财产不受损失。一般来说，中小学生上"黑出租"的原因有以下几种：

（1）不会区分"出租车""黑车"。很多黑车外观和出租车一模一样，唯一不同的是他们没有运营资格，因此同学们可以在正规平台通过手机软件打车。

（2）贪图便宜。有的黑车司机为了诱骗中小学生，会采用低价招揽顾客的方式。中小学生自制能力较弱，看问题眼光短浅，大多数情况只会看到眼前的利益，很容易中了"黑车"司机的圈套。

（3）赶时间。睡过头、上学要迟到等紧急情况下，中小学生很可能不小心上了"黑出租"。

如果中小学生不小心上了"黑出租"，要保持头脑清醒，想办法脱身，下面这些方法能帮助大家保护自己的生命和财产安全：

（1）打电话告诉父母具体位置，并让司机听见。中小学生上车时，要注意观察司机的动态和行车路线，不要只顾低头玩手机，一旦觉得不对劲，立刻想办法告知家人，可以给爸爸妈妈发语音信息："我把车牌号发给你啦，一会儿记得来接我哦！"发现行车路线不对时，可以与父母共享位置："这是我的位置，你看着点，快到时来接我。"让司机明白父母知道你所乘坐的出租车的车牌号，而且随时掌握你的位置，这样司机就不敢载你去陌生的地方，也不敢轻易对你下手。

（2）找借口拒绝二次收费。一般情况下，乘客要到目的地才会付车费。有的司机非得乘客先给钱才载客，然后在一个陌生的路口以各种理由把你赶下车，妄图再收取二次费用。中小学生在遇到这种情况时，出于自身安全考虑，可以适当地向司机妥协，对司机加价表示理解，然后告知他自己身上确实没有钱了，等到了目的地让家人给他，并保证不告诉家人这件事。

（3）妥协自保。中小学生如果遇到上车就拿刀对你进行威胁的司机，不要与之对抗，要按照他的要求指示走，交出身上财物，尽量记住他的面貌、声音，如果被带到陌生地点时，不能大哭大叫，以免激怒对方。如果不能确定百分百能逃跑或者求救成功，就不要轻易地逃跑、求救，耐心等待警察的救援。

006 旅行时如何防止被拐骗

当下旅游成了大家休闲放松和增加体验的方式，对中小学生来说尤其如此。在旅行的过程中，同学们不仅会看到陌生的地方、风景，还会见到陌生的人。但在旅行之前大家需要知道如何正确跟陌生人打交道，因为这不仅事关同学们的旅行兴趣，还跟同学们安全旅游有关。

案例 29

小学生王某跟妈妈去西安旅行，这天妈妈正在商店门口排队取食物，一个陌生人递给王某一个兵马俑的玩具，说送给他玩。王某很喜欢，便拿在手中把玩。等妈妈回到王某身边时，陌生人脸色大变，说王某将自己玩具弄坏了，要求妈妈赔偿，王某向妈妈解释说不是这样的，他给我的时候就是坏的。妈妈一看就知道王某被骗了，不想招惹事端，便赔了那人100元钱。事后，妈妈认真地向王某解释这件事情，并安慰他说还好这次不是什么贵重物品，但是不能有下次了。

在旅行的途中同学们会遇到形形色色的陌生人，在这些陌生人中，可能会有一些不怀好意者，他们利用中小学生喜欢热闹、爱吃、爱玩、对陌生人没有警惕等特点，拐卖诈骗中小学生。在旅行的过程中，有哪些人是需要我们特别留意的呢？

（1）免费送吃的。那些"热情"的陌生人都很喜欢给同学们各种吃的，如特产、糖果、饼干等，面对别人的热情大家要记住不要随便吃陌生人给的来路不明的食物。

（2）免费带你玩。中小学生独自出门旅游时，如果遇到主动帮你拉行李、免费给你当导游、免费载你去景点的陌生人时，同学们一定要提高警惕，谨防被拐卖、半路强行收费甚至抢劫。

（3）邀请你参与活动。同学们如果遇到"好心热情"的陌生人邀请自己参加某活动时，一定不能跟着去。

（4）趁家人不在身边，假装送你物品。中小学生在旅途中，独自落单时，陌生人假装送你玩具、饰品，同学们一定不能接。

在旅途中，中小学生如何巧妙地防范陌生人呢？

（1）学会拒绝陌生人。拒绝向你推销产品的陌生人，拒绝给你食物的陌生人，拒绝邀请你参与活动的陌生人，拒绝免费载你去景区的陌生人，拒绝给你提供更好住处的陌生人。

（2）结伴旅游，不独自出游。中小学生最好是跟家人、朋友一起出去旅游，在路上彼此照应互相帮助。

第六章
遭遇拐骗如何保护自己

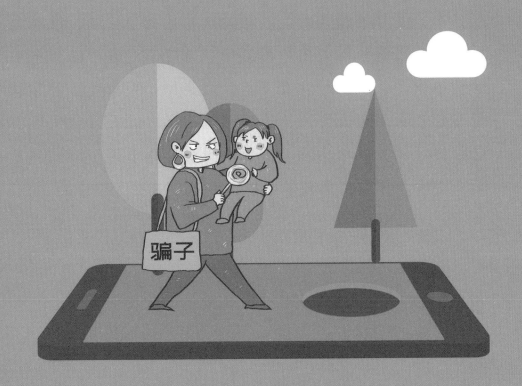

🔔 001 被坏人跟踪如何摆脱

当一个人走在大街上，偶然间无意回头，发现有人时隐时现总跟在后面，而当你注意他时，他却不自然躲开，你走他也走你停他也停，这表明你已经被跟踪了。这个时候，同学们要立即采取措施甩开跟踪者，保护好自己。

案例30

中学生刘某在排队等公交车时，一名陌生男子站在其身后。刘某总感觉有人在盯着自己，往后看时，又没有发现什么异常。过了一会儿，刘某上了公交车，陌生男子也上了车，并且紧贴着刘某。刘某自觉地挪了位置，没想到陌生男子还是紧贴着她。刘某狠狠地瞪了对方一眼，车一停就下车了，陌生人没有下车，刘某松了一口气。打算取下书包，在站台坐会儿，等下一辆公交。这时，她发现书包拉链没拉，钱包不见了，她才明白，原来那个陌生男子是个小偷，可是公交车早已经走远了。

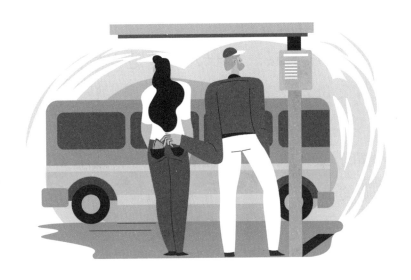

　　坏人在寻找猎物时，会通过各种各样的方式，跟踪便是最常用的一种。他们会通过跟踪同学们，了解同学们的行动规律，掌握同学们的家庭住址，寻找人烟稀少、偏僻的地方对同学们实施暴力。因此，同学们在回家的途中，要提高警惕，学会识别是否有人跟踪，甩掉跟踪的坏人，保护自身生命、财产安全。

　　中小学生发现有人跟踪自己时，要迅速采取保护措施：

　　（1）不要惊慌失措，要镇定。

　　（2）迅速观察周围环境。记住哪条路通、哪条路不通；哪儿人多、哪儿人少；自己离派出所有多远，附近有没有商场、超市等。

　　（3）立即甩开坏人。方法就是跑开，向附近的单位跑，向人多的地方跑，或向派出所跑，千万不能往死胡同、小巷子、人烟稀少的地方跑。

（4）与父母联系。跑到人多的地方后，立即与父母联系，告诉父母自己的位置和事情经历，让父母过来接自己。

（5）如果被坏人动手缠住，除了高声喊还要奋起反抗，击打其要害部位，你身上或身边有什么东西就可以用什么东西，制止坏人侵害自己的身体。

为了避免被坏人跟踪，中小学生平时要注意以下几点：

（1）结伴而行。中小学生在放学回家或外出参加活动时，要与朋友结伴而行，尽量不要单独行走。

（2）走大路。不在行人稀少或照明差的地方行走、游玩；如果时间晚了要想法让家人接你。

（3）不炫富，不透露自己的家庭情况。中小学生不要向陌生人透露自己的家庭情况，以勤劳朴素为荣，远离骄奢淫逸，不炫富，不露财，以免让坏人盯上。

🔔 002 被强行拐走怎么办

关于拐卖孩子的方法，有几百种几千种，防不胜防。人贩子，是潜伏在每一个中小学生身边的巨大危险，让每一位家长都提心吊胆。孩子承载着一个家庭的希望和幸福，一旦被人贩子拐走，不仅毁了一个幸福的家，还可能失去孩子年轻的生命。

案例 31

星期六早上，陈明独自一人去奶奶家，刚走出家门不久，突然听见有人在身后呼喊他的名字，他忙转身，看到一位陌生的叔叔。这位叔叔说："是陈明吧，不用胆怯，我是你妈妈的一个挚友，她让我陪你一起去你奶奶家。"陈明听了之后，虽然脸上没有了惊慌的神情，可在心里时时刻刻提防着这位陌生的叔叔。在路上，陈明和叔叔探讨了学习上的问题和一些好玩的课外书。可心里还是在想着：不要轻易信任这个叔叔。于是，陈明以上厕所为由，离开了这位叔叔，给妈妈打了个电话："妈妈，您有没有让一个叔叔陪我一起去奶奶家？"妈妈新奇地说："没有啊，怎么啦？是不是有个叔叔跟着你啊？你现在在哪儿？"陈明说出了自己的所在地点，告知妈妈快点儿。妈妈火速赶到，看到了那个叔叔，拨打了110，警察来了，把这个人捉了起来。陈明一下子扑到妈妈怀里，妈妈也紧抱着陈明。

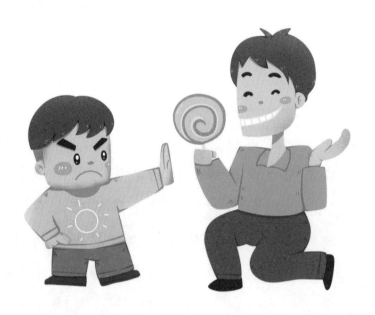

　　被人贩子拐骗的中小学生，有的被卖到了边远山区，有的被打残上街乞讨，有的被挖去器官失去生命……无论是哪一种，都足够毁掉孩子。因此，同学们要提高警惕，保护好自己，不要让人贩子得逞。如果同学们被人贩子强行拉上车，一定要学会巧妙应对，以下是几种应对措施：

　　（1）破坏物品，制造事端。中小学生如果被陌生人强行拉上车，可以破坏周围的物品，比如砸坏旁边车窗、损坏公共物品、破坏商家商品、抢夺行人钱包等，制造一些引人注目的、破坏性的事端，让警察来处理。

　　（2）有指向性地求助。同学们在求救时不要盲目地喊"救命"，陌生的路人都有多一事不如少一事的心理，会害怕这是一个陷阱，不想主动去多管闲事，惹祸上身。而如果有指向性地喊（比如，那个戴眼镜的、穿白衬衫的叔叔）的话，听到的人会有使命感，会增加获救的概率。

（3）就地卧倒。中小学生可以就地卧倒，大声喊叫，如果旁边有建筑物的话，可以牢牢抱住建筑物。

（4）击对方要害部位，趁机逃跑。中小学生被人强行拉上车时，可以用脚或者手头的任何具有攻击性的工具攻击对方的要害部位，如眼睛等，然后，趁机向人群跑去。

为了避免被人贩子盯上，中小学生应当做到：

（1）与陌生人保持距离。中小学生在路上遇见陌生人搭讪时，要与其保持距离，不要让行人误以为你们很熟。当陌生人强行拉你上车时，不会让行人产生错觉。

（2）走人行道里侧，不要靠近车道走。中小学生要养成走人行道里侧的习惯，不要沿着路边的车辆走，遇到车辆旁边站着陌生人时，绕开走。

（3）与好朋友、闺蜜同行。一般情况下，在中小学生单独行走时，陌生人才会强行拉中小学生上车。因此，中小学生不要给陌生人作案机会，出门要与朋友、闺蜜在一起。

🔔 003 被挟持时如何自救

被挟持这种事虽然很少发生，但并不代表这样的事不会在中小学生身上出现。有些不法分子会铤而走险，通过挟持绑架孩子，向孩子的父母勒索敲诈。有个别不幸被绑架作为人质的孩子由于没有得到及时的救助已经被这些不法分子中的某些人残忍地杀害了。世事难料，万一不慎落入"虎口"，我们该怎么做？

案例 32

2016 年 11 月，小学生白某在回家的途中被陌生人劫持，劫匪向其家人索要 10 万元赎金。警察接到家人报警后，以保障人质安全为前提，迅速成立专案组，省、市、县三级公安机关相互配合，全面开展工作。但嫌疑人生性多疑狡诈，采用外地非实名手机卡，多次更改交钱地点，采取索要赎金与人质分离等手段，使得警方的工作难以开展。与嫌疑人持续僵持一天一夜后，警方最后锁定犯罪嫌疑人吴某，并确定白某被其拘禁在家中，于是悄悄包围了吴某家。吴某发现自家被包围之后，便把菜刀架在白某脖子上，威胁警方。警察试图与吴某近距离谈话，不承想吴某越来越激动，白某趁其情绪不稳时，用尽全身力量去撞吴某拿刀的右手，刀掉在地上时，一名警察迅速上前把吴某踢倒在地，救出白某。

中小学生被陌生人劫持后，像案例中白某这样冷静的不多。正常情况下，中小学生被劫持，见到真刀真枪时，都会因为极度恐惧而失控大哭，但是这样很容易激怒歹徒导致自己受伤。中小学生属于弱势群体，遭到绑匪劫持时，很难与绑匪直接硬碰硬。因此，中小学生被歹徒劫持为人质时，要学会保护自己。

中小学生被陌生人劫持作为人质时，要做到以下几点：

（1）要保持冷静，坚信能获救。遭遇劫持时最重要的是冷静，坚定自己能被救下来的信心。只有沉住气，才有可能清醒，从而思索对策，为自己寻求脱身的方法。

（2）顺从歹徒要求，不要激怒歹徒。如果同学们被绑匪劫持，一定要听从绑匪吩咐，不要挑战绑匪的耐心，更不要做一些激怒歹徒的行为，如绝食、逃跑等。

（3）不要过多透露家庭信息。坏人如果问你的家庭情况，可以告诉他们你父母的姓名、电话号码，对其他情况如父母及亲属的收入，最好说不知道。当要你给家里写信或打电话时，应尽可能设法暗示或透露自己所处的地点和行踪。打电话时应尽可能地拖延通话的时间，以便公安机关确定通话地点，及时解救。

（4）没有把握时，不要试图逃跑。在不熟悉周围环境和不确定有几个歹徒的情况下，同学们没有逃出去的把握，不要试图逃跑，以免惹恼歹徒，伤害自己。

（5）警察与歹徒搏斗时，趴在地上。警察在解救人质的过程中，可能会有打斗的场面，为了避免打斗伤害到自己，在警察与歹徒搏斗的时候，同学们要尽可能地趴在地上。

🔔 004 坏人闯进家怎么办

现代人工作都比较忙，父母往往没有时间长期陪伴孩子。很多时候，中小学生需要独自待在家，这就给了一些不法分子可乘之机。很多歹徒会趁机闯进家门偷盗抢劫，因此，中小学生独自在家时，不能放松警惕，要学会一些防范和应对坏人的技巧，以防坏人闯入家中因应对不当而受到不必要的伤害。

案例 33

中学生小孟周末独自在自己房间玩游戏，听到屋外有动静。他立刻警惕起来，悄悄将屋门打开一条缝隙往外看，竟然看见一名陌生男子，正在客厅里翻找东西。于是他轻轻地把房门关上并反锁，拿起手机偷偷报了警，并给父母发了信息。一会儿，他的房门响了一下，是小偷来到他门前了。"哎呀，妈，今天周末，您就让我再睡会儿。"小孟故意大声说道。小偷一听放松了警惕去了隔壁房间。不一会儿，爸妈和警察赶到，爸爸把门轻轻打开，警察进屋抓住了小偷。

上面的案例中小孟通过自己的机智保全了自己也保护了家庭财产，这种镇定冷静的心态值得大家学习。中小学生独自在家，遇到坏人

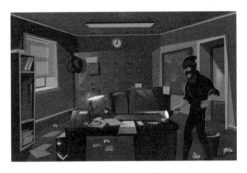

闯入家门时，要采取正确的应对策略，不能鲁莽冲动，以防受到更大的伤害。

那么，坏人闯入家门时，正确应对策略有哪些呢？

（1）保持冷静，不要大哭大叫。坏人在作案时，心里难免会慌张，害怕暴露。如果这个时候同学们大喊大叫，让坏人受到惊吓，坏人很容易失去理智，做出伤害同学们的行为。因此，在遇到坏人闯入家里作案时，同学们要冷静应对，不要惊吓到坏人。

（2）适当妥协，保护生命。同学们要时刻牢记生命第一，当坏人闯入家里时，不要企图与坏人搏斗，以防被坏人用所持刀具、利器伤害。如果坏人逼迫你告诉财物的

位置，可以说出来取得坏人的信任，让其对你放松警惕，不致伤害你的生命。

（3）反锁门，悄悄报警。如果小偷进来时，你正在自己的房间，而小偷并不知道你在家，同学们要立刻反锁住自己房间的门，藏在安全的地方并想办法报警。手头有手机时，立刻报警并通知父母；手头没有手机时，可以往楼下扔东西，引起其他人的注意，然后搬一些重物堵住门。

为了避免坏人闯入家中，中小学生要做到：

（1）锁好门窗。中小学生平时一个人在家时，要锁好所有门窗；外出玩耍时，也要锁好所有门窗，以防坏人闯入。

（2）保管好钥匙。为了防止钥匙丢失，中小学生喜欢把钥匙挂在脖子上，这个时候很容易被坏人尾随，然后夺取钥匙入室抢劫。所以，要把钥匙放到衣服里，或衣服的口袋里，以免丢失或者被偷。另外，当同学们发现自己钥匙不见了，要及时告诉父母，马上换锁。

（3）定期检查自己的门锁，使用密码锁的，在使用完毕以后，随便在按键上再按几个数字，如果哪天你开密码锁的时候，发现密码区周围被蒙上了一层薄薄的塑料膜，这个时候要格外注意了。

（4）快到家时，回头看看身后有没有人。中小学生快到家，掏钥匙开门前，要注意观察一下周围是否有人，谨防开门后坏人强行进屋。

中小学 安全教育 系列丛书

网瘾预防

张 俊 / 主编

团结出版社

图书在版编目（CIP）数据

网瘾预防 / 张俊主编 . -- 北京 : 团结出版社 ,2024.3

（中小学安全教育系列丛书）

ISBN 978-7-5234-0863-6

Ⅰ . ①网… Ⅱ . ①张… Ⅲ . ①互联网络—影响—青少年读物 Ⅳ . ① C913.5-49

中国国家版本馆 CIP 数据核字 (2024) 第 056637 号

出 版：团结出版社

（北京市东城区东皇城根南街84号　邮编：100006）

电 话：（010）65228880　65244790

网 址：http://www.tjpress.com

E-mail：zb65244790@vip.163.com

经 销：全国新华书店

印 装：三河市龙大印装有限公司

开 本：170mm×240mm　16开

印 张：6.5

字 数：60千字

版 次：2024年3月第1版

印 次：2024年3月第1次印刷

书 号：978-7-5234-0863-6

定 价：260.00元（全10册）

前　言

中国的互联网业已经蓬勃发展了 20 多年。网络世界是一个丰富多彩的世界，在这个世界里有大量的信息可以帮助提升中小学生的思维能力、判断能力、想象能力；另外，网购成为一种新的交易形式，在网上可以买到自己想要的商品，还可以求医问药……所有这些都是网络带给我们生活的方便。

网络也是一把双刃剑，在给我们带来便利的同时，也让许多中小学生深陷其中而不能自拔，让父母为此心力交瘁，甚至成为导致许多家庭支离破碎的罪魁祸首。

青少年生理的萌动与猎奇的心理特征只是网络上瘾的表面成因，家庭、学校和社会的综合影响才是根本原因，网瘾的问题也从侧面反映了社会问题。网瘾是一种和人的精神与心理密切相关、紧密交织的，由个体的心理与思维状态所决定的网络过度使用行为。

因此，研究网瘾问题要从青少年的心理变化过程与特征入手，综合家庭、学校和社会的各种因素，考察青少年的个体特征、人际关系、家庭氛围、学校教育和社会影响等多个方面。因为诸多因素相互影响，所以研究网瘾问题不能片面化，而要综合、全面地看待和考察。

本书系统而全面地讨论网瘾的各个层面，从网瘾的案例以及诸多成因来阐述它给青少年带来的巨大危害，多角度考察和分析这个普遍的社会问题，对其进行全方位、立体化的解读和探究。并着重分析和讨论预防与戒除网瘾的方法，告诉读者如何科学合理地运用网络。

本书既适合受网瘾困扰的中小学生阅读，又适合家长和老师们阅读，还可作为已走进大学校园甚至已走向社会的青年人的参考用书。无论是学生、家长还是老师，都可以读一读本书，更多地了解网瘾的相关知识，以便做到科学上网，远离网瘾。

目 录

第一章
网络成瘾的实质

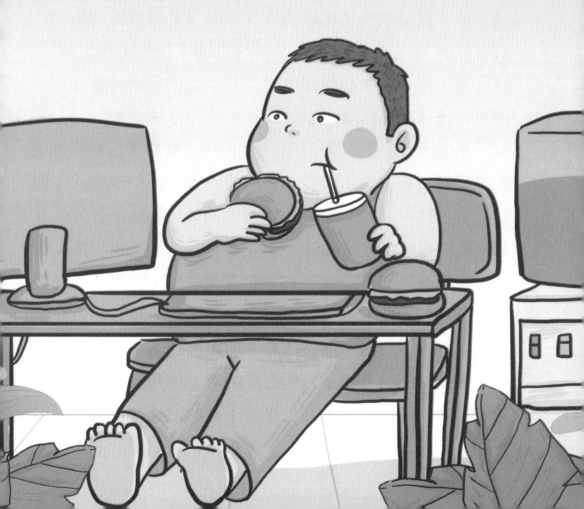

🔔 001 网瘾的含义

目前社会上，对于网瘾的概念和认识以及对网瘾的干预和处理方面存在很多的误区，且概念并不统一。准确地讲，应该把网瘾称之为网络的过度使用，或者网络的滥用，也有人把它称为网络的病理性使用。

2007 年 6 月，在一次关于网瘾性质的讨论中，美国医学会提出不应将网瘾单纯地列为精神疾病。北京陶然团队制定的《网络成瘾临床诊断标准》获得美国精神病协会认可，并被纳入《精神疾病诊断与统计手册》（第五版），这也是中国第一个获得国际医学界认可的疾病诊断标准。同时，该标准也在国内外学界引发广泛的探讨。

2008 年，各方专家组织论证《网络成瘾临床诊断标准》，提出应将网络成瘾纳入精神疾病的范畴，并初步确认了网瘾"6 小时" 判断标准。不久后，网络成瘾标准首先在北京部队医疗系统开始试行， 并准备作为全国通用标准，还被提交到卫生部。2009 年，卫生部研究了《未成年人健康上网指导》的征求意见，否定了将网瘾列为精神性疾病的提议，认为当前对"网络成瘾"的定义还不明确，不应以此来界定对网络使用不当所造成的对个体和社会的负面作用及影响。同时，卫生部也提出了新的定义，认为"网络成瘾"只是网络过度使用。

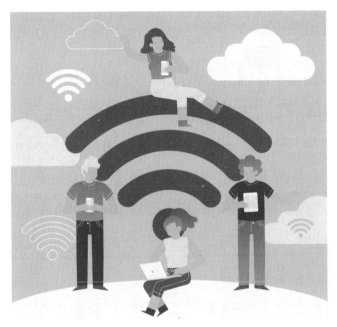

就像吃饭、购物、游戏一样，有时候会产生过度、非理性的行为，如病理性的赌博、冲动性的购物或者病理性的购物，这些都跟网络成瘾有类似的地方。网络使用非常普遍，虽然真正滥用网络、成瘾的事情时有发生，但并不是一上网就是成瘾，一上网就是过度使用。不必过度渲染网络成瘾的危害，我们鼓励要正确、健康地去使用网络。

002 网瘾的特性及分类

网瘾指上网者因为长时间、习惯性地沉浸在网络的世界中，对互联网产生强烈依赖感，以至于达到了深陷其中难以自拔的心理状态和行为状态。网瘾也受到心理学界的关注，美国心理学会在 1997 年承认了研究网络成瘾的学术价值。网瘾具有以下特征：

1. 习惯性。一旦网络成瘾便会养成每天依附于网络的习惯，形成特殊生物钟。

2. 长时间性。网瘾者会在网络中消耗大量时间。

3. 依赖性。网瘾者的心理会对网络产生强烈的依赖。

4. 难以摆脱性。网瘾者很难从这种状态走出来。

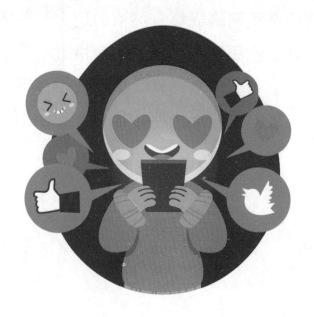

根据网瘾内容，网瘾可分为五大类型：

1.网络游戏成瘾。这类成瘾者将大量的精力、时间与金钱花费在网络游戏、赌博、拍卖和购物等活动中。这是最早引起人们注意的一种网络成瘾症。

2.网络色情成瘾。这类成瘾者沉迷于交换、观看和下载色情作品。

3.网络信息成瘾。这类成瘾者经常强迫性地在网上查找或收集一些不迫切需要或者无关紧要的、无用的信息。

4.网络技术成瘾。这类成瘾者经常强迫性地沉溺于游戏程序或者电脑编程中无法自拔。需要指出的是，这与电脑程序员的工作不一样，该类成瘾者行为不具有计划性和目的。

5.网络交际成瘾。此类成瘾者利用网站的聊天室和各种聊天软件进行人际交流，无法自拔。网络交际成瘾可分为网恋成瘾和交友成瘾，二者的共同点是在网上交友。对这些成瘾者而言，现实生活中的朋友和家人远不如线上朋友重要。

这五种类型网瘾在中小学生身上通常是交叉重叠出现，但不管是哪一种类型的网络成瘾，都会对中小学生带来负面的影响。

003 容易形成网瘾的人群

近年来，因为网络上瘾影响到现实生活而来医院就诊的患者数量呈逐年增长趋势，且上升迅速，年龄呈低龄化趋势。很多研究表明，中学时期最容易出现网络成瘾，一般集中在 14~17 岁，这个阶段的孩子处在青春发育期、叛逆期，缺乏自控能力，容易受到情绪困扰，成长过程中出现理想状态和现实状况差距的冲击，容易出现生理和心理问题，转而沉迷于网络世界。

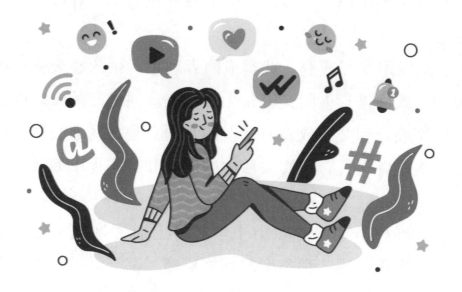

那么容易上网成瘾的有哪些人群呢？

1. 自制力弱的人。许多有网瘾的人都有这样的问题，明知道这样做不对，自己也不想继续这样，可是一上网就会控制不住自己，这是自制力差的典型表现。生活中往往需要做出很多选择，什么是正确的，什么是错误的，什么该做，什么不该做，这关系到一个人的一生。若把人生的元素尽可能简单化，那么选择就是一个人一生中最重要的事情，选择的正确率越高，获得成功的机会也就越大。

2. 受挫能力差的人。一些原本学习成绩好的人在考试或升学中遭受挫折后，没有了为"位置""名次"等学习的动力，一部分人开始痴迷于网络。为什么会出现这样的情况？归根结底是因为这些人没有形成正确的学习观和较好的抗挫折能力。

3. 学习成绩差的人。父母及老师过于看重学习成绩和考试分数，对孩子期望极高，使得那些学习不好的中小学生缺乏成就感。所以，他们一旦无法在学习上取得成功，就会逃避现实。而在网上只要闯过一关，便能够得到"回报"，这样的成就感是他们在现实生活中难以得到的。

4. 没有良好人际关系的人。一个人没有良好的人际关系的时候，会通过网络来逃避现实生活。尤其是性格内向的人，当问题得不到解决的时候，通常会认为网络更适合自己，从而上网成瘾。在现实生活中，他们不善于表达自己，而网上交友没有面对面时的拘谨，这也是一些人痴迷网络的原因。

5.家庭不和谐的人。家庭不和谐导致一些人难以在家庭中得到温暖，而在网络的世界里，他却能得到许多人的帮助。正是虚拟世界和现实生活的反差，使得他们将自己大部分的精力与时间花在网络上。

004 青少年网瘾的表现症状

　　网瘾的临床表现为患者对网络依赖过重，并且出现一系列生理性和心理性的异常感与不适感。有研究指出，每周的上网时间超过 38 小时就可以诊断为网络成瘾。青少年网瘾者不仅会因为生理原因而耽误学习，还可能因消极的心理状态使生活质量下降，甚至会形成诸多恶习，带来非常严重的后果。

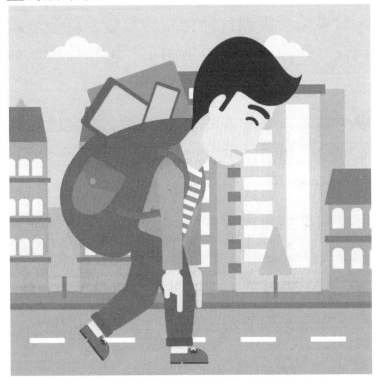

　　12 岁的男孩成成，偶然的机会跟同学一起进了黑网吧，

从此一发不可收拾。成成对网络越来越迷恋，原本上课认真的他，逐渐开始变得注意力无法集中、躁动不安、两眼无神。而一进网吧，他就生龙活虎、两眼放光。没钱就偷钱上网，被父母限制去网吧时，他表现得很焦躁和逆反，还乱砸东西。慢慢地，朋朋出现了更加严重的症状：头晕头疼、两手发颤、贫血、肠胃痉挛等。

网瘾者在沉迷于网络世界时，大脑会分泌一种能使自己短时间高度兴奋的化学物质——多巴胺。习惯了这种舒适感后，如果无法得到这种物质的刺激，就会烦躁不安，并且迫切地希望回到网络世界中去，重新回到那种惬意的环境氛围。

形成网瘾后，个体首先会在生理上出现比较突出和直接的负面反应，包括以下表现：

1.睡眠缺乏周期性，经常失眠，生物钟被打乱。

2.每当浏览到新内容或发现新奇的应用、游戏时，就会出现心跳加快、心律不齐等症状。

3.起床时无精打采、头晕眼花、疲惫乏力、缺乏食欲，整个人魂不守舍；而一旦上网，马上就变得生龙活虎、精神抖擞。

4.不上网的时候，也会常常出现敲键盘、点击鼠标等动作，或者身体不由自主地颤抖。

5.经常会出现恶心呕吐、厌食、消化不良等症状，并伴有体重的急剧增加或降低等状况。

有网瘾的青少年也会在心理上出现一些异常特征，甚至部分人会产生严重的心理障碍：

1.无法上网或有一段时间无法上网，就会躁动不安。有时候，甚至刚刚关电脑就马上又想上网。早上一起床就想上网，甚至半夜起来上厕所时都想打开电脑玩一会儿。

2.只有不断地延长上网时间才能让心理得到满足。

3.除了上网以外，做其他任何事都无法长时间集中注意力，无法持久地关注一件事。部分严重网瘾者会出现记忆力衰退的症状。

4.无论身处何地，脑海里都会一直浮现上网时的所见所闻，神情恍惚，思绪飘忽。

005 导致青少年形成网瘾的因素

青少年网络成瘾的因素并非是单一的，而是包括生理、心理、社会、学校、家庭、网络等多个因素，这些因素之间也会交相影响。

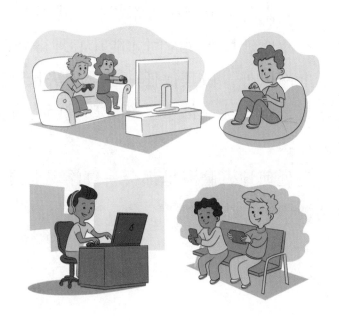

一、身体因素

青春期的孩子因为缺乏对网络不良信息的辨识和抵制能力，又因为身体发育的变化而萌生对异性的好奇心，很容易被网络中的不良信息、低俗内容所吸引，甚至深陷其中而不能自拔。这些不良信息会对青少年的身心造成严重

伤害，产生较为严重的社会后果。

网瘾的生理因素主要源于身体的突然发育，具体有以下几点：

1. 因身体发育的生理变化，对异性产生强烈的好奇心，导致被网络不良信息吸引的概率大大增加。

2. 身体发育除了外在变化，还有内在性激素的大量分泌，让身体本身产生了接触异性的欲望，更容易被网络不良信息所吸引。

3. 因缺乏社会经验，对不良信息缺少辨识和筛选能力。

二、心理因素

青少年时期是人的一生中心理变化最为复杂和快速的时期，也是心理的塑形期。随着年龄的增长，青少年在生理上日渐成熟，心理上也逐渐发生变化，自主意识日益强烈。他们认为自己有足够的分辨是非的能力，有了对自由的向往，也产生了一定的逆反心理。他们的好奇心越来越强，对网络上色彩缤纷的新事物有着强烈的探寻欲望。

导致网络成瘾的心理因素大都源于青春期特殊的心理：

1. 孤独的心理状态。青少年渴望与同龄伙伴交流，以此来缓解心中压力，再加上学业压力大，于是，他们很容易将注意力投向网络，让孤独的心灵得到安慰。

2. 逃避心理。青少年的心理远未成熟，在面对一时的挫折时容易引发强烈的挫败感，而产生逃避心理。在网络中真实身份是可以隐藏的，个人可以全无忌讳，畅所欲言。

3. 猎奇心理。青少年有着强烈的猎奇心理，对新鲜事物的认同和接受能力都很强。而网络正是新观念、新事物和新消息的集中发布地，正符合了青少年的心理需求。

4. 攀比心理。青少年的心理还处于不成熟状态，辨别是非的能力不强，自控力差。而网络正好为他们争强好胜的心理提供了舞台。在那里，他们可以一展身手，使虚荣心得到满足。

三、社会因素

社会是承载个人所有活动的大环境，是一个大熔炉，是由所有个体的观念和行为共同组成的一个整体，它又反过来影响着生活于其中的每一个人。导致网络成瘾的社会因素大致分为黑网吧、各类网络游戏商家及社会行为三类。

1. 黑网吧。黑网吧就是指未经国家相关部门批准同意，偷偷开立的网吧。这类网吧一般卫生差，环境恶劣，不仅非法容留未成年人上网，还为了诱惑更多青少年前来，允许他们浏览各类不良信息。

2. 各类网络游戏商家。为了获取更多的金钱，一些商家把矛头对准未成年人。他们设计各类可能吸引未成年人的游戏、社交等方面的应用程序，让未成年人陷入其中，不能自拔。

3.社会行为。所谓上梁不正下梁歪，大人们热衷做的事，往往也是孩子们倾向去尝试和模仿的东西。现今一些家长沉迷于网络游戏、各类娱乐软件，孩子们也容易跟风。

四、学校因素

在客观现实条件下，学校在普及网络知识、对学生们克服网瘾所起的作用上十分有限。甚至，一些所谓的专业戒除网瘾的学校，因缺乏规范性的监管，滥用暴力手段"治疗"网瘾，不仅收效甚微，还会给孩子的心灵造成更严重的创伤，甚至夺去他们宝贵的生命。

网瘾的学校因素是一种间接因素，主要体现在预防和辅导的不足和缺失上，具体如下：

1.学校对电脑及网络教育不够重视，偏于形式化，起不到向学生传授科学有效的网络知识的作用。

2.学校的德育教育仍偏重形式化，基本是说教，学生很难从内心接受。

3.心理教育是一种个体化、个性化要求很强的教育模式，而一个班几十个学生，老师很难对所有人都了如指掌，并量体裁衣地进行心理辅导。

4.学校的文化课学习压力过大，学生产生逃避心理或逆反心理而陷入网络世界中。

五、家庭因素

家庭是人休憩的港湾，也是人生的起点。对青少年来说，家庭更是他们的全部，撑起他们的整个心灵。如果家庭的爱缺失或畸形，就会给孩子的心灵带来负面的影响，他们会转向其他地方寻找爱和关心，这个地方很可能就是网络世界。

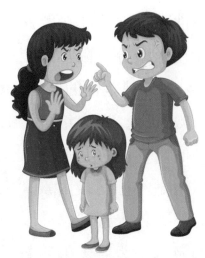

网瘾的家庭因素大致有如下几种：

1.孩子因感受不到父母足够的关爱，向网络空间寻找寄托。

2.父母过于溺爱孩子，放纵孩子沉迷网络。

3.孩子被父母严格管制，过于压抑，去网络空间放松。

4.父母本身沉溺于网络，孩子也同样被放任在网络空间里不能自拔。

六、网络因素

青少年网络成瘾的最直接因素是网络。青少年正处于主动探索周围环境、积极发现新事物的时期，很难抵挡网络上五花八门信息的诱惑，容易染上网瘾。

1.网络直播间。对在现实中受到挫折或学习压力过大的孩子们来说，直播间给了他们畅所欲言的机会。而且青少年本身就有和外界自由沟通、平等交流的需求。这使青少年更容易沉迷其中。

2.网络游戏。网络游戏为在现实中迷茫的青少年提供了设立具体目标的机会，满足了孩子们对成就感的需求。

3.网络小说。确实有一群热爱文学、追求真善美的网络作家为我们提供了营养的精神食粮。但是，也有很多网络写手为了个人利益，用粗制滥造的故事来吸引眼球。这些结构零散、内容低俗的小说不仅降低青少年的审美趣味，还浪费他们大量的时间和精力。

4.网络色情。很多家长和老师谈性色变，对此刻意回避。这反而使孩子们对性的问题更加好奇，甚至转向网络寻找答案，最终被引入歧途。

第二章
网瘾的危害

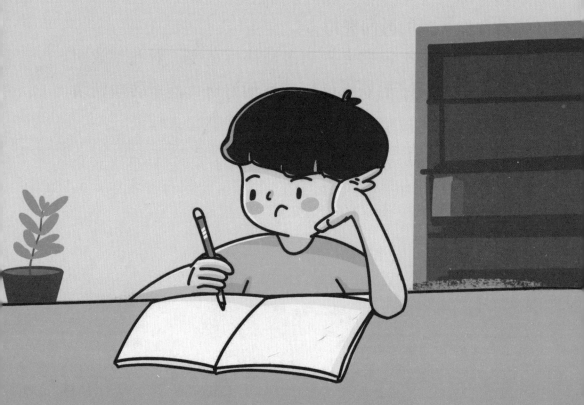

🔔 **001** 网瘾容易出现的并发症

青少年身心尚未成熟，社会经验不足，又对不良信息缺乏足够的辨识和抵制能力，在面对侵害行为时，往往处于被动地位。在上网过程中，神经元中会逐渐产生"兴奋点"，大脑在上网过程中会连续不断获得兴奋感。长期沉迷网络，极易出现一些并发症。

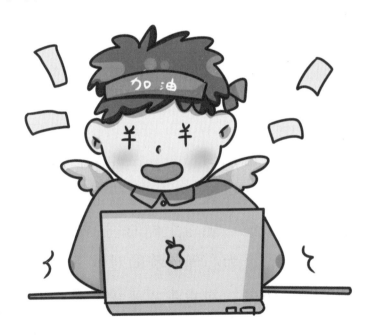

涛涛是一个11岁的男生，在没有染上网瘾之前，他性格开朗活泼，和同学、邻居小伙伴们都热情地打成一片，相处和谐而融洽。他和其他孩子一样，也在父母的引导下

学习电脑和网络知识，在网络空间进行学习。

但是，有一次一个同学给了他一个网址，并嘱咐他在父母不在场的时候再打开看。于是，涛涛找了个机会，打开网站，立刻被震慑住了，原来里面有很多暴力不良内容。这些内容恐怖而可怕，却恰恰迎合了他猎奇的心理。刚开始的时候，涛涛只是从视觉上满足自己对未知世界的好奇心，慢慢地，在心理上也逐渐被那些离经叛道、光怪陆离的思想所影响，变得总是若有所思、沉默寡言。渐渐地，他和同学、邻居小伙伴们产生了距离感，他更愿意自己一个人待着，把网络空间当成唯一和真正的知己。

网瘾并发症主要作用于网瘾患者的心理层面，在对人产生潜移默化的影响的过程中，逐渐侵害人的思维与意识，主要表现为心理上的异常，具体有以下几方面：

1. 强烈的依赖感。随着上网时间的延长，网络变成一种客观心理需要，成为心理依赖的对象。

2. 社会功能下降。对青少年来说，社会功能下降主要体现在不能完成课业任务，大量时间被上网占用，注意力和精力都在网络世界中。

3. 人际交往能力下降。表现为网络社交能力的上升和现实沟通交际能力的下降，对周边的人和事存在一种逆反心态。

4.情感冷漠。有些青少年在浏览了一些网络不良信息后，性格受到了影响，和本来熟悉的亲人、要好的伙伴慢慢地疏远。

5.行为不良。长期看不健康的信息会潜移默化地影响情绪与思维，甚至对病态的价值观产生认同感。

6.心理上的扭曲。沉溺于网络世界会造成在现实中沉默寡言，内心存在不满但不轻易表达，影响身心健康。

网瘾并发症会造成很多不良后果，主要如下：

1.无法控制想上网的冲动，只要离开网络，便坐立不安、情绪烦躁。

2.无法集中注意力听课和学习，学习成绩直线下降。

3.无法和现实中的人建立和谐融洽的关系，产生交际排斥心理。

4.因上网花费太多，又无法克制网络消费的冲动，养成偷窃的习惯。

5.受暴力信息影响，导致不良行为，如打架、欺凌等。

网瘾并发症虽然可怕，但并不是没有克服的可能，除了主动认识自身问题，还有一些切实可行的克服方法：

1.一般来说，沉溺于某件事不能自拔时，最好的办法就是体育锻炼，用生理上的刺激来刷新思维的僵化。一早醒来，脑子里又开始幻想网络世界时，不妨出门晨跑一圈，出一身汗，会感觉自己又焕然一新。

2.主动靠近周围的人，用心观察每个人身上的闪光点，并尝试与他们做朋友。当你能够建立现实中充满魅力的社交圈子时，网络的吸引力就黯淡了许多。

3.多看看正能量的电影。一般影院里播放的都是经过精挑细选的带有教育意义和审美价值的影片，它传达社会普遍认可的价值观、正能量，可以有效遏制网络不良信息对心理的影响。

002 网瘾是青少年成长的绊脚石

成功是指通过自身努力实现某种价值或做成某件事而达成预期效果的结果。每个人的成功都需要经历诸多考验。

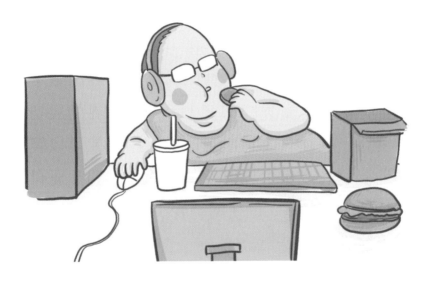

高考之前，阿杰已经被重点高校录取。令人难以想象的是，3年前，他还是个网瘾少年。后来通过努力，他获得了学业的成功。记者通过采访得知，阿杰上初中时，一到家就玩网络游戏，晚上11点多才睡，基本上每天如此。中考前他辍学半年，最后成绩也不理想。

进入高中后，阿杰痛定思痛，戒除了网瘾，认真学习，成绩突飞猛进。他为什么会有如此大的转变？原来阿杰家里突发变故，经济条件一落千丈，但父母仍拼命打工支持他学习，这让他非常感动，深深地自责，立誓要取得好成绩回报父母。对于未来的规划，阿杰说，想创立世界顶尖的人工智能企业，更好地孝敬父母和爷爷奶奶。

染上网瘾并不可怕，只要痛定思痛，然后根据自身特点订立合理目标，并不断努力，就会取得收获。为什么说网瘾是青少年成长的绊脚石？

1. 染上网瘾的青少年往往因为虚拟世界的数字化和限定化特征，缺少承受失败的能力。网络世界的成功有自己限定的套路，往往只要付出足够的时间，就可以轻松收获"成功"。这和现实世界成功的不确定性和需要付出艰苦努力的特性大相径庭，也使网瘾青少年更加不敢面对现实，不敢迈出前进的脚步。

2. 自我控制能力是成功的基本要素，而沉溺于网络的青少年恰恰就是因为缺乏自控力才无法从网络的泥潭里脱身。没有自控力就没有踏实做事的基础，这也是网瘾成为绊脚石的主要原因。

3. 网瘾青少年习惯了网络交际模式，缺乏现实中的人际沟通能力。成功需要和很多人进行积极的沟通交流，广泛吸取别人的建议和意见。在这个多元化的社会，单打独斗是很难成功的。

4. 网瘾青少年往往把关注点完全投入网络中，而忽略了周围的世界。他们对现实生活缺乏热情，缺少活力，在受到挫折时很容易自暴自弃。

5.网瘾青少年对时间概念模糊，在他们的世界里，只有网络才是永恒。

想要面对网瘾这个"绊脚石"，我们就要认清网络和现实的区别，明确网络中的成功缺乏实际价值。要重视自控力对个人价值的积极作用，明白缺少自控力的人也缺少个人魅力。建立健康的社交圈子。增强时间观念，懂得珍惜时间。

🔔 003 网瘾与厌学互为因果

对于青少年而言，学习自然是主要的任务。而网瘾导致的危害中，常见且影响很大的一个就是厌学，这让很多青少年错过了宝贵的学习的黄金时间，也让很多的家长无可奈何，为此焦头烂额。

小亮今年14岁，由于他长期沉迷于网络游戏，导致学习成绩越来越差，产生了厌学心理，经常逃课，甚至还和社会上一些无业游民成了"哥们儿"。父母不想让小亮继续漫游在网络的世界中，于是就将网线剪断了，可是小亮就像疯了一样，竟然把电脑屏幕砸碎了。这件事情发生以后，小亮还以"断绝亲子关系""离家出走"等来威胁父母，不让父母对他玩电脑的行为进行干涉。

看到这样叛逆的小亮以后，父亲病倒了，母亲也因为这件事情整天以泪洗面，她觉得这个家就要完了。现在父母视电脑如毒药，但是当初可是他们主动为小亮买的电脑。

对那些沉迷于网络、厌学的人来说，网络会带给他们快乐，而学习只会增加他们的痛苦。有些人明知患上网瘾是不对的，可是如果不上网，就无法让他们得到所谓的安全感。

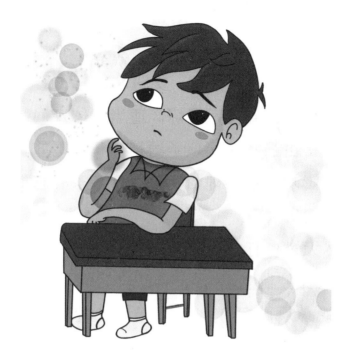

那么，怎么让中小学生喜欢学习呢？可以从以下几个方面入手：

1. 学习与个人特长、爱好结合起来。如果中小学生将学习和特长相结合，一定可以收获意想不到的效果。

2. 提高自己的学习能力。许多中小学生之所以厌学是因为学习跟不上，因此，常常受到父母的责怪、老师的批评和同学的嘲讽。提升学习能力需要勤加思考、善于总结，而不是机械式做题却不思考错题，只会事倍功半。

3. 要学会劳逸结合。在家中有父母给孩子施加压力，在学校有老师施加压力，除此之外，家长应当带孩子在周末多去参加户外活动，培养孩子的兴趣爱好。

4. 要多交朋友。没有良好的人际关系，也是导致中小学生厌学的一个重要原因，可以多带孩子外出参加活动，鼓励孩子多年和同龄人接触、交朋友。

5. 引导孩子适当体育锻炼。适当的体育锻炼，能让孩子的身体变得更强壮，让孩子的精神状态更佳。良好的精神状态也会影响孩子心理的变化，让孩子心态更积极，更乐观面对现实生活。

电脑本无过，有过的只是那些不懂得正确运用电脑，不懂得该怎样控制自我的人而已。然而，要能够控制好自己，那就必须得拥有良好的行为习惯以及坚定的意志才行，在这方面家长要多花时间引导，培养孩子的自制力和好习惯。

🔔 004 青少年在网瘾中迷失自我

网络迷失，是指个体被网络中的某些内容和形式深深吸引而无法自拔，分不清现实生活和虚拟世界，过于投入虚拟世界而慢慢疏离现实生活的过程。青少年是网络迷失的主要人群。

朵朵是个曾经沉迷于网络的初中女生，也曾迷失自我，家长和老师对此感到揪心。初一时，父母为了便于朵朵学习，给她买了一台电脑，告诉她要是有不懂的问题可以在网上查。可是，这台电脑并没有发挥辅助学习的作用，而是让她迷上了网络游戏。朵朵单独住在一间屋里，她晚上关灯后就偷偷打游戏。结果，玩到半夜才睡的朵朵，白天根本没有精神听课和学习，甚至连吃饭都没心思。

班主任和父母发现了朵朵的变化并查明原委后，并没有斥责她，而是多次耐心地找她谈心，进行开导。学校也针对网瘾学生增多的趋势开展专题教育。这让朵朵非常悔恨，为自己的过失感到羞愧。而今，她已经成功地从迷失中走了出来，并立志好好学习。

青少年容易在网络中迷失自我，有如下原因：

1. 现实中遇到困难和挫折。比如考试成绩不好、家庭出现变故等，会让青少年产生逃离当前现实的愿望和冲动，网络首当其冲地成了他们躲避现实的"桃花源"。

2. 网络充满吸引力的世界让青少年甘愿拜倒在它的脚下，逐渐疏离现实，最终迷失于网络。

3. 青少年的心理还未成熟，即使发现自己误入歧途，想回头也缺乏足够的意志力，难以摆脱网络磁石的吸引，导致越陷越深。

4. 缺乏合理而科学的监控和引导，父母和老师对孩子的迷失一般都是后知后觉，往往在孩子有了网瘾后才发现。这种不及时、不合理的管控也是造成青少年迷失网络的原因之一。在网络中迷失自我对青少年的危害很大，具体表现如下：

1. 最直接的害处就是形成网瘾，就像流浪的猫咪一样，在外长时间的迷失会让它失去回家的愿望和动力，成为一种习惯性"迷失"。

2. 网络迷失打乱了青少年现实生活中的作息习惯和生活节奏，导致睡眠质量不高，茶饭不思，不利于身体发育。

3. 网络迷失让青少年忘记了自己的本分，忘记了学习，忘记了家人，忘记了同学和老师。他们的学习成绩直线下降，和家人、同学及老师的情感疏远。

4.网络迷失还对青少年的心理成长造成滞后。他们习惯于面对网络中设定好的世界，习惯于在相对友好的环境中生存。当面对现实中的困境和难题时，他们往往表现出怯懦和恐惧。

陷于网络迷局中的青少年要坚决行动起来，勇敢地面对现实。要付诸行动，积极参加各类网络知识教育活动，科学地认识虚拟与现实的关系，认识过度依赖网络的危害，摆脱对网络的依赖。认识时间的重要性和不可逆性，青少年要真正意识到应该把宝贵的时间投入有意义的活动。

老师和家长应该引导他们发现、体验生活中的美，让他们真正对现实世界产生兴趣，走出虚幻的网络世界。积极对青少年进行心理辅导，耐心引导他们走出来。

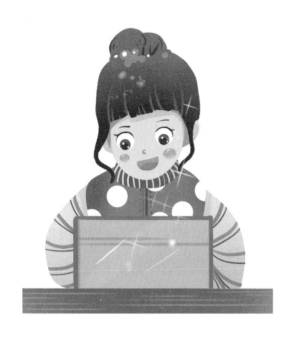

005 网瘾会造成青少年心理扭曲

心理扭曲的人通常有逆反心理。往往对于某种事物会感到抗拒。心理扭曲就是从外界得到的信息经过大脑后被自闭的心理给扭曲了，形成了错误的认识，进而影响到一个人的行为，有人格分裂或抑郁症的趋向。

高一男孩军军，本来是个学习成绩优良的学生。一切转变都发生在那个暑假，军军无意中在网上认识了某个直播间的一位女主播，并很快就对她着了迷。为了引起女主播的注意，军军开始经常性地刷礼物，但因为自己没有收入来源，很快就囊中羞涩。他想到了用妈妈的支付宝，刚开始还有所节制，花费不多。后来，为了占据礼物榜排名首位，他竟花费上万元购买摸不着看不见的虚拟物品送给女主播。最后妈妈发现时，军军已经消费了40万元，军军自己也惊呆了。

当一个人沉溺于某件事的时候，往往会丧失正常的理性判断能力。是什么原因导致的心理扭曲呢？

1.父母越是严加管束孩子上网，处于青春逆反期的孩子就越叛逆，越容易沉迷于网络。

2.受网络上不良或有害信息的影响，思想观念和思维意识发生扭曲，形成有悖于正常价值观的心理状态。

3.出入黑网吧，和社会闲散人员接触，逐渐被社会非主流思想和行为所影响，潜移默化，发展成为扭曲心理。

4.被网络消费式行为所吸引，如网络游戏、直播消费等，形成强烈的虚荣心，造成心理扭曲。

网瘾导致的心理扭曲有很多危害不容小觑：

1.青少年迷失自我，进一步加重网瘾，使自己更难从网络中走出来。

2.因父母管束上网或不能满足其网络消费的需求，反过来对父母实施人身伤害，或在社会上实施偷窃、抢劫甚至人身伤害行为，造成极其严重的后果。

3.为了在网络游戏中取得成就或在网络直播间的榜单上"露脸"，不惜偷父母的钱，甚至用不法手段筹钱，以满足其扭曲的虚荣心、成就感。

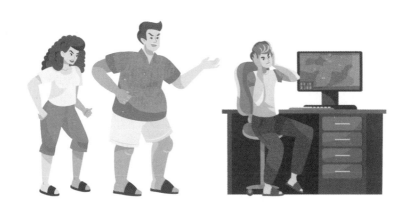

青少年要树立远大的理想和提高审美趣味，提升个人追求和品位，多阅读具有一定艺术价值和美学价值的图书报刊等，提升知识、开阔眼界，有效地抵制网络低级趣味的侵袭和诱惑，学会对网络不良信息说"不"。

　　老师和家长应时常注意观察孩子的行为动向和心理变化，合理约束孩子的上网时间及浏览内容，剔除不良信息。一有网瘾的苗头应马上做出反应，及时干预。

第三章
如何预防网瘾

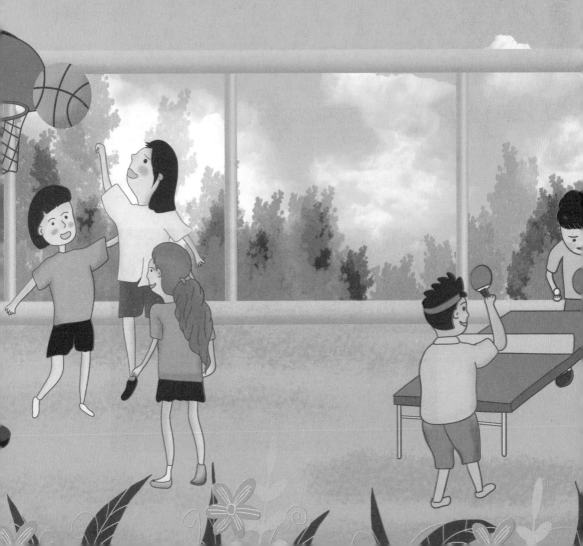

🔔 001 上网要有度

青少年上网时间过长不利于健康。通常情况下，6 ~ 12 岁的小学生每天看电脑时间不宜超过 1 小时；12 ~ 17 岁的中学生每天玩电脑的时间不宜超过 2 小时。

小鹏的妈妈最近遇到了一件烦心事。小鹏最近上网的时间太长了，以致眼睛出现了问题。小鹏妈妈工作压力越来越大，为了保住自己的工作，天天都要加班。可是小鹏很早就放学了，妈妈下班比小鹏放学晚几小时。小鹏妈妈为了不让儿子去外面闯祸，就给他买了一台电脑，直到最近，小鹏妈妈发现小鹏常常挤眼睛，才意识到他使用电脑过度。

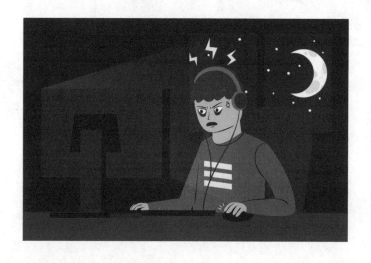

对自制力较差、身心发育尚未成熟的中小学生来说，上网的时间把握好"度"很重要。如果只是随着自己的喜好、不控制上网时间，会造成不好的影响。

长时间盯着屏幕会引起斜视或者近视，来自电脑或手机的辐射还会对人体产生影响。如果上网的时间过长，极易出现学习障碍和注意力集中障碍，且时间越长危害性越大。此外，长时间坐着不动也会导致肥胖、免疫功能下降、激素分泌失调等问题。

如果对上网过于依赖，那么青少年很难走出这个虚拟世界。久而久之，个体很难体会到存在于现实生活中的挑战感与危机感，而且长时间上网还会给青少年的健康成长带来不利影响。

尤其是在寒假和暑假期间，许多中小学生将假期生活的大部分时间用来上网。长时间沉迷在网络世界中，减少与父母、朋友交流的时间，会对性格及人际交往能力的发展带来不利影响。

我们可以为青少年合理控制上网时间提供一些方法。如：

1.制定框架清晰、具体可行的计划表，并严格执行。

2.使用电脑时间控制程序或时间控制软件进行辅助调控，虽然这是一种比较死板的方法，却可以实实在在地控制青少年的上网时间。刚开始青少年可能会感到不适，时间久了就会慢慢适应，甚至不需要软件的辅助也能够按时上网和下网。

3. 阅读一些关于时间管理的图书，不仅可以教给青少年如何科学利用时间，还会让青少年从潜意识里更珍惜时间。

4. 在家长和老师的辅助下对上网时间进行管理。这种辅助并不限于督促和提醒，更重要的是从心理上对孩子进行耐心疏导，让他们明白成功需要珍惜当下的每一分每一秒。孩子只有从心里接受时间珍贵的观念，才能有效地控制上网时间。

🔔 002 提升自我约束力

健康上网需要中小学生的自我约束力。如果中小学生的意志力很差，也许就会被"网"住；意志力具有可以改变的特性，是可以培养和发展的。中小学生如果有很好的自我约束力，那么，不仅可以远离网络的危害，甚至还会在网络中获益。

晓宇小学的时候成绩不错，上了初中以后，他要求妈妈给他买台电脑，妈妈觉得：只要晓宇听话，既然考上了初中那就给他买一台吧。

结果，在马上就要上初中的那个暑假里，晓宇就迷上了电脑，常常把自己关在房间里一整天都不出来。起初的时候，妈妈想现在还没有开学，玩就玩吧！很快到了开学时间，妈妈说："今天学校开学，吃完饭还要去学校呢！"晓宇慢吞吞起床，吃完饭以后拿起书包，走到门口，刚把大门打开就又关上了，回到自己的房间。"今天你就要开学了，怎么不去学校啊？"妈妈问道。晓宇说："妈妈，外面起风了，有点冷，我明天再去学校好不好？"刚一说完就躺在床上一动也不动。原来晓宇白天睡觉，晚上玩游戏，他的生物钟完全被打乱了。

第二天早晨，晓宇打算出门，刚推开门，看到外面下雨了。他又回到自己房间，理由是下雨了，不能出门，并对妈妈保证明天一定去学校！第三天，晓宇还没有走出房间，就感冒了。第四天，晓宇说："妈妈，你看今天已经是周四了，我下个星期一定去学校！"就这样，已经开学一周了，晓宇一节课都没有去上。本来学习成绩不错的晓宇由于自控力差，迷上了电脑，上网成瘾以后意志力也越来越差。

相信我们身边的人应该也发生过这样的事情。想要挽救由于缺乏自控力而染上网瘾的中小学生，就要从自控力下手，锻炼自制力才是最重要的。

1. 心跳训练法。首先排除所有的杂念，使内心保持绝对安静。这时，将注意力集中在肚脐下三寸处，即丹田穴。这种训练可以随时随地进行，一般都可以起到显著的效果。

2. 呼吸训练法。人处于恐慌、激动、发怒的状态中，不仅意识不到呼吸变得急促，连呼吸困难也察觉不到。所以，中小学生可以进行呼吸训练，如静坐、站立，使全身放松，并进行深呼吸；或者在慢走的同时进行深呼吸。

3. 肌肉训练法。这种训练方法有助于克服紧张，消除疲劳，甚至还可以治疗一些疾病。如果可以常常进行这样的放松训练，中小学生就能够学会自我控制。

一个人的行动往往为意志所控制，中小学生还可以通过自我暗示和自我激励来提高自我约束力。积极的心理暗示会让人变得自信，从而提高约束力。自我激励就是一个人自己给自己提出要求，自己指挥自己，做自己的司令员。比如，中小学生可制定行之有效的计划，安排可

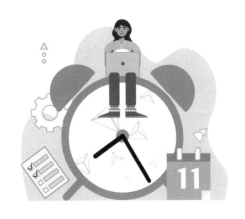

做、可不做、必须做好的事情，再制定出奖惩措施；可以用座右铭来勉励自己；用写日记的方式进行自我监督；遇到困难，自己指挥自己，获得精神力量。

🔔 003 培养良好的抗挫折能力

人生是一条漫长的旅途。有平坦的大道，也有崎岖的小路；有灿烂的鲜花，也有密布的荆棘。在这旅途上的每一个人都会遭受挫折，而生命的价值就是坚强地闯过挫折，冲出坎坷。

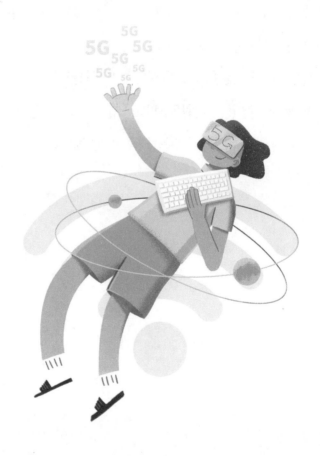

陈强在小升初时，以语文 90 分、数学 100 分的优异

成绩考入了重点初中的重点班。七年级第一次考试时，陈强的成绩不是很理想，这让他的自信心大受打击，以前的优越感突然没有了，也让他有很大的压力，慢慢地上课时他不能集中注意力，写作业的时候也静不下心来，于是就将注意力转移到了网络游戏上，想要放松一下。开始的时候，他玩的只是一些小游戏，也能控制玩游戏的时间。

八年级下学期时，在朋友的带动下，陈强开始玩枪战类游戏，这些游戏给陈强带来的成就感和快感难以言喻。就这样，陈强陷进去了，欲罢不能，从一开始的一个小时发展为四个小时。父母知道了很生气，开始限制陈强的上网时间，劝他将心思放到学习上，可是他听不进去。每天晚上，陈强趁着父母睡着以后，就爬起来玩游戏，一直玩到凌晨。在玩游戏的过程中，只要有人打扰陈强，他就会发火，脾气也变得暴躁起来，简直不可理喻。就这样，陈强的成绩越来越差。

青少年的心理承受能力，首先是一个品质问题，反映一个人对待困难、挫折的理智程度，当青少年受到挫折的时候，最重要的不是安慰，也不是等待他自己去振作，然后去发奋，最好的办法是让他：

1. 从小学会"等待"。

2. 从小学会做事"善始善终"。

3. 从小学会"言必信，行必果"。

4. 学会保持"愉快乐观"的情绪。

5. 从父母的态度中学会"自信"。

6. 要懂得付出才有回报的理念。

7. 锻炼自己的自立能力和精神。

现实生活中许多轻度挫折，是意志力的"运动场"，他们每战胜一次挫折，就会获得愉快的体验，就会强化自身的力量。挫折是一种内驱力。它能推动个体为实现目标而做出更大的努力，花费更大的精力，它又如苦口良药，逆耳忠言，有利于青少年调整自己的动机、追求和行为。

只要你努力，就会有收获，"失败"是成功之母，"挫折"是你收获的最好的果实，你可以从中得到你所想要的经验。战胜挫折，说明你在向成功迈进；逃避挫折，挫折会终生缠绕着你，成为你一生永远摆脱不了的一块心病。世界上没有一成不变的事物；要学会以辩证的观点、发展的眼光看待每个人的变化。关键是自己有没有信心，希望之桥就是从"信心"开始的，如果没有自信心的话，你永远不会有快乐。希望青少年朋友们都能结合自己的实际，从中悟出一些道理来，记住并相信这么一条真理：未来不在命运中，而在我们自己的手中。

🔔 004 培养兴趣爱好

中小学生面临着升学等方面的压力，很多东西在现实中不能够获得，网络却为他们提供了一条捷径。而中小学生培养兴趣爱好也能在一定程度上减轻自己的压力。

小方是一名六年级的学生，父母为小方的将来着想，在小方上三年级的时候就给他报了各种各样的兴趣班，希望小方将来可以全面发展。小方和班上其他同学一样，周一到周五上课，一到周末就被父母带去上培训班。他的自由时间很少。

有一次，小方在与同学聊天的时候说自己很累。同学告诉他有一种方式可以让他放松：上网。每天晚上，父母睡了之后，小方就爬起来上网。时间一长，父母发现小方竟然有了"熊猫眼"。一天夜里，母亲发现小方竟然在客厅里上网。

周末，父母并没有让小方去上培训班，三个人坐下来聊各种有趣的事情。当父母问小方的理想时，小方告诉父母说自己喜欢游泳，希望将来能成为一名游泳健将。不久后，父母给他报了一个游泳班。情况果然发生了变化，自从小方进了游泳班以后，再也没有花很长时间上网了，就算有时上网也只是查阅一些资料，而且有什么心事还会告诉父母。父母知道他们这次做对了。

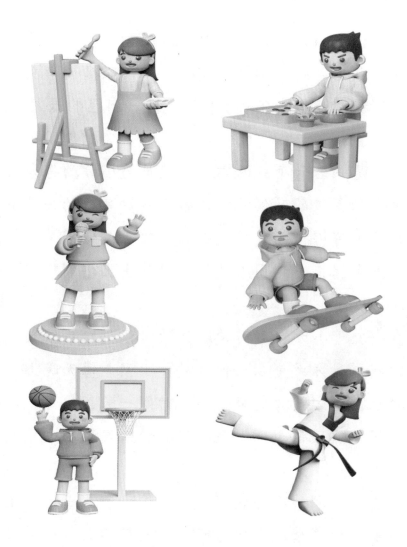

　　培养和发展兴趣爱好可以有效地释放压力，那么要想预防和解决网瘾问题自然要从这方面入手，尽可能培养中小学生的兴趣爱好。

中小学生应该做一些健康的户外活动，融入大自然，陶冶情操。要是能将大量的时间放在自己喜欢的活动上，就没有那么多时间去玩网络游戏了。良好的氛围和广泛的兴趣会让中小学生们意识到现实生活更丰富、更有趣。相比之下，网络虚拟世界的吸引力也就大大降低，中小学生也就不容易沉迷于网络。

005 尝试和孩子做朋友

社会在进步，接触网络的人年龄越来越小，许多中小学生都已经是网络高手。对此，父母既喜又忧，喜的是孩子最起码不用当"文盲"，忧的是孩子可能会上网成瘾。

为了挽救上网成瘾的中小学生，父母费尽了心思，可是最后往往起不到什么作用。原因是什么？父母为孩子做了很多，为什么孩子会无动于衷呢？家长和孩子进行心灵上的沟通是关键。

在中小学生面前，许多家长喜欢摆架子，为的是树立自己的威信。大道理说得不少，可是孩子听进去的却很少。尽管有些家长和孩子进行了沟通，但是为什么没有达到理想的效果呢？因为沟通的方式和方法不对。父母们的生活经验要远比中小学生丰富，但这并不表示父母能够将自己的人生经验准确地传递给孩子。一样的道理，一样的话，说话人的语调、语速、口气不同，说的场合、角度、时机不同，对孩子的感觉、心态把握等，都决定着谈话的效果。

另外，中小学生对父母的那一套说教都很熟悉。即使父母说的话再有道理，一样会引起中小学生的反感。因为是父母，他们不会觉得对方是一位平等、真诚的朋友。只有改进彼此间沟通的方法，中小学生才能真正将父母的那

些大道理听进去。下面我们来看一段一个初中生的自述。

　　以前，爸爸妈妈只关心我的学习，只要我考得好，他们就会笑得合不拢嘴，如果我考得不好，他们几天都不会给我好脸色。本来我学习成绩还不错，可是爸爸妈妈的这种态度使我变得越来越害怕考试。老师在发试卷的时候，我每次都很紧张，不知道自己到底会考多少分。

　　七年级下学期的一次月考中，我考试过于紧张，只考了班上的二十几名。天哪，这样的成绩我怎么敢告诉爸爸妈妈，如果让他们知道了还不得打死我。事情就像我预想的那样，看到我的成绩爸爸竟然给了我一个耳光。那个耳光让我明白，在他们眼里，我只是一个学习机器。那天，我从家里跑了出来，也不知道去哪儿，突然"网吧"两个大字把我勾了进去。有了第一次，也就有了第二次，后来我就成了网吧的常客。我当时心里想："你们越是让我学，我就越不学。"

　　看到沉迷于网络的我，爸爸妈妈有点束手无策，他们也想将我从网上"拉"出来吧。后来，他们去咨询了一位专家，专家可能认为我与爸爸、妈妈之间缺少沟通，就给他们出了主意，想要一起对付我。

　　一天，我回到家，看到爸爸、妈妈都在沙发上坐着。妈妈说："宝贝，坐下来，咱们几个人好好聊聊。"我就坐了下来。妈妈接着说："宝贝，以前是爸爸、妈妈不对，现在我们跟你道歉，以后我们两个人也会改，咱们做朋友好吗？妈妈还给你写了一封信。"妈妈一边说着一边从口袋里拿出了一封信，然后打开信念道："宝贝，从现在开始，妈妈就是你最真诚的朋友……"妈妈念了还不到一半，我实在听不下去了。妈妈倒是一直说想跟我做朋友，可是我怎么感觉不到一点诚意呢？

这是一位初中生的真实经历。让他无法接受的是，以前父母对自己说打就打，说骂就骂，现在突然说要跟自己做朋友，爸爸妈妈真的可以做朋友吗？

什么是朋友？朋友需要内心的沟通，是一个过程，时间与互动是少不了的，而不只是嘴上说说。

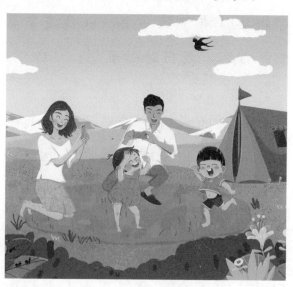

做朋友就是交朋友，而"交"指的是彼此沟通与交流，也就是孩子和父母通过平时的一些真诚的行为感受彼此的内心。当孩子感受到父母的诚意以后，他才会向自己的父母敞开自己的心扉，也才会认为父母是自己的朋友。

中小学生还是未成年人，在成人看来这是一个什么都不懂的年纪。孩子想要发表自己对一件事情的观点和看法，父母一句"你懂什么"就将孩子的嘴堵住了。实际上，中小学生并不是什么都不懂，而且懂得的远远多于父母所想象的。因此，父母在与孩子谈话的时候要心平气和，彼此之间平等沟通。

心态放松，有一个温馨的谈话气氛；大小事要分清，而且互动的分寸要把握好；理性"抱怨"要掌握。只有这样孩子才能看到自己父母更加真实的一面，也才能更加明白父母的内心世界。除此之外，中小学生也可以让父母了解自己，如经常邀请朋友来家里，让父母了解自己的兴趣爱好和好朋友。亲子间的关系有所好转以后，中小学生可以与父母一起旅旅游或散散步等。这样，共同语言也就会逐渐增多，家庭气氛也会慢慢变好，双方交谈会变得更加自然，这样才称得上是真正的朋友。

第四章

如何戒除网瘾

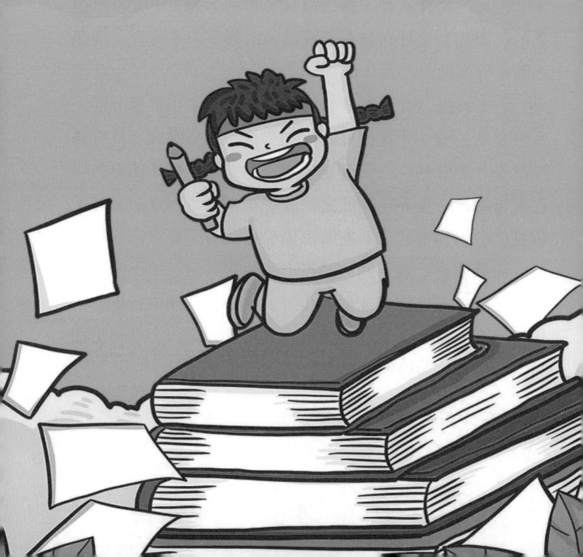

001 自我激励，主动控制网瘾

　　自我激励是指个人在不借助外界干预的前提下，为某种设定的目标自我努力工作的一种心理特征。德国专家斯普林格在其所著的《激励的神话》一书中写道："强烈的自我激励是成功的先决条件。"人的一切行为都是受激励产生的，通过不断的自我激励，就会使你有一股内在的动力，朝所期望的目标前进，最终达到成功的顶峰——自我激励是一个人迈向成功的引擎。

　　青少年已具有自主思想和独立意识，初步具备了独立思考和进行判断的能力。在对待网瘾这个问题上，他们一般都能认识到自己的错误，也会有深深的自责和内疚感，现实中也不乏通过自我激励成功戒掉网瘾的例子。

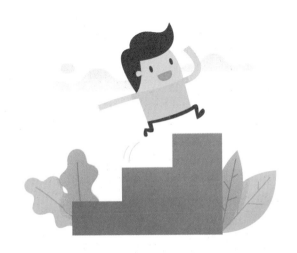

李慧是个 11 岁的小学生，她活泼聪明，勤学好问，深得老师喜爱。李慧不但学习很用功，而且对课外知识也充满了好奇和兴趣。有一次，同学带她去家里玩，两个人一起上网，第一次接触网络世界的李慧被深深地吸引住了。她回家以后，便跟父母说想买台电脑，虽然家里经济条件一般，但为了满足女儿的学习欲望，父母还是同意了。

　　从此，李慧每天回家第一件事就是打开电脑上网。她的父母每天回来很晚，她要玩到父母回家才关电脑。有一天，学校补课到很晚，李慧回家路上看到父母在路边摆摊卖衣服，她好像明白了什么，泪水涌了出来。她终于明白为什么自从买了电脑他们回家那么晚。回到家以后，李慧没有像往常那样打开电脑，而是默默地翻开了书本，认真学习。她暗暗发誓，以后要考上好的大学，毕业了赚更多的钱来回报父母。

　　自我激励与老师、家长频繁的外在督促并引起逆反心理不同，它更能体现学生个体的主观能动性，具有更强的内在驱动力。而且，成功的自我激励不仅能够有效地戒除网瘾，还能使青少年获得充分的自信，为以后的学习和生活打下信心基础。

　　自我激励戒除网瘾不是一件简单的事情，具体做法包

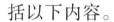

括以下内容。

1. 树立远景。迈向自我塑造的第一步，要有一个你每天早晨醒来为之奋斗的目标，它应是你人生的目标。远景必须即刻着手建立，而不要往后拖。你随时可以按自己的想法做些改变，但不能有一刻没有远景。

2. 离开舒适区。离开网瘾舒适区。首先要告诉自己，应该从舒适区走出来，那里只是暂时的避风港，不是人生的归宿。不断寻求挑战激励自己。提防自己。

3. 做好调整计划。想把任何事情做好都需要有一个计划，然后按部就班按照制订好的计划进行。计划不合实际就可能产生畏难和无成就感心理，最终导致戒除网瘾失败。

4. 直面困难。戒除网瘾不是走过场，要面对困难，要战胜自己的内心。当你把面前的困难当成机遇，大胆地迎上去时，自然会获得动力。

5. 掌握好情绪。准备戒掉网瘾需要一定的心理预备，要让自己变得积极、乐观起来。

6. 放松并保持战果。当网瘾真正得到根除的时候，要保持放松的态度，切忌大意而让战果溜走。

自我激励戒除网瘾虽然很困难，但是一旦成功，便会收获超出你预期的效果。

通过外界辅助都难以做到的事情，自己通过努力完成了，这将极大地增强个人的自信心。同时通过艰苦努力戒除网瘾，也让个人在今后面对同类情况时更为谨慎，不容易重蹈覆辙，磨炼意志的同时也增强了理智与情感方面的自控能力。

个体自我激励戒除网瘾还给周围的同学、朋友、邻居等有网瘾的人树立了良好的榜样，让他们也更有信心战胜自己。

🔔 002 认清自己，回归现实

大部分的网瘾青少年都是在网络中迷失了自我，所以要根除网瘾，关键就是把他们重新拉回到现实。青少年自己要找准心理症结所在，认清自己，通过自身努力回归现实生活。

小林在一所重点高中上学，本来学习成绩还不错，态度也很端正，可是后来却上网成瘾。但小林还是一个很有自制力的孩子，他一方面沉湎于网络带来的喜悦，一方面感到内疚和自责。他有时候满怀着对未来的憧憬想要好好学习考取重点大学，有时又觉得自己无法摆脱网络的吸引力，准备高中毕业就随便找个工作。

这种矛盾心理让小林日渐消瘦，精神萎靡。即便这样，他仍抵挡不住网络的巨大诱惑力。有一次，父亲带了一个朋友来给小林做辅导，对方拿了很多材料，给小林上了一堂生动的社会课，并形象地展示了读大学和不读大学的区别。这位老师从小林最薄弱的心理环节入手，让他幡然醒悟。

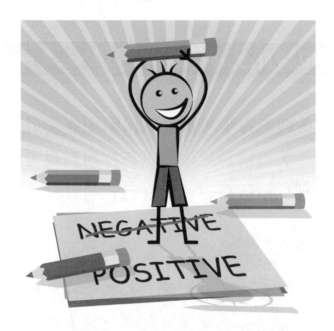

　　青少年从沉溺网络到认清自身并回归现实，需要一定的意志力和一定的环境支持。同时我们也需要了解这其中的意义。

　　1. 网瘾就是心理症状，心理疏通有利于戒除网瘾。

　　2. 戒除网瘾、回归现实，可以增强个体的自信心。

　　3. 认清自我的过程同时也是重新定位的过程，能为青少年找准人生目标和努力方向打下坚实基础。

　　4. 走出网瘾回归现实也给了青少年一次有价值的人生体验，这种经历是教训，也是经验。

　　5. 老师和家长应注意观察孩子的心理变化，掌握他们的所思所想，才能对症下药，做到有效辅导。

　　6. 回归现实锻炼了青少年的意志力和自主意识，磨炼了他们的胆量和气魄。

7. 回归现实让青少年发现现实与网络巨大差异，更加珍惜当下，珍惜生活。

青少年回归现实，主要要培养他们对现实世界的兴趣，以下方法可尝试采用：

1. 青少年应积极投身社会活动，如青少年志愿者活动。这样的活动既可以满足他们希望走出校园、认识社会的心理，也可以帮助他们打开封闭的心理状态，主动回归现实社会。

2. 积极投身到体育活动中。体育锻炼和网络竞技在机制上有相似的地方，网络竞技中有多人配合与互动，现实中的竞技对配合的要求更高，也更有体验感。

3. 多关注身边的亲人、同学和朋友，用亲情和友情的力量把自己拉回现实。

003 提升自我约束力

无论要克服什么样的障碍，都需要意志力；无论做出什么样的选择，都离不开内心的力量。意志力具有可能改变的特性，可以培养和发展。健康上网需要中小学生的自我约束力。如果中小学生的自我约束力很差，也许就会被"网"住；如果有很好的自我约束力，那么，不仅可以远离网络的危害，甚至还会在网络中获益。

在北京一家医院的成瘾治疗中心，一位母亲眼含热泪对医生说："医生，只要您能把我孩子的网瘾治好，我就给您跪下！"这位母亲家住南京，丈夫经商，自己也有一份很不错的工作，一家三口生活得非常幸福。儿子亮亮从小就很聪明，学习成绩很好，在画画方面也很有天赋。可是升入初中以后，亮亮的学习压力越来越大，心情也开始变得烦躁不安，他就选择上网的方式发泄解压。

慢慢地，网吧成了亮亮最常去的地方，他的学习成绩直线下滑。父母发现这一情况后不断劝阻。一开始亮亮还能听进去，可是没过几天，他又偷偷去上网。爸爸就将他关在房间里，可是刚把他放出来，他就直奔网吧，最后更是因此辍学。

亮亮正是因为缺乏自我约束力而染上网瘾的。可是为什么有些学生没有受到影响呢？可见这并不是网络的原因，最重要的原因在于自己。

在生理及心理紧张的状态下，人的自我约束力会变弱，紧张状态往往会伴有心跳加速、呼吸急促、肌肉紧张等现象，松弛训练可以消除紧张，有效缓解这些现象，提高自我约束力，整个心理也会得到控制和调节。

1. 心跳训练法。首先排除所有的杂念，使内心保持绝对安静。这时，将注意力集中在肚脐下三寸处，即丹田穴。这种训练可以随时随地进行，一般都可以起到显著的效果。

2. 呼吸训练法。人处于恐慌、激动、发怒的状态中，不仅意识不到呼吸变得急促，连呼吸困难也察觉不到。所以，中小学生可以进行呼吸训练，如静坐、站立，使全身放松，并进行深呼吸；或者在慢走的同时进行深呼吸。

3. 肌肉训练法。这种训练方法有助于克服紧张，消除疲劳，甚至还可以治疗一些疾病。如果可以常常进行这样

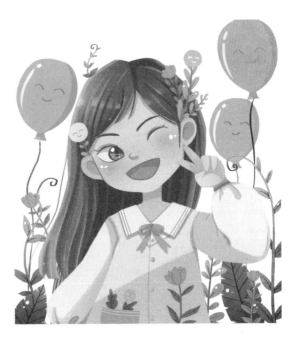

的放松训练，中小学生就能够学会自我控制。

　　一个人的行动往往为意志所控制，中小学生还可以通过自我暗示和自我激励来提高自我约束力。积极的心理暗示会让人变得自信，从而提高约束力。自我激励就是一个人自己给自己提出要求，自己指挥自己，做自己的司令员。比如，中小学生可制订行之有效的计划，安排可做、可不做、必须做好的事情；可以用座右铭来勉励自己；用写日记的方式进行自我监督；遇到困难，自己指挥自己，获得精神力量。

004 建立心中的自信感

自信是一种在自我评价上带有积极性的态度，是发自内心的自我肯定。它在人际关系、工作、学习上都起着关键性的作用。人在做一件事的时候，只有相信它能成功，才会有足够的动力去做这件事。同样，染上网瘾的孩子因为在网络里投入了大量精力，学习成绩下降，自信心备受打击。他们比一般人更需要唤起自信，只有相信自己能够做到这件事，才会义无反顾地去行动。

小杰是一所高中的美术生，从小喜欢画画，学习成绩和绘画成绩都在班级名列前茅，是考取名牌美术院校的希望之星。但是，小杰被网络世界里各种充满魅力的创意所震撼，很快他还迷上了网络游戏。

他整日上网玩游戏不思进取，也听不进老师和家长的劝告。他唯一想做的事，就是坐在电脑前玩游戏，而且，按他自己的话说，现在再努力也晚了，干什么都是一辈子。虽然表面上这样说，但他的内心还是充满了自责与不甘。一次，他翻抽屉找东西，发现了一个笔记本，那里面记录了一篇他小时候立志要当一名画家的日记。看着那字里行间童稚而又本真的话语，泪水模糊了他的视线。小杰重新焕发了斗志，他知道已经浪费了很多时间，但是他相信自己的能力，他坚信什么时候都不晚。经过半学期的努力，他的成绩很快提升至中上游水平。

当然，不是每个孩子都能像小杰那样依靠内心的力量重新唤起自信，很多青少年正是因为缺乏对现实生活的热情，不够自信才陷入了网络这个安乐窝。家长、老师的帮助，对孩子重拾自信有非常重要的作用。

导致青少年缺乏自信的原因有以下几点：

1. 沉迷网络的青少年普遍学习成绩差，他们会因此对自身智商与能力产生怀疑，导致自信心的缺失。

2. 青少年和网瘾做斗争的过程中出现反复，他们会怀疑自身的意志力，变得更加没有自信。

3. 因为学习成绩下降导致老师和家长的斥责、同学的嘲讽，会使得一部分青少年失去自信心。

青少年树立自信心，对他们身心的健康成长非常重要。

1. 自信是一种健康的心理状态，可以帮助青少年充分认识自身的优点和潜力。

2. 自信也是成功的基础，可以使人对自己保持良好的感觉，减少学习过程中的无力感。

3. 自信可以帮助青少年承受挫折、克服困难，并为自身行为担负起责任。

4. 自信可以帮助青少年确立自己前进的方向，把注意力集中在学习上。

染上网瘾的青少年除了依靠反省和自我激励以外，还需要老师、父母和同学的帮助及鼓励来重建自信，具体途径如下：

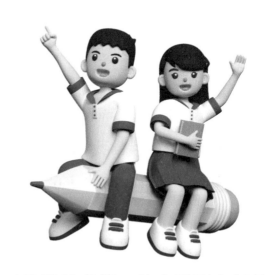

1. 老师和父母应多鼓励和夸奖孩子做得好的地方，帮助孩子明确自己的闪光点，这样有助于他重新建立自信。

2. 青少年应多阅读有正能量的书籍，从中受到良好的教育和熏陶，同时达到培养自信心的目的。

005 共同努力戒除网瘾

青少年网瘾的形成有着十分复杂的原因，但综合来看由三方面因素所致，分别是个人、家庭和学校。所以，只有这三方面通力配合才可能更快速、更彻底地根除青少年的网瘾。

截至 2016 年，我国 19 岁以下的青少年网民约占网民总人口的 23%，总数达 1.6 亿人，这是个庞大的数字。据调查，有 90% 的未成年人在使用网络。另据统计，多达七成的未成年人犯罪是因为网络。因此，网瘾不只是教育上的问题，更是一个复杂的社会问题。

然而可悲的是，网瘾青少年在某些戒网瘾机构受到的"辅导"常常是各种暴力手段，如殴打、电击等，这些恐怖的教育方式让本就心理遭受伤害的网瘾青少年再次受到伤害，还让孩子的心理有进一步被扭曲化的风险。

无论是个人努力、家长配合还是老师的辅导，都要采用科学的方法循序渐进地对网瘾进行矫正，使用强硬手段只会让事情变得更糟。如果能够发挥主体的优势，互相配合，相辅相成，将对青少年戒除网瘾起到巨大的推动作用。青少年戒除网瘾的自主方案主要包括以下几点：

1. 做好调整计划。想把任何事情做好都需要有一个计划，做好戒除网瘾计划，然后严格遵守执行，逐步逃离网瘾的魔掌。

2. 加强体育锻炼。体育锻炼可以让人的精神状态焕然一新，让人更有精气神承担有挑战性、有创造性的工作和学习。

3. 树立远大的理想，提升个人追求和品位。

4. 阅读具有一定艺术价值的书籍报刊等，开阔眼界。

5. 在心理上进行调整，自我考察心态，看是否有虚荣、攀比等扭曲心理作祟。

家庭是孩子们生活的温馨港湾，也是影响其心理塑造和健康成长的主要因素，青少年戒除网瘾的家庭方案主要包括以下几点：

1. 父母应尽量营造一个温馨、和谐的家庭环境，让孩子的心理发育向着良性的方向发展。

2. 父母提供一定的网络设备，制定合理的上网规则，让孩子按规则上网，这样在一定程度上可减少其上网时间。

3. 父母要及时观察孩子的行为和心理变化，一旦发现异常，马上采取相应的措施。

4. 发现孩子有网瘾后，要耐心引导孩子，发现症结所在，并根据情况对症下药。

5. 与孩子发展亲密的亲子关系，让孩子多感受到现实生活的爱，降低网瘾的发生率。

学校是青少年学习科学文化知识的主阵地，自然也承担着帮助学生对抗网瘾的主要责任，青少年戒除网瘾的学校方案主要包括以下几点：

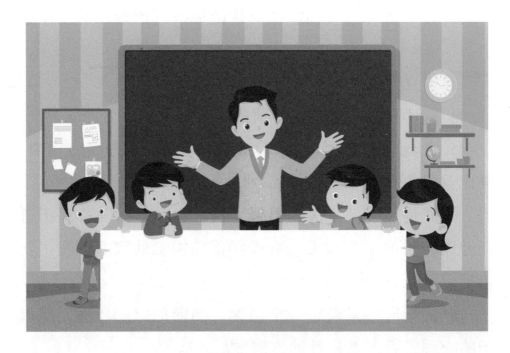

1. 积极组织各类网络知识教育活动，让孩子们直观地通过图片、视频等渠道了解和掌握网络知识，明白网瘾的危害，达到预防或戒除网瘾的目的。

2. 加大心理教育辅导老师队伍建设的力度，让心理辅导的广度和深度提升到一个新的层次。

3. 积极配合家长，对孩子进行贴心的心理辅导。

4. 学校应提供完备的网络学习系统，让孩子在学校即可上网，降低孩子去黑网吧的概率。

5. 积极提倡同学之间的互助伙伴关系，让大家互敬互爱，营造和谐的学习气氛。

第五章
科学合理地使用网络

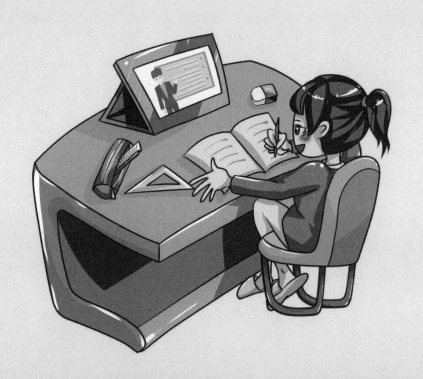

🔔 001 网络是生活的一部分

当你内心感到苦闷的时候，可以选择上网的方式进行宣泄，但前提是不能影响自己日常的生活和学习。网络只是生活的一部分，切忌将其当作生活的全部内容。

9 岁的张坤是一名四年级的学生。以前的他是远近闻名的乖孩子，从来不说谎话，学习成绩还非常好，周围的邻居也很喜欢乖巧懂事的张坤。但是，自从两年前张坤的父母去外面打工了，将年仅 7 岁的他托付给了 70 多岁的奶奶以后，张坤的生活开始发生了一些变化。由于奶奶年龄大了，只能在生活上照顾张坤，并没有余力来管教他。父母自从去外地打工以后就很少回来，也很少往家打电话，更没有与张坤的老师进行过沟通，就这样，张坤因为经常一个人独处的缘故，变得越来越偏执，脾气越来越暴躁，后来网吧就变成了张坤经常光顾的地方。

一次考试成绩下来，当老师看到张坤的成绩迅速下滑以后，就找他来了解情况。而张坤却这样答道："我父母都出去打工了，他们长时间都不在家，家里就我跟奶奶两个人，奶奶老了，没有人跟我说话所以我才去了网吧。"

"那以后有什么问题就来找老师吧，有什么心里话可以告诉老师，平时也多和同学们说说话，朋友多了，性格也会变开朗，一切自然就会变好了。"老师听到张坤的回答后，便耐心地对张坤说道。

从那以后，张坤有什么心里话就愿意和老师去分享，和同学们的关系也慢慢亲近起来，张坤又变得和从前的自己一样开朗、上进。

中小学生正处于青春期，心理发育还不成熟，随着自我意识越来越强，更加注重自我形象，尤其是他人对自己的评价，由此产生的情感冲突也随之增加，需要用一些方式来将自己的情感宣泄出来。如果在这个时候父母没有给予孩子足够的理解和关心，就会使其产生孤独、寂寞的心理，进而将上网当作自己的精神寄托。

网络作为一种新工具、新技术，其本身并没有错。可是，不管社会与时代发生什么变化，中小学生的心理特点与心理需求却仍然不变，仍需要得到爱与关怀，希望有沟通、交流等，但如果这种需求在现实生活中没有得到，就会投向网络的怀抱。

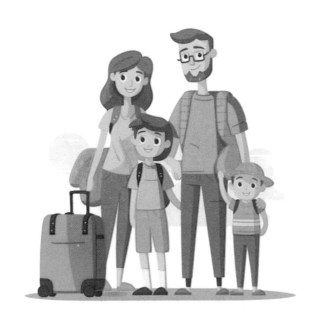

那么，如何才能不将网络当成精神寄托呢？

要自觉把握上网的度，虽然网上的内容的确很精彩，但是为了自己的健康着想，不宜长时间上网；网络既有积极的一面，也有消极的一面，如果上网是为了查阅资料，开阔视野，我们就要予以支持，如果是用来玩网络游戏或者是看一些不良信息，那么就要坚决反对；网络并不是我们生活的全部，除了网络以外，学习、生活以及正常的交流也是必需的，这是作为全面发展的人才所必须具备的。

002 安全使用电子产品

随着时代的进步，科技的日新月异，网络通信越来越发达，随之而衍生的电子产品也是花样繁多。生活中最常见并使用最频繁的就是手机和电脑，中小学生接触这些产品时一定要学会科学合理使用，这样才能对孩子的成长带来帮助。

1. 安全使用手机。

手机是现代科技发展的一个里程碑式的发明，给人类社会的沟通、交流带来了语言无法言表的方便。与此同时，因人类进化历程的不断递进，对科技产品的依赖性也越来越强，现代人的身心都融入了电子时代的机器齿轮转动中，想抽身但总是身不由己，就连广大的中小学生也深深地被这一现象所影响。"手机综合征"就是现代社会的人们凸显的典型集体病症，"手机综合征"正在向低龄人群逼近！

而所谓的"手机综合征"，是指近年来出现很多人不知不觉对手机产生依赖的情况，当手机不在身边，就会觉得心理上空虚、紧张，还会出现恐慌，在肢体上的表现是有些人出现拇指自觉颤动、幻听、肘管炎等症状。这是一类典型的心理疾病。

随着手机功能的不断翻新，发短信、听音乐、上网、玩游戏、看电影等功能已经成了一般手机都具备的。对于一般的不健康网站，手机浏览网站更隐蔽、传播途径更加广泛，整治难度也比较大，在某种程度上成了监管盲区，而中小学生毕竟还缺乏足够的是非辨别能力和自控能力。显然，为了确保中小学生的健康成长，整治手机不良网站已是当务之急。

手机作为一种现代的通信工具，两面性是非常明显的。它具有方便人们交流同时也会带来依赖性的双重性。事实上，曾经手机仅仅是人们平时的一种沟通工具，但现在这个工具已经影响了中小学生的行为和心理。其实手机本身并不存在问题，我们应该在自己身上寻找原因。所以对于心智尚不成熟的中小学生，从主观方面说，应该避免和减少与手机接触。

网络是一个大世界，中小学生上网要鼓励和支持，但要建立在提高中小学生的鉴别能力，以及适应网络发展并获取积极的信息的基础上，作为中小学生更要提高自身的自制力和辨别力。

2. 保护电脑健康。

病毒，简单来说就是能够破坏电脑系统，影响电脑工作并能实现自我复制的一段程序或指令代码。

随着电脑技术的飞速发展，病毒程序层出不穷，现今病毒的种类已经达到千万种。病毒的类型有很多，变种病毒更不计其数。中小学生可能要问，作为一个普通的电脑使用者，被电脑病毒感染的可能性大吗？自己的电脑会受到病毒的侵害吗？答案是肯定的。因为目前的计算机数据流动性非常大，个人电脑不可能不使用联网的信息，而不加限制地获取自己所需的信息时，自己的电脑就有可能遭受病毒的破坏。最常见的就是从其他电脑拷贝文件、自己买来的各种盗版软件、从互联网上下载的各种软件和材料、接收的电子邮件等，都是病毒传播的主要途径。而来历不明的应用程序携带病毒的可能性最大，有时一个应用程序可能携带一种或多种病毒，这对电脑系统的危害是十分明显的。因此，同学们可以对电脑进行不定期的升级和病毒查杀，以此来保护电脑的正常运行。

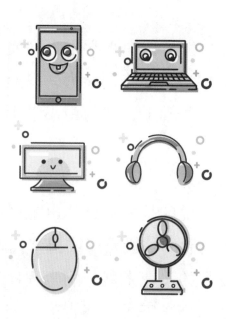

003 小心网络诈骗

最近，迪迪在微信上搜索手机游戏"太极熊猫"时，偶然看到一个名为"太极熊猫限量礼包"的公众号，于是就关注了该微信公众号。其后，迪迪看到一个充值兑换的优惠活动信息，但充值只有通过微信公众账号进行才有效，在游戏内进行充值是无效的。而且活动采用的是 AA 付款的方式进行收费。

最终，迪迪在活动界面上购买了一些套餐产品。其后，客服对迪迪说，付款有问题，扫二维码支付可退款。迪迪用支付宝扫描了一下"客服"发来的二维码，于是又被转走了好多钱。

青少年要警惕网络诈骗，任何时候都不要扫描陌生人发来的二维码，不论是 QQ 、微信还是其他的聊天工具。发送二维码的目的常常是为绕过聊天软件的网址安全检测机制。那么怎样才能避免网络诈骗呢？

1. 不贪便宜。虽然网上东西一般比市面上的东西要

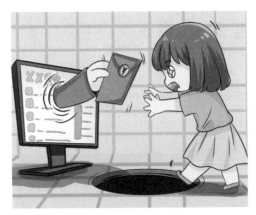

便宜，但对价格明显偏低的商品还是要多个心眼，这类商品不是骗局就是以次充好，所以一定要提高警惕，以免上当受骗。

2. 仔细甄别，严加防范。克隆网站虽然做得惟妙惟肖，但若仔细分辨，还是会发现差别的。一定要注意域名，克隆网页再逼真，与官网的域名也是有差别的，一旦发现域名多了"后缀"或篡改了"字母"，就要提高警惕了。特别是那些要求提供银行卡号与密码的网站更不能大意，一定要仔细分辨，严加防范，避免不必要的损失。

3. 凡是以各种名义要求先付款的信息，不要轻信，也不要轻易把自己的银行卡借给他人。财物一定要在自己的控制之下，不要交给他人，特别是陌生人。遇事要多问几个为什么！

4. 提高自我保护意识，不泄露自己的个人信息。网络诈骗，正以诡谲多变、防不胜防的态势侵入我们的生活，树立牢固的安全观念，常备警惕之心对没有固定收入的学生而言尤其重要。

🔔 004 网络素质教育的必要性

在互联网蓬勃发展的今天，信息网络逐渐渗透到社会的各个角落。随着网络的发展和青少年网络用户的日益增加，也带来了前所未有的法律与道德问题。因此，要引导学生正确运用网络，提高学生的道德素养显得尤为重要。青少年的网络素质教育也更加具有紧迫性和必要性。

北京师范大学相关研究课题组为掌握目前青少年网络素质的现状，采用抽样调查的方法进行研究。他们以来自不同省份的 34 座城市的 57 所中学的 7000 多位青少年为调研样本，把青少年网络素质分为 5 个层级、14 个指标来进行量化测试。结果显示：我国青少年网络素质平均分为 3.55 分，满分是 5 分。总体来说得分偏低。

青少年正处于认知和心理的快速发展阶段，一方面渴望获取外界信息，一方面又对大量纷繁复杂的信息缺乏足够的辨识和处理能力，在上网时容易遭受网络不良信息、隐私泄露等的侵害和腐蚀。因此，我们只有面对现实，因势利导，趋利避害，耐心地教育和引导学生，才能最大限度地发挥网络的作用，使它的负面影响降到最低。

青少年网络素质总体状况不佳，这和缺乏充分而系统的网络素质教育有直接关系。在地区差异上，东部地区青少年的网络素质明显高于其他地区，一线城市的青少年网络素质明显高于二三线城市和乡镇孩子的水平。家庭成员教育水平对孩子的网络素质有直接影响，父母学历高的家庭，孩子的网络素质水平也普遍较高。在学校层面，学校网络课程建设程度、教师队伍本身的素质，都对孩子的网络素质水平有较大影响。重点学校学生的网络素质普遍较高。

网络素质教育一般认为是由信息批判能力、网络知识、网络使用能力和网络创造能力组成的。

1. 信息批判能力，即对网络信息的辨识、分析和应用的水平。它要求青少年具备一定的网络道德意识，抱着对自己、对社会负责的态度运用网络。

2. 网络知识，即对网络系统的了解程度，它包括计算机知识、多媒体知识、网络结构知识、科学用网及相关的网络法规和网络道德等内容。

3. 网络使用能力，即合理运用上述知识进行灵活操作的能力。

4. 网络创造能力，即在掌握现有知识的基础上，运用想象力和创造力进行创新的能力。它也包括两部分内容，即网络内容本身的创新和对网络模式的创新。

加强青少年网络素质教育应通过三方面共同努力：

1. 个人方面。青少年积极制定和实施个人网络素质水平提升行动计划，提升网络素质能力。青少年女性应重点培养自身的信息搜索、分析和评价等能力，青少年男性应注意自身的信息控制能力和注意力的管理。

2.家庭方面。父母应尽量营造良好的家庭氛围，建立良好的亲子关系，并制定家庭上网规则。父母要合理发挥各自的特长，在各方面引导孩子。青少年的注意力管理能力较弱，需要父母进行合理干预。

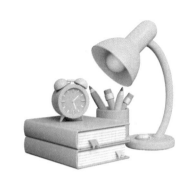

3.学校方面。学校在进一步提升教师素养的基础上，也要引入社会第三方力量进校园进行相关教育培训活动，帮助学生们更为直观和形象地学习网络知识。

005 净化网络环境

　　为营造有利于青少年健康成长的网络环境，全国"扫黄打非"办公室于 2018 年在全国范围内开展"护苗2018"专项行动，针对以少年儿童为主要用户的重点网站、重点平台和重点环节进行集中治理，进一步净化网络空间，让孩子们拥有更为纯净的网络空间。

　　一个人的网络信息辨别与判断能力并不是与生俱来的，缺乏社会阅历与经验的青少年更易受到不良网络环境的影响。网络环境的净化关系到青少年的人生价值观的塑造，关系到国家和民族的未来。

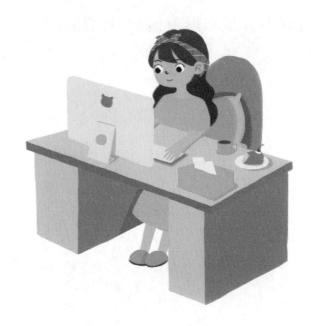

净化网络环境的主要对象有网络直播间、网络游戏和传播不良信息的平台。

　　1.网络直播间。网络直播间本是网友和主播之间进行思想交流、情感互动的良性平台。但有些主播为了提升人气和流量，被金钱蒙蔽了双眼，公然宣扬一些错误的观点，造成恶劣影响。

　　2.网络游戏。网络游戏是虚拟的大型公共世界，如同一个信息大熔炉，除了游戏内核本身以外，还包含了很多社会知识。

　　3.包含暴力、色情等不良信息的网络平台。这些信息内容不以某种固定形式出现，通常会穿插在各类网站、直播间与游戏中，以吸引眼球。

　　4.宣传、传播、教唆极端、迷信、反动和反人类思想的网站和平台。

　　净化网络环境可以剔除和屏蔽有害信息，摒除其对青少年的不良诱惑力，有效地预防青少年网瘾和犯罪。这有助于青少年身心健康发展，规避和抵抗各类扭曲、极端、反动思想的侵蚀，保证其心智在成长过程中不受伤害；有助于青少年免受谣言或迷惑性信息的干扰，避免走上歪路、邪路，把注意力更多地放在学习与正常生活中。

　　净化网络平台需要采取以下措施：

　　1.建立并完善网络直播的相关法律法规。实行直播人员实名制，对直播内容进行层层把关，从源头扼杀影响中小学生健康成长的低俗、不良、违法的直播内容。政府部门应加强对网络直播的实时巡查，做到事中监督，事后审查，建立网络直播监管的长效机制，加大处罚力度，提高违法成本。

2. 应加大对网络游戏监督和审查的力度。网络游戏也是青少年接触较多的网络娱乐方式，有大批受众。有些网络游戏开发商为了提升经济利益，吸引更多青少年，不惜植入暴力、色情内容，这给青少年带来了不良的影响。

3. 加大力度打击各类含有暴力及色情信息的不良网站和平台。

4. 处理和封停各类传播极端、反动思想和扭曲观念的网站和平台。

5. 加强网络警察队伍的培养和建设，加大网络环境实时保护力度。

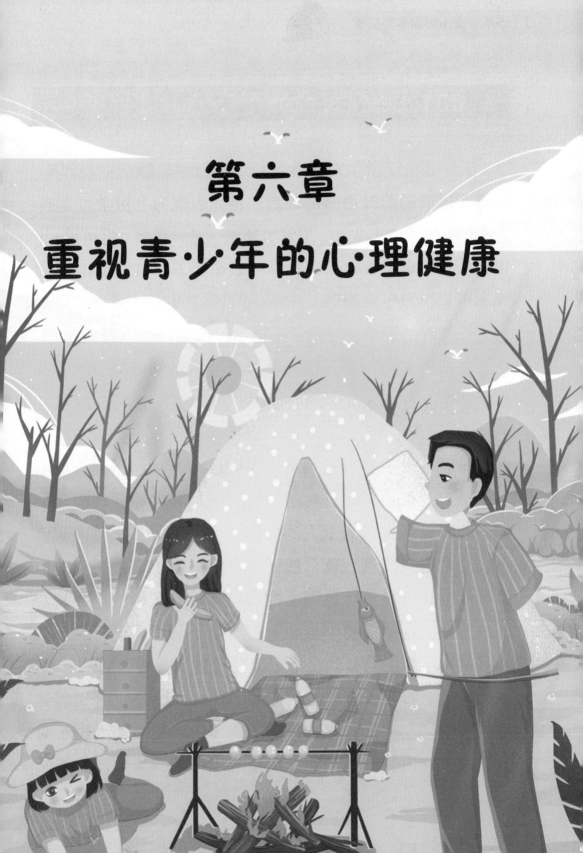

第六章
重视青少年的心理健康

001 及时矫正厌学心理

厌学是由于学生对所学课程或对授课教师产生心理不相容而形成的消极情感的外泄。具体表现为：对学习无兴趣；上课注意力不集中，不认真听讲；思维缓慢、情绪消极；作业拖拉马虎、敷衍了事；学习效率低下；考试及作业错误率高；学习不主动等。

长时间的厌学，会使学生把学习当成一个沉重的负担，从而造成严重的后果，也会使家长非常苦恼。造成厌学的原因是多方面的，有主观的原因，也有客观的原因。

主观上看，或是因为学习中经常遇到挫折，如考试失利、排名落后、努力也难以取得好成绩，从而感到自己不善于学习，久而久之，对学习失去兴趣和信心，产生厌烦的心理；或者是因为个人的懒惰、不思进取，学习中又难免会经常遇到困难，就自然而然讨厌学习了。挫折和懒惰都可能会让青少年沉迷网络的虚拟世界，在网络里寻找心理的慰藉。这就需要学校和家长对孩子的心理进行引导。学习是一项艰苦的劳动，学习者要经过"苦海"的磨炼。

客观上看，教材内容的陈旧、单调、枯燥也会引起学生的厌学。一项针对青少年的调查表明，62%的人由于对所学课文的内容没有兴趣，或是难以理解，从而产生厌学心理。教育者往往也是造成厌学的一个原因，教育方式的不当或不尊重受教育者，往往也会造成厌学。

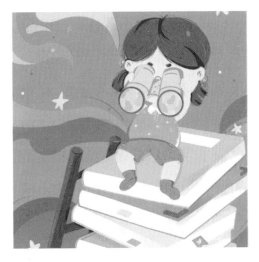

厌学的原因主要是严重缺乏学习兴趣。学习兴趣可以使人的学习进入高能状态。医学研究揭示，当人积极、乐观、愉快的时候，脑波呈现 α 波，α 波是大脑处于最佳功能状态的标志，这时的学习是高效的。

苏联心理学家索洛维契克认为，心理准备在形成学习兴趣中具有十分重要的作用。他认为，如果从心理上预先喜欢某一内容，相信自己一定会对目前正要做的事情发生兴趣，并且精神振奋地着手把学习兴趣调动起来，学习效果会大大提高。

摘果子时，若果子太高，会使人望而却步；若果子唾手可得，则会使人丧失兴趣；而"跳一跳，够得着"，最能调动人的积极性。学习也是如此，内容太难和太容易都会引发厌学情绪。青少年在安排学习内容时，要注意深浅得当，难易适度，以经过一定努力后能够掌握为宜，不要企图一口吃成个胖子。同时，还应当善于在已有知识经验的基础上学习新知识，并把新知识纳入到已有的知识体系中。这样才能调动起自己的学习兴趣。

　　心理学研究表明，一个人如果长期无成就感，就不可能对某一事物产生浓厚的兴趣，学习也不例外。一个青少年如果在学习中老是受到批评、指责，而很少受到表扬、夸奖的话，那么他自然会对学习产生厌烦和畏惧情绪。所以家长对孩子不能一味地批评，而要积极引导，给予适当的鼓励、表扬，培养孩子树立对学习的兴趣，形成清晰、合理的目标并为之努力。

002 激发浓厚的学习兴趣

　　现在的青少年中，很多人都在困惑：为什么我对学习没有兴趣？其实，每个人的任何兴趣都不是与生俱来的，而是在长期的潜移默化的教育影响与社会实践中慢慢发展起来的。青少年正处在学习知识的重要阶段，培养对学习的兴趣对今后成才关系重大。

　　教育中如何激发与培养青少年的学习兴趣？下面介绍几种具体方法：

　　1. 培养和开发好奇心。好奇心是兴趣的源泉，是每一个人对未知事物积极探求的一种倾向。好奇心是先天的心理特征。作为青少年要十分珍惜与爱护自己的好奇心，更应该带着好奇心去学习各种科学文化知识、去了解大自然、去观察社会、去揭示未知世界的秘密。

　　2. 积累广博的知识。苏霍姆林斯基曾说过："在事物本质中，在它们的种种关系和相互关系中，在运动变化中，在人们的思维中，在人类创造的所有一切中，都含有兴趣的无穷尽的源泉。"可见广博的知识中，包含着广泛的兴趣。知识积累得越多，兴趣也就不断地增加。

　　3. 多参加各种课外活动。学好每一门课，打下坚实的文化知识基础，这是每一名青少年学生必须严格要求自己完成的。但并不是说要求每个青少年对每门课都要有同样程度的兴趣爱好，而应该在学好学校规定的课程的基础上，可以在某些课程和学科领域里发展更浓厚的兴趣。可以根据自己的兴趣、特长，在校内外选择一些课外活动作为自己的中心兴趣加以发展。

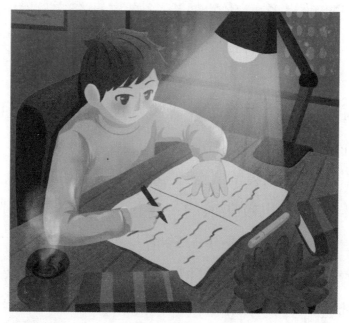

4. 明确学习的目标和意义。培根说过："知识就是力量。"有了知识，才能担当起建设社会主义的重任。作为一名青少年，必须明确学习对于社会和个人的意义，学习使人获得新的知识经验。青少年应该懂得自己的义务、责任，促使自己对缺乏兴趣的学习任务也能努力去完成。同时，要把当前的学习与未来理想、实际应用联系起来，以激发自己的求知欲。

5. 设定合适的学习目标。合适的学习目标是指通过自己的努力可以实现的目标。过低的目标不能满足自己的成就感，不足以激发学习动力；过高的目标，容易使自己畏难、气馁，也不足以激发学习动力；而中等难度的学习目标，经过努力可以实现，使自己从中体验到成就感，从而激发潜能，对学习产生更浓厚的兴趣。

作为一名青少年，在学好国家规定课程和培养广泛兴趣爱好的基础上，可根据自己的心理特点与文化基础，培养中心兴趣。一旦形成了自己广泛而有中心的兴趣，就可以使自己成为一名既有扎实文化基础知识又有个性特长的优秀学生，为日后成为国家的栋梁之材打下坚实的基础。

003 提高青少年注意力

精力分散干不成任何一件事，学习中一定要集中自己的注意力。从古至今，凡是智慧超群的学者、专家，他们都具有超人的注意力品质。注意力是一种常见的心理现象，是对特定事物的指向和集中的心理活动。注意力是智力的五个基本因素中最重要的一个，是其他四个因素的准备状态。所以，注意力是智慧的窗户，是智力活动的门岗。注意力品质的好与不好，直接影响智力的发展，对青少年来讲也严重影响他们的学习。

要想具有超常的智力，就要有超常的注意力品质。注意力品质包括注意力的广度、注意力的长度、注意力的选择。

注意力品质可以自行培养。那么如何提高注意力品质呢？下面介绍几种方法，以供参考：

1. 划字法。事先用打印机，无规律地在一张 A4 纸上打印好阿拉伯数字 0~9，然后你可以任意选一个数字，将纸上的这个数字逐一划去。如：划去"5"字，这是第一种训练。第二种训练是划去"5"前面一位数的数字，要求注意力迅速转移。第三种训练是划去"5"前面的偶数，这是注意力的选择。第四种训练是要求划去"1"与"6"

之间的"5"字，这是训练注意力的广度。这种训练，要求划去数字时不能漏划与错划，漏划错划的数字越少越好，所用的时间越短越好。

2. 视物法。指定一件物品，先观察它的特征。如一只较高级的笔筒，先观察一分钟，记住它有哪些特征，如未全部记住可再看一分钟，以此类推，直到全部特征都记住为止。物品可从简单到复杂，由少到多，逐步增加。

3. 计数法。可以倒数数字，例如从1000、999、998……依次数下去，进一步可从1000、998、996、994……依次数下去，要求数得快，数得准，经多次这样的训练，注意力会有所提高。

4. 听音法。用只能发出"滴答"声的闹钟，放在训练者面前。训练者先坐端正，排除杂念，集中注意力听"滴答"声。青少年一般要求能持续听30分钟。如能坚持听的时间越长则效果越好。训练次数可从少到多，每天听1~2次；如果能坚持训练两周，则会有明显的效果。

5. 读书法。练习朗读语文课本或报纸上的文章，要求读得准确，不能读错、读漏，朗读的文章越长，错读、漏读越少越好。

6. 抗干扰法。此法适用于注意力品质较好的学生，目的是培养优秀、超人的注意力品质。干扰刺激可以来自电台广播、电视、录音机、喧哗嘈杂的菜市场、商场、闹市区。

训练时，可在这些有干扰刺激的环境下读书、做作业、背诵英文。在有干扰刺激的环境下能集中注意力的时间越长越好。训练时间可从少到多，干扰刺激声可由轻到重。在这种环境下能努力控制自己，不为嘈杂声所干扰。上述的几种提高注意力品质的方法，青少年可视自己的不同情况，有选择地运用。

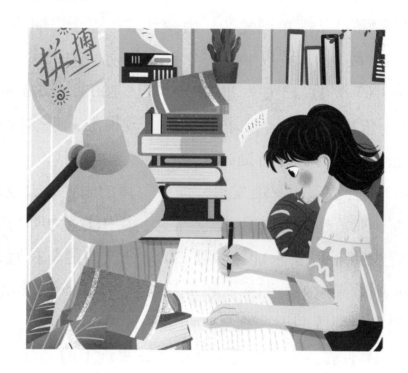

004 预防心理问题的途径与方法

　　青少年要树立科学的健康观，充分认识心理健康在全面提高自身素质和发挥自身潜能过程中的重要作用，自觉维护和增进自身的心理健康。

　　一、青少年增进自身心理健康和预防心理问题的途径与方法

　　1.积极参加心理健康讲座等宣传教育活动，选择有关心理健康教育方面的书籍，学习心理健康和心理问题方面的知识，正确认识心理健康和心理问题，树立科学的健康观，掌握一些心理问题的鉴别方法和常用的心理调适方法。

　　2.积极参加心理健康方面的社团等实践活动，丰富生活体验，增加社会阅历，从而不断增进人际关系，提高挫折承受力和社会适应力。

　　3.以科学、理智的态度对待心理问题，积极参加心理普查，发现有心理困扰时，主动、积极地到学校的心理健康咨询室或心理咨询机构进行心理咨询或心理治疗。

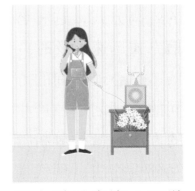

　　二、心理咨询

　　1.什么是心理咨询。心理咨询是指由受过咨询心理学专门训练的专业人员运用心理学相关知识、理论和技术，

针对求询者的各种问题，通过与之交谈、启发、指导和协商的过程，帮助求询者自立自强、增进心理健康水平和提高社会适应能力。心理咨询是解决青少年心理问题的重要途径，是学校心理咨询机构的基础性工作。

2. 什么是心理治疗。心理治疗是指在良好的治疗关系基础上，由经过专业训练的治疗者运用心理治疗的有关理论和技术，对在精神和情感等方面有障碍或疾患的人进行治疗的过程。

3. 心理咨询的方式。个体咨询：是心理咨询最主要的形式，它在咨询者与求询者之间建立了一对一的关系。团体咨询（小组咨询）：是咨询者对数个有类似心理问题的求询者就共同关心的问题进行讲解的方式。电话咨询：是指求询者通过电话与咨询者进行交谈的咨询方式。书信咨询：是指求询者与咨询者之间通过书信进行交谈的一种咨询方式。网络咨询：是指求询者通过互联网与咨询者交谈的咨询方式，这种咨询方式与书信咨询方式类似，但较书信方式迅速、及时。

4. 心理咨询的方法。依据不同的心理学理论和针对不同的心理问题，产生了很多心理咨询的方法。经常被运用的方法有精神分析疗法、行为疗法、来访者中心疗法、交互分析疗法、理性情绪疗法、现实疗法、催眠疗法、生物反馈疗法等。这些方法的共同特点是：使来访者的认知得到改变，情绪、情感得到调整，行为得到矫正。

中小学 安全教育 系列丛书

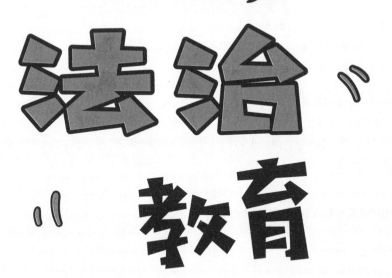

法治教育

张 俊/主编

团结出版社
UNITY PRESS

图书在版编目（CIP）数据

法治教育 / 张俊主编 . -- 北京：团结出版社 ,2024.3

（中小学安全教育系列丛书）

ISBN 978-7-5234-0863-6

Ⅰ . ①法… Ⅱ . ①张… Ⅲ . ①法律－中国－青少年读

物 Ⅳ . ① D920.4

中国国家版本馆 CIP 数据核字 (2024) 第 056640 号

出　版：团结出版社

　　　　（北京市东城区东皇城根南街84号　邮编：100006）

电　话：（010）65228880　65244790

网　址：http://www.tjpress.com

E-mail：zb65244790@vip.163.com

经　销：全国新华书店

印　装：三河市龙大印装有限公司

开　本：170mm×240mm　　16开

印　张：6.5

字　数：60千字

版　次：2024年3月第1版

印　次：2024年3月第1次印刷

书　号：978-7-5234-0863-6

定　价：260.00元（全10册）

前 言

在浩瀚的社会海洋中，法律犹如一座坚固无比的灯塔，为航行者提供明亮的光芒，指引他们前行。对于处在成长阶段的青少年来说，法治教育不仅是一门学科知识，更是塑造他们成为有责任感、有担当的公民的重要基石。基于这一理念，我们精心编写了这本《法治教育》图书。

中国的法治历史源远流长，如同一条波澜壮阔的长河，历经数千年的沉淀与积累，汇聚了无数先人的智慧与经验。从古代的法家思想到现代的法治理念，中国法律文化始终在吐故纳新中不断进步。如今，"实行依法治国，建设社会主义法治国家"的治国方略已经深入人心，法治社会的建设正在稳步推进。在这样的时代背景下，对青少年的法治教育显得尤为重要。青少年是国家的未来，是民族的希望。他们的法律意识和法律素养，直接关系到法治国家的建设进程。

为了确保内容的准确性和权威性，本书的编写团队汇聚了众多法律专家和教育工作者。经过反复推敲和研讨，我们精心打磨了每一个章节和知识点，力求让内容更加贴近中小学生的实际需求。在结构上，我们采用循序渐进的方式，从基础的法律知识入手，逐步引导同学们深入了解法律体系和法律实践。在内容上，我们结合中小学生的认知特点，运用生动的案例、有趣的故事、深入浅出地解析，引导同学们在轻松愉快的阅读中思考和理解法律。同时，我们还特别注重实践性和应用性，通过丰富的案例分析和实际操作，帮助同学们更好地掌握法律技能和解决问题的能力。

本书不仅是一本教育读本，更是一部启迪心灵的智慧之书。我们希望通过阅读这本书，同学们不仅能够掌握丰富的法律知识，更能够在心中播下法治的种子，培养出对法律的敬畏之心、信仰之心。这颗种子将在未来的日子里生根发芽，指引他们自觉遵守法律，维护法律的尊严和权威。同时，也希望同学们能够运用法律武器，维护自己的合法权益，为建设社会主义法治国家贡献自己的力量。在这个过程中，我们相信同学们会深刻体会到法治的真谛：法律不仅是制约和规范人们行为的准则，更是保障公民权利、维护社会公平正义的重要工具。

总之，《法治教育》图书是一本适合青少年阅读的法治教育读物。我们相信这本书将成为同学们成长道路上的良师益友，陪伴他们走向成熟、成为有理想、有道德、有文化、有纪律的公民。让我们共同携手，为青少年的健康成长和法治社会的建设贡献我们的力量！

目 录

第一章
法律的基础知识

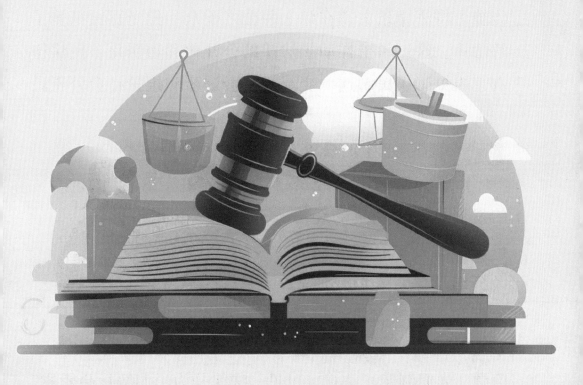

🔔 001 法律的起源和发展历程

人类作为宇宙的一部分，必须遵循大自然的规律。老子曾说："人法地，地法天，天法道，道法自然。"这表明万物都遵循自然的法则。法律作为人类社会的产物，其形成和发展也受自然规律的支配。在法典出现之前，法律仅为少数人所知。然而，子产在公元前536年打破了这一传统，将法律条文铸在鼎上并公之于众，使老百姓都能了解法律。这一举措推动了法律的公开化和透明化，使法律真正服务于人民。这一变革对社会进步和维护社会公正具有重要意义。

一、法律产生的根源

1. 私有制和商品经济的发展是法律产生的经济根源。随着私有制和商品经济的产生，人们在商品分配和所有权方面产生了矛盾。为了调解这些社会

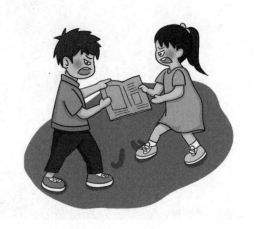

问题，人们制定了法律。可见，法律是为了调解社会矛盾、改善人与人之间的关系而产生的。

2. 阶级的产生是法律产生的阶级根源。法律是为了维护

一定的阶级利益而产生的，是调解社会矛盾和利益的重要工具。私有制产生后，奴隶主阶级和奴隶阶级的矛盾日益突出。为了维护奴隶主和贵族的利益，法律得以形成和发展。

3. 社会的发展是法律产生的社会根源。随着社会生产力的快速发展，社会矛盾呈多样化。为了解决社会冲突和矛盾，法律应运而生。

二、法律的发展规律

法律的产生是一个长期的、宏观的社会历史过程，它有着独特的发展规律，主要表现为以下几点。

1. 法律的调整范围不断扩大。法律刚产生时，调整的只是氏族部落成员之间的行为。随着社会的发展，法律调整的社会范围不断扩大，如今规范的是社会全体公民的利益和关系。

2. 从社会一般习惯到有明确规定。在原始社会，人们主要依靠社会习惯和社会舆论来规范人的行为。后来随着社会的发展，人们之间的关系变得越来越复杂，需要制定明确的法律来规定社会成员的权利和义务，这也标志着法律趋向成熟。

3. 法律是从道德规范、社会规范中分化出来的，相对独立。在原始社会，法与道德规范、社会习俗等融为一体，共同发挥规范社会成员的作用。后来，为了适应社会需要，法律从这些体系中逐渐分化出来，开始独立发展。

002 法律的本质与基本特征

为了维护社会的和谐稳定，促进其健康发展，无论是国家的政治活动还是个人的经济行为，都应遵循一定的规则与秩序。而在这繁复的世界中，保障人民财产安全、维护社会和谐稳定的坚固屏障，便是法律。它不仅是规范，更是守护人民幸福的坚盾。

一、法律的本质

法律是随着阶级的产生而产生的，最初代表着统治阶级的立场和观点。法律的本质是掌握国家政权的统治阶级意志的体现，法律的内容是由物质生活条件决定的。

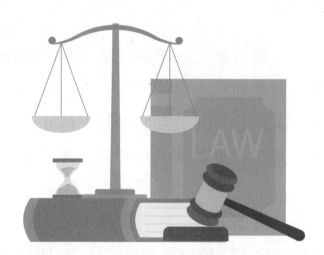

1.法律的本质是统治阶级意志的体现，也就是说，法律是由统治阶级制定和执行的，其目的是维护统治阶级的

利益和统治秩序。在阶级社会中，统治阶级通过法律来规定社会关系，维护自己的利益和统治地位。因此，法律是统治阶级实现其意志和利益的一种重要工具。

2.法律的内容并不是随意制定的，而是由物质生活条件所决定的。例如，在封建社会中，法律主要是为了维护封建地主的利益和统治秩序；而在资本主义社会中，法律则主要是为了保护私有财产和市场经济秩序。

3.法律并不是一成不变的，而是随着社会的发展而不断发展和变化的。在不同的历史时期和社会背景下，统治阶级会根据自身的需要和利益来制定和修改法律，以维护自己的统治地位和利益。同时，随着社会的进步和人类文明的发展，法律也逐渐向着更加公正、平等和人权保障的方向发展。

二、法律的基本特征

1.法律是一种社会规范。人们的日常活动和社会发展都离不开各种规范。作为社会规范，法律不同于技术规范和自然法则，它的调整对象是人的行为。

2.法律是国家制定或认可的行为规范。这是法律来源上的一个重要特征。所谓国家制定和认可是指法律产生的两种方式。国家制定形成的是成文法，国家认可形成的通常是习惯法。

3.法律规定了人们的权利和义务。法律规定了人们的权利和义务，并以权利和义务为机制，指引人们的行为，起到调整社会关系的作用。其中，权利指人们可以为或不为一定行为及可以要求他人为或不为一定行为；义务指人们必须为或不为一定行为，义务包括作为义务和不作为义务两种。

4.法律是由国家强制力保障实施的行为规范。由于法律是一种国家意志，它的实施就由国家强制力来保障。法律所规定的权利和义务是由专门的国家机关以强制力保证实施的，国家的强力部门包括军队、警察、法庭、监狱等有组织的国家部门。

003 法治和人治

　　法治和人治是两种截然不同的治国理念。法治主张法律至上，政府和公民都受到法律的约束，从而保障了社会的稳定和公正。人治则强调领导人的智慧和魅力，认为只有英明的领导人才能够引领国家走向繁荣昌盛。

　　在法治社会中，法律是至高无上的，公民的权利和自由都受到法律的保护。政府制定和执行法律，同时也受到法律的制约。法律的制定和修改都需要经过严格的程序，确保法律的公正性和合理性。公民在法律面前人人平等，不论身份、地位或财富，都受到同等的保护和约束。

　　人治则强调领导人的个人魅力和智慧，认为只有优秀的领导人才能引领国家走向繁荣昌盛。在人治社会中，领导人的权力往往是绝对的，他们可以根据自己的判断制定政策，公民的自由和权利往往受到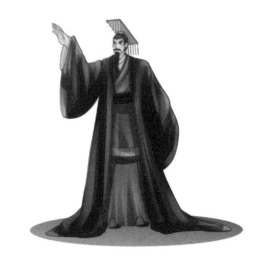限制。人治社会往往缺乏稳定的法律和制度，导致社会动荡和不稳定。古代社会的治理大部分属于人治，这种方式无法取得民众的信任，百姓只能被迫接受，很多时候都是"敢怒不敢言"。法治社会，行为准则有一定的共同标准，这样民众才信服，并且愿意自觉遵守和维护。

总的来说，法治和人治各有优缺点。法治能够保障公民的权利和自由，维护社会的稳定和公正，但也可能导致过度执法或忽视个体权利。人治则能够迅速应对变化的环境，但也可能导致权力的滥用或不稳定。因此，在选择治国理念时，需要根据国家的实际情况和历史背景进行综合考虑。

004 我国的国体和政体

　　中国拥有绵延数千年的历史与文化，悠久而深远，赋予了一代又一代中华儿女丰富的精神滋养。1949年，中华人民共和国的诞生，象征着中国历史的崭新纪元。那么，你是否了解我国的政体和国体呢？

　　国体，即国家的性质，也称为国家的阶级本质，此概念旨在揭示社会各阶级在国家中所扮演的角色。在我国，国体体现为人民民主专政。《中华人民共和国宪法》第一条明确规定："中华人民共和国乃是工人阶级领导、以工农联盟为基础的人民民主专政社会主义国家。社会主义制度被视为中华人民共和国的根本制度，严禁任何组织或个人破坏此制度。"

　　政体，即拥有国家主权的统治阶级实现其意志的宏观架构，即统治阶级采取什么形式组织自己的政权。政体由国体所决定，与国体相适应。《中华人民共和国宪法》对我国政体做了如下规定："中华人民共和国的一切权力属于人民。人民行使国家权力的机关是全国人民代表大会和地方各级人民代表大会。"这就是说，中华人民共和国的政体是人民代表大会制度。这也是我国的根本政治制度。

一、我国国体和政体的现实依据

1. 我国的领导阶级是工人阶级，政权基础是工农联盟。工人阶级的阶级性质和所肩负的历史使命使之成为我国的领导阶级。

2. 人民民主专政是无产阶级专政在中国的具体形式。人民民主专政实质上即无产阶级专政。

3. 人民民主专政有两层含义：对人民民主和对敌人专政。这二者相辅相成，缺一不可。民主是专政的基础，专政是民主的保障。

二、国体和政体的关系

国体与政体关系极为密切，主要表现为以下几方面。

1. 国体决定政体。不同性质的国家，需要不同性质的政权组织形式与之匹配。我国人民民主专政的国体决定了我国的人民代表大会制度。

2. 政体反映和表现国体，政体具有相对的独立性。适合国体需要的政体，能够促进国家政权的巩固和发展；不适合国体需要的政体，会妨碍国家政权的巩固和发展。

🔔 005 中国特色社会主义法律体系

依法治国是中国共产党领导人民治理国家的基本方略，是坚持和发展中国特色社会主义的本质要求和重要保障，是实现国家治理体系和治理能力现代化的必然要求。依法治国与国家长治久安、人民幸福密切相关。

我国是个社会主义法治国家，有法可依、有法必依、执法必严、违法必究是社会主义法治的基本要求。我国在建设社会主义法治国家中取得的每一次进步，都离不开中国共产党的正确领导。

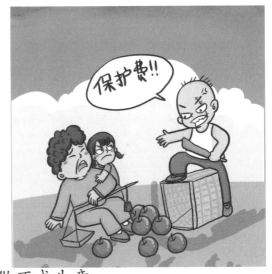

无业游民王某经常去附近的市场收"保护费"。如果商家不给，他们就对商户的摊位进行大肆破坏，又砸又抢，弄得附近商户苦不堪言。王某扬言，他的亲戚有权势，如果商户不听话，自己就让他们做不成生意。

有一天，王某来到市场收"保护费"。他走到摊主李某的面前，张嘴就要上千元保护费。李某告诉王某："我们生活在社会主义法治社会，我的权利受到法律的保护，你这样做是违法的。"见李某拒绝给钱，王某和同伙竟然把李某打成了重伤。商户们不堪再忍受王某的欺压，联名向公安机关报案。王某等人很快就被公安机关抓捕，后来他们被法院依法严惩。

　　我国是个社会主义法治国家，任何挑战法律权威的行为都会受到法律的制裁。

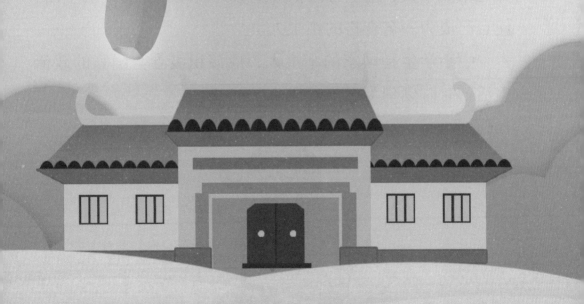

第二章
国家与法律

🔔 001 我们是国家的主人

　　亲爱的同学们，你们知道作为公民，自身拥有哪些权利并需履行哪些义务吗？尽管你们尚未成年，尚不具备行使诸如选举权和被选举权等特定权利的资格，但作为国家的小主人，你们在积极参与社会生活的过程中，同样能够行使其他权利，如监督权和建议权。

　　我们是国家的小主人，要学会依法行使自己的权利，维护自身的合法利益，同身边的违法行为做斗争。我们虽然是未成年人，但也可以积极地参与国家、社会政治生活，使自己成为一名合格的小主人。

　　中小学生是国家的小主人，应该积极参与国家的政治生活，时时刻刻为祖国着想。

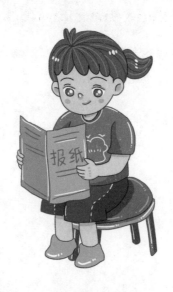

1.努力学习，刻苦钻研。中小学生是祖国的未来和希望，中小学生的主要任务是好好学习，练就过硬的本领，将来为祖国建设贡献自己的一份力量。

2.养成关心国家大事的习惯。可以通过收听、收看新闻了解国家大事，关注我国政治经济最新的动态和发展。

3.尊重别人，讲文明懂礼貌。中小学生要尊敬父母，尊敬老师，和同学和睦相处，团结友爱。

4.树立正确的人生观、价值观、世界观。中小学生阅读健康积极的图书,拓展视野,树立正确的人生观、价值观、世界观。

002 我国的国家机构

我国是个有近14亿人口的大国，经济繁荣，社会安定，人民安居乐业，社会生产活动都在有条不紊地进行。社会政治生活如此井然有序，这与国家机构的高效率运行密切相关。亲爱的同学们，你知道我国有哪些国家机构吗？

中华人民共和国的国家机构包括：全国人民代表大会，中华人民共和国主席，中华人民共和国国务院，中华人民共和国中央军事委员会，地方各级人民代表大会和地方各级人民政府，民族自治地方的自治机关，人民法院和人民检察院。

1. 全国人民代表大会是最高国家权力机关，常设机关是全国人民代表大会常务委员会。全国人民代表大会和全国人民代表大会常务委员会行使国家立法权。

2. 中华人民共和国主席、副主席由全国人民代表大会选举。国家主席是国家的代表机构。

3. 中华人民共和国国务院，即中央人民政府，是最高国家权力机关的执行机关，是最高国家行政机关，由总理、副总理、国务委员、各部部长、各委员会主任、审计长、秘书长组成。

4. 中华人民共和国中央军事委员会领导全国武装力

量。中央军事委员会由主席、副主席若干人，委员若干人组成。

5. 最高人民法院是最高审判机关。最高人民法院监督地方各级人民法院和专门人民法院的审判工作，上级人民法院监督下级人民法院的审判工作。

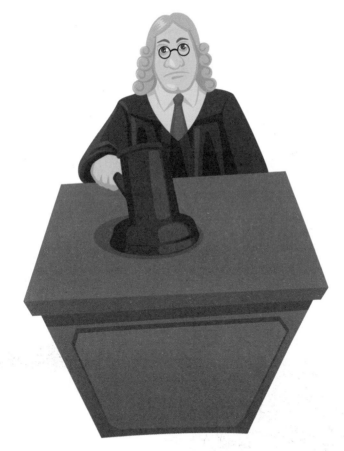

6. 最高人民检察院是最高检察机关。最高人民检察院领导地方各级人民检察院和专门人民检察院的工作，上级人民检察院领导下级人民检察院的工作。

003 我们的国家主权与领土

　　领土主权是一个国家最基本的权利之一，它是国家主权的重要组成部分。领土主权是指国家对其领土本身以及领土范围内的人和物所具有的最高权力，这种权力是国家自立和存在的基石。一个国家的领土主权不仅代表着该国在政治上的独立和自主，还代表着该国在经济、文化和社会发展方面的自主权。

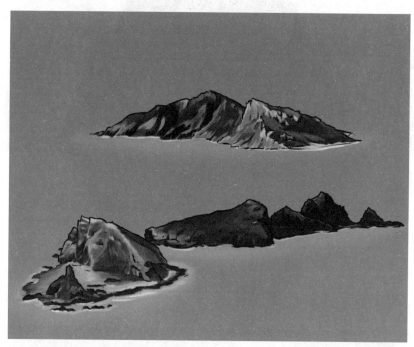

　　领土主权的所有权是指国家对其领土范围内的土地、资源、人民、社会制度和思想文化等方面所拥有的绝对支

配权。这种所有权是国家自立和存在的物质基础，是国家行使其他权力的重要依据。国家对其领土的所有权意味着国家对其领土范围内的一切土地和资源享有占有、使用和支配的权力，这包括对自然资源的开发和利用，以及对土地、水源、领空和底土的拥有权。

领土主权的管辖权是指国家对其领土范围内的人和物所拥有的管理和支配权力。这种管辖权包括对外国人和物的管理和控制，以及对国内各种事务的管理和支配。国家通过行使管辖权来维护其领土完整和社会秩序，保障其人民的安全和福祉。

维护国家主权、统一和领土完整是全中国人民的共同义务。这不仅关系到国家的自立和生存，还关系到人民的安全和福祉。任何破坏国家主权、统一和领土完整的行为都是不可容忍的，必须受到谴责和制止。只有维护国家的领土主权，才能保障国家的独立和发展，才能为人民创造一个和平、稳定和繁荣的环境。因此，我们应该坚决捍卫国家的领土主权，反对任何形式的分裂国家的阴谋和行径，为维护国家的统一和领土完整而努力奋斗。

004 保卫我们的祖国

　　祖国是我们共同的家园，是我们成长的地方，也是我们为之奋斗的目标。保卫祖国不仅是对国家的尊重和爱护，也是对自己责任的体现。只有当我们的国家繁荣昌盛，我们才能过上更加美好的生活。因此，我们应该时刻保持警惕，加强国家的安全和稳定，积极参与到国家的发展中来，为祖国的繁荣昌盛贡献自己的力量。

　　中小学生可以通过以下方式来保卫祖国：

　　1. 学习国防知识：了解国家安全、国防建设等方面的知识，增强对国家安全的认知和重视。

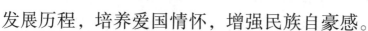

　　2. 树立爱国意识：通过学习历史，了解国家的发展历程，培养爱国情怀，增强民族自豪感。

　　3. 遵守法律法规：严格遵守国家的法律法规，不做危害国家安全的事。

　　4. 增强身体素质：通过体育锻炼，增强身体素质，为保卫祖国打下良好的基础。

　　5. 培养责任感和使命感：明确自身在国家发展中的角

色和使命，树立责任感和使命感。

6. 积极传播正能量：通过自己的言行和行动，积极传播正能量，为国家的和谐稳定做出贡献。

7. 关注国家大事：关心国家的发展，了解国家的政策方针，为国家的发展献计献策。

8. 尊重国旗国歌：对国旗国歌保持尊重，避免损害国旗国歌的行为。

保卫祖国需要每一个人的共同努力，中小学生也不例外。我们可以通过学习和实践，增强自己的国防意识和国家安全意识，为保卫祖国做出自己的贡献。

🔔 005 不可不知的国际法

国有国法，家有家规。遵守国与国之间的相关规定，才能和平相处，互惠互利，合作共赢，构建全球命运共同体。接下来，让我们一起来了解国际法的特征和主要规则。

国际法是适用主权国家之间及其他具有国际人格的实体之间的法律规则的总体。国际法包括国际条约、国际习惯、各国所承认的一般法律原则、司法判例和各国最高权威的公法学家学说等。国际法一般由国家执行。

一、国际法的特征

1.国际法协调的是国与国之间、政府和政府间、政府与国际组织的关系。制定统一的规章制度，大家共同遵守、共同维护，以达到各国之间相互交流、相互合作、共同繁荣的目的。

2.国际法是国家以协议的方式来制定的，即把各个主权国家召集在一起，以相互协商的方式制定国际法。国际法充分尊重各国的国家利益和意愿，就国家相处的原则底线达成一致。国际法维护各个国家的主权和领土完整，尊重各国的风俗习惯和历史传统。

3.国际法采取与国内法不同的强制方式。联合国的宗旨是维持世界和平，发展国家之间的友好关系。当有国家不遵循国际法，肆意妄为侵害他国利益时，联合国有权对

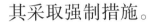

其采取强制措施。

二、国标法的主要规则

1. 主权。各国只能在自己的领域内行使管辖权，只有在特殊情况下才被允许对在其领域外的人和事行使管辖权。

2. 承认。国际法承认主权国家是国际法的主体，其领导人为该国的代表，国际组织乐于和其维持外交关系。承认的形式是多样的承认在原则上是可以自行斟酌决定的，并不受到任何国家和组织的干扰。

3. 同意。在同意遵守国际法的前提下，缔约双方可根据各国的需要而进行条约规则的签订和遵守，废止也需要经过双方的同意。国际法为缔约双方确定了相互之间的权利与义务。

4. 信实。所谓信实主要是指不背信弃义，国与国之间本着公正合理的原则进行国际交往，缔约双方应该诚实守信，共同遵守相处原则和其他国际条例。

5. 公海自由。任何国家不能以任何理由占用公共航海领域的一部分，公海航行自由的规则应该共同遵守和维护。

6. 国际责任。如果国际法主体做出了不当的行为，甚至损害了国际的利益，要担负相应的责任。

7. 自卫。当有其他国家和组织侵犯本国的利益时，主权国家有权采取自卫措施。自卫必须是逼不得已、情况紧急的时候才可以采取措施维护自身的合法利益。只有即时的、紧迫的入侵才有权采取自卫行动。

006 世界舞台上的中国声音

当今世界日益呈现出经济全球化、政治多极化、文化多元化、社会信息化的发展趋势，全球政治、经济、文化生态越来越复杂加上某些国家奉行霸权主义、强权政治，使各国的国家安全受到严重威胁和挑战，这个世界并不太平。

求和平、谋发展是全世界人民的共同愿望，也是不可阻挡的历史潮流。中国始终奉行独立自主的和平外交政策，走和平发展道路，是维护世界和平与发展的重要力量。

作为世界第二大经济体和人口第一大国，我国一直非常重视外交关系，加强与各国及国际组织合作，为世界发展提出中国方案，贡献中国智慧，维护世界和平，推动世界经济发展。中国在世界舞台上的声音越来越响亮。

中国声音越来越响亮的原因主要有以下几点：

1. 中国始终坚持社会主义道路，坚持以经济建设为中心，坚持对外开放，这大大增强了国家的经济实力和科技竞争力，增强了综合国力。如今，中国已经发展为世界第二大经济体，有了在世界舞台上发声的底气和勇气。

2. 中国始终奉行独立自主的和平外交政策，与其他国家谋合作、求发展，积极贡献中国智慧和中国力量，实现与世界其他国家的互利共赢、共同繁荣，致力于打造全球命运共同体。

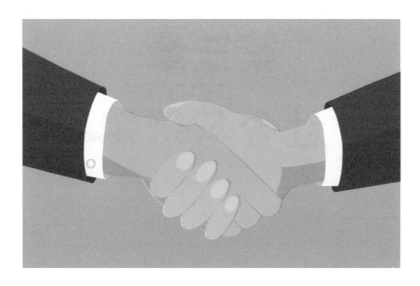

3.中国自觉履行国际义务，信守承诺，与世界其他国家和平相处，尊重其他国家主权和领土完整，互不侵犯，不干涉内政，坚决不搞霸权主义和强权政治，始终维护世界的和平与发展。

第三章
社会与法律

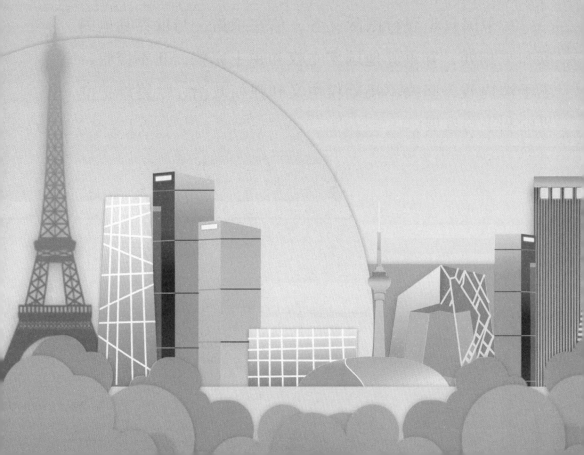

001 树立秩序和规则意识

规则是人们进行正常生产生活的基础和前提，人们必须在规定的合理范围内进行活动。遵守规则，不仅能够让个人更好地发展、进步，还能促进构建社会主义和谐社会。

火车如果不在两条铁轨上运行，就不能穿越千山万水；风筝如果挣脱了那根细线，就不能领略千里风光；宇宙中的恒星如果脱离了自身的轨道，就无法维持亿万年的灿烂；企业如果没有规章制度，就很难将职员凝聚起来。可见，无规矩，不以成方圆。世间万物都需要遵循一定的规则。

一、规则的重要性

1.规则是人类生产、生活赖以生存的前提，大家遵守规则，社会生产生活才能有条不紊地进行，社会和个人才能更好地发展。

2.社会的稳定离不开规则，有了规则社会才能正常运转。试想如果社会没有了规则，工厂还能有序生产吗？社会的交通还能维持吗？教育还能进行吗？如果没有了规则，社会将面临严重的问题，一切美好的蓝图都将化为泡影。

3.个人的发展离不开规则。作为社会和国家的主体，个人的行为与国家的发展息息相关。遵守规则并坚定目标，能提升品格和意志力，为国家和社会做出贡献，促进稳定与繁荣。反之，不遵守规则、固执己见，即使无害社会，也难成大事。

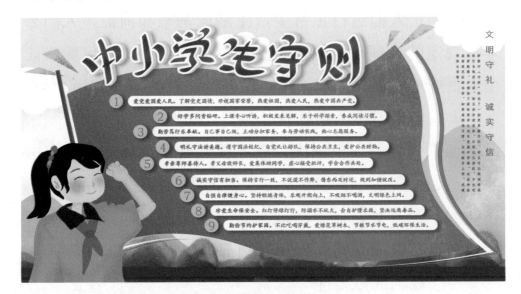

二、中小学生如何树立规则意识

对于中小学生来说，树立秩序和规则意识是非常重要的。以下是一些中小学生可以采取的方法：

1. 了解规则和秩序：学生应该了解学校和社会的规则和秩序，包括课堂规则、学校规章制度、交通规则、社会法律法规等。这可以通过学校教育、家庭教育、社会实践等多种途径来获得。

2. 尊重规则和秩序：学生应该自觉遵守规则和秩序，不违反校规校纪，不违法乱纪，同时也要尊重他人的权利和尊严，维护公共秩序和社会稳定。

3. 养成良好习惯：学生应该养成良好的生活习惯和学习习惯，如按时到校、按时完成作业、保持卫生等。这些习惯有助于培养学生的自我控制和自我管理能力。

4. 参与规则制定：学生可以积极参与到学校和社区的规则制定中，提出自己的意见和建议，为完善规则和秩序做出贡献。

5. 学习法律知识：学生可以学习一些基本的法律知识，了解法律的作用和重要性，增强法律意识，维护社会公正和稳定。

总之，中小学生应该树立起秩序和规则意识，自觉遵守规则和秩序，养成良好的生活习惯和学习习惯，为未来的成长和发展打下坚实的基础。同时，学校、家庭和社会也应该共同努力，为中小学生营造一个良好的成长环境。

002 社会安全，事关你我他

安全是通往成功的桥梁，只有保证安全，我们才能体验到成功的喜悦；安全是培育幸福之花的土壤，只有保证安全，我们才能绽放幸福的笑容。想要实现个人价值和社会价值，我们一定要先保障安全。

安全，就是人们的生命得到保证，身体不受伤害，财产不受损失。只有保证了安全，社会生产生活才能顺利地进行。但是，在生活中，总有一些安全隐患威胁着人们的生命财产安全。

一、校园安全教育的重要性

校园安全工作关系到学生的方方面面，它直接关系到广大青少年能否安全、健康地成长，关系到千千万万个家庭的幸福安宁和社会稳定。

1. 校园安全教育是开展素质教育的需要。学生各方面的素质，包括思想素质、文化素质、道德素

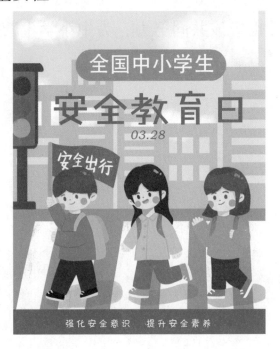

质等的提高，都是以学生安全为前提的。只有保证学生的安全，才谈得上全面素质教育，才谈得上提高学生的综合素质。

2.校园安全教育是应对当今复杂社会治安形势的需要。随着社会的飞速发展，社会环境变得日益复杂，校园安全教育也被提上了重要日程。

3.校园安全教育是增强中小学生安全意识的需要。学生的安全意识、自我保护意识普遍比较淡薄。

二、校园安全教育的内容

校园安全教育是全社会安全工作十分重要的组成部分。校园安全教育主要包括以下几方面。

1.校园日常安全知识。包括对课间活动伤害、体育运动伤害、校园暴力、食物中毒等的预防措施。

2.突发事件预防与应对。包括对拥挤踩踏、溺水、触电、动物咬伤等的预防与应对措施。

3.自然灾害预防与应对。包括对地震、洪水、泥石流、雷击等的应对措施。

4.消防安全知识。包括如何防火、火灾自救措施、灭火器的使用方法、消防图标识别等知识。

5.交通安全知识。包括步行、乘车、骑车等注意事项。

三、中小学生安全工作

1.安全监测和明确责任是落实学校安全工作的关键，

应制订应急预案并公布。将安全要求和责任分班负责，确保安全。

2.在设施建设方面，要确保学校食堂、教学楼、实验楼等设施的安全。包括完备的避雷、消防设施，并按时段分段值班。

3.安全文化建设至关重要，通过丰富多样的安全教育活动，如安全知识讲座和逃生演练，增强师生的自救和逃生能力。

4.坚持有针对性地进行安全工作管理，保障学生交通安全，协同维护中小学生人身安全。利用校内广播、闭路电视网络等途径宣传安全知识，规范学生行为，提升应对能力。

003 做诚实守信的人

　　诚信，简而言之，就是真诚与可靠。这不仅是一种个人品质，更是一种生活态度。诚信是人与人之间最基本的信任，也是社会和谐稳定的基石。一个人如果失去了诚信，就如同失去了在社会中的立足之本，难以得到他人的信任和尊重。而一个诚信的人，无论在哪个领域，都能获得他人的信任和支持，更容易取得成功。因此，我们应该始终坚守诚信，做到言行一致，这样才能赢得他人的信任和尊重，为自己的人生之路打下坚实的基础。

　　诚信是做人的底线。简单做人，用心做事，对家人讲诚信，对同学讲诚信，对自己的言行负责。只有这样，才能赢得他人的信任与尊重。

　　中小学生要做到讲诚信，可以从以下几个方面入手：

　　1. 树立正确的价值观：中小学生在成长过程中，应该树立正确的价值观，明确

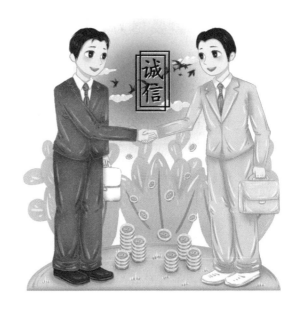

诚信的重要性，了解诚信是做人之本，明白诚信对个人和社会都有积极的意义。

2. 言行一致：中小学生要言行一致，做到不撒谎、不隐瞒、不抄袭等。在日常生活中，要遵守学校和家庭的规章制度，不做违规行为。

3. 勇于承担责任：中小学生要勇于承担责任，对自己的行为负责。在出现错误时，不要推卸责任，要承认错误并积极改正。

4. 尊重他人：中小学生要尊重他人，与同学、老师和家长建立良好的关系。不要恶意攻击他人，要学会倾听和尊重他人的意见。

5. 信守承诺：中小学生要信守承诺，做到言出必行。在答应别人的事情之前，要认真考虑自己的能力和实际情况，一旦承诺就要尽力履行。

6. 接受诚信教育：学校和家庭应该加强对中小学生的诚信教育，让他们了解诚信的内涵和意义，提高他们的诚信意识。同时，老师和家长也要以身作则，树立良好的榜样。

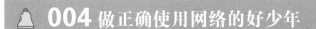

004 做正确使用网络的好少年

现在网络已成为人与人之间沟通的桥梁、了解世界的途径。网络是把双刃剑。它给我们的生活带来了许多便利的同时，也不可避免地带来了一些负面影响。中小学生应当增强网络安全意识，自觉维护网络安全，文明上网，遵守规则。

一、网络的利与弊

网络就像一把双刃剑，既有其有利的一面，也有其不利的一面，那么如何看待网络这把双刃剑呢？

1.有利的一面。网络给我们提供了很多便利，了解时事、学习知识、与人沟通、休闲娱乐等。

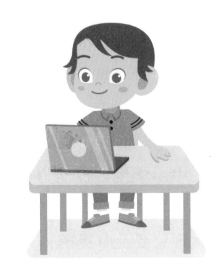

2.不利的一面。网络也有可能带来一些负面影响，如学生沉迷于网络游戏、网络成瘾。网络环境的复杂性对现实生活中问题较多的中小学生有更大的"杀伤力"。

二、中小学生如何正确使用网络

互联网既能载舟亦能覆舟，正确使用网络可以为生活带来便利，但若使用不当，就会毁了一个人。那么，中小学生怎么正确使用网络呢？

1. 中小学生在使用网络时，要控制好上网时间。比如，上网时间控制在一小时以内；周六周日上网时间可以适当长些，但上网时间也要控制在三小时内。

2. 不去浏览不健康的网络内容。青少年使用网络时，要在网上学习有用的知识，不良的广告不要点开。弹窗显示的不良信息，一律置之不理。

3. 上网时，不要轻信网友，不要随意和网友见面。在网上不要随意向网友透露个人信息。与网友聊天时发现有问题时，果断将其拉黑不与此网友联系。

4. 上网时，要懂得保护个人隐私。不要随意把自己的账号密码等隐私信息透露给别人。当一些网站或网友向你索要个人信息时，可以置之不理。

5. 中小学生自控能力比较弱，父母、长辈、学校老师要负起辅导并监督青少年上网的责任。发现青少年上网有不正常现象要及时提醒，并辅导他们正确使用网络。

005 绿水青山就是金山银山

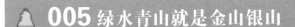

地球是人类的家园，但过度开发已导致生态环境破坏。保护地球刻不容缓，需要政府和公民共同参与。生态文明是社会发展的新观念，是对传统文明的反思和重大进步。生态文明主张认识自然规律，实现人与自然和谐共生，打造全球命运共同体。

一、建设生态文明的必要性

全面建成小康社会，生态文明建设是其中的重要内容和重要指标，必须站在社会主义所处的历史新起点来看待这一问题。

1. 生态文明建设是缓解资源环境压力，破解我国经济社会发展面临的资源环境瓶颈制约难题的重要举措。

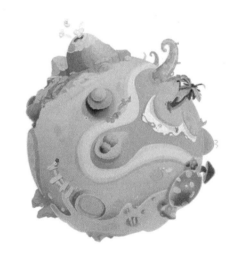

2. 生态文明建设是满足人民群众对保护生态环境的愿望和呼声，实现中华民族世世代代永续发展的要求。

3. 把生态文明建设放在突出地位，是推进中国特色社会主义事业，促进人类生态文明进步的迫切需求。

二、建设生态文明，中小学生应该怎么做？

1. 树立尊重自然、顺应自然、保护自然的生态文明理念。增强忧患意识，珍惜资源和环境。

2. 转变生活方式和消费方式，改变传统的不合理生活方式。不购买过度包装的商品，不过度购物，尽量减少使用塑料袋和快餐盒，自备购物袋。

3. 增强环保意识，从身边小事做起，努力践行低碳生活，关闭电器的同时拔掉插头，将灯泡换成节能灯，双面用纸，积极进行垃圾分类和回收，不乱扔垃圾和废旧电池。

4. 高度重视和警惕生态环境恶化所引起的问题，自觉履行保护环境的义务。

5. 增强法治观念，自觉守法，同破坏资源、环境的行为做斗争，守护好我们共有的家园。

第四章
家庭与法律

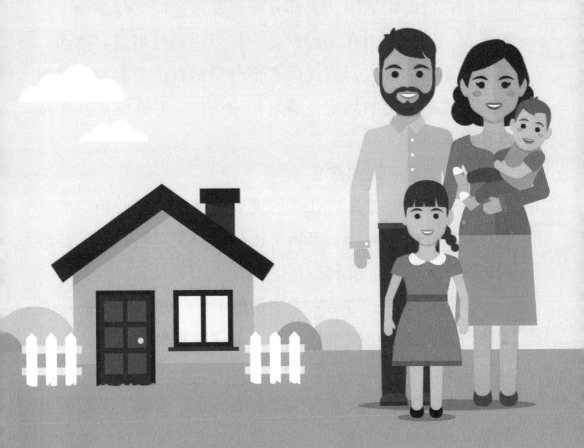

001 我国的婚姻制度

婚姻制度可分为结婚制度和离婚制度。在人生各个阶段，婚姻制度扮演着不同角色，与社会上的每个人都密切相关。国家的繁荣昌盛，离不开千千万万个家庭和睦共处的坚实基础。婚姻制度正是每个家庭和谐相处的关键要素与基石。

在古代的婚姻中，大部分嫁娶都是遵循父母之命、媒妁之言，婚姻自由在那时候是一件很困难的事情。然而，随着婚姻法的确立，当代民众享有婚姻自由的权利。结婚双方需遵循一定的规定，满足相应条件，以此维护社会基本秩序。

一、婚姻制度的演变

婚姻制度随着人类社会的发展而演变，从原始的群婚到现代的一夫一妻制，经历了漫长的历史过程。以下是婚姻制度演变的几个阶段：

1. 原始群婚：这是人类早期的两性关系，没有固定的配偶，男女之间也没有任何约束。这种婚姻制度下，人们只知其母，不知其父，子女仅能从母亲身上继承血缘。

2. 血缘婚姻：随着人类社会的分化，形成了不同的集团部落，血缘婚姻成为一种以禁止近亲通婚为特点的婚姻制度。兄妹同辈之间可以通婚，但父辈和直属下辈之间禁止通婚。

3.亚血缘婚：又称为伙婚，这种婚姻制度禁止同辈兄弟姊妹之间产生婚姻关系，但兄弟可以共妻，姐妹可以共夫，且这个"妻"或"夫"必须是外族人员。这种婚姻制度有利于自然选择婚姻配偶，提高人口数量和质量。

4.对偶婚：介于亚血缘婚和后期专偶婚之间的一种婚姻模式，夫妻双方以个人方便和需要为基础，通常以物品交换或武力抢夺的方式达成婚配。这种婚姻模式相当脆弱和不牢固。

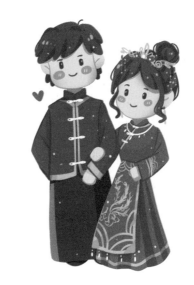

5.一夫一妻制。一个丈夫只允许有一个配偶，否则就是犯法。中国封建社会时期施行的是一夫一妻多妾制。1950年5月1日颁行的《中华人民共和国婚姻法》规定，中国实行一夫一妻制。一夫一妻制是当代社会文明发展的产物，是社会发展的体现。

总体来看，婚姻制度的演变是由原始的群婚到现代的一夫一妻制，逐渐走向稳定和规范。这一过程反映了人类社会的进步和发展，同时也揭示了人类对于家庭、亲情和爱情的认知的不断深化。

二、婚姻制度形成的依据

婚姻制度是社会要求每个公民在婚姻方面必须共同遵守的行为准则，谁都不可以逾越和践踏。

1. 它由社会习俗或法律所规定。人们婚姻行为的习俗或法律规定的总和就构成了该社会形态占统治地位的婚姻制度。

2. 婚姻制度由社会的经济基础所决定，并建立在经济基础之上。在阶级社会里，它反映的是统治阶级的意志和利益。

三、现代婚姻制度的总原则

现代婚姻制度的总原则包括以下五个方面：

1. 婚姻自由原则。既包涵结婚自由，也包含离婚自由。

2. 一夫一妻原则。我国实行一夫一妻制，禁止重婚，以及有配偶者与他人同居。

3. 男女平等原则。男女平等在婚姻关系中表现为夫妻在婚姻家庭中地位平等，享有平等的权利，负有平等的义务。

4. 保护妇女、未成年人、老年人、残疾人合法权益原则。

5. 实行计划生育原则。

这些原则是现代婚姻制度的核心内容，旨在保障个人的权利和利益，促进社会的和谐与稳定。

🔔 002 父母的义务

在未成年人的成长过程中，父母扮演着至关重要的角色。他们不仅负责满足子女在物质生活上的需求，如提供衣食住行等基本条件，还要在思想教育方面给予引导和培养。为了子女的成长，父母需要承担起抚养和教育的双重责任，并付出大量的心血和努力。

一、父母对子女应尽的法定义务

我国父母对子女应尽的法定义务包括但不限于以下几个方面：

1. 抚养、教育义务：父母有责任为子女提供物质和精神上的支持和指导，包括满足子女的基本生活需求、提供良好的教育环境，以及在思想、文化、科学知识等方面给予指导和帮助。这种义务主要针对未成年子女，对成年子女则是有条件的，即当其不能独立生活时，父母仍应承担抚养义务。

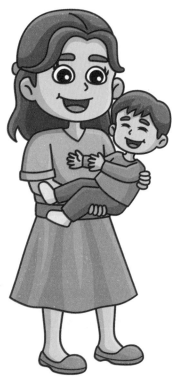

2. 保护义务：父母有责任保护子女的安全和权益，防止子女受到

身体或精神上的伤害。这包括防止子女遭受家庭暴力、虐待、遗弃等伤害，以及保护子女的人身安全和财产权益。

3.监护义务：在子女未成年或无行为能力的情况下，父母有责任担任子女的监护人，代表子女行使民事权利和履行民事义务。

4.尊重子女人格尊严和权利的义务：父母应当尊重子女人格尊严和权利，不得侵犯子女的名誉、隐私、人身自由等权利。

5.送子女接受义务教育的义务：父母应当按照国家规定，送子女接受义务教育，并为子女提供接受义务教育的条件。

6.尊重和保护子女的婚姻自主权的义务：在子女结婚和离婚的问题上，父母应当尊重子女的意愿和选择，不得干涉子女的婚姻自主权。

7.财产继承权：父母应当按照法律规定，保障子女对父母的财产继承权。

需要注意的是，这些义务是法律规定的，父母必须履行。如果父母未能履行这些义务，可能会对子女的成长和发展造成不良影响。

二、如何维护自己的合法权益

父母除了为未成年子女提供最基本的物质生活之外，还应该培养未成年子女一个健康的人格。婚姻法规定：父母对子女有抚养教育的义务。不履行义务，就要承担责任。所以，当未成年人的合法权利受到侵犯时，要勇敢地维护自己的正当利益。

1. 父母有意或无意侵犯了子女的正当权益，比如说随意翻看子女的日记、打骂子女时，子女要勇敢地表达自己的想法，告诉父母这么做是违法的，要求立刻停止侵权，并赔礼道歉。

2. 父母不接受子女的意见甚至变本加厉，可拿起法律武器维护正当利益，也可以立即拨打 110 报警或就近到派出所报案，寻求保护。

🔔 003 子女的赡养义务

在家庭关系中，父母对子女有抚养、教育的义务，有管教、保护的权利和义务。子女有对父母进行赡养扶助的义务。子女和父母之间还有相互继承财产的权利。

自古以来，父母管教子女都是天经地义的，子女赡养父母也无可厚非。随着法律知识的普及和思想认识的提高，中小学生越来越追求自由和权利，但是同时也应该感激父母的养育之恩，好好学习，将来才能回报父母。

一、赡养的定义

赡养，指子女或晚辈对父母或长辈在物质上和生活上的帮助。赡养包括子女对父母的赡养和晚辈对长辈的赡养两种情况。

1. 子女对父母的赡养

《中华人民共和国宪法》规定，成年子女有赡养扶助父母的义务。《中华人民共和国婚姻法》也规定，子女对父母有赡养扶助的义务，子女不履行赡养义务时，无劳动能力或生活困难的父母有要求子女给赡养费的权利。子女

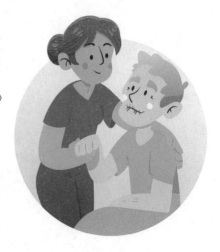

对父母的赡养主要是指子女在经济上为父母提供必要的生活用品和费用，在精神上、感情上对父母关心和照顾。子女对父母的赡养义务，不仅发生在婚生子女与父母间，也发生在非婚生子女与生父母间、养子女与养父母间、养父母和继子女之间。

2. 晚辈对长辈的赡养

晚辈也有赡养扶助长辈的义务。《中华人民共和国婚姻法》规定：有负担能力的孙子女、外孙子女，对于子女已经死亡或子女无力赡养的祖父母、外祖父母，有赡养义务。但这种赡养义务是有前提条件的，即祖父母、外祖父母的子女已经死亡，孙子女、外孙子女有负担能力。孙子女、外孙子女丧失劳动能力或丧失部分劳动能力，其收入不足以维持生活的；尚在校就读的；无独立生活能力和条件的，也没有赡养义务。

二、关于赡养的法律规定

1.《中华人民共和国宪法》规定，成年子女有赡养扶助父母的义务。赡养父母是子女应尽的法定义务。任何人不得以任何方式加以改变，也不得附加任何条件进行限制。

2.《中华人民共和国老年人权益保障法》规定，赡养人应当履行对老年人经济上供养、生活上照料和精神上慰藉的义务，照顾老年人的特殊需要。赡养人是指老年人的子女及其他依法负有赡养义务的人。

3.《中华人民共和国婚姻法》规定：父母对子女有抚养教育的义务，子女对父母有赡养扶助的义务。有负担能力的祖父母、外祖父母，对于父母已经死亡或父母无力抚养的未成年的孙子女、外孙子女，有抚养的义务。有负担能力的孙子女、外孙子女，对于子女已经死亡或子女无力赡养的祖父母、外祖父母，有赡养的义务。

三、抚养和赡养的区别

1.一般来说，抚养就是"保护并教养"。抚养关系是父母和子女之间的，并且是长辈对无行为能力人的保护并教养，强调的是教育和保护。抚养的目的是让子女健康成长。

2.赡养强调的是子女在经济上为父母承担一定的责任，提供经济帮助，满足物质上的合理需求。根据我国宪法规定，成年子女有赡养扶助父母的义务。同时婚姻法也规定：子女对父母有赡养扶助的义务。子女不履行赡养义务时，无劳动能力的或生活困难的父母有要求子女付给赡养费的权利。

004 房屋产权法律

对于我们每一个人来说，家是温馨的港湾。在我们的生活中，房屋扮演着极其重要的角色。而了解房屋产权相关的法律知识，则是保障我们的权益，确保我们生活安宁的重要一环。特别是对于中小学生来说，初步了解房屋产权知识，可以从小培养法律意识，更好地维护自身权益。

一、什么是房屋产权？

房屋产权是指房产的所有者按照国家法律规定所享有的权利，也就是房屋各项权益的总和，即房屋所有者对该房屋财产的占有、使用、收益和处分的权利。

二、房屋产权的类型

1. 商品房：是指在市场经济条件下，通过出让方式取得土地使用权后开发建设的房屋，均按市场价出售。

2. 经济适用房：是指具有社会保障性质的商品住宅，是国家为低收入家庭提供的一种住房保障制度。

3. 房改房：已购公有住房，是指城镇职工根据国家和县级以上地方人民政府有关城镇住房制度改革政策规定，按照成本价或者标准价购买的已建公有住房。

4. 存量房：是指已被购买或自建并取得所有权证书的房屋。

三、房屋产权的法律保护

任何侵犯他人房屋产权的行为都是违法的。如果发现自己的房屋产权被侵犯，应该及时寻求法律援助，通过法律手段维护自己的合法权益。

四、如何保护自己的房屋产权

1. 妥善保管房屋所有权证：房屋所有权证是证明房屋产权归属的重要法律依据。一旦丢失，可能会被他人利用，导致产权纠纷。

2. 及时办理房屋过户手续：在购买二手房时，一定要及时办理房屋过户手续，确保自己的权益得到法律保护。

3. 注意购房合同的签订：在购买房产时，一定要与卖家签订正规的购房合同，明确双方的权利和义务。

4. 了解相关法律法规：了解房屋产权相关的法律法规，遇到问题时可以及时寻求法律援助。

总之，了解房屋产权法律知识是每一个人都应该具备的基本素质。对于中小学生来说，从小培养法律意识，了解并保护自己的房屋产权，是他们成长过程中不可或缺的一课。希望每一位同学都能了解并珍惜自己的权益，让我们的生活更加美好、和谐。

005 合同的法律法规

在现代社会，合同法律法规的重要性日益凸显，对每个人来说都是不可或缺的知识。特别是在校中小学生，理解和学习合同的法律法规不仅可以增强自身的法律意识，更是培养适应社会生活的重要能力。

一、合同法律法规的基本概念

合同是双方或多方之间设立、变更、终止民事权利义务关系的协议。在商业和日常生活中，合同无处不在，如购物时的发票、学校与老师签订的雇佣合同等。法律法规则是国家制定或认可，并由国家强制力保证实施的行为规范。合同的法律法规即规定合同的订立、执行、终止以及违反合同的法律责任等内容的法律规范。

二、中小学生学习合同法律法规的意义

1.培养法律意识：了解和掌握合同的法律法规有助于中小学生树立正确的法律观念，明确自己的权利和义务，从而在日常生活中更好地维护自己的合法权益。

2.提高防范意识：通过学习合同的法律法规，学生们可以了解各种合同陷阱，提高警惕，避免不必要的损失。

3.培养社会适应能力：随着社会的发展，合同在生活中的运用越来越广泛。学习合同的法律法规有助于学生更好地适应社会，为未来的生活和工作做好准备。

三、如何学习合同的法律法规

中小学生可以通过以下方式学习合同的法律法规知识：

1. 在课堂上学习：合同法律法规知识是中学政治和法律课的重要内容。在课堂上认真听讲，做好笔记，理解掌握相关知识。

2. 课外阅读：可以阅读相关书籍、报纸、杂志等，了解更多关于合同法律法规的知识。

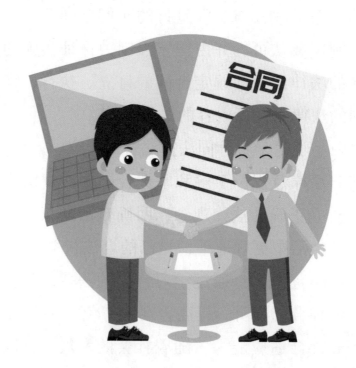

3. 参与模拟法庭：通过模拟法庭的角色扮演，了解合同的法律效力、签订、履行和解除等方面的知识。

4. 参与法律知识竞赛：参加学校或社区组织的法律知识竞赛，提高自己的法律素养和合同意识。

5. 向专业人士请教：如果有疑问或困惑，可以向律师、法官等专业人士请教，了解实际操作中的合同法律法规。

学习合同的法律法规知识对于中小学生的成长和发展非常重要。通过多种方式学习和了解相关知识，有助于提高中小学生的法律素养和合同意识，为未来的生活和工作打下坚实的基础。

006 父母离婚了，我该怎么办？

家是温暖的港湾、心灵的栖息地。一个人无论遭遇多大的困难，只要有家人的陪伴都能够迎刃而解。有家才有爱。心若没有栖息的地方，到哪里都是流浪。家庭破碎，孩子不可避免地受到伤害，这一点是毋庸置疑的。父母离婚，孩子的抚养问题该怎么解决？这是一个非常严肃的问题。

在现代社会，离婚率持续走高，一对对夫妻劳燕分飞，一个个家庭走向瓦解。对于成年人来说，离婚后还可以重新组建家庭，但对于未成年子女来说，父母离婚是对他们最大的伤害。

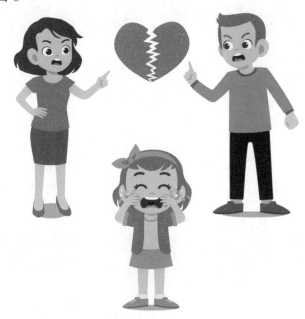

一、父母离婚对子女的影响

父母离婚本身，并不是影响子女心理发展的唯一因素，真正影响他们心理成长的重要因素是父母离婚后新组建家庭的环境。父母离婚给子女造成的影响有以下几种。

1. 自卑。父母是孩子们心目中的骄傲，孩子处在一个缺少父亲或母亲在家庭里，难免会有消极悲观的想法。

2. 孤僻。不和睦的家庭环境会使孩子对人际关系紧张，产生孤独感。一般来说，离婚后对子女的影响的主要表现为子女不合群。

3. 怯懦。有的父母离异后，往往把感情和希望寄托在孩子身上，对孩子束缚过紧，管教过严。久而久之使孩子心理负担过重，害怕自己使父母失望，因而对父母敬而远之，变得胆小怕事，怯懦退缩。

4. 逆反。由于对父母的离婚行为的不理解，孩子对家庭产生一种厌恶感，产生逆反的心理现象，如不接受父母的管教，嚣张怪异。

二、关于离异家庭子女抚养的法律

离婚后的父母亲都不愿意抚养子女，这对未成年人的心理可能造成终生伤害，有很多孩子为此自暴自弃，也有些孩子患上抑郁症。因此，离婚后如何降低对孩子的伤害，如何保障他们能和正常家庭孩子一样享受应得的权益，法律也对此做出了规定。

《中华人民共和国婚姻法》中规定：父母与子女间的关系，不因父母离婚而消除。离婚后，子女无论由父或母直接抚养，仍是父母双方的子女。

离婚后，父母对于子女仍有抚养和教育的权利和义务。

离婚后，哺乳期内的子女，以随哺乳的母亲抚养为原则。哺乳期后的子女，如双方因抚养问题发生争执不能达成协议时，由人民法院根据子女的权益和双方的具体情况判决。

离婚后，一方抚养的子女，另一方应负担必要的生活费和教育费的一部分或全部，负担费用的多少和期限的长短，由双方协议；协议不成时，由人民法院判决。关于子女生活费和教育费的协议或判决，不妨碍子女在必要时向父母任何一方提出超过协议或判决原定数额的合理要求。

离婚后，不直接抚养子女的父或母，有探望子女的权利，另一方有协助的义务。

三、父母离婚后部不要我，怎么办？

血缘关系是这个世界上无法割舍的关系。父母与子女间的关系，不会因父母离婚而消失。父母离婚后，子女无论由谁抚养，仍是父母双方的子女。离婚后，父母对于子女仍有抚养和教育的义务。如果父母离婚后，都不要子女，他们该怎么办？

1. 直接向父母表达自己的想法，告诉他们这么做是违反法律规定的。

2.寻求亲朋好友的帮助，尤其是和父母关系好的长辈，向他们说明情况，劝导父母。

3.向当地妇联或居委会寻求帮助，或向当地公安机关报案。

007 财产继承的法律

"人遗子孙以钱财，我遗子孙以清白。"这是唐代的著名诗人姚思廉留给子孙后代的一笔宝贵的精神财富，这是他对于后辈的殷切希望。现实中，大部分人则把自己的生前财产留给自己的子孙后代，财产继承也有相关法律。

遗产继承是指生前享有的财产因死亡而转移给他人。死者为被继承人，被继承人死亡时遗留的财产为遗产，依照法律规定或者被继承人的合法遗嘱承接被继承人遗产的人为继承人，继承人依照法律的规定或者被继承人所立的合法遗嘱享有的继承被继承人遗产的权利就是继承权。

老王在一次交通事故中丧生，一家人都非常悲痛，在办理完老王的后事之后，他的妻子小丽决定将家产进行分配。小丽认为，房产是其丈夫的，因此应该归她所有，她同意将其中的一间房子借给儿媳妇和孙子住，但是她提出如果儿媳妇再嫁就要把这间房子腾出来。而对于女儿，她认为女儿已经嫁人了，是"泼出去的水"，没有资格再回娘家分财产。女儿对此很不满意，向母亲提出要求继承父亲的房产，双方协商未果，女儿向当地人民法院提出诉讼，请求人民法院确定她的继承权和继承份额。

很多嫁出去的女儿没有继承娘家的财产，这是否合理呢？那么女儿究竟有没有继承权呢？在法律上是如何规定的呢？小丽的这种行为是否符合法律规定呢？

一、财产继承法的原则

我国的财产继承法以宪法为依据，全面贯穿着保护自然人私有财产继承权、继承权男女平等、养老育幼原则和权利义务一致等基本原则。

1.保护公民的财产继承权的原则。这一原则体现了私人财产神圣不可侵犯的精神。

2.继承权男女平等原则。继承权男女平等，平等地继承财产，不会因为男女有别而有所不同。

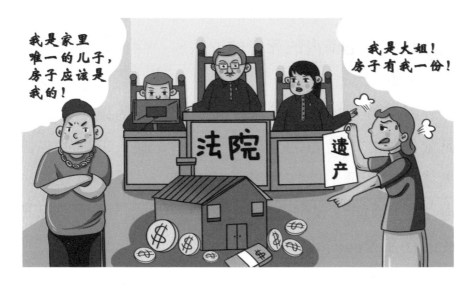

3.赡养老人抚育子女原则。

4.权利义务一致原则。权利和义务是一致的，财产继承人有继承财产的权利，就有赡养老人或者抚育未成年子女的义务。

二、财产继承法的特征

财产继承法有发生原因特定性、主体范围限定性、客体范围限定性、后果权利变更性等特征。

1. 财产继承的发生具有一定条件。只有公民死亡后才能进行财产继承，除了这个特定的条件和原因，财产继承行为不会发生。

2. 财产继承的继承人是法律特定的。公民死亡后，能够继承其遗产的继承主体只能是自然人，国家、集体及其他社会组织都不能作为继承人，只可以作为受遗赠人。此外，能够作为继承主体的自然人，也有一定的限制，即只能是法律规定范围内的死者的近亲属，除此之外的人只能成为受遗赠人。

3. 财产继承的客体是法律特定的。作为继承的客体只能是公民死亡时遗留的个人合法财产，他人的财产、国家或集体的财产都不能作为继承的客体。公民虽然死亡，若未遗留任何财产，也不会发生继承。因此，继承是以私有财产的存在为前提的。

4. 财产继承的财产所有权发生变更。被继承人死亡时，财产权的主体必定要发生变化，要么转移给继承人，要么转移给受遗赠人。因此，公民死亡时发生的财产转移不都属于财产继承。

三、遗产继承顺序

遗产继承顺序，是指被继承人死亡后，继承人继承遗产的先后顺序。我国法律规定，遗产按照下列顺序继承。

第一顺序：配偶、子女、父母。

第二顺序：兄弟姐妹、祖父母、外祖父母。

继承开始后，由第一顺序继承人继承，第二顺序继承人不继承。没有第一顺序继承人继承的，由第二顺序继承人继承。

这里说的子女，包括婚生子女、非婚生子女、养子女和有抚养关系的继子女。父母，包括生父母、养父母和有扶养关系的继父母。兄弟姐妹，包括同父母的兄弟姐妹、同父异母或者同母异父的兄弟姐妹、养兄弟姐妹、有扶养关系的继兄弟姐妹。

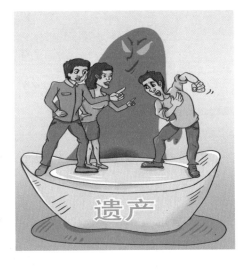

在遗产继承中，被继承人立有遗嘱将其个人财产指定由法定继承人的一人或者数人继承，或者在遗嘱中明确将其个人财产赠给国家、集体或者法定继承人以外的人的，应遵照该遗嘱执行。

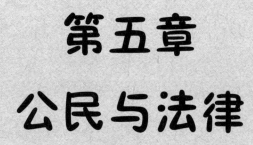

第五章

公民与法律

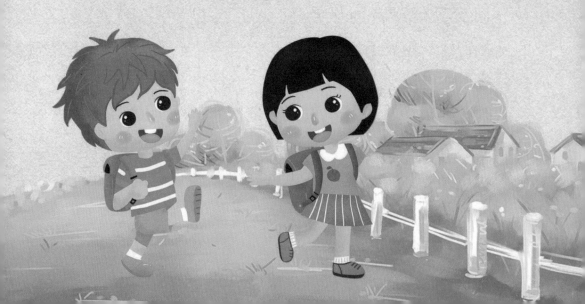

001 我们的重要民事权利

根据我国民法总则，公民享有多项民事权利，这些权利是公民进行日常民事交往的基础。我们要依法行使法律赋予的各项民事权利，当我们的合法权利受到侵犯时，要勇敢地拿起法律武器维护自己的利益。

民事权利是法律赋予民事主体享有的利益、范围和实施一定行为或不能实施一定行为以实现某种利益的意志。当权利受到侵害时，权利主体有权寻求国家机关的救济。民事权利适用于中华人民共和国的每一个公民，权利主体一律平等。

依据《中华人民共和国宪法》，我国公民拥有多项民事权利，主要有以下几方面。

1.财产所有权。财产所有权是指所有人依法对自己的财产享有占有、使用、收益和处分的权利。与其他物权相比，财产所有权具有所有权为自物权、独占权、原始物权、完全物权等特征。

2.债权。债是按照合同的约定或者依照法律的规定，在当事人之间产生的特定的权利和义务关系。债的关系的客体包括物、知识产权和行为，债权的实现必须依靠义务人履行义务的行为。债可以因合法行为而发生，也可以因不法行为而发生。

3.人身权。人身权，是指法律赋予民事主体的与其生命和身份延续不可分离而无直接财产内容的民事权利。人身权分为人格权和身份权两方面内容。

4.知识产权。知识产权，又称智力成果权，是指智力成果的创造人和工商业生产经营标记的所有人依法所享有的权利的总称。其内容包括著作权、专利权、商标权、发现权、发明权和其他科技成果权。

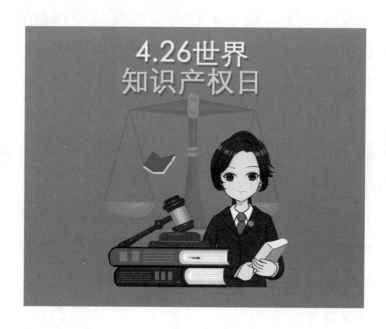

5.财产继承权。财产继承权是指公民依法承受死者个人所遗留的合法财产的权利。财产继承权的法律特征为它与财产所有权相联系，它与一定身份相关联，其实现必与一定法律事实相联系。

002 正确行使我们的权利

民事权利是公民实现正常社会生产生活的重要基础和前提。一般来说，民事权利主要具有以下三个基本特点。

1.平等性。每个公民不分年龄、性别、民族、宗教信仰、职业、地位等，都享有平等的民事权利。

2.连续性。公民的民事权利从其出生到死亡，法人的民事权利从成立到消灭，自始至终都享有法定的民事权利。

3.真实性。我国社会主义强大的物质基础，能够保证民事主体权利的实现。

民事权利的行使是指权利人为实现自己的权利实施一定的行为。民事权利行使的方式有事实方式和法律方式两种。事实方式，是指权利人通过事实行为行使权利；法律方式，是指权利人通过民事法律行为行使权利。

权利行使应遵循以下两个主要原则。

1.自由行使原则。权利行使是权利人的自由，应该依当事人的意思决定，他人不得干涉。

2.正当行使和禁止权利滥用原则。权利人应依权利的目的正当行使权利，遵循诚实信用原则，禁止权利滥用。当事人应该正确合理地行使自己的权利，在法律规定的范围内行使权利，禁止滥用权利。法不授权不可为，法若授权即可为。

003 树立依法维权意识

依法维权是指通过法律手段来维护自己的权益。在遇到不公正待遇或者权益受到侵害时，我们应该了解自己的合法权益，并通过合法途径来维护自己的权益。

中小学生应该通过以下方式来梳理依法维权意识：

1.学习法律知识：了解基本的法律法规，包括宪法、刑法、民法等，以及与日常生活密切相关的法律法规，如未成年人保护法、教育法等。

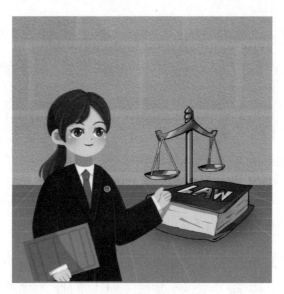

2.明确权利义务：知道自己的权利和义务，了解什么是合法的权利，什么是违法的行为，学会在受到侵犯时寻求法律援助。

3.学会自我保护：遇到欺凌、骚扰、不公正待遇等情况时，要勇敢站出来维护自己的权益，及时向老师、家长或其他信任的成年人求助。

4.遵守法律法规：无论在学校还是家庭，都要遵守法律法规，不做违法的事情，尊重他人的权利和尊严。

5.参与法治活动：参加学校或社区组织的法治宣传活动，增强法治观念和意识。

通过以上方式，中小学生可以更好地理解法律的重要性和必要性，明确自己的权利和义务，学会在日常生活中遵守法律法规，并在遇到问题时勇敢地寻求帮助和维护自己的权益。同时，也有助于培养他们的法治精神和法律意识，促进他们健康成长和发展。

004 珍惜生命，珍爱健康

生命健康权是非常重要的人格权，只有身心健康才能够享受生活，享受法律赋予的其他权利。青少年是祖国的未来，由于年幼、能力欠缺和经验不足，生命健康较易受到侵害。所以，保护未成年人的生命健康权是全社会的共同责任。

一、什么是生命建康权

生命健康权是人的生命权和健康权两种权利的统称。生命健康权是人权的一项重要内容，是中小学生学习生活的基础。没有生命健康权，也就不存在其他任何权利。

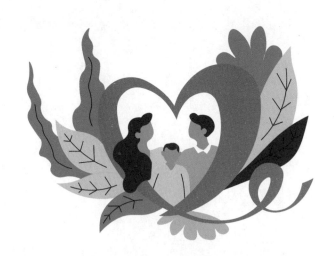

1.生命权。生命权是行使其他一切权利的前提，生命

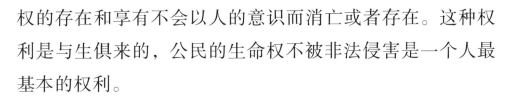

权的存在和享有不会以人的意识而消亡或者存在。这种权利是与生俱来的，公民的生命权不被非法侵害是一个人最基本的权利。

2.健康权。又称身体健康权，包括精神和身体两方面的内容，在生命存续期间，必须保持人的身体组织和器官的完整，这是一个人参加一切社会活动的基础。任何人都不能非法剥夺他人的健康权，否则就会受到法律的制裁。

二、积极行使生命健康权

我国法律规定，公民享有生命健康权。中小学生应该积极行使生命健康权。

1.必须珍爱生命，保持健康的身体，积极参加锻炼，提高身体素质，使自己拥有强健的体格和积极向上的精神。

2.在生病时要及时就医，听从医生的安排，积极恢复身体健康。

3.自身生命健康受到他人非法侵害时，应该依法自卫和请求法律支援。注重自身的生命安全和健康，使自己处于安全的环境，免受他人侵害，这不仅是每个公民的权利，也是中小学生对自己的关爱和责任。

005 我的财产我做主

未成年人作为民事权利主体，自然也有权拥有属于自己的财产。只不过由于未成年人年龄很小，私有财产权一般由父母代替履行罢了。中小学生意识到私有财产受法律保护时，就可以根据法律合理地维护自己的财产权了。

一、财产所有权特征

1. 所有权是绝对权。绝对权意味着不需要他人的积极行为来保护，只要他人不参与干涉，财产所有人自己就能实现财产所有权。

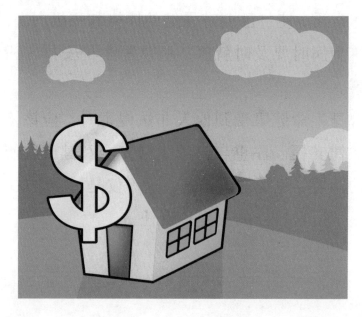

2. 所有权具有排他性。所有权排除他人对于权利人行

使权利的干涉。

3.所有权是最完全的物权。它不仅包括对于物的占有、使用、收益，还包括了对于物的最终处分权。

4.所有权具有弹性。所有人可以将占有、使用、收益，甚至处分等权能授予他人来行使，但只要没有发生使所有权发生变更的法律事实（如转让、所有物灭失），所有人仍然保持着对于其财产的支配权，所有权并不消灭。

二、如何依法维护自己的财产所有权

现在，社会经济发展了，创造的财富越来越多，人们的生活也越来越富裕。私有财产受到侵犯时，应积极维护自己的合法权益。

1.财产被他人非法占有拒不返还时，可向人民法院提起诉讼，用法律手段维护自己的合法权益。

2.在现实生活中，当财产所有权受到非法侵犯时，应及时报警。

006 尊重他人

尊重他人是一种美德，也是一个人内在修养的外在体现。尊重他人就是尊重自己。无论是在生活中还是在学习中，无论是对待同学还是对待老师，都应当时刻注意自己的言行，尊重他人。我们常说"种瓜得瓜，种豆得豆"，如果你播下尊重的种子，就能收获真诚和快乐。

人人生而平等，没有高低贵贱之分。尊重他人，就要学会接纳和欣赏别人，不嘲笑别人的缺点，不做有损他人人格的事情。

一、尊重他人的具体要求

中小学生要从小养成讲文明、懂礼貌、尊重他人的好习惯，在生活中应该做到以下几点。

1.尊重他人的人格、宗教信仰、民族风俗习惯。谦恭礼让，尊老爱幼，帮助残疾人。

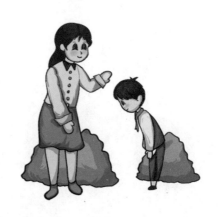

2. 尊重老师，见面行礼或主动问好，回答老师问话要起立，给老师提意见态度要诚恳。

3. 同学之间互相尊重，团结互助，理解宽容，真诚相待，正常交往，不以大欺小，不欺侮同学，不戏弄他人。

4. 使用礼貌用语，讲话注意场合，态度友善，接收或递送物品时要起立并用双手。

5. 未经允许不进入他人房间，不动用他人物品，不看他人信件和日记。

二、不尊重他人的表现

1. 给他人取绰号。每个人都有自己的特点，这些特点可能是自己不喜欢的，无论是谁，对自己在意的"缺点"被别人拿来取笑都会不开心。

2. 一切以自己为中心，不顾别人感受。

3. 在与别人谈话时，只顾自己侃侃而谈，不给对方插嘴的机会。

4. 语言不文明甚至言谈举止粗鲁，随意辱骂别人。

三、学会尊重他人

现在很多学生不知道如何与他人交往，一切以自我为中心，认为所有人都应当听自己的，或者认为自己高人一等，看不起其他同学。这些都会给他们的生活和学习带来很多困扰与不便，那么如何学会尊重他人呢？

1. 尊重别人是一种健康的人生态度，也是最重要的人格品质。在心里尊重他人。尊重他人包括父母长辈、兄弟姐妹、老师同学和身边其他人。

2.学会谦虚谨慎、礼貌待人；孝敬父母，尊敬老师，对待同学要真诚，乐于助人，这些都是尊重别人的具体表现。

3.懂礼貌、讲礼仪。讲礼仪不仅是一个人修养和人品的体现，也是对他人的一种尊重。

4.遵守时间，也是对他人尊重的体现。上课迟到、集体活动迟到、聚会迟到都是对他人不尊重的表现。

尊重他人是一种习惯，需要慢慢培养，这需要家长、老师和同学们共同努力。

🔔 007 依法纳税，人人有责

税收取之于民，用之于民，在社会生活中起着重要的作用。税收可以组织财政，调节经济。税收是维持国家经济基础和社会稳定的法宝。

人们日常经济活动中，大到购买车子、房子，小到购买日常生活用品，都涉及税收。依法纳税是每个公民应尽的义务，我们从小就要树立纳税意识。

一、什么是个人所得税

《中华人民共和国个人所得税法》

第一条　在中国境内有住所，或者无住所而一个纳税年度内在中国境内居住累计满一百八十三天的个人，为居民个人。居民个人从中国境内和境外取得的所得，依照本法规定缴纳个人所得税。

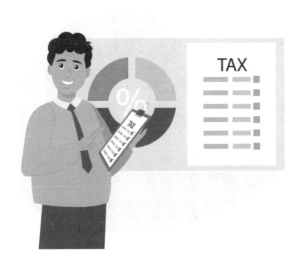

在中国境内无住所又不居住，或者无住所而一个纳税年度内在中国境内居住累计不满一百八十三天的个人，为非居民个人。非居民个人从中国境内取得的所得，依照本法规定缴纳个人所得税。

纳税年度，自公历一月一日起至十二月三十一日止。

第二条 下列各项个人所得，应当缴纳个人所得税：

（一）工资、薪金所得；

（二）劳务报酬所得；

（三）稿酬所得；

（四）特许权使用费所得；

（五）经营所得；

（六）利息、股息、红利所得；

（七）财产租赁所得；

（八）财产转让所得；

（九）偶然所得。

居民个人取得前款第一项至第四项所得（以下称综合所得）按纳税年度合并计算个人所得税；非居民个人取得前款第一项至第四项所得，按月或者按次分项计算个人所得税。纳税人取得前款第五项至第九项所得，依照本法规定分别计算个人所得税。

二、关于税收的违法行为

常见的税收违法行为主要有欠税、偷税、漏税、骗税。

1. 欠税，指纳税人、扣缴义务人超过征收法律法规规定或税务机关依照税收法律、法规规定的纳税期限，未缴或少缴税款的行为。

2. 偷税，指纳税人故意违反税收法规，采用欺骗、隐瞒等方式逃避纳税的违法行为。如为了少缴纳或不缴纳应纳税款，有意少报、瞒报应税项目、销售收入和经营利润；有意虚增成本、乱摊费用，缩小应税所得额；转移财产、收入和利润；伪造、涂改、销毁账册票据或记账凭证等。

3. 漏税，指纳税人没有意识而发生的未缴或者少缴税款的行为。

4. 骗税，指纳税人用假报出口等虚构事实或隐瞒真相的方法经过公开的合法的程序，利用国家税收优惠政策，骗取减免税或者出口退税的行为。

🔔 008 未成年人的基本权利和义务

未成年人有权利和义务吗？很多人不明白，他们认为小孩子的吃穿住用行都必须依靠父母，在家有父母照顾，在学校有老师教育，他们只管听话、好好学习就行了，还要什么权利和义务。有很多未成年人也不明白自己有什么权利和义务，不知道他们如何行使权利和履行义务。

权利和义务是相统一的，有权利就有义务。中小学生在积极行使权利的同时，也要承担一定的义务。

接受教育既是未成年人的权利，又是未成年人的义务。我国实行九年义务教育，适龄儿童和少年都必须接受，国家、社会、家庭予以保证。那么，除此之外，未成年人的权利和义务还有哪些呢？

一、未成年人的权利

1. 生命权、身体权、健康权。

2. 受教育权，即未成年人有依法接受规定年限义务教育的权利。

3. 身体自由权和内心自由权。

4. 肖像权、名誉权、隐私权。

5. 财产受到管理、保护权以及独立财产权。

6. 生活获得照顾权等。

此外，根据《未成年人保护法》第三条，未成年人还享有生存权、发展权、受保护权和参与权。生存权包括生命权、健康权和获得基本生活保障等权利；发展权指充分发展其全部体能和智能的权利；受保护权指不受歧视、虐待和忽视的权利；参与权则是指参与家庭和社会生活，并就影响他们生活的事项发表意见的权利。

二、未成年人的义务

权利和义务是统一的，有权利就有义务。那么未成年人有什么义务呢？

未成年人的义务包括但不限于以下方面：

1. 遵守宪法和法律：未成年人应当始终遵守国家的宪法和法律，树立正确的法治观念，学会运用法律武器维护自身合法权益。

2. 维护国家安全：未成年人应当树立国家安全意识，自觉维护国家安全，保守国家秘密。

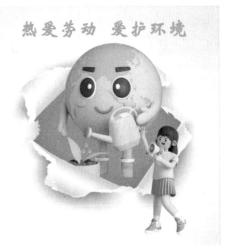

3. 尊重社会公德：未成年人应当遵守社会公德，养成良好的道德品质和行为习惯，尊重他人的权利和尊严。

4. 接受教育：未成年人有依法接受教育的权利和义

务，应当认真学习，努力完成规定的学习任务。

5. 劳动义务：未成年人应当积极参加社会劳动，通过劳动锻炼意志、增强体质，提高自身综合素质。

6. 保护环境：未成年人应当树立环保意识，积极参与环境保护活动，从小养成绿色低碳的生活方式。

7. 健康生活：未成年人应当树立健康意识，养成良好的生活习惯，保持身心健康。

8. 参与社会活动：未成年人应当积极参加各种有益的社会活动，如志愿服务、公益活动等，增强社会责任感和奉献精神。

总之，未成年人在成长过程中应当认真履行自己的义务，树立正确的世界观、人生观和价值观，为国家和社会的发展作出自己的贡献。

第六章
学校与法律

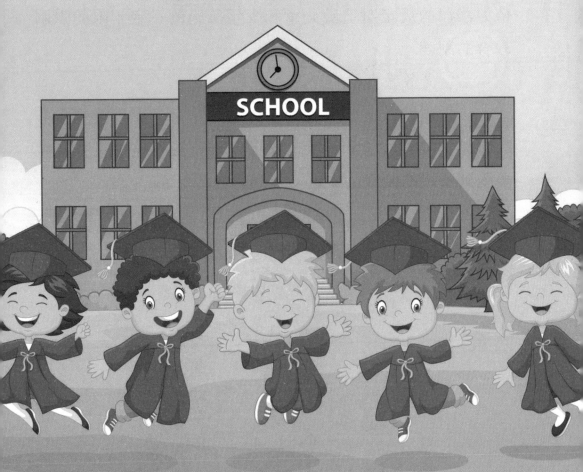

🔔 001 义务教育的权利

接受教育既是未成年人的权利，也是未成年人的义务。我国实行九年义务教育，什么是义务教育？就是根据宪法规定，适龄儿童和青少年都必须接受，国家、社会、家庭必须予以保证的国民教育。义务教育的本质实际上是国家依照法律的规定对适龄儿童和少年实施的一定年限的强制教育的制度。

一、义务教育的三个基本性质

1. 强制性，又叫义务性。让适龄儿童、少年接受义务教育是学校、家长和社会的义务。谁不履行这个义务，就要受到法律的制裁。

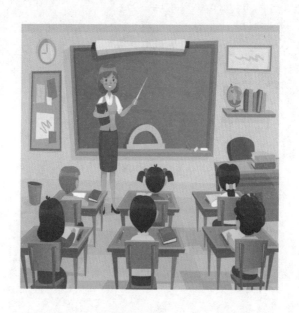

2.公益性。公益性和免费性是相辅相成的，义务教育是国家统一实施的所有适龄儿童、少年必须接受的教育，是国家必须予以保障的公益性事业。实施义务教育，不收学费、杂费。国家建立义务教育经费保障机制，保证义务教育制度实施。

3.统一性。统一性是指在全国范围内实行统一的义务教育阶段教科书设置标准、教学标准、经费标准、建设标准、学生公用经费的标准等。

二、义务教育法颁布的意义

1.由于各地经济、文化水平的差异，地区之间、学校之间有较大的发展差距。随着经济的发展，这种差距越拉越大。义务教育法有效促进了教育的均衡发展。

2.义务教育法站在新的历史起点上，将推进实施素质教育，注重培养学生的独立思考能力、实践能力和创新能力作为促进学生全面发展的重点，并且提出了一系列实施素质教育的重要措施。

3.普及教育、强制教育和免费教育是义务教育的本质特征，义务教育法在免费教育上有了新的举措。

🔔 002 守护未来，保护未成年人

中小学生是祖国的未来，每个人的安全关系着每一个家庭的幸福。学校和社会有责任保护中小学生，有义务保障中小学生的健康成长。

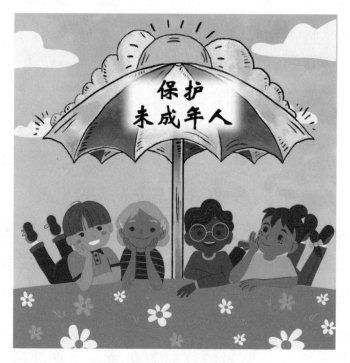

一、影响中小学生健康成长的因素

中小学生健康成长过程中主要会受到家庭、学校和社会这三方面的影响。

1.家庭因素。家庭环境因素在中小学生健康成长的过程中起着举足轻重的作用，家庭的价值观和生活方式会影

响孩子的一生，家庭教育塑造中小学生的人格，家庭氛围和父母的教育方式对中小学生的健康成长有着至关重要的作用。

2. 学校因素。学校是中小学生学习、活动的主要场所，中小学生的大部分时间是在学校中度过的。学校因素包括学校教育条件、学习条件、生活条件、师生关系、同伴关系等，这些都对中小学生的健康成长有影响。

3. 社会因素。社会因素对中小学生的健康成长起着决定性作用。社会因素主要包括社会秩序、社会舆论、社会传媒、社会主流等。其中社会传媒主要指的是图书、电视和网络等媒体传播的信息构成的环境，这些因素影响着中小学生价值观念的培养和形成。

二、如何保护中小学生健康成长

中小学生是祖国的未来和希望，如何让他们健康地成长，是整个社会必须考虑的问题。少年强则国强，中小学生的健康成长不仅关系着每一个家庭的和谐，还关系着民族的未来和希望。为让中小学生健康成长，应在家庭、学校、社会三方面齐抓共管形成合力。

1. 发挥家庭教育的作用。父母要创造良好的家庭氛围，耐心教导孩子，帮助他们树立正确的人生观、世界观、价值观，提高自身的素质和修养，给孩子创造一个幸福、温暖的家庭环境。教育孩子时要宽严得当，因材施教，用爱心和耐心陪伴孩子的成长，使其成长为一个讲文明、懂礼貌、积极上进、自立自强的人。

2. 发挥学校教育的关键作用。建立良好的师生关系，理解和尊重学生，民主平等，促进学生健康成长。形成良好的伙伴合作关系，重视学生的社会交往需要，鼓励学生主动、真诚、顺其自然地结交朋友。

3. 优化社会环境。社会环境对中小学生的健康成长有着决定性的影响，全社会要营造健康的社会环境，尊重中小学生个体特点和发展需求，以利于他们健康成长。

三、如何应对外来伤害

中小学生在成长的过程中，不可避免地会受到一些外来因素的干扰。面对外来干扰，中小学生应该冷静，机智应对。

1. 中小学生要把自己的实际情况及时告诉父母，不隐瞒，不撒谎，寻求父母的保护。

2. 父母不在身边时，中小学生可以和学校老师进行沟通，寻求老师的帮助，或者找警察帮忙。

🔔 003 自我约束和规范

　　一个人的一举一动不仅体现一个人的素质，也会影响其他人的生活。因此，在生活中，中小学生要规范自己的行为，做人做事都要符合法律和道德规范的要求。

　　中小学生的健康成长离不开社会、学校、家庭的共同守护，同时，中小学生也必须遵守相关法律法规和制度。良好的自我约束，才是最关键的环节，自己管好自己，讲文明懂礼貌，诚实守信，爱学习，尊敬父母和其他长辈，做一个文明有礼的小公民。

　　中小学生要遵守《日常行为规范》，规范自身行为。

　　1.自尊自爱，注重仪表。

　　维护国家荣誉，尊敬国旗、国徽，会唱国歌，升降国旗、奏唱国歌时要肃立、脱帽、行注目礼，少先队员行队礼。

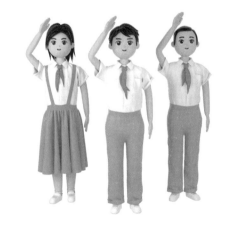

　　穿戴整洁、朴素大方，不烫发，不染发，不化妆，不佩戴首饰，男生不留长发，女生不穿高跟鞋。

　　举止文明，不说脏话，不骂人，不打架，不赌博。不涉足未成年人不宜的场所。

2. 诚实守信，礼貌待人。

平等待人，与人为善。尊重他人的人格、宗教信仰、民族风俗习惯。谦恭礼让，尊老爱幼，帮助残疾人。

尊重教职工，见面行礼或主动问好，回答师长问话要起立，给老师提意见态度要诚恳。

同学之间互相尊重、团结互助、理解宽容、真诚相待、正常交往，不以大欺小，不欺辱同学，不戏弄他人，发生矛盾多做自我批评。

使用礼貌用语，讲话注意场合，态度友善，要讲普通话。接收或递送物品时要起立并用双手。

未经允许不进入他人房间，不动用他人物品，不看他人信件和日记。

按时到校，不迟到，不早退，不旷课。上课专心听讲，勤于思考，积极参加讨论，勇于发表见解。认真预习、复习，主动学习，按时完成作业，考试不作弊。

积极参加生产劳动和社会实践，积极参加学校组织的其他活动，遵守活动的要求和规定。

3. 勤劳俭朴，孝敬父母。

生活节俭，不互相攀比，不乱花钱。学会料理个人生活，自己的衣物用品收放整齐。生活有规律，按时作息，珍惜时间，合理安排课余生活，坚持锻炼身体。经常与父母交流生活、学习、思想等情况，尊重父母意见和教导。

004 规范学校行为，守护校园净土

学校的教学安排、教学制度、教学措施等方面必须遵守一定的规章制度，才能保障教学有条不紊地进行，同时也规范了老师的教学行为，保证学生能够健康成长。

一、关于约束学校的法律

1.《中华人民共和国侵权责任法》

第三十八条 无民事行为能力人在幼儿园、学校或者其他教育机构学习、生活期间受到人身损害的，幼儿园、学校或者其他教育机构应当承担责任，但能够证明尽到教育、管理职责的，不承担责任。

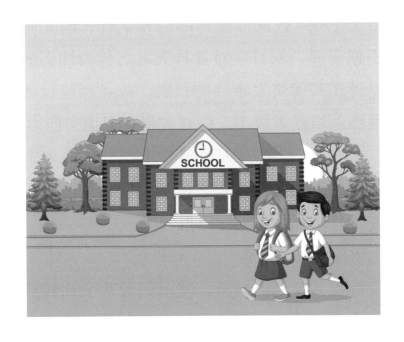

第三十九条　限制民事行为能力人在学校或者其他教育机构学习、生活期间受到人身损害，学校或者其他教育机构未尽到教育、管理职责的，应当承担责任。

第四十条　无民事行为能力人或者限制民事行为能力人在幼儿园、学校或者其他教育机构学习、生活期间，受到幼儿园、学校或者其他教育机构以外的人员人身损害的，由侵权人承担侵权责任；幼儿园、学校或者其他教育机构未尽到管理职责的，承担相应的补充责任。

2.《中华人民共和国未成年人保护法》

第二十二条　学校、幼儿园、托儿所应当建立安全制度，加强对未成年人的安全教育，采取措施保障未成年人的人身安全。

第二十三条　教育行政等部门和学校、幼儿园、托儿所应当根据需要，制订应对各种灾害、传染性疾病、食物中毒、意外伤害等突发事件的预案，配备相应设施并进行必要的演练，增强未成年人的自我保护意识和能力。

第二十四条　学校对未成年学生在校内或者本校组织的校外活动中发生人身伤害事故的，应当及时救护，妥善处理，并及时向有关主管部门报告。

二、学校的具体做法

学校是教书育人的场所，父母们通常会比较放心地把自己的孩子交给学校。可是，如果学校的设施没有达到安全标准，或学校的安全管理和教育不足，就很难避免安全事故的发生。学校遵守法律法规的规定，应该从以下两方面做起。

1.学校组织社会实践、公益活动等时，加强安全教育，制订应急预案。这样的集体活动往往到陌生的环境中，涉及的人数也比较多，学生自我控制能力较差，安全意识不强，学校要在活动过程中派人加强监管和保护。

2.学校平时要加强安全设施的检修，一旦发现隐患及时进行排除，防患于未然。同时，做好安全事故的应急预案。只有这样，才能确保校园安全，为学生营造清净、惬意的学习生活环境。

005 杜绝校园欺凌行为

　　校园欺凌是指发生在校园内外学生之间，一方蓄意或者恶意通过肢体、语言及网络等手段实施欺压、侮辱，造成另一方人身伤害，财产损失或精神损害的行为。校园欺凌的表现形式十分多样，主要可以分为身体欺凌、语言欺凌、社交欺凌、网络欺凌四种。具体来说：

　　1. 身体欺凌是指对被欺凌者实施推搡、殴打、扇耳光等肢体性的欺凌行为。

　　2. 语言欺凌是指对被欺凌者实施恐吓、辱骂、诋毁、起

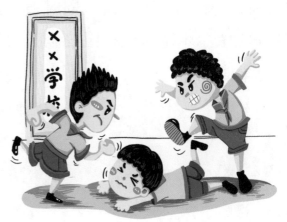

侮辱性的绰号等言语性的欺凌行为。

　　3. 社交欺凌是指对被欺凌者实施排挤、孤立、打压他人等欺凌行为。

　　4. 网络欺凌是指利用网络对被欺凌者实施辱骂、恐吓、诋毁、散播谣言或隐私信息等欺凌行为。

　　校园欺凌的特点主要包括：通常发生在校园内，通常采取殴打、侮辱等行为，给受害人造成身体、心理或精神

上的伤害，以及重复发生性和力量不均衡性。

校园欺凌不等同于校园暴力，校园暴力包含校园欺凌，校园暴力是最严重的一种校园欺凌。如发现任何形式的校园欺凌，应立即向学校或相关部门报告，共同维护学生的身心健康和安全。

如何预防校园欺凌事件的发生，已经成为一个必须解决的社会问题。

1.加强实施素质教育，加强学生思想道德的建设，教导学生与同学和睦相处。

2.教育未成年子女和同学和睦相处，在学校遇到事情要主动和家长分享，不隐瞒、不欺骗。

3.如果自己受了欺负，既不要忍气吞声，也不能"以暴制暴"，要积极主动向第三方求助。救助对象有父母、老师、学校公益组织、执法机关等，用自己的行动告诉他们，你不是软弱的人。

4.平时多结交好朋友，互相帮助，最好几个小伙伴结伴回家，不要给那些小霸王可乘之机。

5.锻炼身体，提高自己的身体素质，保证自己不会是被欺凌的对象，是一种行之有效的方法。

006 警惕校园侵权行为，保障学生合法权益

　　校园侵权指学校在进行教学活动、校园活动或者是其他与教学有关的活动时，由于疏忽而给学生和老师造成的人身及财产伤害。校园侵权给学生造成的心灵伤害相当大，甚至会影响其一生。

　　小明是某中学的一名学生，因为经常吃油炸食品而导致身体肥胖，同时又不喜欢运动，总是喜欢待在教室，他特别发愁上体育课。有一次上体育课，小明没有按时到操场上课，老师让同学去教室叫小明来操场，他才磨磨蹭蹭地去了。老师当时特别生气，当场罚小明绕着操场跑十圈。

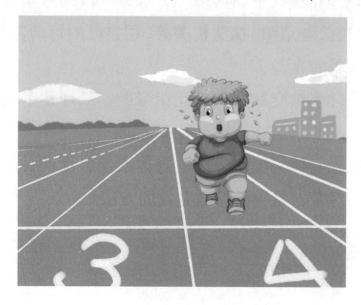

小明不敢反抗，只好照做。跑了一圈下来小明已经累得气喘吁吁，第二圈的时候他已经体力不支，同学们在边上喊加油，老师也在旁边看着。到第三圈的时候，小明直接晕倒在地，同学和老师立即把小明送往医院。

小明的父母闻讯急忙赶到医院，小明已经进了病房。后来经过抢救，小明才无大碍。事后，小明的父母找校方讨要说法，并要求校方赔偿医药费和精神损失费。

老师的行为已经侵犯了小明的健康权。这样的情况并不是个例，在生活中时有发生。保护未成年的健康成长是社会义不容辞的责任。

一、学校侵权责任的判定依据

学校侵权责任的判定要有一定的条件和客观事实依据，一般来说，主要有四个依据，这四个依据缺一不可。

1. 侵犯学生权利的事实客观存在。这是承担民事责任的前提和依据。没有侵犯学生权利的事实，就不构成侵权，学校方面也不承担民事责任。

2. 侵犯学生权利具有违法性，以法律法规为依据，判断侵权行为的违法性。如果教师完全按规定教学，没有任何违法行为，学校就不承担民事责任。违法行为还包括学校该管的地方不管，该规范的教学行为不采取措施，甚至看到违规行为也坐视不管。

3.侵权行为与学生受到伤害的事实之间有因果关系。也就是说学生受到伤害的事实必须是学校的侵权行为造成的。否则，学校不承担民事责任。

4.学校故意或过失造成学生受到伤害。

二、学校侵权的类型有哪些

学校侵权的类型不同，给学生造成的伤害程度也不同，学校承担的法律责任也不同。学校侵权的类型大致有以下几种。

1.从侵权行为的方式来看，校园侵权行为可以具体分为有作为的侵权行为和无作为的侵权行为。有作为的侵权行为，比如说老师体罚学生。无作为的侵权行为，比如说看到学生打架老师不管，学校设备坏了不去维修。

2.从过错方的主体来看，有学校过错、学生过错、第三者过错和混合错误。

3.从主观过错的不同来划分，有故意侵权和过失侵权两种类型。故意侵权是指在行为发生之前已经意识到这么做会给学生的人身或财产带来一定的损害，但是学校却听任这种行为发生。过失侵权是指学校没有意识到这么做会造成伤害学生的后果，学校应该负有管理上疏忽或失职的责任，应该承担一定的赔偿。

中小学 安全教育 系列丛书

预防校园欺凌

张　俊／主编

团结出版社
UNITY PRESS

图书在版编目（CIP）数据

预防校园欺凌 / 张俊主编 . —— 北京：团结出版社 ,2024.3
（中小学安全教育系列丛书）

ISBN 978-7-5234-0863-6

Ⅰ.①预… Ⅱ.①张… Ⅲ.①校园—暴力行为—预防
—青少年读物 Ⅳ.① G474-49

中国国家版本馆 CIP 数据核字 (2024) 第 055350 号

出　　版：团结出版社
　　　　　（北京市东城区东皇城根南街84号　邮编：100006）
电　　话：（010）65228880　65244790
网　　址：http://www.tjpress.com
E-mail：zb65244790@vip.163.com
经　　销：全国新华书店
印　　装：三河市龙大印装有限公司

开　　本：170mm×240mm　16开
印　　张：6.5
字　　数：60千字
版　　次：2024年3月第1版
印　　次：2024年3月第1次印刷

书　　号：978-7-5234-0863-6
定　　价：260.00元（全10册）

前　言

　　校园欺凌是指发生在校园内外学生之间，一方（个体或群体）单次或多次蓄意或恶意通过肢体、语言及网络等手段实施欺负、侮辱，对另一方（个体或群体）造成身体伤害、财产损失或精神损害的事件。因为校园欺凌多发生在中小学生之间，所以校园欺凌教育应当成为学校教育的重要一环。它直接关系到中小学生能否安全、健康地成长，关系到千千万万个家庭的幸福安宁和社会稳定。本书意在使中小学生认识并重视校园欺凌，能主动预防校园欺凌，在面对校园欺凌事件时，能采取正确积极的应对方式。

　　校园欺凌不只是直接言语侮辱、拳打脚踢、抢夺财物等暴力行为，故意诽谤他人、孤立他人、散播谣言等行为也属于校园欺凌。在本书中，我们把校园欺凌分为两大类：第一类是直接欺凌，是指采用公然、明显的方式进行欺凌。直接欺凌包括直接身体欺凌和直接言语欺凌等类型。第二类是间接欺凌，是指以相较不易被发现的方式进行欺凌，通常借助第三方进行欺凌。间接欺凌包括关系欺凌、网络凌等类型。无论是哪种欺凌行为，都会给中小学生带来很严重的伤害。

在校园欺凌中，通常会有三种角色：实施欺凌行为的欺凌者、受伤害最大的被欺凌者、围观欺凌行为的旁观者。通常情况下，欺凌者都是带着某种目的去欺凌，他们想从欺凌行为中获得某种权利威望、存在感和征服别人的快感；被欺凌者是欺凌事件中最大的受害者，没有固定对象；旁观者不是校园欺凌的直接参与者，通常他们抱着看热闹的心态看待欺凌事件。旁观者的行为会影响欺凌事件的进程和严重性。实际上，在校园欺凌中，无论哪个角色，都会受到一定的伤害，欺凌者可能会停课退学，甚至会走上犯罪道路；被欺凌者可能会变得抑郁、自闭，严重的会做出自残、自杀等极端行为；旁观者可能会自责、焦虑，产生消极情绪。因此，校园欺凌对中小学生都会产生不良的影响。

校园欺凌教育应以预防为本。中小学生在人际交往中要时刻注意自己的言行举止，在集体生活中不给别人造成困扰，积极帮助他人，不与社会闲散人员交往，对于同学之间的小摩擦抱着宽容的心态对待，降低遭受欺凌的可能性；同时，中小学生也可以通过参与集体活动，阅读优秀书籍等方式丰富内心，正确、全面认识自己。

中小学生遭受欺凌后，不要选择隐忍沉默，也不要选择以暴制暴，更不要为了发泄情绪把矛盾转嫁给比自己更弱小的人，正确的处理方法应该是勇敢地向欺凌者说"不"，如果自己无法反抗，就要及时向家长、老师、警察等寻求帮助。

本书的目的就是让中小学生了解、认识校园欺凌，避免校园欺凌，使大家在和谐、阳光的校园环境中健康成长。

目 录

第一章
认识校园欺凌（一）

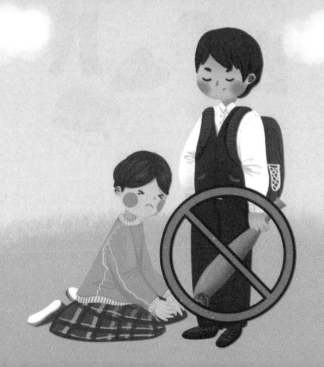

🔔 001 什么是校园欺凌?

　　校园欺凌是指发生在校园内外学生之间,一方(个体或群体)单次或多次蓄意或恶意通过肢体、语言及网络等手段实施欺负、侮辱,对另一方(个体或群体)造成身体伤害、财产损失或精神损害的事件。校园欺凌多发生在中小学生之间,可以是个体欺凌,也可以是群体欺凌,欺凌的环境可以是校园里比较隐蔽的地方,也可以是教室等公共场所。

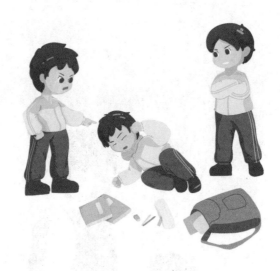

　　我们可以通过以下一些案例来讲解一下校园欺凌的具体含义。

小学生王某刚转学到新学校，性格也很内向，所以在班上没什么朋友。同桌看她不顺眼，总是排挤她，并且常常怂恿其他同学不要搭理她。慢慢地，只要有人跟王某说话，她的同桌和同桌的朋友就会出来制止。

林某和李某是八年级的同班同学。林某长得很高大，李某比较瘦弱矮小，林某总是欺负李某，抢夺李某的玩具、零花钱等。如果李某不给，林某就联合几个同学一起打他。

从以上案例中我们可以看出，故意排挤、孤立新同学，抢同学财物，以欺负弱势同学为乐等现象都属于校园欺凌。校园欺凌形式多样，不能将它误解为同学之间的玩笑。

因此，中小学生作为校园欺凌的主体（可能是欺凌者，也可能是被欺凌者），应当知道校园欺凌的定义，并且能够识别校园欺凌。

中小学生校园欺凌的构成要素

一般情况下，校园欺凌的构成要素有以下几点：

（1）主体：中小学生。校园欺凌多是发生在中小学生之间的，欺凌者和被欺凌者均为中小学生。

（2）出发点：存在主观故意性。一般来说，欺凌方蓄意或恶意通过肢体、语言等方式有意对另一方造成身体、心理或精神上的伤害。

（3）场所：校园内外。校园欺凌不仅仅是指发生在校园里的欺凌事件，还包括发生在校园外的同学之间的欺凌行为。

（4）形式：个体欺凌、群体欺凌。常见的校园欺凌有两种：一对一和多对一。有的校园欺凌是一对一的，单个个体对单个个体的欺凌；有的是多对一的，群体对单个个体的欺凌。

（5）后果：造成身体伤害、精神损害、财产损失等。根据校园欺凌形式的不同，欺凌者可能会给被欺凌者带来身体的伤害、精神的损害以及财产的损失。

🔔 002 校园欺凌的典型特征有哪些？

不论是为了更好地保护自己，还是帮助同学走出被欺凌的阴影，中小学生都应该去了解校园欺凌行为的典型特征。我们可以看看以下两个案例。

被告人张某，与被害人葛某系同班同学。葛某到张某的宿舍时，碰了张某一下，二人因此发生争执并厮打。厮打中，张某持刀将葛某捅伤。经鉴定，葛某受的伤害构成重伤。

15 岁辍学在家的马某，因生活琐事对某小学六年级熊某心生怨恨。马某纠集镇中学八年级学生何某尾随放学回家的熊某并胁迫其到偏僻处，五人轮流对熊某掌掴。同时，马某让围观的小学四年级女生张某用马某的手机拍下现场视频。当晚，马某将视频传至本人的微信好友圈，随后该视频被转发扩散。

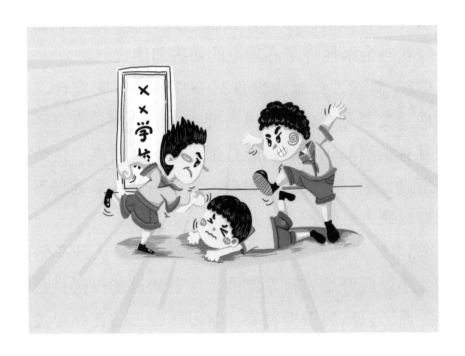

从以上两个案件中，可以看出欺凌行为形式多样，如身体欺凌、语言欺凌、网络欺凌等，而且往往后果比较严重。因此，中小学生了解一些校园欺凌行为的典型特征，能更好地应对校园欺凌。

那么，校园欺凌行为的典型特征有哪些呢？

（1）严重性：校园欺凌的后果往往是不可逆转的，会给受害者及其家庭带来巨大的困扰和不安。欺凌事件一旦发生，会给受害者带来无法弥补的灾难后果，体现在造成身体和精神上的伤害、经济上的损失和社会上的影响上。被欺凌者长期处于习得性无助的状态，在遭受欺凌后，他在很长一段时间内无法感到自信，学习成绩会下降；会感到无法控制自己的注意力；会感到被人忽视或者轻视。这种心理状态会给他带来心理上的伤害和困扰。

（2）偶然性：暴力事件具有偶然性、突发性、不可预知性。校园是青少年群体高度集中的地方，青少年绝大多数具有强烈的正义感，爱打抱不平、激情高、情绪波动大。所以，他们也极易被煽动，经常因某一事处理不妥，骤然形成暴力事件。

（3）演进性：所有的校园欺凌，都是从最开始的小摩擦、小矛盾开始生根发芽的。一开始可能仅仅只是"小误会"而已，然后慢慢发展，学习社会上的江湖习气，召集一帮子人来为自己站队打气，形成多人针对少人的局面，最后会演变为打架斗殴等暴力事件。

（4）行为的隐蔽性：校园欺凌不会一开始就明显激烈，而是非常隐蔽和轻微，甚至一些参与者都觉得是开玩笑而已。只不过这种开玩笑是有针对性的，玩笑背后隐含着一些情绪上的敌意。同时，被针对者一开始也往往不会觉得有多严重，只是有心理上和情绪上轻微不适。后来就会慢慢地变得明显和严重，被针对的同学往往在这种长期的、隐蔽的过程中无法自拔，甚至都不会想到要向家长或者老师求助。

（5）长期性、普遍性：刚开始的欺凌行为轻微和隐蔽，使得被欺凌者很久才意识到自己正在遭受欺凌。同学之间的"恩怨"牵扯的时间很长，让同学之间的心理互动形成一种相对稳定的程序化的方式，使得其严重性往往被低估。主要原因在于校园欺凌发展缓慢，导致双方都不会警觉，且沉浸在自己的思维中思考问题，呈现出明显的自我封闭特点。据统计，校园欺凌行为在各个国家的学校都普遍存在，而且发生率在逐年升高。

（6）行为的反复性：许多学生间的侵害并不是一次就会结束，有的会持续几年，甚至毕业了还报复。当被欺凌者默不作声、不反抗时，欺凌者会变本加厉。

（7）方式多样性：校园欺凌者主要通过孤立、推搡、恶语相加等方式对被欺凌者实施欺负。欺凌行为主要通过言语、肢体、关系、网络欺凌、性等方式开展。

（8）力量的不平衡性：校园欺凌的特点之一是力量的不平衡性，以大欺小、以强欺弱，或者实施欺凌的学生由多人组成，形成实力或势力上的优势，使被欺凌的学生在心理上惧怕而不敢反抗。

003 校园欺凌的常见类型有哪些?

1. 直接欺凌

直接欺凌是指采用公然、明显的方式进行欺凌。直接欺凌包括直接身体欺凌和直接言语欺凌等类型。其中,直接身体欺凌包括打、踢、抓咬、推搡、勒索、抢夺和破坏物品等身体动作行为;直接言语欺凌包括辱骂、讥讽、嘲弄、挖苦、起外号等言语行为。

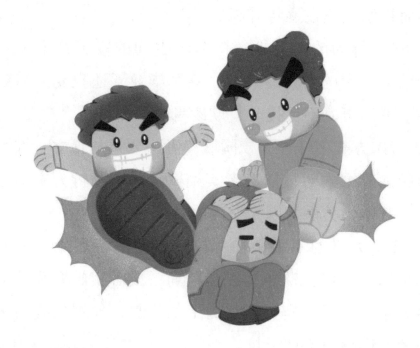

2. 间接欺凌

间接欺凌是指以相较不易被发现的方式进行欺凌,通常借助第三方进行欺凌。间接欺凌包括关系欺凌、网络欺凌等类型。其中，关系欺凌包括传播谣言、社会孤立等；网络欺凌包括歧视性的短信和电子邮件等。

004 校园欺凌中的参与者有哪些?

1.欺凌者：欺凌者是指在校园内外实施欺凌行为的一方，其中包括主要欺凌者和欺凌协助者。主要欺凌者指欺凌事件的"主犯"，即在欺凌事件中起主组织、领导作用的人，这样的欺凌事件参与者在三人以上；欺凌协助者不是欺凌行为的发起人，但在欺凌开始后加入或协助欺凌。部分欺凌协助者受欺凌者的恐吓、威胁，属于被迫参与欺凌。

2.被欺凌者：即受欺凌者，是校园欺凌事件中的最大受害者，在校园欺凌行为中处于弱势的一方。被欺凌者遭受欺凌的诱因众多，既包括外界欺凌者的挑衅与攻击，也包括被欺凌者自身的个性特征（例如：年龄、性别、体质、外貌形象等）、父母教养方式、家庭结构、家庭社会经济地位、校园环境、同伴关系等主客观因素。

被欺凌者容易产生焦虑、抑郁、低自尊、自杀信念等内化问题行为，也可能产生违反道德和社会行为规范的外化问题行为，例如逃学、盗窃、攻击等，被欺凌者可能因此被迫在同伴群体中被边缘化。

3.旁观者：他们不是校园欺凌事件的参与者，但目睹或听闻了校园欺凌事件的发生，在校园欺凌行为中处于旁观的位置。

在校园欺凌事件发生时，旁观者可能采取三种行为："作为""不作为"、对欺凌行为起哄。"作为"是指及时为受欺凌者提供支持、帮助和保护；"不作为"是指拒绝为受欺凌者提供支持、帮助和保护；对欺凌行为起哄是指该旁观者并未表现出欺凌行为，但他的行为可能增强欺凌者的攻击行为。

欺凌者、被欺凌者、旁观者的角色随时可能发生相互转变。

欺凌者与被欺凌者可能具有双重身份：某一事件的欺凌者可能在另一事件中成为被欺凌者；而被欺凌者，也可能为了发泄情绪，欺凌弱小，成为一个欺凌者。

旁观者受欺凌行为影响，可能加入欺凌，成为欺凌者；也可能受欺凌行为恶化影响，被波及卷入欺凌事件，成为被欺凌者。

005 校园欺凌中的旁观者效应

有的中小学生好凑热闹，看到有人被殴打时，会上前围观。有时候他们会对欺凌事件评头论足，甚至嘲笑被欺凌者无能或者赞美欺凌者厉害，欺凌者为了获得群体的认可，向围观者证明："我很厉害，让你们见识见识。"于是，欺凌手段更加严重。

旁观者可能是哪些角色？

1. 跟随者：跟随者与欺凌者是一个群体，他们给人一种狐假虎威的感觉，常常协助、跟随欺凌者，也是间接参与欺凌行为，成为欺凌者。

2. 强化者：指通过语言、表情、动作等来强化欺凌者的行为，比如在一旁煽风点火、起哄。

3. 围观者：指就在一旁看热闹，什么也不做，保持中立。

其实，旁观者中的跟随者与强化者的行为与欺凌者无异，在受害者眼里，他们都是欺凌者。因此，欺凌事件中的旁观者并不像表面上那样与整个欺凌事件无关，他们也常常会给欺凌事件带来负面影响，并且对自己的身心也有一定影响：

（1）助长欺凌行为。当有人在围观欺凌行为时，围观者会在无形中成了欺凌者的喝彩人，助长了欺凌行为。一般来说，欺凌者实施欺凌行为的目的之一就是想证明自己很厉害，想让别人都崇拜自己。因此，当有围观者时，他们会觉得更应该大显身手，让这些围观者都见识自己的厉害，加重了欺凌行为。

（2）加重被欺凌者的伤害。被欺凌者被欺凌本身是一件很伤自尊的事，他们不仅会在身体上受到伤害，而且心理上也会遭到很大的创伤。一旦有人围观被欺凌行为，他们会觉得更没面子，在心理上造成了很大的压力。例如会思考他们以后会不会嘲笑我、欺负我？他们都不帮助我，是不是也很讨厌我？这会让被欺凌者越来越自卑、内向，不敢去结交朋友，不再对人产生信任，增大了产生焦虑和抑郁的可能。

（3）产生愧疚心理、消极情绪。有的围观者可能会对被欺凌者产生愧疚心理，我为什么不上前去阻止，为什么不去帮他；我是不是很没用；从而产生消极、自责情绪，给自己带来心理压力。

（4）变得更焦虑。有的中小学生在围观校园欺凌事件之后，会变得很焦虑，会去想自己会不会也变成被欺凌者被欺负、被围观，学校不安全，万一自己被欺凌了怎么办？

🔔 006 欺凌者有哪些心理特征和问题行为？

欺凌者到底在欺凌中能得到什么呢？

中学生小王身材高大、打架厉害，脾气暴躁。只要他看谁不顺眼，就会殴打对方，直到对方求饶。他在学校建立了自己的帮派，后面有一群同学拥护他。只要他走进校园，同学们都得敬着他，有什么好吃的、好玩的，都得主动送给他。

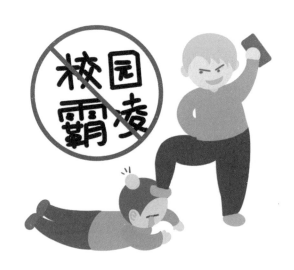

无论是课间、还是放学后，他身边随时都跟着一群人，他想打球时，他们给他清场；他想收拾某个同学时，他们替他出手。渐渐地，小王习惯了对别人颐指气使，甚至在家里也对父母这么做，但凡父母说他两句，立刻就摔东西走人。

上述案例中，小王同学用欺凌同学的方式来建立自己的权威，用拳头获得同学的"尊敬"，习惯在同学的"追随中"满足自己的虚荣心。

1.欺凌者的欺凌行为带有目的性

很多时候，欺凌者都是带着某种目的去欺凌，他们希望在欺凌中获得一些东西，那么这些东西是什么呢？

（1）权力威望。有的中小学生崇尚权力，脾气暴躁，喜欢当老大，他们希望别的同学都害怕他，按他的意愿行动，总是一言不合就使用暴力。

（2）存在感。有的中小学生因为没有突出优势，在班里没有存在感，这让他难以接受，所以他们会做一些"出格"的事来获得别人的注意。

（3）成就感。有些欺凌者强迫被欺凌者做他们自己不喜欢的事，看到被欺凌者感到沮丧、悲伤、绝望时，他们会很有成就感，觉得很痛快，于是继续对其进行欺凌或者对其他人进行欺凌。

（4）控制欲。有些被欺凌者因为多方面的原因：如害怕被报复、害怕被嘲笑等，在受到欺凌后，会选择沉默。欺凌者看到被欺凌者既无力反抗，又不敢告状时，便会产生很强的控制欲，企图长期控制被欺凌者。

（5）情绪宣泄。有的欺凌者可能因为心理积压的情绪太多，也可能受到别人的欺凌，心里感到难过、沮丧、痛苦，想找个情绪发泄口，转移自己的心里的委屈，就会选择去欺凌比自己弱小的同学。

（6）融入群体。有的中小学生害怕被群体孤立，为了融入某个群体，他们会去听从某个同伴的指挥，对他人进行群体欺凌。

2.欺凌者会失去一些东西

欺凌者在得到权威的同时，也会失去一些东西：

（1）没有真心朋友。欺凌者在欺凌别人的同时，会渐渐地失去身边的朋友。以前的朋友会因为其暴力行为、刻薄语言而选择离开；被欺凌的同学会心存芥蒂，不与其交朋友。所以，欺凌者身边渐渐地没了真心朋友。

（2）得不到老师、家长的信任。一旦中小学生成为欺凌者，就会在老师、家长心中留下一个固有的印象：这是一个不让人省心的孩子，这是一个麻烦制造者，这是一个会欺负别人的孩子，慢慢地就会被家长、老师贴上坏孩子的标签，难取得老师、家长的信任。

（3）失去学习机会。欺凌者实施严重的欺凌行为时，可能会被学校劝退或者开除，更有甚者都可能会受到法律的制裁。

🔔 007 为什么被欺凌者要隐藏伤痛？

身体欺凌或性欺凌能够让其他人看到，知道受害者在遭受欺凌，但是其他的：语言、社交欺凌等就很难被外人发现。所以，很多被欺凌者会选择把自身的伤痛隐藏起来，独自承受校园欺凌带来的压力。

中学生马某放学后，经常被几个高年级的同学堵到厕所里索要钱财，并殴打辱骂。

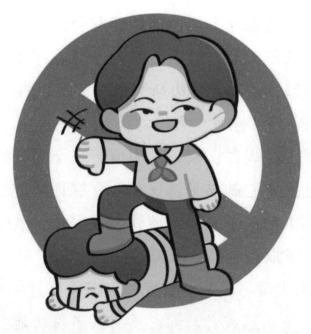

由于伤在隐蔽的地方，同学老师一时间难以发现。高年级的同学还威胁马某，不准将此事说出去，否则下次打得更重。

迫于压力，马某不敢告诉别人，长期的心理压力让他越来越自闭，最终躲在家里再也不想去学校。

以上案例中，马某因害怕欺凌者的报复，不敢告诉家长和老师，致使自己长期处在校园欺凌中，无法脱身。

1.被欺凌者选择隐藏自身伤痛的原因

（1）轻微欺凌，觉得没必要告诉大人。对于一些比较轻微的校园欺凌，如取恶意绰号、故意折断铅笔、故意孤立冷落等，中小学生会觉得事情太小，没有必要告诉大人，但是自己又没有能力去调解和处理，最后选择隐藏起自身伤痛，独自承受压力。

（2）觉得被欺凌了没面子。很多中小学生会羞于跟别人说：没人愿意跟我做朋友、被人抢走了钱财、被人叫外号等事情，这样会让他们觉得没面子，是在向别人展示自己的弱小，担心别人觉得自己没出息，于是不愿意告诉别人自己被欺凌，把自身伤痛隐藏起来，独自承受。

（3）觉得告诉大人也没用。中小学生有时候告诉父母自己被欺负了，父母会用"离他们远点"、"不要招惹他们"来简单处置。时间一长，中小学生就会觉得告诉父母没什么用，所以选择把伤痛隐藏起来。

（4）被威胁、恐吓，害怕受到报复。有的欺凌者在欺凌时会对被欺凌者放狠话，恐吓对方如果告状的话后果很严重，被欺凌者因为害怕再次受到欺凌和伤害，便选择向他人隐藏信息。

2.隐藏伤痛会带来的后果

（1）神经紧张，情绪低落、沮丧、不安，甚至会自闭、抑郁。中小学生隐藏的伤痛不会消失，它可能会在脑海中一遍遍回放，这种伤痛会让中小学生变得很情绪低沉、没有安全感、学习的时候无法集中注意力。他们会变得越来越内向，害怕与人打交道，把自己封闭起来，最终导致抑郁，更严重者会产生自杀的想法。

（2）无法获得别人的帮助。中小学生不告诉家长或者老师就无法获得帮助，而自己又没有能力解决问题，只能任由欺凌事件一次次发生。

（3）情绪积压过多，转而欺凌其他人。被欺凌者因为把自身伤痛隐藏起来，把负面情绪都积压在心里，等到情绪积压过多时，很容易去模仿欺凌者把情绪发泄在比自己更弱的同学身上，使自己从被欺凌者变为欺凌者。

🔔 008 为什么欺凌的创伤难以愈合？

在校园欺凌中，被欺凌者受到的伤害是最大的，校园欺凌造成的心理阴影会伴随他们很长时间，如果不能得到及时的心理辅导，这些欺凌会对他们的性格发展和身心健康带来很大的影响，甚至会扭曲他们的世界观、价值观、人生观。

小学生王某说话口吃，常常在回答问题时结巴。班里人总是嘲笑他，学他说话，还说不想和他这样的人交朋友，因为跟他讲话费劲。同学们说的次数越多，王某就越觉得自己有缺陷，口吃也越紧张越严重，他没有朋友，觉得自己很孤独，甚至无数次地想自杀。

案例中王某被欺凌后越来越自卑，由此可见即便是比较轻微的欺凌行为，都会给被欺凌者带来巨大的伤害。

1. 校园欺凌带来的伤害

（1）消极、缺乏自信。中小学生的自我认知能力不够，不能完全认识自己的优缺点，很容易受到别人的影响，在乎别人想法。一旦对方长期对自己进行语言欺凌，他们就会开始怀疑自我，变得没有自信，会觉得自己是没有用的人，消极对待生活，对生活失去希望。

（2）社交能力减弱，难以再相信别人。中小学生才刚刚开始与人交往，还不知道要如何处理人际关系时就遭受校园欺凌，这会让他们很难再对别人产生信任，不再愿意进行社交活动，社交能力随着社交活动的减少而减弱。

（3）抑郁、过激行为。校园欺凌会给中小学生的身心带来严重的伤害，他们可能会被抑郁、焦虑情绪困扰，并伴随失眠、噩梦、出现幻觉等生理反应，甚至还会做出一些自残的过激行为。

（4）欺凌弱小。很多被欺凌者会觉得自己很渺小，自信心受到严重打击，为了建立自信，证明自己是强大的，有些被欺凌者会选择去欺凌比自己更弱小的人。

（5）做出越轨违纪行为。中小学生在被欺凌后，有时候会选择做出一些越轨违纪的行为，如旷课逃学、考试作弊、沉溺网吧、游戏厅、结交社会朋友等。

2. 受欺凌后如何重建内心？

（1）珍惜生命。有的中小学生受到欺凌后，因为无法承受巨大的心理压力，易情绪抑郁，产生了自残或自杀想法。同学们要牢牢记住，生命只有一次，世界那么大，有那么多新颖好玩的事情，不要浪费了生命。

（2）面对自己的过去，善待自己。受了那么多校园霸凌的磨难苦痛，不要再强求自己、委屈自己。别人的错误不该由自己承担。我们需要拥抱曾经那个脆弱的自己，然后勇敢地和自己和解，勇敢地面对自己的过去，振作起来，敞开心扉与新的友人相聚相遇。

第二章
认识校园欺凌（二）

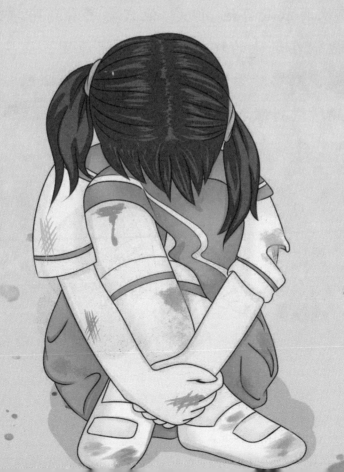

001 校园欺凌的危害有哪些?

　　校园欺凌所造成的危害具有隐蔽性、长期性、持续性等特点,即使是欺凌事件已经得到妥善解决,对被欺凌者的伤害也不能随之消除。在遭受欺凌后的很长一段时间内,被欺凌者依然还承受着身体、心理和精神上的折磨。

　　张某在刚刚上小学时,常常被班里的同学排挤。有的同学甚至会动手打他。虽然他现在已经读初三了,人也强壮,没有人再敢欺负他。但是,他只要一看到同学交头接耳,就以为他们在说他的坏话,并且不问原因,上去就对他们拳打脚踢,而当他看某个低年级学生不顺眼时,就经常把他堵在厕所进行殴打和羞辱。

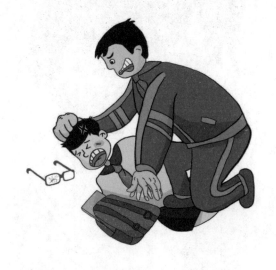

案例中的张某从一个被欺凌者变成了欺凌者，把自己的痛苦转移到别的无辜同学身上。由此可见，校园欺凌不仅会给中小学生带来身体的伤害，还有可能带来心理、精神的伤害，并且在很长一段时间内都有心理阴影。

1. 对欺凌者带来的影响

（1）承担医疗费用

欺凌者在实施欺凌行为后，一旦给对方的身体造成了伤害，要承担医疗费用赔偿。

（2）遭到处分

欺凌行为被曝光后，欺凌者会受到学校的批评教育或者法律的处分；情节严重的，会被学校开除，无法继续完成学业，并且还会受到法律的制裁。

（3）走上犯罪道路

由于欺凌者的行为得不到周边人（家长、老师）的认可，他们很容易产生挫败感，为了找到归属感和认可感，他们便可能会加入一些暴力组织，走上犯罪的道路。

2. 被欺凌者遭受的危害

（1）缺乏自信，害怕与人沟通

中小学生在受欺凌后，可能会产生自卑心理，有的同学会把欺凌者骂自己的语言强行对号入座，认为自己确实是无用、多余的，也不敢去与别人沟通，对自己失去信心，对生活没有希望，整个人变得消沉、郁闷。

（2）身体伤害

身体某个部位受到伤害甚至导致残疾，不得不住院治疗或者致使今后行动不便。

（3）心理创伤

被欺凌者受到欺凌之后，会在心理留下阴影，导致他们产生厌学、辍学、厌世等情绪，做出自残、自杀等行为。比如被同学欺凌，并被同学把欺凌过程上传到网上的受害者，会产生很大的心理阴影，在之后的生活中，如果得不到合理的心理疏导，受害者会很容易产生轻生的想法，做出偏激的行为。

（4）精神异常

有的受害者被欺凌后，欺凌行为总是在脑海中回放，感觉欺凌就发生在上一秒，他们睡觉时、走路时、吃饭时、看书时脑海中都在回放欺凌场景……好像自己时时刻刻都处在欺凌现场，久而久之他们精神变得异常，有的受害者甚至会出现幻觉、幻听。

🔔 002 为什么校园欺凌屡禁不止？

多方调查显示，校园欺凌发生的比例呈上升趋势。为什么校园欺凌屡禁不止？通过几个例子我们论证一下。

　　被告人井某，与被害人朱某均系在校学生。二人在路上偶遇，因言语不和，朱某等人殴打了井某。同年，井某到网吧找朱某等人未果，随即离开。朱某等人听说后即驾车追赶，井某被追上后，见朱某将车窗玻璃摇下，即持匕首捅刺车内的朱某，朱某亦持斧头将井某面部划伤。经鉴定，朱某的损伤构成轻伤，井某的损伤构成轻微伤。

　　小学生晓宁总是被同桌欺负，一开始只是扔他的橡皮擦、藏他的卷子、把书包放进桌箱里。后来，同桌发现晓宁不敢反抗，也不告诉别人，就开始抢他的新文具、零花钱，甚至还会联合其他同学孤立、疏远他。

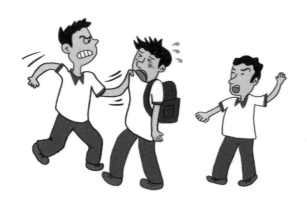

　　案例中的井某、朱某因为发生口角而激化矛盾，逐渐演变为打架暴力事件；晓宁由于不敢反抗被同桌欺凌次数越来越多，同学行为越来越恶劣。从这 2 个案例中，我们可以探究校园欺凌频繁发生的原因，被欺凌者对欺凌行为不反抗、面子问题、虚荣心等。

那么，校园欺凌频发的原因有哪些？

（1）校园环境因素：矛盾、摩擦随机爆发。学校是一个人口聚集的地方，中小学生在校园中学习、玩耍时，难免会引发一些小矛盾，如吃饭插队、嫉妒别人长得漂亮、不小心打翻了同学的东西等。因此，中小学生平时要学会宽容，幽默化解小矛盾、小摩擦，不要因为一时冲动，使其演变为校园欺凌事件。

（2）学生自身的因素：辨别是非能力差、心理偏激、自我约束控制力弱的学生更容易成为欺凌者或者受害者。被欺凌者的报复心理，有的中小学生在受欺凌后觉得委屈，产生报复心理，这种心理会让他们产生找更强大的人反击的想法，或者通过欺凌比自己弱小者而发泄情绪。因此，中小学生在受到欺凌后，一定要采取正确的方法排解委屈，防止校园欺凌的再次发生。

（3）社会不良风气的影响：某些影视作品对暴力场面的过度渲染，强化了一些学生的欺凌意识；社会上的不健康书刊、音像作品也在腐蚀、毒害青少年的心灵；舞厅、网吧、游戏厅等场所对未成年人有极大的吸引力。

（4）家庭教育的缺失：学校教育不能替代家庭教育，学生的品行态度多是来源于家庭教育。许多家长工作忙，没有时间和精力教育孩子，使孩子对是非对错没有明确的边界线。还有部分家长因为怕孩子被欺负而鼓励孩子用暴力解决问题，在思想意识上对孩子的欺凌行为采取默许甚至怂恿的态度，从而间接导致欺凌现象的增多。

003 校园欺凌的常见疑问有哪些?

1. 常见疑问（1）：校园欺凌中欺凌者和旁观者分别需要承担什么法律责任?

答：校园欺凌情节严重者会违反法律，欺凌者触犯《中华人民共和国刑法》，可能犯有故意伤害罪或侮辱罪等罪名。犯故意伤害罪者，处三年以下有期徒刑、拘役或者管制；若犯故意伤害罪致人重伤的，处三年以上十年以下有期徒刑；致人死亡或者以特别残忍手段致人重伤造成严重残疾的，处十年以上有期徒刑、无期徒刑或者死刑。若犯侮辱罪，情节严重的，处三年以下有期徒刑、拘役、管制或者剥夺政治权利。根据《中华人民共和国刑法》对刑事责任年龄的规定，已满十六周岁的人犯罪，应当负刑事责任；已满十四周岁不满十六周岁的人，犯故意杀人、故意伤害致人重伤或者死亡的，应当负刑事责任；已满十四周岁不满十八周岁的人犯罪，应当从轻或者减轻处罚；因不满十六周岁不予刑事处罚的，责令他的家长或者监护人加以管教，在必要的时候，也可以由政府收容教养。

如果旁观者对欺凌行为采取起哄、鼓励态度，或者加入欺凌行为，根据《中华人民共和国民法典》第一千一百六十八条和第一千一百六十九条规定，此类旁观者将承担连带责任。

2.常见疑问（2）：如何界定教师管理学生和教师欺凌学生？

答：教师管理学生和欺凌学生之间的界限在于，教师的行为是否属于出于恶意的攻击行为、该行为是否反复出现、教师是否在该师生关系中处于强势的一方。若这三个问题的答案都是肯定的，则教师的该种行为属于教师对学生的欺凌行为。

3.常见疑问（3）：被欺凌者出于自卫对欺凌者造成伤害，法律上如何界定责任？

答：被欺凌者对欺凌者的自卫行为属于正当防卫行为。根据被欺凌者的自卫给欺凌者造成的伤害的严重程度，该自卫行为可能被判定为正当防卫或正当防卫过当。《中华人民共和国刑法》第二十条规定，为使国家、公共利益、本人或者他人的人身、财产和其他权利免受正在进行的不法侵害，而采取的制止不法侵害的行为，对不法侵害人造成损害的，属于正当防卫，不负刑事责任。无限正当防卫，是指对正在进行行凶、杀人、抢劫、强奸、绑架以及其他严重危及人身安全的暴力犯罪，采取防卫行为，造成不法侵害人伤亡的，不属于防卫过当，仍然属于正当防卫，不负刑事责任。正当防卫超过必要限度造成重大损害的，应当负刑事责任，但是应当减轻或者免除处罚。

004 如何判断某人是否正在受欺凌？

很多中小学生在受到欺凌后，选择隐瞒，加上校园欺凌的隐蔽性，使得同学、老师、家长很难发现他正在受欺凌，无法及时帮助他。

患有先天性耳疾的张某最近不愿意去上学了，当家人问原因时，她说："班里的同学会说助听器是老人才会戴的，学生戴着很怪异，可是我不戴就什么都听不见，所以我不想上学，不想听到同学们说我。"

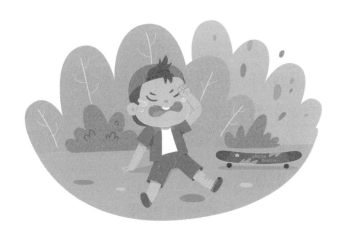

慧慧最近总是沉默寡言，拒绝和任何人说话，经常睡

到半夜偷偷哭泣，甚至出现了自残行为。家人觉得她很奇怪，便暗中观察慧慧的行动。家里人发现，慧慧每天早上根本没去上学，而是在公园坐着，不说话也不笑，放学了就回家紧闭房门。家人翻看慧慧手机才发现里面有慧慧被几名女生辱骂殴打，其间还扒光了衣服予以羞辱的视频。

案例中受欺凌的两位同学都出现了反常行为，例如：强烈意愿不愿意上学、自闭不爱说话、经常哭泣自残等，这些行为代表着他们可能在近期经历了一些不好的事情。周围的朋友、家人老师要是能察觉到这些异常，就能帮助他们走出校园欺凌。所以，中小学生在日常生活中，可以通过观察同学朋友的行为是否反常来辨别某人是否在受校园欺凌，只有先辨别校园欺凌，才能制止校园欺凌。

哪些反常行为值得我们注意？

（1）情绪变得暴躁，甚至有攻击行为

当同学们发现自己朋友的情绪变得暴躁、易怒，爱说脏话，还喜欢摔东西，性情大变时，同学们要向老师和对方家长反映，了解朋友因什么导致情绪失控，以便和家长、老师及时地去帮助朋友。

（2）厌学、无缘无故经常逃课

校园欺凌具有隐蔽性，即便是同班同学，也有可能不知道对方正在遭受校园欺凌。当同学们看到某一个同学本来比较乖，但突然开始经常逃学，需要稍微留意一下，可以告诉其家长最近该同学的反常。

（3）随身携带凶器

中小学生发现自己朋友的身上总是携带利器，比如小刀、匕首，需要这些利器带给其安全感时，同学们可以多陪在他身边，不让其单独去洗手间、单独回家，给他安全感。

（4）无法集中注意力，成绩直线下滑

当同学们发现自己的好朋友成绩呈直线下滑，完全没心思学习、上课走神时，可以试着与其交流，主动询问其原因，比如最近是不是遇到什么困难等，主动约他一起学习，积极帮他恢复状态。

005 校园欺凌离我们有多远？

校园欺凌发生的时间地点是不固定的，更不知道哪位同学会受到校园欺凌。因此在校园中，任何时候、任何同学都有可能受到校园欺凌。无论什么时候，中小学生不可对校园欺凌掉以轻心。

学生小华非常胖，一到课间，大家都来嘲笑他，掐他的肉，喊他大胖子，甚至用脚踢他。有的同学还会在背后对他指指点点。小华觉得很孤独，逐渐变得很自卑，甚至多次因为不吃饭晕倒。

中学生小兰长得漂亮，性格开朗，成绩优秀，引发了其他同学的嫉妒。大家都传："她是整容的""她真假""她考试是抄别人的"。女生们都孤立她，男生们也爱跟她开不合适的玩笑。后来，小兰变得越来越自卑并患上了抑郁症。

中学生张某因为打球时不小心砸到了高年级的同学，被高年级的同学报复，经常指使他在公共场合做一些丢人的事情，不听话就被打。在某次被高年级的同学要求当众下跪之后，张某不敢踏进学校半步，无论父母怎么劝，都不愿再上学了。

案例中的几位同学有的因为自身优势被欺凌，有的因为长相缺陷被欺凌，有的因为一次偶然事件被欺凌，由此可见，任何事情都可能成为校园欺凌的导火索。

1. 易受校园欺凌的外在因素

（1）外貌。长得太好看的，一些人会嫉妒；长得太胖或者太瘦的，容易被别人孤立；长得难看的，会被人嘲笑，总之，这些都可能成为校园欺凌的原因。

（2）身体缺陷。先天眼疾耳疾、跑步姿势搞笑、遗传病、说话口吃等身体有缺陷的中小学生就更容易受到校园欺凌，如被人取外号、嘲笑、远离、孤立等。

2. 易受校园欺凌的内在因素

（1）胆小、内向。这些学生往往不爱说话，朋友较少，遇到问题时常常选择沉默，受到欺凌时不敢当面反抗，也不敢告诉老师、家长，很容易受到欺凌。

（2）独来独往，不合群。有的中小学生不太合群，喜欢独来独往，他们几乎没什么朋友，很容易被欺凌，被欺凌也很难被别人发现。

（3）性特征。有些男同学喜欢做女生的动作，去模仿女生说话；有些女同学大大咧咧，行为男性化等都很容易受到同学的排挤，孤立、侮辱。

（4）爱表现的。有些中小学生喜欢争强好胜，课堂上争着回答问题，爱出风头，穿奇怪衣服，染奇怪发型等，很容易受到校园欺凌。

🔔 006 校园欺凌与校园霸凌的关系

校园欺凌与校园霸凌虽然在某些情况下可以互换使用，但在法律和专业术语中它们有着明确的区分：

校园欺凌：通常指的是学生在心理上或身体上对同龄人进行的辱骂、打击、威胁、恐吓、排斥等行为。这些行为可能是轻微的，也可能是严重的，包括但不限于言语上的侮辱、肢体上的伤害、财物上的侵占以及网络上的欺凌。校园欺凌的行为对象通常是同龄人，尤其是在学生之间的矛盾和冲突中发生的。

校园霸凌：是一个更广义的概念，它可以包括校园欺凌，但也涵盖了更广泛的暴力行为，如肢体上的攻击、言语上的暴力，甚至是性欺凌。校园霸凌不仅仅局限于学生间的冲突，还可能涉及教师、家长或其他社会人士。霸凌行为的暴力程度通常较重，可能导致被害人受到严重伤害，甚至有生命危险。

总结来说，校园欺凌侧重于心理和身体上的轻微伤害，而校园霸凌则涵盖了一系列的暴力行为，可能包括更严重的身体伤害和精神虐待。

🔔 007 无法忽视的校园"软暴力"

校园"软暴力"指教师通过语言、孤立等行为给中小学生带来的精神伤害，这是一种精神虐待、情感虐待，像一把无形的刀，无情地刺伤中小学生的心。校园"软暴力"的杀伤力，甚至会超过身体上的伤害，对同学们造成的心理伤害也很大。

在某次期中考试后，班主任生气地对小利说："你真的很蠢，智商有问题吗？这次又没及格，拉低了班级平均分。这些题反复讲了几百遍了，是头猪也教会了，你居然都做错了，真是丢脸！"下课后，小利情绪非常低落，又觉得周围同学都在嘲笑她。她一下子感觉无地自容，就一个人走出教室，爬到楼顶，然后一闭眼，一跃而下。

高一陈辰同学匆匆赶来，还是迟到了，当他到教室门口喊报告时，正在上课的数学老师二话不问，对他吼道："迟到还上什么学，滚回去，不用读书了。"陈辰低声说："我生病了，所以今天来晚了点。"老师说："不要跟我说理由，迟到就别进教室。我的课谁都不能迟到，除非别上我的课。"陈辰黯然回家，不愿去上学。不久，跟着大人进厂打工去了。

案例中的2名学生受到了老师带有讽刺性言语的伤害，幼小的心灵受到了创伤。从上面案例中也可以看到拳脚相加不是校园暴力的唯一形式，以蔑视、厌恶、冷漠、恐吓、辱骂等为特征的校园"软暴力"同样会给同学们造成巨大的伤害。

1. 校园"软暴力"有哪些具体表现？

学生已经成为校园"软暴力"的直接受害者，校园"软暴力"的常见表现有下列几种：

（1）语言伤害。有的老师对学生的行为或学习成绩不满意时，直接用讥讽、辱骂的语言对待学生，比如：你脑子不好，是我见过的最笨的学生；烂泥扶不上墙；努力也永远比不上某人等。言语伤害有时比体罚更伤人，中小学生往往心理脆弱，老师说的话会对他们有心理暗示的作用。对学生说一些指责性的、伤自尊的语言，轻则会造成其心理、行为抵抗，产生逆反心理，重则会导致抑郁、恐惧、焦虑等心理问题。

（2）心理惩罚。即用恐吓的语言从心理上威胁中小学生，比如：学不会就一直站在教室后面听课；下次再不完成作业，直接罚抄一百遍；考不好叫家长来等语言。

（3）孤立学生。某个学生调皮捣蛋、成绩又不好，老师会对他很冷漠，只要做坏事就认定是该同学干的，给其贴上坏孩子的标签，时间一长，同学们都会认为他是个问题学生，不愿意跟他说话。

（4）抓住错误不放。一旦学生之前犯过错误，老师便对其直接放弃，不闻不问，甚至还会冷言冷语相向，不给学生一点改正的机会。

2. 中小学生该如何应对软暴力？

（1）提升自己，充实内心。中小学生可以通过阅读书籍、和优秀的人交流等方式提高自身品德修养，做一个有自我思想的人，多了解自己，能看到自己的优势和缺点，不因为别人的意见轻易否定自己。

（2）声明立场。对于过分的甚至侵犯人格的嘲笑，不要无条件忍让，也不要以暴制暴。可以对攻击者郑重地声明自己的立场或给他一个严厉而意味深长的眼神。

（3）主动沟通。遭遇教师软暴力时，中小学生可以直接主动找教师沟通，承担自身责任，找出解决问题的办法。如果解决不了，可以向班主任、校长、家人等人求助。

🔔 008 校园欺凌中的女孩们

校园欺凌不仅是男孩之间的暴力欺凌，还是女孩之间的隐蔽欺凌。一般表现在一群女生欺负羞辱一个女生。现在，校园中的女生欺凌现象也越发突出。

某中学，一名只有 12 岁的女孩小涵成为八名同学联合欺凌的受害者。这起校园打人事件在时间上持续了将近 3 个小时。小涵被打的原因是在校运动会上多看了一个同学一眼，引起了这八名同学其中的一名的极度不满。这名同学立即在晚自习时召集了七名同伴，将小涵围堵在一起，轮番对她进行耳光抽打，并将她拖拽到三个不同的地方进行连续的殴打。

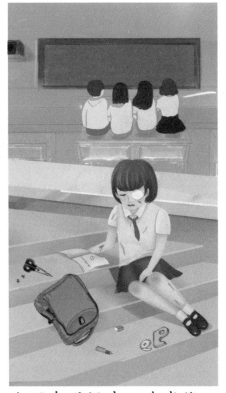

小涵在恐惧中一直求饶，认错，并表示再也不敢了，但这并没有使得这八名同学停

手，反而让他们更加嚣张。

在海南省某中学，发生了一起校园霸凌事件，事件的当事人是一群女学生。视频显示：一群女孩手脚并用，对被打女孩施暴，还将其推入小河中，并举起手机录制视频。被打女孩头发凌乱，上身可见有明显的伤痕，衣物似乎也被施暴者脱去，还跪在地上向施暴者说"对不起"。经后续调查，女孩左耳鼓膜穿孔，眼睛有异物插入，造成视力下降并属不可逆损伤，难以恢复。

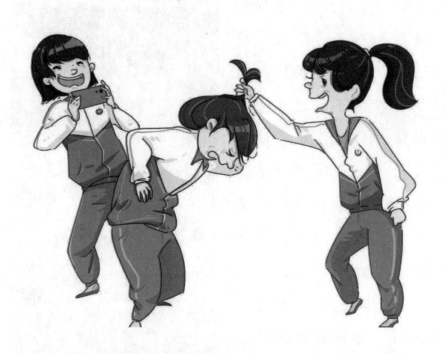

以上案件中可以看出女生欺凌性质相对更恶劣，往往会给被欺凌者带来很大的心理创伤，引发被欺凌女生做出自杀等过激行为。女生欺凌往往是以日常琐事为由，直接对被欺凌者进行群体欺凌，包括集体孤立、排挤、侮辱、性欺凌等。一般来说，欺凌者是因为某些方面不如被欺凌者，企图通过羞辱对方，使对方伤心、绝望来获得心理平衡。

1. 为什么女生欺凌性质恶劣？

（1）共同行动。对中小学的女生来说，友谊对她们极其重要，她们上厕所、吃饭、玩耍都喜欢几个人一起。她们很怕被孤立，所以女生之间的欺凌大多为群体欺凌。为了维护所谓的友谊，大家一起欺凌某一个人。

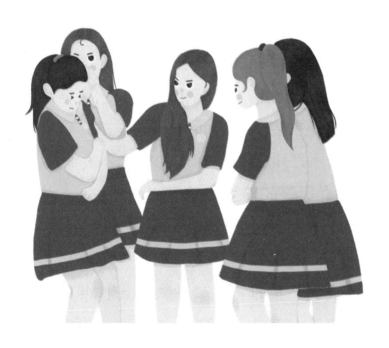

（2）从众心理。中小学女生性格柔弱，心智还处在发育中，大多数时候的她们都没有自己的主见。当她们发现自己在喜好、判断、行为等方面与其他女生不一样时，会出现心理压力，从而否认自己，迫使自己加入欺凌者群体，参加群体欺凌行动。

（3）群体行动，减少罪恶感。如果单个个体对其他人进行欺凌时，往往会有很强的罪恶感，会感到很害怕，而一旦群体欺凌，大家一起，就会减少罪恶感，甚至相应的责任也减小，导致欺凌者肆无忌惮、毫无道德地对被欺凌者进行伤害。

2. 女生欺凌的主要特征

（1）欺凌具有侮辱性、强迫性

女生欺凌具有更强的侮辱性和强迫性，比如扒衣服拍裸照、脱衣服跳舞、伤害受害者身体、拍摄欺凌过程上传至媒体、强迫受害者做猥亵或不雅动作等，这些欺凌行为给被欺凌者带来严重的心理创伤和挥之不去的心理阴影。

（2）具有很强的嫉妒、敌对心理

女生欺凌很多原因都是嫉妒，比如长得好看成绩又好，被很多男生追，有很多好朋友，家庭条件好等，中小学生往往心智不成熟，很难自己消化、排解这些嫉妒心理，她们会把这些积累在心里，等到一定时间，随便找一个借口，把心中的不快发泄出来，看到对方越痛苦，自己就越开心，以致反复欺凌。

（3）具有针对性

女生欺凌往往不是因为某个实质性的矛盾或者利益，不具有偶然性。被欺凌者一直是特定的，并会一直被欺凌者默默关注着。欺凌者会耐心谋划欺凌事件，等待合适的时机，随意编一个理由，就对被欺凌者实施暴力。

（4）突出心理暴力

女生欺凌中生理暴力常常是为了侮辱受害者，给其带去心理暴力。心理暴力伤害要比身体暴力更强，受心理暴力的女生往往会做出一些自杀或者自残、自甘堕落的事情。

第三章
如何预防校园欺凌

坚决抵制

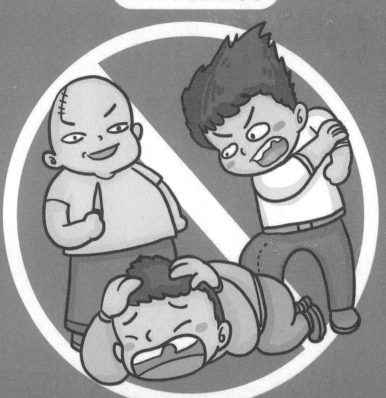

001 如何正确处理人际关系?

中小学生之间的人际交往多发生在校园中,他们年纪较小,生活经验也较少,往往不知道如何正确与人交往。因此,学会正确与人交往,对中小学生来说很重要,必须引起重视。

让我们来看看案例中同学的交往方式。

小王是三年级的学生,他不仅脾气温和,乐于助人,学习成绩还很好。同学们有不会的题目他总是热心且有耐心地解答,告诉别人自己的学习方法。同学们有什么开心的或者伤心的事情也愿意找他倾 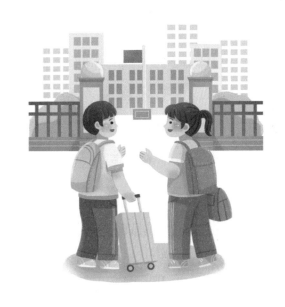 诉,把他当成很好的朋友。渐渐地,在他的影响下,班里的同学相处都很和睦,大家总是一起学习,一起进步。

小凌性格孤僻、内向,而且还表现得十分自卑,他也从不主动也不愿与周围的同学交流,他觉得班上的同学们都瞧不起他这个从农村来城市求学的同学，也怕同学们笑话他父母年纪大，学习遇到困难也不敢问，尽管看起来很努力，但成绩却始终都没有进步，这使得他更为自卑。渐渐地，同学们也不愿意主动跟他交流了，一方面怕不小心伤害他的自尊，另一方面交流和分享的热情也被他的自卑敏感浇灭。

以上案例中的小王在人际交往方面做得很好；而小凌因为无法克服内心的自卑而拒绝与人接触，这就是一种不正确的交往方式。

1. 人际交往中有哪些注意事项？

（1）乐于分享，帮助他人。中小学生的学习生活环境多是以班级为单位的集体环境，与人交流沟通是不可避免的。彼此之间分享好的学习方法、零食玩具等可以拉近同学间的关系。同学之间互相帮助，有困难一起面对，能让集体生活更加温暖和谐。

（2）不戳人痛处，不拿别人在意的事情开玩笑。同学之间关系亲密，彼此之间比较了解，知道对方的软肋、弱点在哪里，稍微有点不愉快时，有的同学会选择戳人痛处，向其他同学宣传，给对方带来很大的伤害。

（3）重信守诺。信用是人与人交往的基本准则之一，同学之间要说话算话，信守承诺，答应别人的事就要做到，否则不要轻易承诺,不然会给人一种只会说空话、套话的印象。

2. 要有良好的人际，自己该如何去做?

（1）自信阳光、乐观开朗。中小学生要有"人人平等"的思想意识，尊重他人也尊重自己，怀揣一颗自信阳光的心与人相处。

（2）团结同学，不搞小团体。在一个集体中，总会有同学因为成长环境、学习成绩、兴趣爱好等原因关系更要好，这是很正常的，但是不能因为和某些同学比较亲近就排斥疏远其他同学。当小团体与班级之间发生矛盾时，要明辨是非，理性对待，不能意气用事。

（3）不相互攀比。中小学生常常会拿自己与别人做比较，穿着、长相、家庭、成绩等都可能成为他们的比较对象。中小学生之间的相互攀比会带来很多坏处，如产生嫉妒的思想、自动形成小团体等，这样也不利于建立良好的人际关系。

（4）明辨是非，不传播谣言。同学之间相处要明辨是非、注意言谈举止、谨言慎行，不要搬弄是非，背地里说别人的坏话；不要故意造谣、传谣；不要道听途说，盲目相信别人的议论。

（5）不要恶语伤人。中小学生之间要用语礼貌，和气相处，不能粗话脏话连篇。对同学恶语相加是一种很不礼貌、不文明的行为。

🔔 002 应该和什么样的人交朋友？

　　朋友在中小学生的生活中很重要，对他们的性情脾气、处事方法、兴趣还好、价值观等的养成都有很大影响。因此，中小学生选择与什么人成为朋友很重要。中小学生多结交朋友有很多好处，可以一起玩耍，一起学习，分享心情，有困难时可以互相帮助……

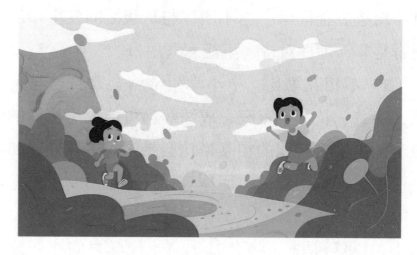

　　但是，中小学生应该选择什么样的人成为朋友呢？

　　小雨是一名十岁的小学生，因为总有新奇的点子而受到大家的欢迎。一天，几个孩子在燃放鞭炮。于是小雨不屑地对几个小伙伴说道："你们就这么干放炮啊？真受不了，一点儿新意都没有。"果然，小雨话音刚落，小伙伴们就围了上来。只见小雨环顾四周，突然看见自己讨厌的一个男生从远处走来。眼珠一转，小雨计上心来。等到该男生靠近一个井盖时，小雨立刻将手中的鞭炮点燃后扔进了男生旁边的井盖口，然后跟小伙伴们笑着看对方吓一跳的神色。还没等众人反应过来，井盖就被鞭炮炸飞了五六米高，而井盖旁的男生当场就被炸得遍体鳞伤，道路两侧的行人也被波及。

初中生阿炯经常到网吧里打游戏，因此他结识了几个经常泡在网吧里的哥们儿，他们在一起组队打游戏的过程中逐渐熟络起来。一天，他们中的一个人手里拿着一张CD往阿炯眼前一晃："小老弟，带你见识点刺激的。"阿炯瞟见了封面上似乎是几个穿着暴露的女人，他突然有种异样感觉，很好奇是什么，便同几个"大哥哥"去了其中一人家里。他们把窗帘拉好后，兴致勃勃地等待着，终于色情画面出现了，从未见到过这种情形的阿炯产生了一种前所未有的感觉。几人看完之后出来吃饭，走到一个偏僻的地方，碰到了两个年龄相仿的女孩子，遂起邪念，对两人实施殴打并强奸，阿炯在几个大哥的带领下也参与其中，最终几人被以强奸罪逮捕。

案例中的小雨总想着标新立异，自以为是，无法克服自己的报复心，最终酿成大祸；阿炯交友不慎，与社会闲散人员成为朋友，染上了一身坏习惯，最终自食恶果。

1. 中小学生应该和怎样的人交朋友？

（1）能保守秘密的人。中小学生在成长过程中，会有一些小秘密，有时候他们不愿意与父母、老师等沟通，就会选择向朋友倾诉。他们把自己的隐私、秘密告诉朋友，希望能为自己分忧解愁，为自己保密。如果这个朋友是个大嘴巴，把自己的秘密、隐私告诉其他人，会对中小学生造成很大的心理伤害，丧失对别人的信任。

（2）信守承诺的人。说话算话的朋友很值得信赖。中小学生在与朋友交往的过程中，千万不要因为怕得罪朋友而对于自己没法做到的事情满口答应，最后失信于朋友。当情况有变时，我们应该根据实际情况，向对方做出必要的说明，请求对方的原谅。

（3）实事求是、主动担责的人。这样的朋友就算把事情办砸了也不会找借口，把错误推给别人，而是主动承认自己的错误，并承担自己的责任。

（4）善良、为他人着想的人。一个善良的人懂得去尊重别人，去照顾帮助别人感受，和这样的人做朋友，他们会让你觉得世界很温暖、到处充满爱。

（5）坦诚的人。坦诚的人表里如一，不会在朋友背后说三道四，不会造谣、传谣，看到朋友做错事不会假装没看见，和这样的人做朋友，敞亮、痛快。

2.中小学生不能和哪些人成为朋友？

（1）自私、大嘴巴、说话不算话的人不能成为朋友。自私的人，很少会考虑别人的感受，常常伤害别人；大嘴巴的人不能保守秘密，会让朋友很没安全感；说话不算数的人爱放别人鸽子，这些人都有可能损害自己的利益，不能与之成为朋友。

（2）校外的闲散青少年。这些人不务正业游手好闲，每天游离在网吧、酒吧等社交环境复杂的场所，一言不合就使用暴力，拉帮结派，到处滋事。中小学生一旦和他们成为朋友，很容易效仿他们，养成暴力的行为习惯，不仅耽误学习，甚至有可能退学或者被劝退，成为他们中的一员。

（3）有不良嗜好的人。这样的人容易带着中小学生也养成坏习惯，例如：打架斗殴、逃课上网等。

🔔 003 同学之间发生矛盾该怎么办？

中小学生在一起的时间比较长，彼此之间产生一些小摩擦是很正常的事。中小学生之间发生矛盾，常常是因为一些学习、生活中的小事。有时可能只是一个玩笑、一个误会、一个玩具等。

晓华和贝贝是好朋友。下课了，同学们在抄写生字，晓华抄了一会儿，想去看看贝贝抄到哪里了，没想到，误会就发生了。在晓华走过去的时候，突然有一个同学在他身后撞了他一下，把他推到了贝贝的身上，害贝贝不小心在自己的本子上划了一笔，她十分生气，对晓华说："你干吗啦！"晓华听到贝贝声音这么大，心里也不舒服，于是也大声说："我不是故意的，是别人不小心撞了我一下。"

可是，贝贝觉得晓华撞到了自己还那么大声，没有认错的态度，就说："我不和你好了！"听了这句话，晓华的心里很难受。他们也从好朋友变成了普通朋友。

从以上案例中我们看出，他们之间仅仅因为一个小误会而关系疏远了。因此，中小学生不要因为一点小矛盾就感到委屈，互不搭理，甚至把自己封闭起来，不愿再去和其他同学接触，更不要把矛盾激化。

中小学生之间发生了矛盾，我们可以采取以下几点方法：

（1）查清原因，承担责任。当矛盾发生时，同学之间要保持冷静，不要一时情绪上头，意气用事，要冷静分析，弄清楚事实到底是什么样的，错误在谁，如果错在自己，要敢于承认错误，主动道歉，取得对方的谅解。如果错在对方，也可以大度一点，主动找对方谈话，寻求和解。

（2）少抱怨，多反思。中小学生在发生矛盾时，不要觉得只有自己受到伤害，而一味抱怨。矛盾的发生肯定是有原因的，中小学生不要想当然地以为自己都是对的，错的都是别人。要学会换位思考，站在对方的立场上，体验对方的感受，多进行反思，多从自身找原因。

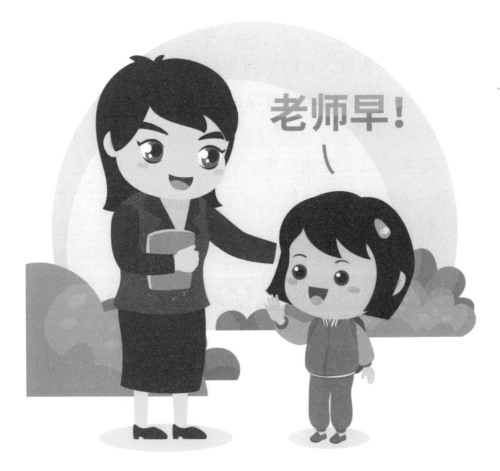

（3）礼貌用语，不动用暴力。中小学生之间发生小矛盾时，不要以为自己是受害方，就可以对对方大吼大叫，

拳脚相向，这样会使原本犯错的、对你怀有歉意的对方再次受到伤害，从歉意转为敌意。而且原本好好说几句话就可以解决的矛盾，如果发展成拳脚相向的话，很有可能给双方带来身体上的伤害。

（4）不拘小节，心胸开阔。中小学生要懂得"退一步海阔天空，忍一时风平浪静"，所以，同学之间发生矛盾时，要学会退让一步，不要认为退让一步就是胆小鬼，是没有本事的表现，有时候因为你的退，不仅可以轻松化解矛盾，还可能会使同学对你刮目相看，与你成为朋友。

（5）寻求第三方帮助。当矛盾双方之间僵持不下，而中小学生自己又无法解决时，可以寻求家长、老师、学校等第三方的帮助，他们会站在客观的角度帮同学们分析矛盾，提出解决矛盾的方法。

004 被别人欺负该怎么办？

中小学生常常向父母抱怨或向父母、老师告状，自己被某人欺负了，在这里同学们口中的"欺负"是什么意思呢？是校园暴力吗？

小刘是名初中生，因为性格内向，长得比较弱小，他的同学张某曾屡次向他索要钱财，迫于压力，之前小刘都给了。后来张某找小刘要500块钱，但是小刘只有200元钱。张某便怂恿小刘偷钱，但是小刘不敢，张某发现小刘不配合后，就打算给小刘一点教训。

某天放学后，张某召集几个好朋友在放学路上堵住小刘，并且对小刘进行了辱骂和殴打。回家后，小刘的父母察觉到他有异样，但小刘什么也没有说。小刘被打后的第二天，上课的时候肚子疼痛难忍，老师联系父母后，把小刘送到医院，医生检查后表示，小刘伤势很重，脾脏破裂，必须进行脾脏切除手术。

后来，小刘的家长开始追查事情的真相，得知前一天放学后小刘被同学打了。警方通过调取监控，把当天参与打架的所有同学都带到公安局了解情况。最终，法院就小刘被伤害案一审宣判，小刘获赔28万元，将其打成脾破裂的同学因为是未成年人，其伤害罪未被判刑，但共同赔偿小刘。

以上案例我们可以看出，小刘屡次受欺负都选择了忍气吞声，自己没有反抗的能力，也不敢向父母或者老师寻求帮助，最终自己受伤严重。

那我们受到欺负该怎么办呢？

（1）及时制止欺负行为。中小学生在第一次受到欺负时就要采取积极应对措施，逃避和妥协会让欺负者变本加厉，注意不要用暴力制止，当制止无效时，应立刻报告老师。

（2）面对欺负者，要不卑不亢。中小学生面对欺负者时，不能表现出好欺负的样子，而是要让对方知道你并不怕他。平时要与欺负者保持合适的距离，形成恰当的同学关系，既不能盲目拥护他们，也不要刻意疏远、孤立他们。

（3）向合适的人求救。中小学生受欺负时，当自己力量不够，要学会向合适的人求救，例如老师、父母等，获得他们的帮助。

（4）学会大声求援。当自己受到一群同学欺负时，不要一味退缩、忍让。特别是自己处境危险时，更要勇敢面对，大声呼救，吸引其他人的注意，使攻击的同学住手。

（5）学会自我排解，保持乐观心境。当自己受欺负、感到委屈时，学会自我排解，以积极的信念暗示自己，不要一直沉浸在痛苦的情绪中。积极的暗示是调节情绪的催化剂。

（6）提高防范意识，学会应用法律。中小学生要提高自身防范意识，当遇到伤害时，敢于用法律的武器来保障自己的合法权益不受侵害，同时要约束自己不去伤害别人。

005 宿舍内发生矛盾该怎么办？

学生宿舍不仅是简单的住宿场所，还是学习、休息、交往的重要场所。宿舍的氛围不好，室友间彼此较劲，小摩擦都能升级为大吵甚至大打出手，这些矛盾和冲突，是令很多中小学住宿生很头疼的难题。

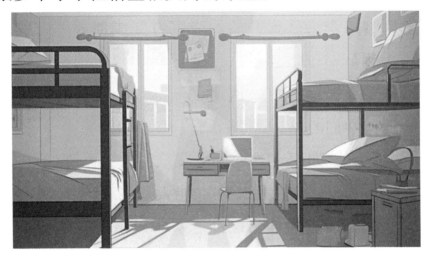

李某是一名高一寄宿生，刚入学时李同学不满意寝室其他个别室友晚上打游戏，影响自己入睡，因而每天早上6点多，起床后故意弄出各种声响以报复其他室友休息，致使同寝室其他同学对李同学产生厌烦。其他同学多次与李同学交谈，晚上打游戏的同学也没有再打游戏了，并建议她早上起床声响尽量小一点。而李同学认为，自己是受害者，没有一点改变的意思，依旧我行我素。

渐渐大家不理李同学了。李同学也讨厌寝室同学，有时故意和她们作对，这样一来激化了寝室矛盾，室友开始孤立她。加之李同学性格孤僻，常因心情不好便在寝室发火，辱骂其他室友，最严重的一次因为李同学微信拉黑室友甚至产生了肢体冲突，严重破坏了寝室和谐，以至于室友一致要求要李同学搬离宿舍。

案例中的李某从最开始的受害者变成加害者，致使宿舍矛盾激化。对于宿舍矛盾，部分同学可能选择忍耐、长期"冷战"、撕破脸皮、逃避，殊不知，糟糕的宿舍关系不仅会让同学们心累，还会带来一些安全隐患。

那么，应该如何正确处理室友之间的关系呢？

（1）主动关心他人，尊重他人。当室友遇到困难或生病时，如果能主动伸出援助之手予以帮助，就会给彼此之间的友谊助力，让关系更亲近。

（2）积极融入宿舍集体。宿舍就像一个小型的集体，平时同学们要多与室友接触，多参加一些共同的活动，增强彼此的认同感和友谊，在日常生活中，大家可以相互帮助，共同学习。对自己不那么喜欢的人，要努力发现对方的优点，争取在同一个空间下和谐相处。

（3）主动化解矛盾。宿舍内难免发生矛盾，当事情发生时，千万不要赌气与人绝交。正确的做法应该是冷静后，找到问题根源主动去找室友沟通，化解矛盾。

（4）分担责任。集体生活环境需要大家共同努力和承担责任，大家应该共同分担公共区域的清洁和维护工作，共同保持公共区域的整洁和卫生，让宿舍环境保持干净、整洁。

（5）注意言谈举止，尊重他人作息。每个人都有自己的生活习惯，要互相理解和尊重，尽量调整自己的作息时间，以减少对其他人的影响。

（6）改变自己性格中的缺点。在宿舍中，中小学生要严格要求自己，但要避免对自己过分要求。要学会自我疏导内心的愤怒和不满。在坚持原则的基础上灵活地处理问题，积极沟通，让自己成为一个自信、活泼、开朗、坚强的人。

006 有极端人格和暴力倾向该怎么办？

中小学生如果从小有极端心理和暴力倾向的话，很有可能逐渐转化为犯罪。中小学生要知道极端心理和暴力倾向的一些常见表现，如果发现自己有这种倾向，一定要及时采取措施进行纠正。

1.极端心理和暴力倾向的具体表现

（1）具有强烈的控制欲。有的同学希望别人对自己"俯首称臣"，但凡有人稍微违背自己意愿，他们就用恶毒语言或者直接使用暴力，来征服不服从自己的人。

（2）以自我为中心，不服家长、老师管教。以自我为中心的同学，任何事情都按自己的想法来，别人说什么都听不进去。他们自私、不讲道理，不服管教，甚至会对家长、老师动粗。

（3）情绪激动，感情用事。有的同学很极端，遇到事情时总会以自残或者伤害别人的方法来解决事情。比如，某个同学看上了一个玩具家长不想买，他就以死相逼："你不给我买，我就撞墙！"

（4）语气强硬。有极端情绪和暴力倾向的人，在平时的沟通中，常常使用"必须""我决定"这类强硬的词语，他们的语气常常带有命令的意味。

（5）张口闭口要打架。这样的人，暴力很有可能是他解决问题的唯一方式。

2. 有极端心理和暴力倾向该怎么办

（1）实施心理疏导。由于极端心理大多源于个人的不良情绪，因此实施心理疏导是消除极端心理最基本的方法。心理疏导有许多技巧，例如自我安慰、积极情绪感染和寻求专业帮助等等。在应对极端心理时，个体可以采用自我安慰和积极情绪感染的方法。自我安慰可以让个体自我反思，发现内心真正的想法，并且给自己打气鼓励。积极情绪感染是通过身边的积极力量激励自己，让自己的负面情绪得以转化。如果以上方法无效，可以考虑寻求专业帮助。

（2）学会控制情绪。中小学生在极端心理和暴力倾向爆发前，学会控制自己的情绪，强迫自己冷静，遇到不顺心的事尽力克制自己，不急躁，培养自己的定力。

（3）改善习惯行为。中小学生可以加入学校或者社会组织，参加一些爱心活动，也可以通过饲养宠物等方式来培养自己的爱心，慢慢消除极端心理和暴力倾向。

（4）文明用语，礼貌待人。如果一些中小学生发现自己性格强势，言语间总是带有"必须"等绝对性词语时，要提示自己使用礼貌用语，减少使用强迫性词语的频率，少用或不用命令式口吻与人交流。

（5）改变环境刺激。环境刺激是指人们生活中受到的各种物理或心理上的影响。在极端心理中，环境刺激可能是主要原因之一。因此，改变环境刺激是消除极端心理的有效方法之一。当个体发现自己情绪极端化时，可以通过改变环境来缓解自己的心理状态，降低自己的心理压力。

🔔 007 发现有被欺凌的苗头时怎么办？

当发现自己即将被欺凌时，应该怎么办呢？怎么样躲避此次欺凌？躲过了这次，还会不会有下一次？如何从根本上杜绝被欺凌？

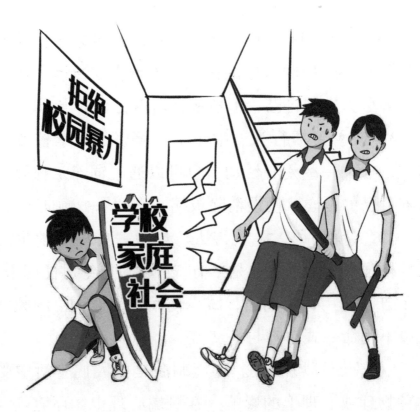

1. 发现有被欺凌的苗头时的应对方法

（1）请求老师的帮助。中小学生一旦发现要被人欺凌时，应立刻告诉老师，并告诉老师最近发生在你和欺凌者之间的事，提供尽可能详细的信息，包括欺凌者的特征和其他相关证据，让老师帮忙分析原因。这样既能保护自己，也能终止欺凌行为再次发生。

（2）建立支持网络。中小学生不要害怕知道的人越多越危险，也不要去想校长、老师、家长会不会重视这件事情，一旦知道自己要被别人欺凌时，应该立刻告诉大家，获得大家的帮助。

（3）避免去校园没有监控或偏僻的地点。当发现要被人欺凌的苗头时，不要独自去校园里没有监控的地方或校外偏僻地，必须出教室时，可以叫上好朋友一起，这样发生欺凌时，他能及时帮你求助。离校时，最好让家里人来接。

（4）报警，依靠法律解决。如果老师没法解决的话，同学们可以报警，用法律来保护自己。

2. 发现自己有被人欺凌的苗头时，不能做出以下行动：

（1）不要单独私下解决。中小学生不要独自去赴约，试图单独私下找对方解决矛盾，因为对方可能趁你身边没朋友，对你进行欺凌。当对方企图用强制手段把你拽出教室或者校园时，可以选择大声向周围的人呼救。

（2）找校外人员先打欺凌者一顿。校内的矛盾不要把校外的人牵扯进来，校外人员往往下手不知轻重，可能会把人打伤、打残甚至致人死亡。情况严重的话，欺凌者需要负法律责任。

第四章
如何应对校园欺凌

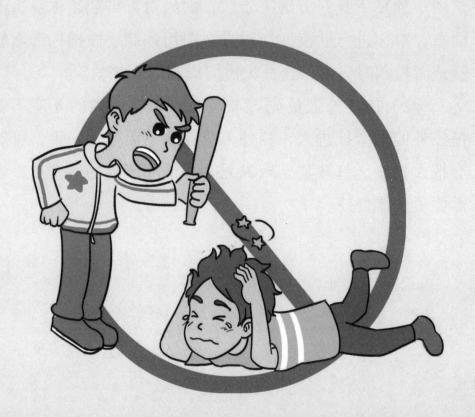

001 坚定立场，保持自信和勇气

1. 在面对欺凌时，坚定立场非常重要。中小学生要冷静、保持自信和勇气，坚信周围的人会支持正义，表明自己不会被恐吓或者威胁的态度，如果被欺凌后，选择忍气吞声、沉默妥协，很容易助长欺凌者的戾气。欺凌者会认为被欺凌者弱小无能，并再次进行欺凌。

2. 勇敢说"不"。对于欺凌者的行为，中小学生要大胆说"不"。如果有人故意针对你、欺负你，要直接告诉对方自己的感受：我很不舒服，这样的方式伤害到我了，不可以这样对我，我不喜欢这样，告诉对方"我不是那么好欺负的"。千万不要选择什么都不说，这样会给对方你好欺负，被欺负了也不敢还击的错觉。

002 及时寻求合适的人帮助

有的中小学生在被欺凌后，不知道应该向谁求助，或者认为"讲了也没用"，把不满和委屈埋在心里，独自默默承受；有的同学选择向校外的朋友求助，找几个校外的朋友教训欺凌者，以暴制暴，最终自己也成了欺凌者。以上无论是哪一种，都是不可取的解决方式。

中小学生被人欺凌后，可以向哪些人寻求帮助呢？

小浩是一名性格内向的小学生，学习成绩不优异的他，最近又有了新的烦恼。最近几天，每次放学回家，他都会被别班的学生勒索"保护费"。他没有告诉学校老师，也从没有跟家里人说过。在他看来这只是偶然事件，并期望这件事忍一忍能过去。但让他没想到的是，那几个"坏学生"还真是专门盯上了他，变本加厉向他勒索钱物。

终于小浩忍无可忍，就将自己被欺负的事告诉了高中肄业的表哥，希望表哥能为自己"报仇"。一天，放学后，表哥埋伏在那几名"坏学生"回家的必经之路，当那几名学生路过时，表哥从书包中掏出一根棍子，一个箭步冲了上去，三下五除二就将几个小学生打倒在地。看到有一个小学生头上出了血，小浩也很害怕，于是赶紧拉住表哥，但表哥并没有停手，还不依不饶，嘴上也连连骂道："就你们几个小兔崽子欺负我弟弟是吗？今天我就给你们点教训！"没多久，几个小学生被打得头破血流，惨叫连连。周围有人报了警，最终表哥因为持械伤人被警察带走，小浩也一同被带走询问。

以上案例中，小浩作为校园暴力的受害者，刚开始的态度是沉默忍让，他的这种态度让施暴者们觉得他好欺负，所以后来一次又一次地向他勒索钱财。而小浩的求助对象表哥，他选择"以暴制暴"的方式反抗校园暴力，却将自己也送到了警察局。

中小学生遭遇欺凌后可以向以下合适的人求助：

（1）父母。中小学生在受到欺凌后，要第一时间告诉父母。我们要相信父母并不希望我们被欺负，而且父母生活经验丰富，处理事情比较冷静，能够条理清晰地分析事情。当父母知道我们受欺凌之后，会帮助我们分析被欺凌状况，带我们检查身体，出面跟学校沟通，帮助我们重新建立自信。

（2）学校校长、班主任、老师等成年人。中小学生在受欺凌后可以向他们求助。通常情况下，校长、班主任会很重视校园欺凌事件，因为他们有责任和义务保护每个学生的校园安全，给学生创建健康的学习氛围。同学们被人欺凌后，可以把事情的经过、自己的想法告诉这些人，获得他们的保护。

（3）警察、司法机关。如果欺凌事件比较严重，同学们可以向警察、司法机关求助，用法律保护自己。

（4）新闻媒体。中小学生受到欺凌后，当已经与同学、家长、老师沟通交流，问题依然没有得到解决时，可以借助新闻媒体强大的传播性，在网络上曝光欺凌行为，引起社会公众的关注，促使学校、家长认真对待欺凌事件，更好地保护自己。

（5）心理医生。当被欺凌的心理阴影挥之不去，无法自我排解时，应寻求心理医生的帮助。医生会认真倾听你的烦恼，并用合适的方法疏导你的心理问题，引导你走出心理阴影。

🔔 003 记录细节，保留证据

校园欺凌形式多样，有身体欺凌、语言欺凌、社交欺凌、性欺凌等，并不是所有的欺凌都像暴力行为，可以造成身体上的伤害。很多欺凌都是比较隐蔽的，表面上看不出任何异常，若是没有证据，向人求助时很难引起别人的重视。因此，同学们在被欺凌后，留下证据才能更好地保护自己。

转学生小徐常常被同学用语言侮辱，这使他感到很难受，他把这件事告诉父母之后，父母认为那只是同学间的玩笑，不要太在意，小徐觉得很苦恼。

于是，小徐用手机偷偷把同学欺辱的话语录下来了，然后发给了班主任和家长，并告诉他们这样的现象持续了很久。老师、父母听到录音之后，才终于意识到事情的严重性，开始对此事进行处理，老师在班上着重强调了不可以用语言伤害同学，父母对小徐进行了心理疏导。

从以上案例中我们看出，像辱骂、恐吓、谣言这样的欺凌，表面上看上去是同学之间的玩笑，看不出是校园欺凌，但确实给小徐带来伤害。如果小徐没有录音，很难得到老师和父母的重视。

1. 保留被欺凌证据有哪些好处？

（1）对于连续轻微的欺凌，保留证据可以取得别人的信任。像言语侮辱、故意孤立等行为，只是向成人口述事情的经过的话，他们很容易误判成同学之间的小矛盾，不去解决问题。但是，当我们给出证据（视频、声音等），让家长或老师看到现场氛围，这样就会让他们发现了解我们的处境，更快地采取措施去帮助我们。

（2）对于情节严重的欺凌，保留证据可以寻求法律的帮助。像殴打、抢夺财物、性侵等严重的校园欺凌，应当设法保留证据，例如事发地的监控、旁观者的证言等，之后拿着这些证据寻求家长、老师的帮助或者报警，保护自身利益。

（3）拿出证据，当面对峙。有的家长不相信自己的孩子能做出欺凌行为，要是能拿出证据，他们就无法继续偏袒自己的孩子。

2. 如何保留欺凌行为的证据

（1）身体欺凌：保留事发地的监控，记住欺凌者的长相，设法获取目击者的证词。伤情严重时，要去医院进行伤情鉴定，并保留住院材料。

（2）语言欺凌：用录音笔或手机把侮辱性的语言录下来，或者获取同学们的证词。

（3）社交欺凌：借助旁观者的证词或请求老师帮忙获取证据。

（4）财物欺凌：把对方索要财物的话录下来，如果是转账要保留转账证据。

（5）网络欺凌：欺凌者往往会上传被欺凌者的不雅照片、视频或者在网上指名道姓地辱骂被欺凌者，同学们可以通过截图保存欺凌者上传的信息，保存欺凌者的账号信息等。

（6）性欺凌：包括性相关的语言、动作或者衣物证据，在遭受欺凌后，要保留相关证据。

004 受欺凌后不能有哪些心理和行为？

1. 受欺凌后可能会有的心理

（1）报复心理，暴力行为。中小学生被欺凌后，要自我调节情绪，不能产生报复心理，然后叫上自己的朋友，对欺凌者进行打击报复。中小学生在受到欺凌后，产生愤怒、委屈、恐惧的情绪是很正常的，但是千万不能因为愤怒就想着去伤害、攻击、报复欺凌者。中小学生要控制好自己的行为，要知道伤害了别人，自己也要付出代价。

（2）产生羞耻感，不敢告诉别人。很多中小学生受到欺凌后不愿意告诉别人，尤其是男同学，他们觉得很丢人、没面子，最后选择自己默默承受委屈。这会给欺凌者带来成就感，再次进行欺凌。而且这种处理方法往往会加重被欺凌者的心理负担，产生抑郁、轻生的想法。

（3）欺凌别人，以重获自信。被欺凌者不能为了宣泄自己的情绪，转而去欺凌比自己弱小的同学，并试图以这样的方式来显示自己的强大。这样会伤害很多无辜的同学。

（4）消极心理，做出自残或自杀的行为。有些同学会不知不觉接受欺凌者对自己的评价，产生自我怀疑，认为自己没有用，被欺负是自己活该，久而久之，这些心理会让被欺凌者，悲观厌世，不愿意社交，甚至不敢见人。

2. 如何缓解心理控制行为

（1）及时发泄情绪。中小学生在受到欺凌后，在情绪紧张、大脑一片空白时，先深呼吸让自己冷静，可以通过跑步、唱歌、在无人处大声叫喊来发泄情绪。如果实在委屈，可以找个角落大哭一场，千万不要把自己封闭起来，把情绪和不满都憋在心里。

（2）及时进行心理辅导。中小学生受欺凌后，可以找心理辅导老师，把自己的想法和情绪向他们宣泄，请他们帮忙分析指导。心理辅导老师会帮同学们客观分析问题，并给出科学的辅导方法。如果同学们觉得不好意思当面咨询，可以拨打心理热线寻求帮助，同学们可以畅快地说出自己的想法、委屈、痛苦，对方都会认真倾听，并且给予合理指导。

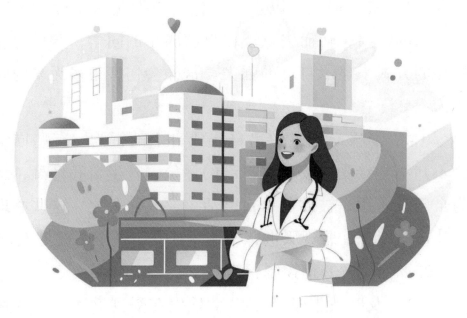

（3）向亲近的人倾诉。把自己的痛苦和想法告诉好朋友，可以获得朋友的力量；把自己的痛苦和想法告诉父母或者老师，并告诉他们自己需要帮助，可以让他们关注我们的心理状况和行为举止。

🔔 005 受欺凌后如何克服心理阴影？

中小学生受欺凌后，如果不能及时消除心理阴影，很有可能产生心理畸变，严重的甚至会导致人格缺陷。

在小强很小的时候，妈妈意外去世，爸爸再婚，为他找了个继母。由于小强父亲常年在外出差，小强就一直与继母一家一起生活。最初两年过得还算相安无事。

但自打小强上小学后，他与继母的关系便恶劣起来。每一次小强做错事，继母便连打带骂，甚至还咒骂小强死去的妈妈。原本性格还算开朗的小强，逐渐变得沉默寡言。在他心中，自己在这个家中是多余的，没有人需要他，也没有人喜欢他。久而久之，小强的内心也逐渐发生了变化，他对继母的态度也从最初的畏惧，转变成了愤怒，尤其当继母咒骂自己的亲生母亲时，小强恨不得冲上去揍她两拳。

高中后，小强就变得更加暴力，拒绝与人交朋友，对同学恶意相向，甚至看谁不顺眼就打谁一顿，在某次打架中，由于严重打伤了同学，被学校劝退。

以上案例中的小强由于无法克服家庭问题带来的影响，而性格发生很大的变化，最终不仅无法和别人和谐相处，还中断了学业。

所以，无论中小学生是否被欺凌，都应该学习一些消除心理阴影的方法，使自己能健康快乐地学习成长。中小学生被欺凌后，可以采取以下方法来消除心理阴影：

（1）及时发泄。受到欺凌的同学不要把委屈憋在心里，可以找自己信任的、可以倾诉的朋友，把心里的不快和委屈说出来。还可以定期进行心理咨询：向学校心理老师或者中小学生心理热线咨询，根据他们的意见用科学的方式进行心理调节，并定期向心理咨询师汇报情况。不要把情绪发泄在弱小的人身上，给别人造成心理阴影。

（2）更换环境。中小学生在受到性欺凌、严重的身体欺凌后，可以请求父母换一个全新的环境，离开那个让自己留下阴影的地方。被欺凌者如果一直生活在被欺凌的环境中，很容易让他们在脑海中一次次地回放受欺凌的场景，最终可能会导致心理负担过重，情绪崩溃。

（3）调整心态，去相信别人。中小学生受到欺凌，心里有阴影之后，不要把自己与其他人隔离，调整好心态，主动融入集体，多结交朋友，学会与不同的人相处。

（4）培养健康的身体和强大的心理。中小学生要加强锻炼，努力使自己的身体强壮，内心强大，感受到自己的力量，重新评估自己的能力和价值，相信自己有能力去面对和解决这些问题。

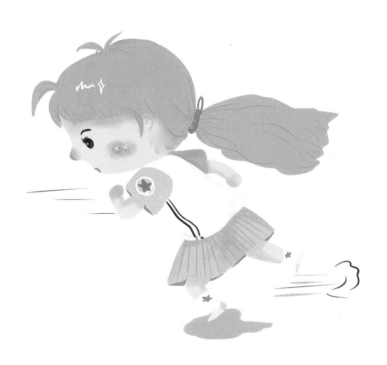

（5）转移注意力，充实自己。因受到欺凌，心里有阴影时，不要一直沉浸在痛苦的情绪中，要学会转移注意力，把重心放到自己热爱的事情上，放松心态，慢慢地培养自信心，充实自己。

006 受欺凌后如何防止欺凌事件再发生？

因为害怕被欺凌者报复，有些被欺凌者往往会选择沉默，这样反而会使欺凌者再次对其进行欺凌。因此，中小学生在第一次受到欺凌时，就要采取行动，防止欺凌事件的再次发生。

小学转学生小奇，成绩不好又长得比较黑，总是被班里同学欺负，同学还给他起绰号"黑炭"，并会无缘无故地骂他，有时候还会故意藏他的书，使他常常被老师批评。小奇担心被报复也不敢告诉老师，只能自己忍着。

初三学生邹某在食堂打饭的时候与隔壁班同学发生了冲突，对方扬言放学后会找人揍他，邹某将这件事告诉了老师，在放学后，邹某刚被一群人堵到楼道老师就及时赶到了，老师将双方带到了办公室，了解事件的前因后果后，调解了矛盾，双方也表示可以和解。

从以上小奇和邹某的案例中，我们可以看出，遇到欺凌事件时，不能自己默默忍受，及时寻求合适的人帮助可以帮我们化解困境。

中小学生被人欺凌后，如何做能防止再次受到欺凌？

（1）强身健体，建立自信心。中小学生在受欺凌后，多多少少会留下一些心理阴影，有的会觉得自卑，多参加运动，如加入一些散打、武术社团，一来可以强身健体，二来学会一些防御技巧，可以更好地保护自己，三来增强自信心，减少受欺凌的可能性。

（2）告诉父母、老师。中小学生在受欺凌后，不要因为觉得害羞、没面子不肯告诉他们。也不要怕说了以后情况更糟糕，于是选择保持沉默。欺凌者看到被欺凌者既不反抗，又不敢告诉父母、老师，会产生一种成就感、获得感，继续对被欺凌者进行欺凌。

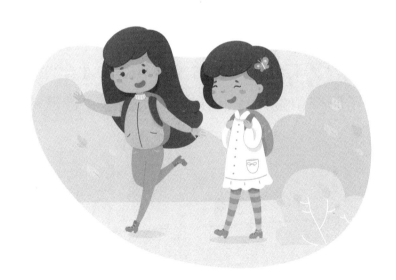

（3）谨慎交友。踏入校园后，中小学生都希望能有个好朋友，可以一起分享生活和学习的快乐和悲伤。但是，

有时候交友不慎会给自己带来严重的伤害，不好的朋友可能会把你的隐私公之于众，威胁你一起打架斗殴。因此，同学们在结交朋友的过程中，一定要了解对方的品行，不招惹那些争强好胜、有暴力倾向的同学，远离尖酸刻薄、喜欢拉帮结派的同学。

（4）结伴活动和结伴回家。中小学生在校时，可以和同学一起去食堂、上厕所、去操场等。放学后可以与朋友一起回家，不走小路、近路、人烟稀少的危险路段，不去学校周边的黑网吧、游戏厅，不在路上逗留。天黑之前要回家，不上陌生人的车，不跟陌生人走，不与陌生人搭讪。

（5）远离欺凌多发地。在学校或者学校周边，会有一些成年人看不到的地方，这些地方会成为欺凌多发地，如厕所、宿舍、天台、操场的一角等。中小学生要减少单独在这些场所停留的时间和次数，尤其是在被欺凌之后。

第五章

校园欺凌的典型案例及分析

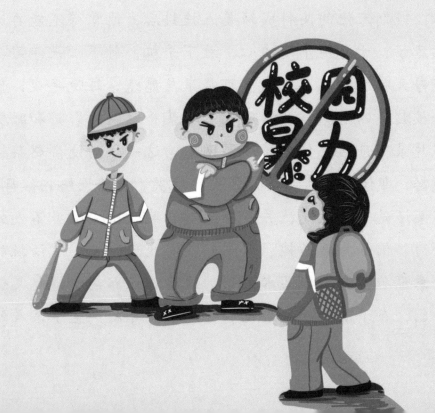

001 案例一：吉林某学院学生刺死案件

2009 年 11 月 14 日晚上，吉林某大学学生郭某杀害了舍友赵某。事发后，郭某淡定地坐在了自己的床上，拿起手机发送了短信，还拨通了 110 报警电话，警察赶来后，郭某立即承认自己杀害了赵某。

事情的起因是什么样呢？1986 年郭某出生于东北吉林省磐石市，案发时他仅仅 23 岁，他的家庭十分贫寒，但父母会尽力满足他想要的一切。在父母给他买手机后，他玩游戏越玩越上瘾，这让他和同宿舍的赵某成为游戏死党。

当期末他的某科成绩差点挂科后，他觉得不能再这么颓废了，于是他下定决心，放下手机，静下心来学习，规定每天晚上都不再熬夜。可是事与愿违，每晚半夜，他总会被赵某的鼾声吵醒。某次，郭某将赵某的鼾声和睡觉的照片录下来后上传到了校园网上，这一举动使得赵某恼羞成怒，即使郭某认为这只是一个玩笑，并将网络内容删除，赵某还是十分生气，并且从此对郭某做出了很多不友好的行为，例如指桑骂槐、讽刺郭某游戏玩得差、言语挑衅、故意唯独不分给郭某水果等，这些都让郭某觉得赵某针对自己，在矛盾的不断激化和升级中，郭某产生了杀人的想法，并实施了，悲剧就此酿成。

1.案例分析

郭某刺杀赵某的动机是由室友之间的矛盾引发的。起先赵某打呼噜影响了郭某的睡眠，后来郭某将不好的视频上传到社交网络，让赵某觉得很没面子，且不管郭某怎么道歉，赵某都不肯原谅郭某，这使得郭某心里埋下了仇恨的种子。其次，赵某总是找各种时机辱骂、讽刺郭某，这使得两人之间的矛盾越来越深。最后，两人在玩游戏时，赵某因为大声辱骂某游戏角色，而让同是该角色玩家的郭某觉得赵某在骂自己。仇恨的导火索被点燃，最终引发了惨案。由此可见，室友之间的小矛盾也会引发大冲突。

2.给中小学生的建议

室友、同学之间难免会有一些小矛盾，同学们要学会巧妙地化解矛盾，不要让矛盾激化。以上案例中在赵某知道自己鼾声会影响同学睡眠后，应该向同学道歉，并且去医院接受治疗。而郭某也应该意识到不能把别人的缺点暴露在公共网络上，这种玩笑很难让人原谅。

下面是给中小学住校生的几点建议：

（1）尊重他人的生活习惯，告知别人自己的生活习惯。宿舍是一个集体生活的地方，需要大家遵守公共秩序，对于影响公共生活的习惯要改变。

（2）礼貌用语、主动道歉。中小学生在平时交流中要注意礼貌用语，不要对他人使用侮辱性的语言。闹矛盾后不要把不满藏在心里，要主动道歉、及时沟通，积极化解矛盾。

（3）不泄露别人的隐私。中小学生要为他人保守秘密，不要用他人的隐私来攻击他人，不上传他人的隐私，不造谣、不传谣。

（4）不欺凌他人。中小学生不能对其他同学颐指气使，不拿有身体缺陷的同学开玩笑，不因同学家庭条件不好就去孤立、排斥他们。

🔔 002 案例二：中学生因嫉妒欺凌同学案例

覃某和周某是同班同学，两人无话不谈，关系非常亲密。她们刚上初中时，还是好朋友。但却因为覃某的嫉妒，导致了周某被害。

一个周末，周某写完作业出去玩后便很久没有回家，父母出去找周某时，有人看见周某去覃某家里玩，当周某妈妈赶到覃某家里，刚一进门就闻到轻微的血腥味。当她走进厕所，那股血腥味变得更浓了。她正觉得奇怪，突然地上一个箱子吸引了她的注意，箱子里有血迹正渗出来。周某妈妈感到好奇，就打开箱子看了一下，箱子里装着的是一块块尸块，血迹不断流出来，把地板都染红了，一个弱小的头颅被放在中间。周某妈妈一眼就认了出来，这就是自己的女儿周某啊！

很快，周某妈妈通知了警察和周某爸爸，他们也赶来了覃某家。看着还在上初中的覃某，警察皱起了眉头。他们不相信会是覃某杀死了周某，并将其分尸。但事实摆在面前，警察把覃某带回了警局审问。在警局，覃某冷静交代了一切。她承认自己因为嫉妒周某漂亮杀害了周某，并将其尸体解剖。

1. 案例分析

覃某因周某长得比自己漂亮，产生嫉妒心理，进而杀害了周某，这是典型的因嫉妒引发的校园欺凌事件。在中小学生中，除了外貌能引发嫉妒心之外，还有成绩好、人缘好、老师喜欢、家庭条件好等原因可能会引发中小学生的嫉妒心理，轻则故意孤立、疏远，重则像案例中的覃某一样，做出不可挽回的事。

2. 给中小学生的建议

中小学生心智还不够成熟，容易出现虚荣心理，容易与周围同学进行攀比，甚至产生嫉妒心理，做出伤害自己或他人的行为。

我们给有嫉妒心理的中小学生提几条建议：

（1）适当表达情感：当感到妒忌或有羡慕他人的念头时，与他人分享这些感受，并在沟通中寻求理解和建议，这样可以宣泄不良情绪并获得支持。

（2）培养感恩心态：感激自己拥有的一切，包括他人的帮助和支持，这样的心态有助于减少嫉妒心理。

（3）寻求专业帮助：如果嫉妒心理严重影响日常生活，可以考虑寻求心理咨询师的专业指导，通过心理治疗来矫正不合理的思想。

（4）正确认识自己的问题：认识到自己的不完美，并将嫉妒转化为前进的动力，努力提高个人修养和能力。

（5）转移注意力：当嫉妒心理严重时，尝试将注意力转移到自己喜欢的活动上，以此来平和心情，缓解嫉妒心理。

（6）保持乐观的心态，理解人生难免会有不如意的事情发生，通过时间和个人成长来改善对事物的看法。

🔔 003 案例三：中学生报复打人案例

小黄和小林是同桌，课间休息时间，一个同学扔了一个纸花给小黄，但纸花落在了小林的位置上，她就打开了，没想到这引起了小黄不满。当小林把纸花给小黄后，小黄愤怒地将纸花扔在小林的脸上，小林很生气，于是小林准备找人教训一下小黄。

事发之后，小林将此事告诉了在另一所中学上学的小杨。小杨认为小姐妹小林受了欺负。某天下午，小杨约人提前在校门口等待小黄。放学后，小黄刚走出校门几个人便围攻小黄，对小黄拳脚相加，其中有人掏出弹簧刀朝着小黄的臀部和大腿连刺四刀。之后，他们嫌不解恨，便将小黄拖到了附近的一个小山头上，再次对小黄拳脚相加。直到一名路人发现后大声质问，他们才扔下小黄逃走，随后路人报警，民警赶到后立即拨打了120。

1. 案例分析

案例中小林找人殴打刺伤小黄的行为属于暴力报复，且后果严重。这件事的主要原因有：小黄不该私自拆开小林的物品，小林不该肆无忌惮地发泄情绪，并找来朋友报复小黄。

2. 给中小学生的建议

中小学生心智还未成熟，很难冷静、理智地看待问题。当自身受到欺负、心里觉得委屈时，很可能产生报复心理，给对方或自己带来伤害。

以下是给受欺凌的中小学生的几点建议：

（1）不乱动别人物品，要有边界感。中小学生要有物权意识，用别人的东西前要获得别人的许可，以免引起别人的不满。

（2）大胆对欺凌行为说"不"。人人平等，不要因为各种条件差异而自卑，任由别的同学欺负、嘲笑自己。中小学生在受到欺凌时，不能一味地去忍受，要大胆告诉欺凌者马上停止欺凌行为，向欺凌者说"不"。

（3）寻求正确的求助对象。中小学生遇到问题要选择正确的求助对象，校内矛盾不要引来校外无关人员参与，他们下手不知轻重，容易造成严重后果。中小学生在受到欺凌后可以向家长、老师、警察等求助。

（4）及时咨询心理老师。当中小学生在长期受到欺凌时，委屈积累，可能会产生报复心理，做出不恰当的行为。正确的做法是立刻去找心理老师，把事情经过和心里想法告诉心理老师，心理老师会站在客观的角度分析，提出合理的建议。

（5）发掘自己的优点，建立自信。每个人都是独一无二的，中小学生平时要学会发掘和培养自己的长处和优点，要学会正确认识自己，不因同学的某些恶劣的言语去怀疑自己，否定自己，要经常锻炼身体，增强自己的忍耐力和抵抗力，建立自信心。

🔔 004 案例四：小学生因先天残疾被欺凌案件

小学生顾某患有先天性腿疾，走路一瘸一拐的，体育课也基本不上。加上他性格敏感内向，总是不愿意和同学们相处，对于别人的善意也不肯接受，同学之间说悄悄话，就觉得他们在嘲笑自己。时间久了，同学们也不愿意跟他说话了，他在学校没有朋友，干什么都是独来独往。

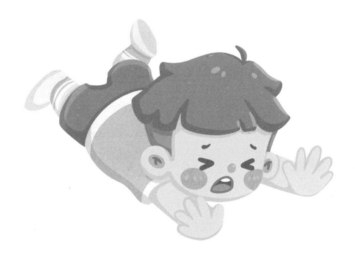

在某天上楼梯的时候，他不小心摔倒了，有几个同学过来围观，并嘲讽他，叫他"瘸子"，一时间，他感到无比委屈和愤怒，对周围同学恶语相向。从那以后，就有同学总是欺负他，故意藏他的拐杖，倒掉他杯子里的水，故意孤立疏远他，渐渐地他越发难受，甚至觉得自己就不该

出现在学校里，自己的存在只能是同学的笑柄。

后来，他害怕去学校，害怕看到背着书包的学生。他也不愿意再上学了，无论谁劝，他都不愿意再回到学校。

1. 案例分析

顾某因患有腿疾而受到同学的欺凌，这给他的身心带来严重伤害，导致他不愿意再去上学。分析本案例，使顾某身心受到伤害的原因有：自己无法克服自卑心理，同学们的嘲笑、侮辱、奚落使他变得更自卑，同学们的欺负、疏远、冷漠，使他没有感受到集体的温暖。这些因素的叠加使顾某变得更加内向、封闭、自卑，最终害怕上学、不愿意再去学校。

2. 给中小学生的建议

先天的生理缺陷，我们无法改变，但是能改变的部分需要我们努力：如建立自信、提高成绩、结交朋友等。身体健全的中小学生要主动帮助有身体缺陷的同学，让他们感受到集体的温暖和善意，与他们成为朋友，和他们一起成长。

希望大家在平常相处中，做到以下几点：

（1）直面缺陷，拒绝消极情绪。患有先天残疾的中小学生要正视自己的身体缺陷，不要因为自己有身体缺陷，害怕被同学嘲笑而不敢去结交朋友；不要认为自己不是正常人，不愿意加入集体活动；不要总是看到自己的身体缺陷，而去否认自己，认为自己什么都不行；不要因为身体缺陷而去产生自卑的消极情绪，把自己封闭起来。同样，身体正常的中小学生也要学会直面自己的短板，建立自信。

（2）互相帮助，共同进步。中小学生之间要互帮互助，不能排斥、嘲笑、奚落、孤立先天残疾的同学，而要尽量在学习、生活上帮助他们，和他们成为朋友，让他们体会到友谊的可贵，领悟到生活的美好。

（3）多与家长、老师、同学沟通。沟通不仅是增进友情、亲情的最好方法，还是排解压力、建立自信的最佳方式。因此，中小学生要多与同学、家长、老师沟通，告诉他们自己最近的烦恼，遇到困难多向他们请教，及时排解心中的不满，让自己每天都积极、乐观。

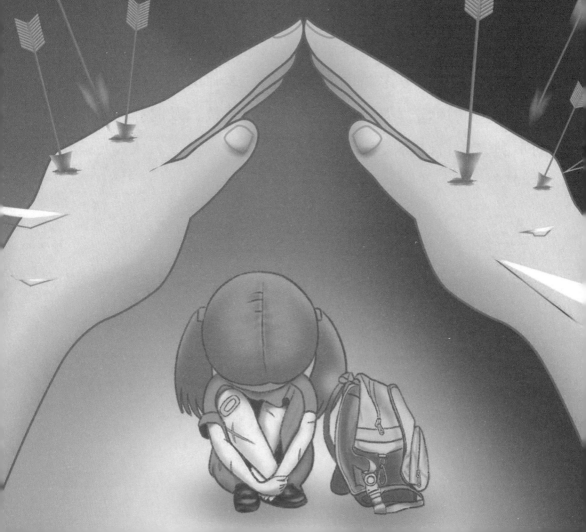

001《刑法》（2019修正）

第二百三十四条 故意伤害罪；组织出卖人体器官罪

故意伤害他人身体的，处三年以下有期徒刑、拘役或者管制。犯前款罪，致人重伤的，处三年以上十年以下有期徒刑；致人死亡或者以特别残忍手段致人重伤造成严重残疾的，处十年以上有期徒刑、无期徒刑或者死刑。本法另有规定的，依照规定。

第二百四十六条 侮辱罪

以暴力或者其他方法公然侮辱他人或者捏造事实诽谤他人，情节严重的，处三年以下有期徒刑、拘役、管制或者剥夺政治权利。前款罪，告诉的才处理，但是严重危害社会秩序和国家利益的除外。通过信息网络实施第一款规定的行为，被害人向人民法院告诉，但提供证据确有困难的，人民法院可以要求公安机关提供协助。

002《民法典》（2020）

第一百一十条

自然人享有生命权、身体权、健康权、姓名权、肖像权、名誉权、荣誉权、隐私权、婚姻自主权等权利。

第九百九十一条

民事主体的人格权受法律保护，任何组织或者个人不得侵害。

第九百九十五条

人格权受到侵害的，受害人有权依照本法和其他法律的规定请求行为人承担民事责任。受害人的停止侵害、排除妨碍、消除危险、消除影响、恢复名誉、赔礼道歉请求权，不适用诉讼时效的规定。

第一千零二条

自然人享有生命权。自然人的生命安全和生命尊严受法律保护。任何组织或者个人不得侵害他人的生命权。

第一千零三条

自然人享有身体权。自然人的身体完整和行动自由受法律保护。任何组织或者个人不得侵害他人的身体权。

第一千零四条

自然人享有健康权。自然人的身心健康受法律保护。任何组织或者个人不得侵害他人的健康权。

第一千零五条

自然人的生命权、身体权、健康权受到侵害或者处于其他危难情形的，负有法定救助义务的组织或者个人应当及时施救。

第一千零一十条

违背他人意愿，以言语、文字、图像、肢体行为等方式对他人实施性骚扰的，受害人有权依法请求行为人承担民事责任。

机关、企业、学校等单位应当采取合理的预防、受理投诉、调查处置等措施，防止和制止利用职权、从属关系等实施性骚扰。

第一千零一十一条

以非法拘禁等方式剥夺、限制他人的行动自由，或者非法搜查他人身体的，受害人有权依法请求行为人承担民事责任。

第一千零二十四条

民事主体享有名誉权。任何组织或者个人不得以侮辱、诽谤等方式侵害他人的名誉权。

名誉是对民事主体的品德、声望、才能、信用等的社会评价。

第一千一百六十七条

侵权行为危及他人人身、财产安全的，被侵权人有权请求侵权人承担停止侵害、排除妨碍、消除危险等侵权责任。

第一千一百六十八条

二人以上共同实施侵权行为，造成他人损害的，应当承担连带责任。

第一千一百六十九条

教唆、帮助他人实施侵权行为的，应当与行为人承担连带责任。

教唆、帮助无民事行为能力人、限制民事行为能力人实施侵权行为的，应当承担侵权责任；该无民事行为能力人、限制民事行为能力人的监护人未尽到监护职责的，应当承担相应的责任。

第一千一百七十九条

侵害他人造成人身损害的，应当赔偿医疗费、护理费、交通费、营养费、住院伙食补助费等为治疗和康复支出的合理费用，以及因误工减少的收入。造成残疾的，还应当赔偿辅助器具费和残疾赔偿金；造成死亡的，还应当赔偿丧葬费和死亡赔偿金。

003 《未成年人保护法》（2020 修正）

第二十五条

学校应当建立未成年学生保护工作制度，健全学生行为规范，培养未成年学生遵纪守法的良好行为习惯。

第二十七条

学校、幼儿园的教职员工应当尊重未成年人人格尊严，不得对未成年人实施体罚、变相体罚或者其他侮辱人格尊严的行为。

第二十九条

学校应当关心、爱护未成年学生，不得因家庭、身体、心理、学习能力等情况歧视学生。对家庭困难、身心有障碍的学生，应当提供关爱；对行为异常、学习有困难的学生，应当耐心帮助。

第三十条

学校应当根据未成年学生身心发展特点，进行社会生活指导、心理健康辅导、青春期教育和生命教育。

第三十五条

学校、幼儿园应当建立安全管理制度，对未成年人进行安全教育，完善安保设施、配备安保人员，保障未成年人在校、在园期间的人身和财产安全。

第三十九条

学校应当建立学生欺凌防控工作制度，对教职员工、学生等开展防治学生欺凌的教育和培训。

学校对学生欺凌行为应当立即制止，通知实施欺凌和被欺凌未成年学生的父母或者其他监护人参与欺凌行为的认定和处理；对相关未成年学生及时给予心理辅导、教育和引导；对相关未成年学生的父母或者其他监护人给予必要的家庭教育指导。

对实施欺凌的未成年学生，学校应当根据欺凌行为的性质和程度，依法加强管教。对严重的欺凌行为，学校不得隐瞒，应当及时向公安机关、教育行政部门报告，并配合相关部门依法处理。

004《预防未成年人犯罪法》（2012修正）

第十四条

未成年人的父母或者其他监护人和学校应当教育未成年人不得有下列不良行为：

（一）旷课、夜不归宿；

（二）携带管制刀具；

（三）打架斗殴、辱骂他人；

（四）强行向他人索要财物；

（五）偷窃、故意毁坏财物；

（六）参与赌博或者变相赌博；

（七）观看、收听色情、淫秽的音像制品、读物等；

（八）进入法律法规规定未成年人不适宜进入的营业性歌舞厅等场所；

（九）其他严重违背社会公德的不良行为。

005《学生伤害事故处理办法》

第十四条

因学校教师或者其他工作人员与其职务无关的个人行为，或者因学生、教师及其他个人故意实施的违法犯罪行为，造成学生人身损害的，由致害人依法承担相应的责任。

第十五条

发生学生伤害事故，学校应当及时救助受伤害学生，并应当及时告知未成年学生的监护人；有条件的，应当采取紧急救援等方式救助。

第二十八条

未成年学生对学生伤害事故负有责任的，由其监护人依法承担相应的赔偿责任。学生的行为侵害学校教师及其他工作人员以及其他组织、个人的合法权益，造成损失的，成年学生或者未成年学生的监护人应当依法予以赔偿。

第三十五条

违反学校纪律，对造成学生伤害事故负有责任的学生，学校可以给予相应的处分；触犯刑律的，由司法机关依法追究刑事责任。

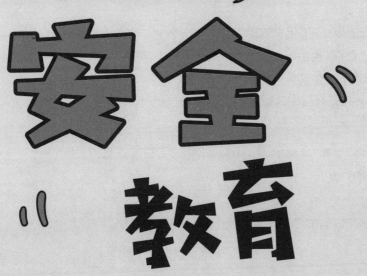

中小学 安全教育 系列丛书

安全教育

张 俊 / 主编

团结出版社

图书在版编目（CIP）数据

安全教育 / 张俊主编 . -- 北京 : 团结出版社 ,2024.3
（中小学安全教育系列丛书）

ISBN 978-7-5234-0863-6

Ⅰ . ①安… Ⅱ . ①张… Ⅲ . ①安全教育－青少年读物
Ⅳ . ① X956-49

中国国家版本馆 CIP 数据核字 (2024) 第 055349 号

出　版：团结出版社
　　　　（北京市东城区东皇城根南街84号　邮编：100006）
电　话：（010）65228880　65244790
网　址：http://www.tjpress.com
E-mail：zb65244790@vip.163.com
经　销：全国新华书店
印　装：三河市龙大印装有限公司

开　本：170mm×240mm　16开
印　张：6.5
字　数：60千字
版　次：2024年3月第1版
印　次：2024年3月第1次印刷

书　号：978-7-5234-0863-6
定　价：260.00元（全10册）

前　言

在我们的生活之中，安全无疑是一个被反复提及的重要话题。对于中小学生而言，安全教育已不再是可选的学习内容，而是他们必须认真对待的必修课程。为此，我们编写了这本《安全教育》的书籍，旨在引导孩子们认识到安全的重要性，教会他们如何防范危险，以及在面临危险时应该如何正确应对。

我们深深地关爱着孩子们，对他们的生命安全负有重大责任。因此，我们撰写了这本书，深知孩子们的生命安全和身心健康不仅关系到家庭的幸福，更影响着我国的未来。在孩子们的成长道路上，他们会遇到各种意想不到的安全隐患。我们希望通过这本书，为孩子们构建一道坚实的防线，让他们在日常生活和学习中能够关注安全问题，提高自我保护的能力。

这本书并非只是一本简单的安全教育书籍，更是一部寓教于乐的成长指南。它涵盖了中小学生日常生活中可能遇到的各种安全问题，包括火灾逃生、交通安全、网络安全以及人际交往安全等各个方面。我们希望通过深入浅出的讲解，让孩子们在轻松愉快的阅读过程中，掌握安全知识，树立正确的安全观念。

为了使内容更加生动有趣，我们采用了丰富的插图。这些插图都是经过精心挑选的，旨在通过直观的方式向孩子们传递安全信息，让他们在轻松愉快的氛围中学习安全知识。

此外，本书特别注重实践性和可操作性。我们不仅向孩子们介绍了各种安全知识，还详细阐述了在遇到具体危险时应该如何采取正确的应对措施。例如，遇到火灾时应该如何逃生、遇到交通事故时应该如何自救等。这些实用的技能将有助于孩子们在紧急情况下迅速做出反应，为自己和他人的生命安全保驾护航。

最后，《安全教育》这本书将成为孩子们人生旅途中的良师益友，陪伴着他们的成长之路。我们坚信，通过学习这本书，孩子们将能够树立起正确的安全意识，掌握必要的安全知识和技能，为自己和他人的生命安全保驾护航。同时，我们也希望这本书能够引起社会各界对中小学生安全教育的关注和重视，共同为孩子们的成长营造一个更加安全、健康的环境。让我们携手共进，为下一代的安全成长保驾护航，为我国的未来繁荣共同努力。

目 录

第一章

让校园充满欢笑
远离暴力的阴霾

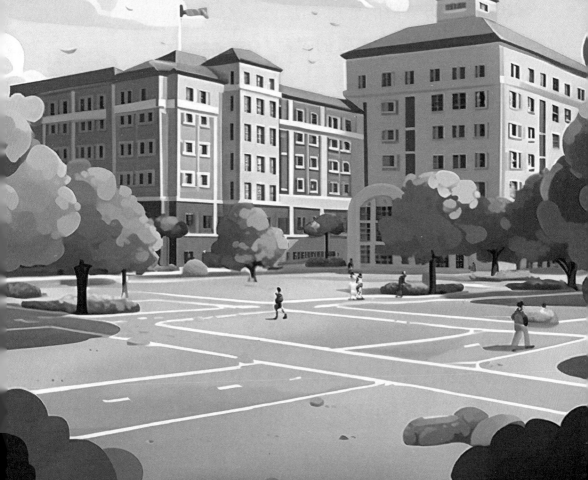

🔔 001 实验课上的安全常识

学校开设实验课的目的是培养同学们的动手操作、观察理解、加强巩固等各方面能力。但中小学生对未见过的实验器材、化学药品等充满好奇，自行操作或不注意安全易导致实验事故。学校并不希望同学们在实验中受到任何伤害。因此，同学们在上实验课时，除了要认真听老师讲的注意事项之外，还应当学习并掌握实验基本事项以及一些实验意外事故的处理方法。

中小学生在实验的过程中，要注意以下事项：

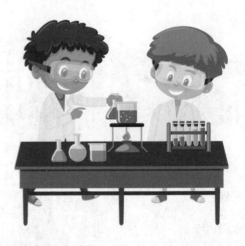

1. 自觉遵守实验规章，按步骤操作。中小学生动手实验前要认真阅读实验的安全指导，听从老师的指导，依照老师或书上的步骤操作，不能擅自更改实验药品、调整实验顺序等。

2. 不接触化学试剂。实验常用的盐、酸、碱等化学药品，部分具有强毒性、腐蚀性和易燃易爆性质。如硫酸、硝酸、氢氧化钠、盐酸、氢氧化钙等具有强腐蚀性；重金属盐、一氧化碳等有毒；白磷、金属钠、钾、红磷、酒精等易燃。

这些药品均可能对人体造成伤害，不可直接接触。若试剂洒落，不可直接用手或抹布擦拭，应在老师指导下处理。

3.规范使用玻璃器皿。烧杯、试管、容量瓶、滴管等都属于玻璃器皿，它们比较轻薄，应当轻拿轻放；使用玻璃棒进行搅拌时动作要轻、用力要均匀；对玻璃器皿进行加热时，要逐渐加热；如果玻璃器皿破碎，要及时处理干净，以防破碎的玻璃器皿划破皮肤。

4.安全使用实验电器。电源接通时，不能连接、拆除连接电器的线路或装配零件；不能用湿手触摸电器；安装电器时，不能靠近热源和水源；使用完毕时，要及时切断电源。

5.灭火时要隔绝燃烧物和空气。实验中，若是不正确使用酒精灯或用电不规范，很容易引起燃烧事故。这时同学们要通过降温和将燃烧物与空气隔绝的方法达到灭火的目的，可以用灯帽盖灭酒精灯、切断电源、挪走易燃易爆物品或用湿抹布、石棉布、沙土灭火。一般来说，对于小火，用湿布、石棉布捂住燃烧物即可灭火。

🔔 002 学校劳动中的安全注意事项

　　为了培养学生动手能力、树立学生劳动光荣的意识，很多学校会安排中小学生每天值日，每周进行一次大扫除，有时还会进行植树等活动。在学校劳动属于集体活动，参

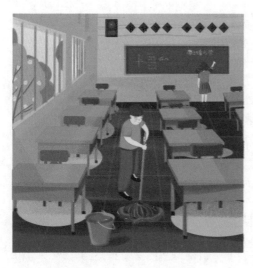

与的人比较多，存在一定的安全隐患，同学们稍不小心，就可能给自己或他人带来伤害。因此，中小学生在劳动的过程中，要注意安全，避免事故发生。

　　中小学生在参加学校劳动的过程中，应该牢记一些注意事项：

　　1. 注意窗台的花盆，不往窗外扔东西。一般学校大扫除时，楼上楼下会集体行动。打扫楼上的同学千万不能往楼下扔东西，以免砸伤楼下的同学；楼下打扫的同学要快速清扫，不要在楼下尤其是玻璃窗下久站。

　　2. 擦拭物品时要当心。擦门时，同学们需要把门插上，以免有人推门进来，把自己撞伤；擦玻璃时，不要站在窗台上擦，以免摔倒，若是有够不着的地方，可以用专门擦

玻璃的工具；擦灯管时要把开关关上；擦电扇时要把插头拔下；擦挂画、高处物品时，要站在桌子上，而不是凳子上，防止摔伤。

3. 专用教室物品不乱动。中小学生在打扫化学、物理、生物实验室时，不要随便动不认识的物品。

4. 注意左右的同学。像植树、拔草这种需要铁锹、镰刀等危险工具的活动，劳动时，要特别注意左右的同学。如果别的同学在用锄头等工具，自己离远一点，不能离得太近。

5. 清理学校门口时，要注意来往车辆，不能只顾打扫。

6. 清扫台阶时，要注意脚下，防止踩空，导致摔伤。

7. 打扫时要注意玻璃碎片、别针、图钉等容易扎伤自己的物品。

8. 劳动时不应嬉戏打闹。在学校集体劳动时，不能嬉戏打闹；即使劳动休息或者结束时，也不能用劳动工具相互打闹。

9. 没有打扫任务的同学，应主动远离打扫区域，自觉避让打扫卫生的同学。

003 正确处理同学之间的矛盾

"事事有矛盾，时时有矛盾"，在中小学生日常学习生活中，矛盾普遍存在，同学们应当正视矛盾。中小学生之间发生矛盾，常常是因为学习生活中的一些小事，有时是一个小磕碰、一个眼神、一次接触、一句话，但更多的时候是因为一些小误会。为了增强彼此之间的友谊，营造一个良好的学习氛围，使大家共同进步，同学们需要学会正确处理彼此之间的矛盾。

学校是集体生活学习的地方，中小学生每天都在一起

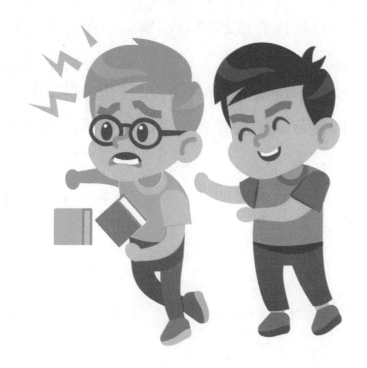

学习、玩耍，难免会遇到这样那样的矛盾。如果中小学生采取一些偏激的方法（如打架）处理矛盾的话，可能会导致伤害。那么，中小学生应当如何正确化解同学之间的矛盾呢？

1. 调整心态，从自身找原因。当同学们遇到矛盾时，应该调整心态，少抱怨，多从自身找原因。静下心来、心平气和地与对方沟通。这样才会化敌为友，重归于好。

2. 直面原因，勇于认错。中小学生遇到矛盾时，要学会分析矛盾，找到矛盾点，这样才能有针对性地化解矛盾。如果错在自己，要勇于道歉，敢于承认错误，取得对方的谅解。这样做不是"没面子"，而是在争回面子。你可以大方地走过去，诚恳地对那位同学说："我想过了，那件事的错全在我，我真诚地向你道歉，如果你能接受我的道歉，我会很感激你的，我想我们会成为好朋友的。"

3. 大方握手言和。如果错在对方，没必要非要等对方来道歉应该大度一点，主动化解矛盾。可以私下找到那位同学谈话："同学一场是缘分。同学关系是现在社会上最纯洁的人际关系，将来我们走向社会，谁都会遇到困难的，也许我们会成为互相帮助的朋友呢！到那时我们再回忆起现在闹的小别扭，是不是很可笑呢？"相信精诚所至，对方会与你握手言和，这样勇于道歉也会让对方从心底佩服你。

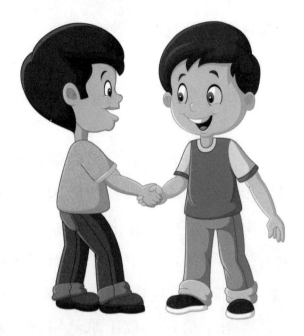

4. 心胸开阔，不拘小节。中小学生要牢记"退一步海阔天空，忍一时风平浪静"，同学发生矛盾时，不要不停地去争吵，试着后退一步。也许当你退一步之后，这场争吵就会停止。不要认为退一步是胆小鬼，是没有本事的表现；相反，从你退一步的那一刻起，你周围的同学便会对你的行为发出无声的赞叹："真是一个不拘小节、心胸开阔的人。"

5. 寻求帮助。当矛盾发展到僵持不下、自己无法处理的时候，可以寻求家长、老师的帮助。通过他人的帮助，及时化解矛盾。

004 防止校园拥挤踩踏事件

我们沐浴着明媚的阳光走进校园，美好的一天开始了。生活在学习氛围浓郁的校园内，我们是否有足够的安全防范意识呢？校园是我们学习、成长的乐土，中小学生生活的大部分时间都在校园内。但是校园踩踏等安全事件频发，给我们敲响了校园安全的警钟。是的，安全重于泰山，它历来是个人、家庭、集体、社会最基本的底线，是个人享受生活和集体保持稳定的重要保障。

校园是人群密集的地方，人多的时候很容易发生意外，当我们面对拥挤的人群时，要注意以下几点：

1. 发现拥挤的人群朝着自己正面涌来时，及时躲避，切不可逆流而行，否则容易被撞倒。

2. 如果陷入拥挤的人群中，首先要稳住双脚，远离有玻璃窗的地方，避免被玻璃碎渣割破、扎伤。

3. 遇到拥挤的人群时，要避免体位前倾或低重心的姿势，即便鞋子被踩掉，也不要贸然弯腰提鞋或系鞋带。要避免被绊倒，避免自己成为拥挤踩踏事故的诱因。

4. 抓住身边牢固的东西，如栏杆等。等人群过去之后，迅速而镇定地离开现场。

5. 如果发现前面有人突然摔倒，要马上停住脚步，并大声呼救，告知后面的人不要向前靠近。

6. 如果身陷人群被推倒，要设法靠近墙壁、面向墙壁，身体蜷缩呈球状，两手十指交叉相扣护住后脑和颈部，手肘向前护住双侧太阳穴，保护身体最脆弱的部位；双膝尽量前屈，保护胸腔和腹腔中的重要脏器。

7. 身陷拥挤的人群中，左手握拳，右手握住左手手腕，双肘撑开平放于胸前，形成一定呼吸空间。

当我们处于空间有限而人群又相对集中的场所时，如球场、狭窄的街道、室内通道或楼梯等地方时，很容易发生踩踏事故。人群的情绪如果因为某种原因而变得过于激动，置身其中的人就可能受到伤害。预防踩踏事件发生，我们应当做到：

1. 举止文明，人多的时候不拥挤、不起哄、不制造紧张或恐慌气氛。

2. 发现不文明的行为，要敢于劝阻和制止。

3. 应顺着人流走，切不可逆着人流前进；否则，很容易被人流推倒。

4. 遇到拥挤的人群时选择到人群边缘。在拥挤的人群中，要时刻保持警惕，当发现有人情绪不稳定或人群骚动时，要做好保护自己的准备。

🔔 005 体育活动安全须牢记

如果中小学生在上体育课时忽视安全，很可能发生意外伤害事故，影响自身的学习、健康与生活，甚至造成终生的残疾。很多体育活动有一定危险性，中小学生必须认真地执行体育老师的规定，务必做到不违规、不逞能、不贪图虚荣，不违反规定盲目练习器械，在不适合的时间段进行投掷等危险的动作等。

以下是进行体育活动应当注意的事项，需要同学们牢记：

1. 进行跳远时，中小学生必须严格按照老师的要求起跳、助跑。起跳后要落入沙坑之中，起跳前脚要踏着木制的起跳板。这不仅是保护身体安全的必要措施，也是跳远训练的技术要领。

2. 进行短跑等项目时，中小学生不能跑错跑道，要按照规定的跑道进行。这不仅是安全的保障，也

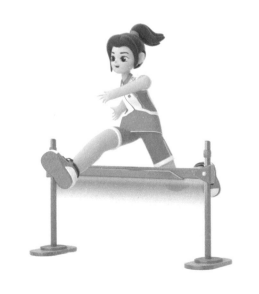

是竞赛的要求。特别是在即将冲刺到终点时，更要遵守规则，因为这时人的精力全部集中在竞技之中，思想上毫无戒备，身体的冲力很大，一旦绊倒，就可能造成意外伤害。

3. 参加足球、篮球等项目的训练时，不要在争抢中伤及他人，要学会保护自己。在这些激烈争抢的运动中，自觉遵守竞赛规则才能保障安全。

4. 进行跳箱、跳马等训练时，器械后要有保护垫，器械前要有跳板，同时要有同学和老师在器械旁站立保护。

5. 在参加投掷训练时，一定要按老师的口令进行，如铅球、铁饼、标枪等，不能有丝毫的马虎。这些体育器材有的沉重坚硬，有的前端装有尖锐的金属头，如果擅自行事，就有可能自己被击中或者击中他人，造成伤害，甚至危及生命安全。

6. 在参加单杠、跳高和双杠训练时，器械下面必须准备好符合要求、厚度适合的垫子，如果直接跳到坚硬的地面上，会伤及后脑或腿部关节。做双杠、单杠动作时，要采取各种有效的方法，使双手握双杠时不打滑，避免从杠上摔下来，造成身体受伤。

7. 做俯卧撑、仰卧起坐、前后滚翻等垫上运动项目时不能打闹，要严肃认真，以免发生扭伤。

006 如何预防和应对校园暴力

一些同学在遭遇校园暴力、生命安全受到威胁时却全然不知，以为校园暴力仅仅是不礼貌行为；而有一些同学在目睹校园暴力时也无动于衷，以为只是同学间的嬉闹。要抵制校园暴力，首先要具备对校园暴力的识别能力。

一、抵制校园暴力，辨别是前提

校园暴力表现形式多样，包括身体暴力、情感或心理暴力、性暴力和欺凌等。

二、勇敢向校园暴力说"不"

频频发生的校园暴力打破了校园里原本属于学生的宁静与和谐，为了不让校园这方净土成为另一个"江湖"，为了不让"花季"变"花祭"，同学们要坚决向校园暴力说"不"！

1. 不崇拜暴力文化。形成正确的价值观。

2. 不参与校园暴力。树立正确的是非观念，坚决不充当校园暴力行为中的帮凶。

3. 注重心理的健康发展。保持乐观的心态，主动与他人沟通，解决各种困难和问题。

4. 加强自身的法律意识和法制观念。施暴者法律意识淡薄，对法律无知，这是校园暴力产生的另一个主要原因。同学们要学法、懂法、守法。既要以法律来规范自己的行为，也要以法律来保护自身的合法权益。

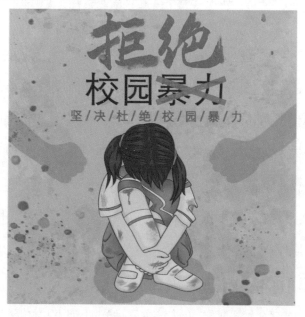

三、保护自己，关注他人

1.安全第一，预防为主。校园暴力的发生通常有两个原因：一是同学间因口舌之争或其他原因的肢体冲突；二是为了满足自身的私欲而引起的争执、事端。预防争执和事端应做好以下几点：

（1）与同学友好相处。有的同学遇到矛盾时，不愿意吃亏，认为忍让是没面子没尊严，最终只能使矛盾不断升级、激化。青少年应该宽宏豁达，不应为小事斤斤计较，甚至拳脚相加，做出降低人格的事情。

（2）避免自己成为施暴者的目标。同学们平时不要随身携带太多的钱、手机等贵重物品。不要公开显露自己的财物。

（3）养成善于观察的好习惯。多留意身边发生的事，很多暴力事件的信息可以从校园同学间的交流中得到。预防暴力重于应对暴力，而这一切需要同学们共同参与。

2. 应对暴力，临危不乱。在危险发生的时候，同学们一定不要惊慌，保持冷静、清醒的头脑是制胜的关键。同学们要克服心理的恐惧，积极地去解决问题或者本能地保护自己。

（1）遭受语言暴力时的自救。应对语言暴力，同学们可以采取以下方式：一是淡然处之；二是自我反省；三是无畏回应；四是肯定自己；五是调整心理；六是法律维权。

（2）遭受行为暴力时的自救。如果被攻击者殴打，同学们可以采取以下方式：一是找机会逃跑；二是大声呼救；三是借助一些小动作给自己寻找逃跑的机会；四是求饶，求饶不是懦弱的表现，是减少伤害的策略；五是如果以上退路被攻击者截断，那么应双手抱头，尽力保护头部，尤其是太阳穴和后脑。在人身和财产双重危险时，应以人身安全为重，舍财保命，以免受到更激烈的伤害。

3. 及时报告，依法维权。由于校园暴力事件的随机性，许多同学对其产生恐惧和焦虑。一些同学们不敢把事情告诉家长和老师，更不敢报警，甚至警方破案后也不敢出面作证，成为"沉默的羔羊"。忍气吞声往往会导致新的暴力事件的发生。自己或发现他人遭遇紧急情况时，一定要在第一时间向家长、老师或警察求助，采取最有效的救助措施。

四、要应对暴力，青少年必须增强五个意识

1. 要有依法的意识。违法行为是不受法律保护的。

2. 要有强烈的自我保护意识。

3. 要有方法和策略意识。在力量悬殊的情况下，切记不能蛮干。

4. 要有见义勇为、见义智为、见义巧为的意识。在保护自身安全的前提下对他人实施救助。

5. 要有强烈的报告意识和证据意识。及时上报并注意搜集证据，以便在需要的时候出示。

同学们一定要记住，当自己的安全受到威胁时不轻言放弃；当他人的生命遭遇困境需要帮助时，在确保自己安全的情况下，尽自己所能及时伸出援助之手。

第二章

把握出行安全
远离潜在风险

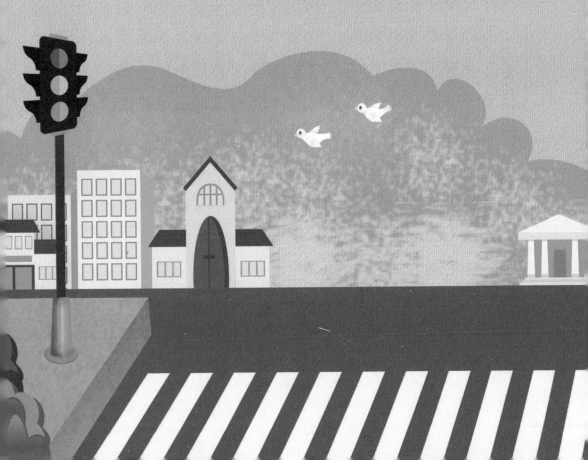

001 遵守交通法规，让安全伴你我出行

随着社会的发展和进步，我们的生活节奏越来越快，出行的方式也变得越来越多样化。然而，无论我们选择何种交通方式，都必须遵守交通法规，这是保障我们生命安全和公共秩序的基石。

中小学生是社会中最为脆弱的群体之一，他们的安全问题一直备受关注。其中，遵守交通法规是保障他们出行安全的重要一环。中小学生应当从小养成文明出行的意识，要让交通法规在心中生根。

1. 学习交通法规。中小学生应该认真学习交通法规，了解交通标志的含义、交通信号灯的作用以及如何正确过马路等基本知识。只有在了解交通规则的基础上，才能更好地遵守交通法规，保障自身和他人的安全。

2. 注意行路安全。中小学生行路时要走人行道或者靠路边行走，不要在马路上奔跑、玩耍或者随意穿越马路。同时，也要注意观察周围环境，避免在车辆密集的路段行走，以免发生意外。

3. 遵守交通信号灯。中小学生要严格遵守交通信号灯，按照信号灯的指示过马路。在等待信号灯时，不要心急闯红灯，也不要在绿灯即将结束时抢行。只有遵守交通信号

灯，才能确保自身安全。

4. 注意车辆盲区。中小学生要时刻注意周围的车辆盲区，不要在这些区域停留或者玩耍。同时，在过马路时也要注意观察车辆盲区，确保没有车辆驶来时再通过马路。

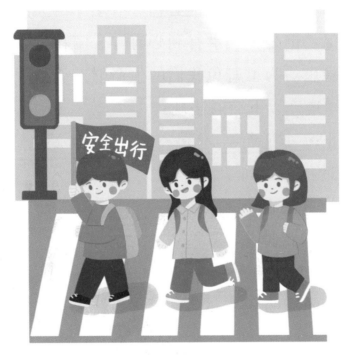

5. 不要搭乘非法车辆。中小学生要选择正规的公共交通工具出行，不要搭乘非法车辆或者超载车辆。同时，也要提醒身边的人注意交通安全，共同维护出行安全。

总之，中小学生应该时刻牢记交通安全知识，严格遵守交通法规，确保自身和他人的安全。只有在大家共同努力下，才能营造一个更加安全的出行环境。

002 杜绝危险骑行，确保安全快捷

在当今社会，自行车已经成为许多中小学生出行的重要工具。骑自行车出行，不必担心有堵车的风险，经济，绿色，环保。但是，凡事有利必有弊，骑自行车背后也有很多安全隐患。为了避免我们的生命财产受到损失，我们在骑行时须遵守以下交通法规：

1.禁止骑车逆行。在骑行的过程中，同学们不能因为贪图百十米的近距离就懒得掉头。逆行，这是一种对自己、对他人生命不负责任的行为。

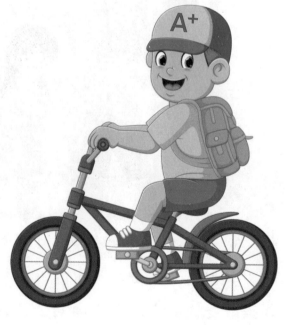

2.禁止违法载人。同学们要时刻谨记一人一车的骑行规则，不违法载人。

3.禁止单手骑行。在骑行的过程中，无论是要帅扮酷，还是手中拿着东西，都不是我们单手骑行的理由。

4.禁止闯红灯。在每一个红绿灯路口，同学们必须时

刻秉承"红灯停，绿灯行"的交通法规，耐心等待绿灯亮起。

5.禁止在机动车道上骑行。同学们不能因为非机动车道狭窄、车多，就越道去机动车道骑行。机动车道上车多、速度快，很容易伤到骑自行车的你。

6.禁止未满12周岁的同学在道路上骑行。国家规定，年满12岁的儿童才可骑自行车。

7.禁止在马路上追逐竞驶。当同学们与好友在街上骑行时，需要保持一定的车距，而且要慢行，不可追逐竞驶。

8.禁止攀附其他车辆。骑行的过程中，我们需要专心，时刻注意来往车辆，不能单手操作，不能攀附其他车辆。

9.禁止在马路中间停车。在骑行过程中，如果同学们要停车时，要靠边停，不能直接在马路中间停车。

骑行过程中，除了要遵守以上禁止规则外，我们还要学会一些骑行安全防范技巧：

1.同学们要学会检查自行车。同学们要学习如何辨别自行车零件的好坏，尤其是刹闸、车铃、轮胎。

2.转弯时要举手示意并且慢行。同学们骑到路口，需要转弯时，要举手示意并且减速慢行，以免被后面的人撞到。

3.失去平衡时，不要只顾去保持平衡。我们在骑行中失去平衡快要摔倒时，不要拼命去保持平衡，这样会很容易忽略自我保护。情况紧急时，我们可以放弃车子，身体倾向一侧，全身肌肉要绷紧，使身体的大部分面积与地面接触，避免单手、胳膊肘、单肩着地。

4.多使用反光装备。反光装备可以在夜间、下雨、多雾等能见度较低的时候使用，这样可让周围车辆、行人及时发现我们的动态，遇到险情及时采取必要的安全措施。

003 乘坐公共交通工具的安全知识

当今社会，城市里交通都很发达，地铁、公交、汽车、共享单车等是出行时可选的交通工具。地铁准时、高效；公交车经济、安全；汽车便捷、直达；共享单车绿色、环保。然而，同学们的某些不文明行为，给自己以及他人的生命带来了潜在的威胁，也拉远了自己与亲人的距离，使令人兴奋的团圆变成了令人担惊受怕的分离。

最近几年，中小学生不遵守交通规则，不文明的现象屡见不鲜、频频发生，这不仅说明我们关于这方面教育的缺失，还直接体现了我们中小学生的道德素养不够。公交站台嬉戏打闹、公交车上互相推搡、上下车时"冲锋陷阵"……随便哪一项，都可能造成自身及他人生命财产损失。生命对我们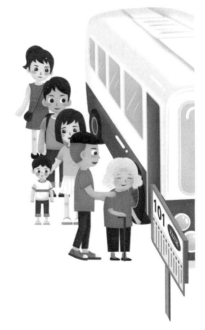每个人来说都仅有一次，如果我们自己都不敬畏生命，那么我们还谈什么理想与未来呢？交通面前无小事，需要同学们认真对待。

为了保证出行安全，中小学生要注意以下几点：

1. 遵守交通规则。在等车和乘车时，要遵守交通规则，不要在马路上追逐打闹或者随意横穿马路。

2. 等车停稳再上车。在等车时，要站在安全的地方，不要靠近车辆。上车时，要等车停稳后再依次上车，不要拥挤抢上。

3. 不要带危险品上车。不要带易燃、易爆等危险品上车，也不要带刀具等危险器具。

4. 坐稳扶好。在车上要坐稳，不要在行驶过程中随意走动或者打闹。如果是站着的，要抓好扶手，避免摔倒或者被车门夹伤。

5. 注意安全提示。在车上要听从安全提示，不要随意打开车门或者下车。

6. 保持联系。如果需要家长接送，要提前和家长说好接送时间和地点。如果发生意外情况，要及时联系家长或者老师。

7. 注意个人财物。在车上要保管好自己的财物，避免遗失或者被盗。

8. 注意身体状况。在车上要注意自己的身体状况，如有不适要及时告知司机或者老师。

9. 注意环保。在等车和乘车时，要注意环保，保持公共场所的卫生和整洁。

004 旅游做好计划，预防意外事故

为了增长同学们的见识，拓宽同学们的视野，家长会带着同学们去各地旅游。同学们在父母的保护下，可能会有一个愉快的旅程。但是，有的同学遇到了一些意外事故，如与父母走失、摔倒划伤、被动物咬伤、中暑生病等，不知道如何处理，会给同学们带来不好的旅行体验。因此，同学们要学会精心安排行程，预防意外事故，保证旅行质量。

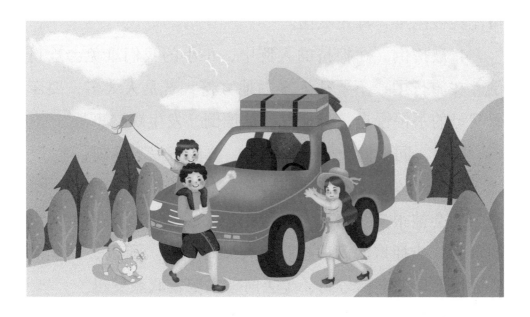

旅游是一件令人开心的事，是我们排解学习压力、放松心情的方法。我们都不希望旅途中发生任何不愉快的或

意外的事。那么，作为中小学生，我们要如何在旅途中保护自己，如何去预防意外发生呢？我们来看看在旅行中会发生哪些突发意外：

1. 与父母、同伴走失。旅行途中，人流量很大，人多拥挤，难免会把我们与父母、朋友挤散。

2. 身体不适，中暑、感冒、发烧、腹泻、高原反应，水土不服，食物中毒。中小学生身体免疫力还未完善，到一个新的地方，难免会感到身体不适。

3. 受伤，脚抽筋、被昆虫咬伤。中小学生好动，加上旅途兴奋与行程疲劳，可能会不小心扭伤脚；野外旅行时，可能会被昆虫、毒蛇咬伤。

4. 被挤倒。在拥挤的人群中，小小的我们难免会被挤倒。在旅行中，不要往人多的地方挤，若是人太多，要牵着父母的手慢慢走，防止自己被推倒，发生踩踏事故。

所以，同学们在旅行过程中，要注意以下事项：

1. 牢记父母姓名、电话号码，以备走失联络。在旅行中，同学们会被很多新奇的东西吸引，父母有时候跟不上大家的步伐，或拥挤的人群把自己与父母挤散。所以，同学们要记住父母的电话号码，走丢时请求警察联系父母。

2. 不能暴饮暴食，要多吃水果。旅行中同学们切不能贪食，吃坏肚子。要合理饮食，不吃或少吃小摊小贩的"三无食品"，要多吃蔬菜水果，补充身体所需营养。

3. 不与陌生人搭讪，不吃陌生人给的食物，谨防上当受骗。出门旅行时，不要与陌生人搭讪，不要吃陌生人的食物，不要听陌生人的话，保护人身和财产安全。

4. 遵守规则，文明旅行。在旅行中，同学们要遵纪守法，文明旅游，不闯红灯，不在车上大声喧哗，不乱扔垃圾，不违反景区制度，不在景点乱涂乱画，不给动物投食，不翻越栏杆。

5. 尊重当地习俗，不乱说话。中国是一个多民族的国家，每个民族都有自己独有的习俗，同学们要尊重当地习俗，不乱说话。

6. 不乱碰乱摸小摊上的物品。旅行中会有很多的小摊小贩卖一些好玩的、新鲜的物品，同学们可以在旁边看，切不可用手触摸，以防遇到强买强卖或者不小心弄坏了要赔偿。

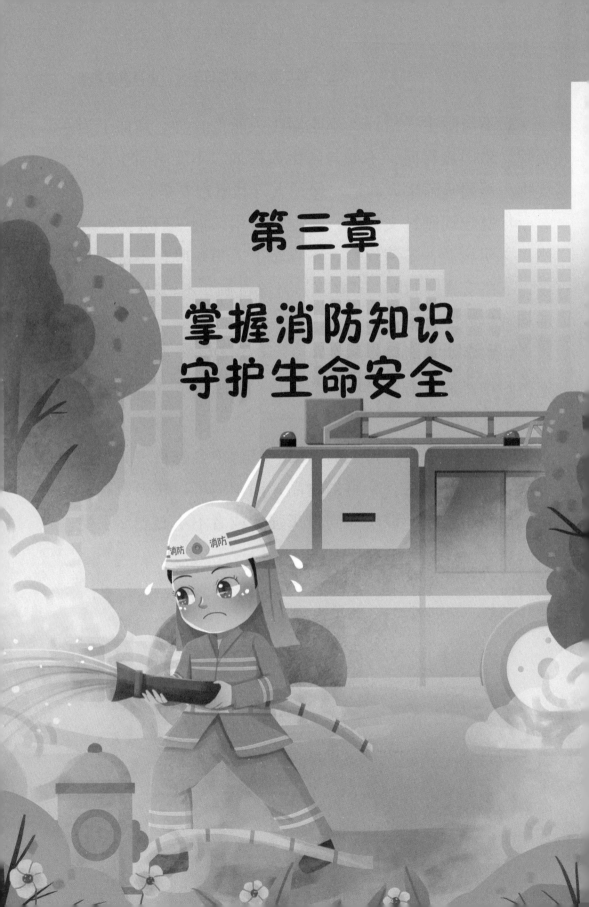

第三章

掌握消防知识
守护生命安全

🔔 001 消防安全基本知识

消防安全，对于我们每个人来说，都是至关重要的。掌握消防安全基本知识，不仅可以帮助我们预防火灾，还能在火灾发生时，正确应对，有效逃生。以下是对消防安全基本知识的详细阐述：

1. 火灾的预防：了解可燃物、助燃物和着火源的概念，并知道如何避免在生活中引起火灾。这是预防火灾的第一步，也是至关重要的一步。

2. 火灾的应对：掌握基本的火灾应对措施，如拨打火警电话、使用灭火器等。这有助于我们迅速控制火势，将损失降至最低。

3. 火场逃生：了解如何正确逃生，避免在火场中慌乱、惊恐，这包括避免使用电梯、不贪恋财物等。在火场中保持冷静，正确逃生，是保障生命安全的关键。

4. 消防器材的使用：掌握常用消防器材如灭火器、灭火毯、消防栓等的使用方法。了解这些器材的使用方法和适用范围，能在火灾初起时及时扑灭。

5. 消防安全标识的认识：消防安全标识是我们日常生活中随处可见的，它们以醒目的颜色和简洁的图案提醒我们注意安全。了解并能够识别常见的消防安全标识，如紧急出口、禁止烟火等，对于保障我们的安全至关重要。

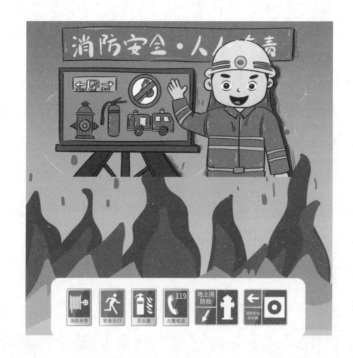

6. 定期进行消防安全检查：家庭、学校、单位等应定期进行消防安全检查，及时消除火灾隐患。通过定期检查，我们可以及时发现并解决潜在的安全问题，防患于未然。

7. 遵守消防安全规定：了解并遵守当地的消防安全规定，如禁止在室内使用明火、禁止私拉乱接电线等。这些规定是为了保障我们的安全而设立的，严格遵守能帮助我们远离火灾危险。

8. 知道如何报火警：了解如何正确报火警，提供准确的火灾地点、火势大小等信息。在火灾发生时，及时、准确地报警能帮助消防部门迅速到达现场，有效扑救火灾。

9.掌握基本的消防安全知识：如用火不离人、不乱丢烟头等。这些基本的消防安全知识看似简单，却能在日常生活中帮助我们避免许多火灾事故的发生。

总的来说，消防安全基本知识是我们每个人都需要掌握的。通过深入了解和积极实践这些知识，我们可以为自己和周围的人创造一个更加安全的生活环境。

🔔 002 如何正确使用灭火器和消防器材

火灾是生活中常见的灾害之一，它会给人们的生命财产带来巨大的威胁。在校园里，我们也可能会遇到各种火灾险情。因此，了解并掌握灭火器和消防器材的使用方法对于中小学生来说至关重要。下面向大家介绍中小学生如何正确使用灭火器和消防器材。

一、灭火器的种类和使用方法

1. 干粉灭火器：干粉灭火器是最常见的灭火器类型，适用于扑灭固体、液体、气体及带电设备的初期火灾。使用干粉灭火器时，应先拔掉安全别针，然后对准火源，按下压把，干粉即可喷出灭火。

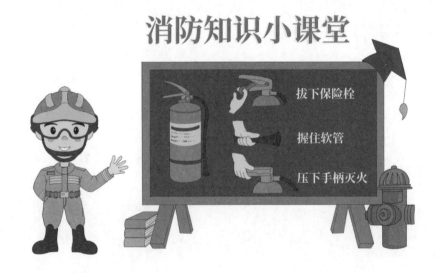

2. 泡沫灭火器：泡沫灭火器主要适用于扑灭固体物质火灾，如木材、纸张、布料等。使用泡沫灭火器时，应先摇动灭火器，然后将喷嘴对准火源，按下压把，泡沫即可喷出灭火。

3. 水灭火器：水灭火器主要适用于扑灭固体物质火灾，如木材、纸张、布料等。使用水灭火器时，应先拔掉安全别针，然后对准火源，按下压把，水即可喷出灭火。需要注意的是，水灭火器不适用于液体、气体或带电设备的火灾。

二、消防器材的使用方法

1. 灭火器箱：灭火器箱是存放灭火器的箱子，通常安装在走廊、楼梯间等公共区域。如果发生火灾，中小学生可以在灭火器箱里取出灭火器进行灭火。

2. 消防栓：消防栓是消防供水系统的重要组成部分，可以提供大量的水源用于灭火。如果发生火灾，中小学生可以打开消防栓的门，取出水带和水枪，连接水源进行灭火。

3. 烟雾报警器：烟雾报警器是一种火灾探测设备，可以检测到火灾发生时产生的烟雾并发出警报。如果发生火灾，中小学生可以听到烟雾报警器的警报声，及时发现火情并采取相应的措施。

三、注意事项

1. 在使用灭火器和消防器材之前，中小学生应先了解其使用方法和注意事项，避免误操作导致火势扩大或其他意外事故。

2. 如果发生火灾，中小学生应根据火情选择合适的灭火器和消防器材进行扑救，并及时报警。

3. 中小学生应定期参加消防安全培训和演练，提高自身的消防意识和应急处置能力。

中小学生的安全意识和自救能力是预防火灾和减少火灾损失的重要保障。通过了解和掌握灭火器和消防器材的使用方法，中小学生可以在遇到火灾时采取正确的措施进行扑救，保护自己和他人的生命财产安全。同时，我们也应该加强消防安全宣传教育，提高中小学生的消防安全意识和应急处置能力。让我们共同努力，为创造一个安全、和谐的校园环境而努力！

🔔 003 火灾发生时的应对措施

在我们的日常生活中，火灾是一种潜在的危险。特别是在学校这样的密集环境中，一旦发生火灾，后果可能会非常严重。因此，作为中小学生，了解如何在火灾中采取正确的应对措施是非常重要的。

首先，我们要认识到火灾的严重性，并且时刻保持警惕。我们应该遵守学校的安全规定，不私拉乱接电线，不私自使用明火，并且时刻注意周围的环境是否安全。

一旦发现火灾，我们可以采取以下应对措施：

1. 保持冷静。火灾中最大的危险往往来自恐慌。所以，保持冷静，理智地分析情况是至关重要的。

2. 尽快报警。如果可能，使用学校的火灾报警系统，或者拨打火警电话119。在报警时，尽量提供详细的信息，比如火灾发生的地点，火势的大小，有无被困人员等。

3. 尽快找到安全的逃生路线。如果火势还小，可以使用灭火器进行初步的灭火。但如果火势已经失控，我们应该立即遵循学校演练的逃生路线，尽快离开火场。

在逃生的过程中，我们应该用湿布捂住口鼻，以减少吸入有害烟雾。尽可能地保持低姿，因为烟雾会往上飘。如果有必要，我们应该打破窗户或使用其他逃生出口，但一定要注意避免使用电梯，因为电梯可能会因电力中断而停止工作。

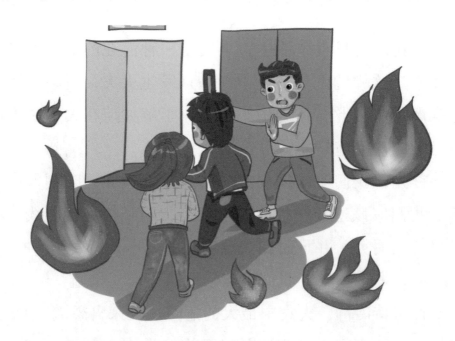

4.尽快找到一个安全的集合地点，等待救援人员的到来。在等待的过程中，尽量保持安静，以便救援人员能够听到我们的声音。

总的来说，火灾中的应对措施需要我们保持冷静、迅速行动、正确应对。只有通过这样的方式，我们才能在火灾中保护自己和他人的安全。

004 火灾报警和初期火灾扑救的方法

火灾，是一种可怕的灾难，它可以在瞬间夺去人们的生命和财产。对于我们中小学生来说，了解如何在火灾发生时如何报警和初期的一些扑救方法是至关重要的。

一、如何报警

1. 立即拨打火警电话119，保持冷静，提供火灾地点、火势和燃烧物质信息。

2. 如果消防员询问，尽量提供火场位置、蔓延方向、烟雾颜色和浓度等详细信息。

3. 描述周围环境和标志性建筑，引导消防员到达火灾现场，并保持与消防员的联系。

二、在校园火灾的初期阶段，扑救的方法包括但不限于：

1. 使用灭火器材。如果火势不大，可以根据情况，用灭火器、灭火毯等器材扑灭火焰。

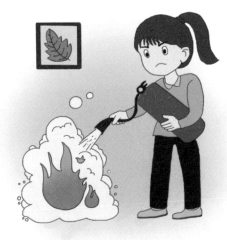

2. 切断火源。如果可以找到火源，立即切断火源，例如关闭电源

或煤气开关，可以有效控制火势。

3. 使用灭火材料。例如使用灭火器、灭火剂等。

4. 浇水扑灭。如果火势较小，可以使用水桶、水盆等容器装满水，然后浇在火焰上，使火熄灭。

5. 报警求助。如果火势较大，应该立即报警求助，告知火灾发生的位置和情况，以便专业人员及时赶到现场进行灭火。

6. 引导疏散。如果火灾发生在人群密集的场所，应该引导人员疏散，避免恐慌和拥挤，保证人员安全。

需要注意的是，在扑救火灾时应该注意自身安全，避免被火势烧伤或烟雾中毒。同时，应该尽快报警求助，以便专业人员及时赶到现场进行灭火。

🔔 005 安全燃放烟花爆竹

"爆竹声中一岁除"，说的是人们在阵阵鞭炮声中送走旧岁、迎来新年的场景。燃放鞭炮庆祝节日，已是中国人深入骨子里的传统。爆竹，不只是增添节日的喜庆，更是浪漫、幸福、喜悦的象征。然而，每年都会有因为燃放爆竹炸伤手指、眼睛，引起火灾等事故发生的案例，使原本喜庆的好事变成了坏事。每

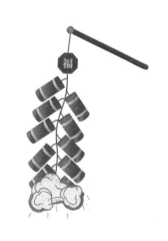

年春节，很多中小学生吵着闹着要放烟花。同学们燃放烟花的时候，一定要注意安全，注意防火。

中小学生燃放烟花爆竹导致手指、眼睛被炸伤，引起火灾等事故每年都会发生。由于中小学生自身安全意识薄弱，又好玩好斗，难免会造成事故。因此，中小学生在燃放烟花爆竹的时候，为了避免事故的发生，应当注意以下事项：

1. 选择安全的燃放地点。燃放烟花爆竹要在指定的安全地点燃放，要远离可燃物（比如棉花、草垛、火源、高温物体），要远离居住区，以免发生火灾等事故。

2. 文明燃放。不把引燃的鞭炮放在手里；不向人群、建筑物、车辆抛掷点燃的烟花爆竹；不从屋顶、阳台向下抛掷烟花爆竹；不在马路中间燃放，以免妨碍行人、车辆通行。

3. 按说明书操作燃放。中小学生应当在大人的指导下，按照产品说明书燃放。

4. 不可靠近已引燃的烟花爆竹。中小学生会因引燃的爆竹长时间不爆炸，上前去捡拾或凑近观看。这是十分危险的，因为即使是燃烧过的烟花爆竹，有时也会含有未爆炸的火药。

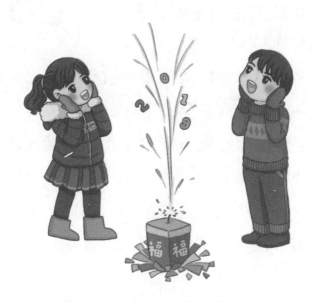

5. 保持安全距离。无论是燃放或是观看烟花爆竹，一定要保持距离。即便是普通的烟花，里面也含有火药成分。

因此点燃烟花爆竹后，要立即远离燃放点 10 米以上，不要在手中点燃爆竹之后再扔掉。

6. 正确燃放。中小学生燃放烟花爆竹时，不能冲着地下、横着、斜着或者埋在土里燃放；中小学生禁止燃放升空高、射程远、难以控制的"蹿天猴"之类的烟花爆竹。

7. 正确放置烟花爆竹。不能把鞭炮放在口袋里，存放时要远离火源、气源、电源，不能长时间、大量存放。

8. 选择更绿色、安全的庆祝方式。烟花绽放之美只不过是一瞬间，而这一瞬间却能带来很多问题，除了火灾、被炸伤之外，还会导致环境污染，如释放有害气体、产生垃圾等。因此，中小学生应当选择合理的、绿色的庆祝方式，营造一个安全的、和谐的节日气氛。比如，春节与家人一起看电视节目，与朋友聊天等。

第四章

守护食品安全
我们的共同责任

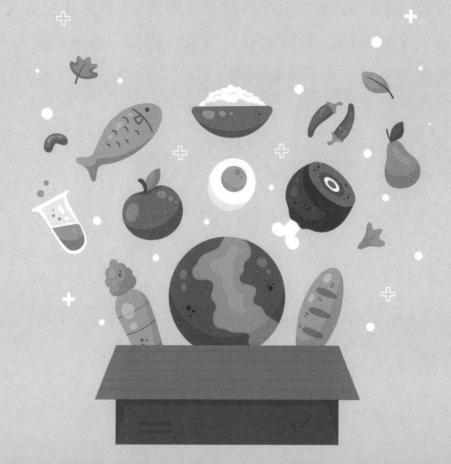

001 食品安全基本概念

随着社会的发展，食品安全问题越来越受到人们的关注。中小学生作为社会的未来和希望，他们的食品安全问题更是备受关注。那么，什么是中小学生食品安全呢？

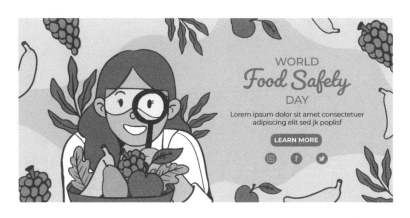

中小学生食品安全是指中小学生在饮食过程中摄入的食物是否安全、卫生、营养，以及是否符合国家相关法律法规和标准的要求。具体来说，中小学生食品安全包括以下几个方面：

1. 食品卫生：指食品在生产、加工、运输、储存、销售等环节中是否符合卫生要求，是否受到有害物质的污染。食品卫生是保障中小学生食品安全的基础。

2. 食品质量：指食品的外观、口感、营养成分等是否符合国家相关标准，是否存在添加剂超标、过期变质等问题。食品质量是保障中小学生食品安全的重要条件。

3. 食品营养：指食品中所含的营养成分是否均衡、充足，是否符合中小学生的生长发育需要。食品营养是保障中小学生食品安全的重要目标。

002 食品污染与危害

随着现代工业的快速发展，食品污染问题日益严重，给人们的健康带来了极大的威胁。食品污染是指食品在生产、加工、运输、储存和销售过程中受到有害物质的污染，这些有害物质可能包括化学物质、微生物、病毒等。下面将探讨食品污染的来源、危害以及预防措施。

一、食品污染的来源

食品污染的来源多种多样，主要包括以下几个方面：

1. 环境污染：空气、水源和土壤等环境中的有害物质，如重金属、农药残留、工业废水等，会被植物和动物吸收，最终进入食品链。

2. 农业和畜牧业生产中的化学物质：农药、兽药、生长调节剂等化学物质的不合理使用，会导致食品中的有害残留物超标。

3. 加工过程中的污染：食品加工过程中使用的添加剂、防腐剂等化学物质，如果使用不当或超标，会污染食品。

4. 储存和运输过程中的污染：食品在储存和运输过程中，如果卫生条件差或管理不善，会导致微生物、霉菌等污染。

二、食品污染的危害

食品污染对人类健康的危害是巨大的，主要表现在以下几个方面：

1. 急性中毒：一些有毒物质如农药、重金属等在短时间内大量摄入会导致急性中毒，严重时甚至可能致命。

2. 慢性危害：长期摄入低剂量的有害物质会导致慢性疾病，如癌症、心血管疾病、神经系统疾病等。

3. 免疫系统损伤：有害物质会破坏人体的免疫系统，使人体更容易感染疾病。

4. 生殖系统损伤：有些有害物质会干扰人类的生殖系统，影响胎儿的发育。

5. 心理健康问题：食品污染问题也会给人们带来心理压力，影响心理健康。

003 食品添加剂与非法添加物

随着人们生活水平的提高，食品种类日益丰富，食品添加剂与非法添加物的问题也日益受到关注。对于中小学生来说，了解食品添加剂与非法添加物的知识，对于他们的健康和成长至关重要。

一、食品添加剂

食品添加剂是指在食品生产、加工、保存等过程中，为了改善食品的品质、色香味，以及防腐和加工工艺的需要而加入的物质。常见的食品添加剂包括防腐剂、抗氧化剂、着色剂、香精香料等。

中小学生应该明白，食品添加剂在一定范围内使用是安全的。例如，防腐剂可以延长食品的保质期，抗氧化剂可以防止食品氧化变质。但是，如果摄入过量或长期摄入，可能会对身体健康造成影响。因此，在选择食品时，应尽量选择少添加或无添加的食品。

二、非法添加物

非法添加物是指在食品中添加的禁止使用的物质。这些物质通常是为了提高食品的感官品质或延长保质期而添加的，但它们对人体健康有害。

例如，三聚氰胺、苏丹红、塑化剂等都是曾经在食品中发现的非法添加物。

中小学生应该知道，非法添加物是完全禁止在食品中使用的。一旦发现食品中存在非法添加物，应该立即停止食用并向有关部门报告。为了保护自己的健康，同学们应该选择信誉良好的品牌和渠道购买食品。

了解食品添加剂与非法添加物的知识对于中小学生的健康非常重要。同学们应该明白食品添加剂的作用和使用范围，尽量选择少添加或无添加的食品。同时，也要警惕非法添加物的存在，选择信誉良好的品牌和渠道购买食品。通过这些措施，同学们可以保护自己的健康，茁壮成长。

004 食品储存与烹饪安全

随着生活质量的提升，食品种类日益多样化，食品储存与烹饪安全问题也日益受到人们的关注。对于中小学生来说，学习食品储存与烹饪安全知识，不仅有助于保障他们的身体健康，还能培养他们的生活技能和食品安全意识。

一、食品储存安全

食品储存是保障食品安全的重要环节。中小学生应该了解如何正确储存食品，避免食品变质和交叉污染。

1. 分类储存：将生鲜食品、熟食、蔬果等分类存放，避免交叉污染。同时，要将易腐食品放在冷藏室或冷冻室内，确保其新鲜度。

2. 定期检查：定期检查储存的食品，确保没有过期或变质的食品。一旦发现过期或变质的食品，应该立即处理。

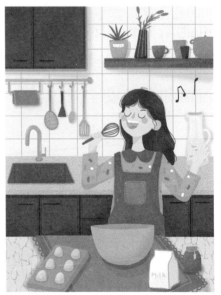

3. 清洁储存环境：储存食品的环境要保持清洁卫生，防止细菌滋生。定期清洁冰箱和储存柜，确保其干燥、无异味。

二、烹饪安全

烹饪是食品安全的另一个重要环节。中小学生应该了解如何正确烹饪食品，避免食物中毒等食品安全问题。

1. 煮熟煮透：烹饪时一定要将食品煮熟煮透，尤其是肉类、蛋类等易感染细菌的食品。不要因为追求口感而缩短烹饪时间。

2. 保持清洁：烹饪前要洗手，烹饪用具要保持清洁卫生。不要用脏手接触食品，避免交叉污染。

3. 合理搭配：烹饪时要注意食材的搭配，避免食物相克或产生有害物质。同时，要根据个人体质选择合适的食材，避免食物过敏等问题。

总之，中小学生学习食品储存与烹饪安全知识，有助于提高他们的食品安全意识，保障他们的身体健康。同时，也能培养他们的生活技能和独立性。学校和家庭应该加强对中小学生的食品安全教育，让他们从小养成良好的生活习惯和食品安全意识。

005 饮食卫生与习惯养成

在快节奏的现代生活中，中小学生的饮食卫生与习惯越来越受到社会的广泛关注。良好的饮食卫生与习惯不仅关乎他们的身体健康，还对他们的学习和成长产生深远的影响。那么，中小学生应该如何养成良好的饮食卫生与习惯呢？

1. 保持多样化饮食。中小学生需要摄入各种不同类型的食物，以确保获得足够的营养。建议他们的饮食中包括蔬菜、水果、全谷类食物、蛋白质食物（如鱼、肉、豆类等）以及适量的脂肪和糖类。

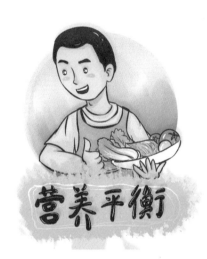

2. 定时定量。中小学生的饮食要定时定量，避免暴饮暴食。这有助于维持稳定的血糖水平和消化系统健康。

3. 控制屏幕时间。过多的屏幕时间会干扰中小学生的饮食习惯。他们应该避免在吃饭时看手机或电视，这有助于他们更好地集中注意力在食物上，从而促进食欲。

4. 勤洗手。卫生习惯对于预防疾病和保持健康非常重要。中小学生在吃饭前应该洗手，以减少病菌的传播。

5. 限制饮料中的糖分。过量的糖分摄入会增加肥胖和蛀牙的风险。中小学生在选择饮料时应该避免高糖分的产品，如碳酸饮料和果汁。

6. 不偏食不挑食。有些学生可能对某些食物过敏或不喜欢某些味道的食物，但过度地挑食会导致营养不均衡。中小学生应该尝试吃各种不同的食物，逐渐克服对某些食物的偏见和挑食的习惯。

7. 合理使用餐具。在吃饭时，中小学生应该使用筷子或勺子，避免将手直接伸进嘴里或者用脏手触摸脸和眼睛等部位，以减少病菌的传播。

8. 注重饮食卫生。中小学生应该避免吃生食或半生食，尽量不要吃街头食品，注意食品的清洁与保存方式。此外，要定期清洗和消毒餐具，并留意食品的保质期，避免食用过期食品。

006 发生食物中毒怎么办?

食物中毒是指食用了不利于人体健康的食物而导致的急性中毒性疾病，通常都是在不知情的情况下发生食物中毒。

一、预防食物中毒的措施

要防止食物中毒，应该在日常生活中注意一些问题：

1.养成良好的卫生习惯。饭前便后要洗手。不良的个人卫生习惯会致病菌从人体带到食物上去。

2.选择新鲜和安全的食品。购买食品时，要注意查看其感官性状，是否有腐败变质。尤其是对小食品，不要只看其花花绿绿的外表诱人，要查看其生产日期、保质期，是否有厂名、厂址等标识。

3.生吃蔬菜瓜果要清洗干净；需加热的食物要加热后再食用。如菜豆和豆浆含有皂苷等毒素，不彻底加热会引起中毒。

4.尽量不吃剩饭菜。如需食用，应彻底加热。剩的饭菜，剩的甜点心、牛奶等都是细菌的良好培养基，不彻底加热会引起细菌性食物中毒。

5.不吃霉变的粮食、甘蔗、花生米，其中的霉菌毒素会引起中毒。

6. 警惕误食有毒有害物质引起中毒。装有消毒剂、杀虫剂或鼠药的容器用后一定要妥善处理，防止用来喝水或误用而引起中毒。

7. 不到没有卫生许可证的小摊贩处购买食物。

8. 饮用符合卫生要求的饮用水，不喝生水或不洁净的水。

9. 加强体育锻炼，增强机体免疫力，抵御细菌的侵袭。

二、食物中毒发生后的急救措施

食物中毒既有个人中毒，也有群体中毒。其症状以恶心、呕吐、腹痛、腹泻为主，往往伴有发烧。吐泻严重的还能发生脱水、酸中毒，甚至休克、昏迷等症状。在急救车来到之前，可以采取以下自救措施：

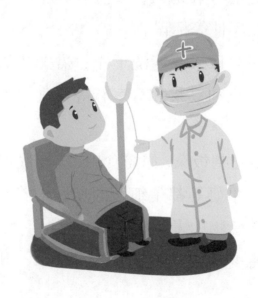

1. 催吐。对中毒不久而无明显呕吐者，可先用手指、筷子等刺激其舌根部的方法催吐，或让中毒者大量饮用温开水并反复自行催吐，以减少毒素的吸收。

2. 导泻。如果吃下去的中毒食物时间较长（如超过两小时），可采用大黄、番泻叶煎服或用开水冲服，促使有毒食物排出体外。

3. 保留食物样本。确定中毒物质对治疗来说至关重要，在发生食物中毒后，要保留导致中毒的食物样本，以提供给医院进行检测。如果身边没有食物样本，也可保留患者的呕吐物和排泄物，以方便医生确诊和救治。

第五章

掌握网络安全知识
共建网络安全防线

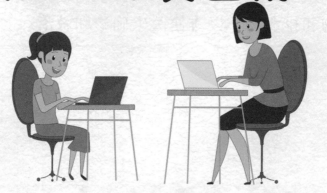

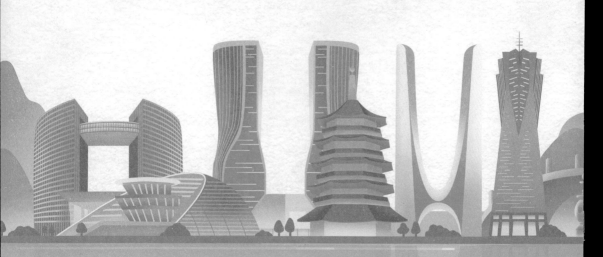

🔔 001 善用网络学习，沉沦网瘾误己

在今天的数字化时代，网络已经深深地渗透到我们的生活中，尤其是对于中小学生来说，网络已经成为他们学习、交流和娱乐的重要工具。然而，正如任何双刃剑一样，网络既能为人们带来便利，也可能带来问题。因此，如何善用网络学习，避免沉沦网瘾，是每一个中小学生及其家长和教育者都必须认真思考的问题。

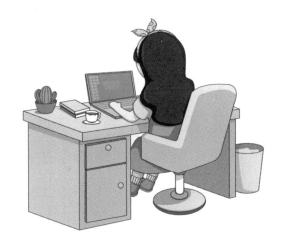

正确地使用互联网，能给同学们的学习带来很大的好处：

1. 遇到问题，随问随解。当我们在学习的过程中遇到不会的问题时，可以直接上网查找资料，或者通过网络聊天工具咨询老师。

2. 互相交流，共同成长。互联网可以让我们随时能联系同学、朋友。当我们觉得心情不好了、压力大了，我们便可以通过 QQ、微信，找朋友聊聊天、谈谈心。

3. 拓宽视野，增长知识。互联网上有很多的资料可以查询，有一个个新的知识点，及时更新，随时可查，不用特意从家跑到书店或者图书馆去查阅书籍。

4. 培养开放、创新、包容的精神。互联网是一个开放的平台，每个人都可以发表自己对某件事的看法，它提供了一个轻松、自由、没有压力的学习环境，让我们去了解他人的想法，去看到世界的变化，去表达自己的想法。

如果运用不当，互联网也会给同学们带来危害：

1. 不利于生长发育。长时间地玩游戏会使视力下降，会导致身体代谢紊乱、免疫力下降、思维迟缓、记忆力衰退。

2. 学习成绩下降。沉迷于网络的学生注意力不集中，逻辑混乱，精神状态差，心思不在学习上，这些都会导致学习成绩下降。

3. 精神萎靡。因为睡眠不足、饮食不均衡、缺乏锻炼等原因，导致同学们精神萎靡不振。

4. 道德扭曲。网络游戏中不乏暴力、色情、血腥的场面，如果长时间沉迷这种游戏中，必然会对中小学生道德、性情造成不可挽回的消极影响。

因此，同学们要养成正确的上网习惯，谨防沉迷网络。

002 文明绿色上网，拒绝不良网站

互联网是一个开放的平台，同学们拥有言论自由，可以在网上发表自己的观点，让别人看到自己的想法，但这并不代表可以散播谣言、攻击他人。绿色，它有自然、环保、和平、宁静、生命、希望的意思，绿色上网应当赋予互联网生命、希望、和谐的意义。中小学生应当树立绿色上网的意识，养成文明上网的习惯。

文明上网、绿色上网，中小学生需要这样做：

1. 不侮辱、诽谤、攻击他人。互联网传播途径多、传播速度快。中小学生在网上发表言论时，不可以侮辱、诽谤、攻击他人，这样会给他人带来伤害，造成他人名誉受损。

2. 文明交流。互联网是一个多向交流沟通的平台，中小学生通过互联网浏览相关网站和知识时，也可以通过互联网与外界建立联系。中小学生在与他人沟通交流时，要使用文明、友好的语言，不能用恶言恶语伤害他人。

3. 不浏览不良信息。互联网信息庞杂，有好的，也有不好的，中小学生应当学会控制自己的欲望，不浏览负面新闻，不点击色情、暴力网站，自觉抵制不良信息。

4. 不当黑客，不偷窥他人隐私。中小学生在使用互联网时，要自觉遵守网络秩序，遵守网络法规，不当黑客，不破坏网络秩序；不用电脑进行诈骗；不侵犯他人隐私。在使用他人电脑时，要获得主人的许可。

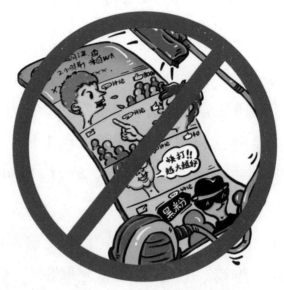

5. 不传谣、不造谣，不参与敏感或反动话题讨论。对于网络上的一些虚假信息、谣言，中小学生应当不浏览，也不散播。

6. 增强自我保护意识。中小学生不能轻易相信网友的话，不能将自己的个人信息泄露给网友（如真实姓名、家庭住址、证件号码、电话号码等），不私下约见网友。

7. 不出入网吧，不沉迷网络。未成年的中小学生禁止出入网吧。在家也要适度上网，不沉迷网络游戏，不通宵上网。

003 警惕网络攻击，防范网络陷阱

随着科技的飞速发展，互联网已经深入到我们生活的方方面面，特别是对于中小学生来说，网络已经成为他们获取信息、交流思想的重要平台。然而，网络并非安全之地，各种网络攻击和陷阱时有发生。为了保障中小学生的网络安全，中小学生要学会如何警惕网络攻击，防范网络陷阱。

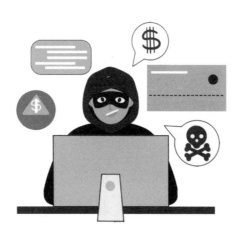

1.提高网络安全意识

首先，我们要明白网络安全的重要性。网络攻击和陷阱可能来自任何地方，任何人。因此，我们需要时刻保持警惕，不轻信陌生人的信息，不随意点击未知链接。同时，我们需要学会保护自己的个人信息，如家庭住址、电话号

码等，避免泄漏给陌生人。

2. 使用安全软件

为了更好地防范网络攻击和陷阱，中小学生应该使用安全软件，如杀毒软件、防火墙等。这些软件可以帮助他们检测和清除恶意软件，防止黑客入侵。同时，他们也需要定期更新软件，以获取最新的安全补丁。

3. 养成良好的上网习惯

中小学生应该养成良好的上网习惯，如不在公共场合使用个人信息，不轻信陌生人的信息，不随意下载和安装未知软件等。此外，他们也需要定期备份重要数据，以防止数据丢失。

4. 学会识别网络陷阱

网络陷阱多种多样，中小学生需要学会识别常见的网络陷阱，如钓鱼网站、恶意广告等。他们需要学会通过查看网址、识别网站证书等方式来判断网站是否可信。同时，他们也需要学会识别恶意邮件和信息，避免点击未知链接和下载未知附件。

004 虚拟世界交友，谨防上当受骗

　　微信、微博、QQ、陌陌等社交平台早已普及，中小学生已经会使用微信、QQ来交友聊天。有了社交平台，同学们可以跟好友说说心里话，可以排解学习的压力。可是，社交平台也滋生了像隐藏身份骗取钱财，冒充好友借钱，假装网恋约见面、实则想拐卖勒索等诸多乱象。所以，同学们在网络社交时，一定要提高警惕，要保护好自己的隐私。

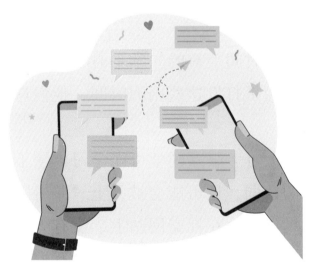

　　中小学生好奇心强，经不住诱惑，往往会混淆真实世界和网络世界。他们单纯，相信别人说的，而且不会拒绝。他们不知道微信摇一摇添加陌生人为好友、网恋、私下见网友等对自己有不好的影响。每位同学心中都有一个自己

幻想的完美的人，当那个人以网友的身份出现在同学们好友列表中时，同学们很自然地爱上了他／她。同学们在互联网上进行社交时，一定要小心，谨防上当受骗。

同学们网络交友的原因如下：

1. 想找个聊天的人。有的同学平常不善表达，朋友不多；有的同学父母不在身边，缺乏关爱；有的同学受到委屈，不敢跟身边人说；有的同学生怕说错话，不敢在现实中去表达……而互联网不一样，面对一个不认识的人、一个能听你说话的人、一个看不见的人，也能想说就说，想怎么表达就怎么表达，这便是同学们喜欢互联网交友的原因之一。

2. 打发无聊时间。有的同学平时兴趣爱好不多，闲暇时间比较多，为了打发这些闲暇时间，他们选择了网络社交。

3. 想获得认可。很多同学可能学习成绩不好，得不到老师、家长的认同，还可能会被贴上"差生""没出息"等各种标签。然而，在社交网站上，没有人给你贴标签，没有人在乎你是好学生还是坏学生，没有人会在乎你的过去、你的言语，这么开放、自由的平台，怎么会让人不喜欢呢？

但是，网络社交也存在种种弊端，甚至暗藏危险。在通过互联网进行社交的过程中，我们需要坚持正确的交友态度：

1. 陌生人加好友要设限。现在很多社交平台可以通过一些方法添加好友。比如，微信有摇一摇、手机号搜索、微信名搜索、微信号搜索、二维码扫描、QQ号搜索等方式。我们需要设置通过权限，审核之后才是好友，遇到不认识的人添加时，不要随意通过。

2. 私人信息不透露。同学们在网上社交时，一定要注意保护个人隐私，不要随意透露自己的真实姓名、电话号码、家庭住址、学校、父母电话等信息，要慎重、理性。

3. 网友约见面要三思。俗话说，知人知面不知心，更何况我们还不知道屏幕后面那个人长什么样呢。如果真的想见，同学们可以问问家长、老师、朋友的意见，就算最后决定去，也不要一个人去赴约。

4. 生病借钱要确认。很多网友会假装真诚地与你交朋友，会与你建立感情，后来可能会以"生病""家中有事""缺钱"等名义向你借钱。遇到这种情况，同学们一定不要轻易给钱，可以委婉拒绝，也可以停止对话，还可以向父母请教，切勿冲动或者因为义气直接把父母的钱转给对方。

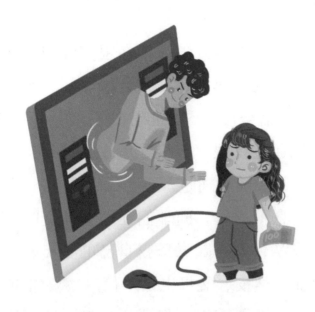

　　5.不要露财、炫富。在互联网社交中，我们可以分享我们生活的点点滴滴，可以表达我们的喜怒哀乐，可以分享图片、发表文字，但是，千万不要炫富露财，不然的话会很容易被不怀好意的人盯上。

005 科学使用手机，防止木马病毒

　　随着智能手机的普及，手机已经成为我们生活中不可或缺的一部分。对于中小学生来说，手机不仅仅是一种通信工具，还是他们与外界交流、获取信息、娱乐的重要工具。然而，与此同时，我们也必须意识到手机使用中存在的安全风险，尤其是防范木马病毒的问题。当同学们的手机收到带有自己名字或熟人姓名的短信和链接时，当手机自动扣话费时，当手机屏幕总是弹出恶意弹窗时，当个人各种账号登录不上时，很可能大家的手机已经被木马病毒侵犯了，大家要采取措施预防病毒传播。那么，木马病毒是什么呢？手机中的木马病毒是怎么传播的呢？我们应当如何科学使用手机，防止木马病毒呢？在信息纷繁芜杂的时代，同学们该怎么去辨别手机是否中毒了呢？

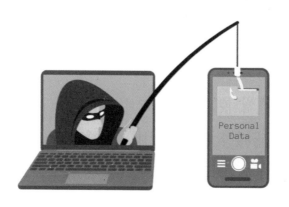

1.短信＋链接的形式。当同学们收到提到自己名字或好友名字并且带有链接的短信时，无论内容使你多么好奇，你都不能打开链接，你得立刻意识到你的手机此时已经中毒了，立刻把短信删除，用杀毒软件立刻查杀。

2.总是弹出色情、彩票、股票等的链接。木马病毒一般会借助色情或者博彩的外衣，来诱导没有自制能力的同学们点击搜索下载。

3.自动扣话费。当同学们收到扣话费的短信时，一定要立刻拨打联通、移动或者电信客服电话询问详情，并请教父母帮忙检查手机是否被病毒入侵。

4.突然增加未知软件。若是同学们发现自己的手机上增加了未知软件，要立即将手机重启到安全模式，并在设置里面找到应用程序——下载选项，点击卸载。

5.各种账号无法登录。当同学们发现手机上的QQ、微信、支付宝、银行卡等账号没法登录时，表示手机中病毒了，要立即请求家长帮忙解决。

同学们会问，怎样才能防止手机中木马病毒呢？大家可以参考以下方法：

1.从手机自带商店下载应用。同学们不要去网页，或者来路不明的链接上下载应用。很多来路不明的链接都可能被嵌入病毒了，一旦同学们点击下载，病毒就会自动嵌入手机。

2. 不点击不明短信中的链接。不管收到的短信有没有自己的名字、有没有好友的名字，凡是有链接的，都千万不要点开。

3. QQ 空间被好友 @ 并附有链接的动态。喜欢逛 QQ 空间的同学们千万不能看到与自己相关的信息，不管三七二十一，直接点开；收到陌生邮件时，也不能随意点击附件中的链接。

4. 不要随便扫陌生二维码。同学们不要为了贪图小便宜，随意扫描街头二维码或者陌生人给的二维码。

5. 在设置中设置未知来源选项禁用。为了避免被安装恶意软件，同学们可以去设置选项中，把未知来源设置为禁用。

6. 不要访问色情与博彩的网站。同学们在上网浏览的时候，不要点击弹窗里出现的陌生的图片或者链接。

7. 保持系统更新。很多系统都是随时更新的，如安卓系统。同学们要使用最新的系统，以防旧系统存在漏洞或者安全隐患，给病毒入侵提供入口。

8. 安装杀毒软件，定期查杀病毒。同学们可以在手机上安装手机管家之类的可以杀毒的软件，定期对手机进行杀毒。

006 筑牢网络安全防线，远离网络诈骗

　　网络诈骗指利用互联网，虚构事实或隐瞒真相，以非法占有为目的，骗取数额较大的公私财物的行为。中小学生渐渐成为网络主体，但因警惕性较低，容易被罪犯选为网络诈骗的对象。中小学生应当学会防范网络诈骗的具体方法，提高自我保护意识，以防成为被伤害对象。

　　冒充公检法工作人员、网上兼职诈骗、游戏交易诈骗等都是中小学生最常上当的诈骗手段。中小学生大都没有安全意识，不会质疑权威机构人员身份，不能辨别兼职信息的真假，不了解游戏市场装备价格，很容易上当受骗。因此，中小学生应当加强自身安全意识，学习防范网络诈骗的具体方法。

　　那么，网络诈骗为什么会在中小学生中普遍存在呢？

　　1. 期望天上掉馅饼。中小学生缺乏生活、工作经验，大多数的中小学生衣来伸手、饭来张口，过着锦衣玉食的生活，他们不理解什么叫天上不会掉馅饼。有些学生喜欢贪小便宜，会去抢陌生人的红包，甚至可能会去相信那些不劳而获的中奖信息。

　　2. 敲诈勒索。虽然很多中小学生自身没有收入，但是父母却给他们最好的生活，他们会在网上大手大脚地花钱，

容易被犯罪分子盯上，进行网络攻击敲诈、勒索。

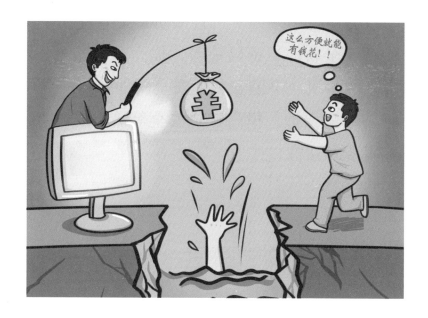

3. 防范意识不强。中小学生安全意识、防范意识不强，他们可能会因为对方提供了一些正确的信息，就对对方没了防备，盲目地跟着对方的要求走。

中小学生应当掌握的防范诈骗方法如下：

1. 绿色上网。中小学生应当用互联网辅助学习，自觉抵制不良诱惑，不浏览不良网页，自觉远离网络游戏，不长时间网上聊天。

2. 不透露私人信息。中小学生在上网的过程中，应当保护好个人隐私，不将身份证号、银行卡号、密码、手机号告诉他人或保存在手机里。

3. 天上不会掉馅饼。中小学生不应当有不劳而获、天上掉馅饼的侥幸心理，不因贪图便宜去点击虚假广告、陌生链接，或者越过第三方平台直接向陌生人打款、转账。

4. 借助安全软件、密码锁等，提高账户安全。中小学生应给自己的手机、电脑安装上安全软件，QQ、微信要开启设备锁及账号保护，提高账户安全等级，要留意系统弹出的诈骗提醒对话框。

第六章

拒绝沉默
共同抵制性侵行为

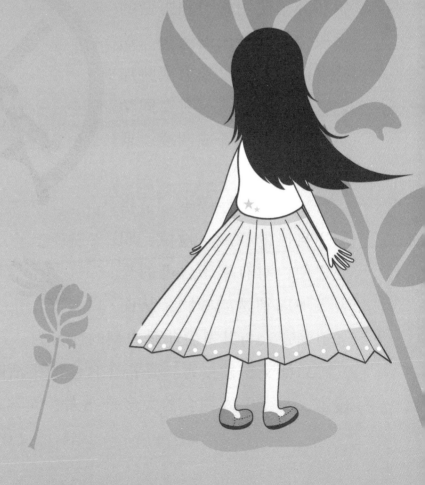

001 性侵害的定义及其形式

一、性侵害的定义

性侵害是指非意愿性的和带有威胁性的各种性攻击行为，如强奸、猥亵等。性侵害的对象不仅仅是女孩，也包括男孩。

二、性侵害的形式

1. 暴力型性侵害。是指犯罪分子使用暴力和野蛮的手段，如携带凶器威胁、劫持女同学，或以暴力威胁加之言语恐吓，从而对女同学实施强奸、轮奸或调戏、猥亵等。

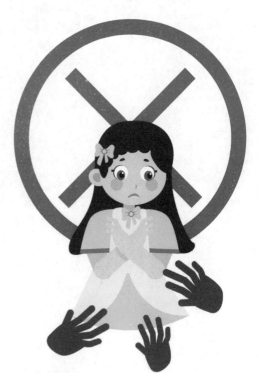

2. 胁迫型性侵害。是指利用自己的权威、地位、职务之便，对有求于自己的受害人加以利诱或威胁，从而强迫受害人与其发生非暴力型的性行为。

3. 社交型性侵害。是指在自己的生活圈子里发生的性侵害，与受害人约会的大多是熟人、同学、同乡，甚至是男朋友。受害人身心受到伤害以后，往往出于各种考虑而不敢加以揭发。

4.诱惑型性侵害。是指利用受害人追求享乐、贪图钱财的心理，诱惑受害人而使其受到的性侵害。

5.滋扰型性侵害。滋扰型性侵害的主要形式：一是利用靠近女生的机会，有意识地接触女生的胸部，摸捏其躯体和大腿等处，在公共汽车、商店等公共场所有意识地挤碰女生等；二是暴露生殖器等变态式性滋扰；三是向女生寻衅滋事、无理纠缠，用污言秽语进行挑逗，或做出下流举动对女生进行调戏、侮辱。

002 易发生性侵害常见的场所及防范措施

性侵害在许多场所都可能发生，这是一个严重的社会问题，对受害者的身心健康造成极大的伤害。为了提高大家的防范意识，下面针对性侵害事件发生率最高的四个场所，介绍一些实用的防范措施。

一、女生宿舍

1. 遇节假日其他同学回家，最好不要一个人住宿。回宿舍就寝时，要留心门窗是否关闭，防止犯罪分子潜伏待机作案。

2. 夜间有人敲门时，要问清来人情况再开门。如发现有人想撬门或砸窗闯入，全宿舍同学要齐声呼救，并准备好可供搏斗的物品，做好齐心协力反抗的准备。

3. 夜间上厕所要格外小心。若厕所照明设备已坏，应带上手电筒，上厕所前先仔细查看。

4. 睡觉前，关好门窗，天热时也不例外，防止犯罪分子趁熟睡时作案。

5. 不管一人或多人在宿舍，当犯罪分子作案时，都要保持冷静的头脑，临危不惧，一边呼救，一边与犯罪分子搏斗。

二、外出场所

1. 不论多么匆忙，出门前都应该告诉老师、家人、室友或其他可靠的人，目的地、与谁有约、预定归来的时间等。

2. 女生应尽量避免一个人夜行，不要单独前往偏僻的地段、楼层或暗角。

3. 要避免独自到人迹罕至的偏僻郊野、丛林或城市公园里的隐蔽角落去游览。

4. 独自行走时，要警惕周围是否有人跟踪、盯梢。

5. 遇到陌生人搭讪，或过分夸赞时，应提高警惕。

6. 陌生人问路时，口头告知即可，不必亲自带路。

7. 一旦发现有人跟踪，迅速找附近商店或可靠的住家求援，或打电话求助家人，还可以拨打"110"报警。

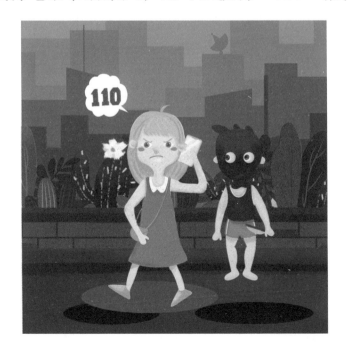

8.尽量不要太晚回家。如果非要晚归，应请可靠的同伴送你，或让家人来接。

三、聚会场所

1.尽可能让家人或亲友知晓聚会地点、哪些人参加以及预定返回时间。

2.不要随便饮用他人提供的饮料、食品等。

3.不要喝酒。

4.要提高自卫能力。

5.要注意自己的言行、穿戴和打扮。

6.尽量不要在外过夜，在有成年男性的女伴家里过夜也有风险。

四、女学生夜间行路

1.陌生男人问路，不要带路；向陌生男人问路，不要让其带路。

2.不要搭乘陌生人的机动车、人力车或者自行车，防止落入坏人圈套。

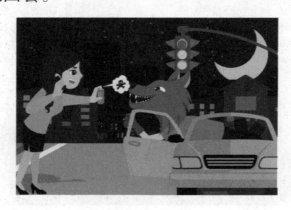

3.遇到不怀好意的男性挑逗，要严厉斥责，表现出自己应有的自信与刚强；如果碰上坏人，首先要高声呼救，假若四周无人，切莫慌张；要保持冷静，利用随身携带的物品，或就地取材进行自卫反抗，还可采取周旋、拖延时间的办法等待救援。

4.不要穿过分暴露的衣衫和裙子，防止产生性诱惑，不要穿行动不便的高跟鞋。

5.高度警惕。如果在校园内行走，要走灯火明亮、往来人较多的大道。对于路边黑暗处要有戒备，最好结伴而行，不要单独行走。如果是校外的陌生路，要选择有路灯和行人较多的路线。

🔔 003 女生如何预防性侵犯

虽然现在社会在发展，女性地位不断提高，法律体系也在不断完善，但是在力量上女性还是处于弱势，因此很多女性会受到了不同程度的性侵犯，使女性身体与心理上都遭受了巨大的打击，所以女性要提高自我防卫意识。

1.避免独自行动。尽量在上学、放学路上与同学结伴而行，避免独自行动。如果必须独自出行，请告知家长或亲友，并尽量选择人多的地方行走。

2.注意周围环境。在公共场合或陌生环境中，要保持警觉，注意周围的人和环境的变化。如有任何不安全的感觉，应尽快离开并告知家长。

3.避免与陌生人交流。不要轻易与陌生人交流或接受陌生人的礼物或帮助。如果遇到陌生人的搭讪或骚扰，应立即拒绝并离开。

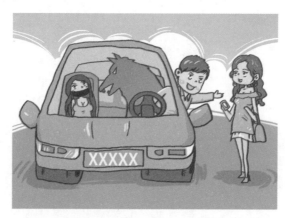

4. 穿着得体。在公共场合或陌生环境中，穿着要得体，避免过于暴露或引起不必要的注意。

5. 不要搭黑车。现在很多学生返校的时候，由于车源紧张等因素，很多人选择搭黑车，不仅方便而且便宜，但是搭黑车是一种极为不安全的做法，因为黑车无证可查，一旦上了黑车，他想带去哪里就很方便了，尤其是最近报道的黑车事件给我们敲响了警钟，珍爱生命，勿搭黑车。

6. 提高警觉，防止熟人作案。据调查报告显示，在全国的强奸案中，熟人作案的比例高达百分之六十多。熟人具备很多陌生人不具备的优势，比如因为关系熟悉，所以可以骗去他家或者酒店等，这类歹徒主要就是看中了对熟人女性的警惕性普遍比较低的因素。

7. 尽量不要喝酒或者少喝酒。现在的女性大多数都是会喝点酒的，但是要记住，一般情况下，女生是喝不过男生的，而且喝了酒的女生，往往意识比较混乱，行动能力也下降，这让很多有色心的人钻了空子，所以女生要注意出门在外少喝或者不喝酒。

8. 要懂得适当的反抗。反抗不是说已经被歹徒拿着刀抵着脖子还在那高喊，反抗要看时机。如果是在非封闭的状态下，可以高喊吓跑他；如果是歹徒非常有利的情况下，先不要激怒歹徒，可以先假装顺从，要懂得抓住机会。比如在他脱衣服的时候等，总之抓住机会就狠打，朝着重要的部位狠打，有什么用什么，比如指甲刀等这个时候都是利器。

9.筑起思想防线，提高识别能力。女生特别应当消除贪图小便宜的心理——对一般异性的馈赠和邀请应婉言拒绝，以免因小失大。谨慎待人处事，对于不相识的异性，不要随便说出自己的真实情况，对自己特别热情的异性，不管是否相识都要加倍注意。一旦发现异性对自己不怀好意，甚至动手动脚或有越轨行为，一定要严厉拒绝、大胆反抗。

10.行为端正，态度明朗。如果自己行为端正，坏人便无机可乘。如果自己态度明朗，对方则会打消念头、不再有任何企图。若自己态度暧昧、模棱两可，对方就会增加幻想、继续纠缠。在拒绝对方的要求时，要讲明道理、耐心说服，一般不宜嘲笑挖苦。参加社交活动与男性单独交往时，要理智地有节制地把握好自己，尤其应注意不能过量饮酒。

11.学会用法律保护自己。对于那些失去理智、纠缠不清的无赖或违法犯罪分子，女生千万不要惧怕他们的要挟和讹诈，也不要怕他们打击报复。要大胆揭发其阴谋或罪行，及时向家长和老师报告，学会运用法律武器保护自己。千万注意不能"私了"，"私了"的结果常会使犯罪分子得寸进尺、没完没了。

12.学点防身术，提高自我防范的有效性。一般女生的体力均弱于男生，防身时要把握时机、出奇制胜，快、准、狠地出击其要害部位，即使不能制服对方，也可以制造逃离险境的机会。人的身体各部位都可用来进行自卫反击，头的前部和后部可用来顶撞，拳头、手指可进行攻击，肘朝背部猛击是最强有力的反抗，用膝盖对脸和腹股沟猛击相当有效果，用脚前掌飞快踢对方胫骨、膝盖和阴部非常有效。

也有不少人把在网络上聊天和视频当作娱乐，但应小心谨慎，有些人利用互联网欺骗青少年落入性侵害的情境，更有些人通过网络实施欺骗，将青少年约出来后进行性侵犯，因此切勿轻信对方而透露个人资料，切勿单独和网友见面，提供个人照片，这是极度危险的行为，随时可能成为对方的要挟目标。

004 地铁、公交车上如何预防色狼

现如今有很多学生上下学都是搭乘地铁、公交，而公交车在上下学期间都是比较拥挤的，这种环境下给色狼留下可乘之机。同学们乘坐公交车时应注意以下防范事项：

1. 乘坐公交车时，用手抓住护栏（扶手）在胸前与前面形成大约一肘距离，与前后的乘客隔开一定距离。最好背靠不开门的车门旁边的护栏，这样就有两侧是安全。如果有威胁来自前方以及另一侧方，则可以考虑双手抱肘，故作不经意状踩对方鞋子，狠狠踩两脚仍不退缩的，可以定性为顽固性"牛皮癣"，可以考虑下一站换乘。

2. 如果使用悬空的拉手，有可能会遭遇另外一种咸猪手，即他的手放在你的手之上的恶心接触，可以考虑利用车辆停车刹车惯性向他的方向使劲倾斜，将他撞开一定距离。

3. 最好选择始发站寻找座位坐下，通常情况下，有座位的被接触骚扰的系数低一点。

4. 在乘坐公交车时拿出书本什么的翻看，降低被注意的机会，在座位上长时间被别人无理窥视的时候，可以选择装饰性地遮挡一下被窥视的地方，并且轻蔑地回视他。

5. 在遇到无理纠缠的情况下，应该鼓起勇气，最能够

保护自己的就是自己，要破除传统观念，不要忍气吞声，要勇敢地站出来，立即警告对方。如果对方不听警告，也可机智周旋，记住对方的特征，如方言、容貌、个头等，或者用手机拍下对方的照片，设法留下证据。

005 女生如何正确与异性交往

青少年学生早恋问题一直是困扰诸多学校的一大难题。在与异性相处时，女生应该如何保护自己呢？

一、要自尊、自爱、自重、自强

自尊——既尊重自己的人格，不向别人卑躬屈膝，也不许别人歧视和侮辱自己，不妄自菲薄，自轻自贱。

自爱——即要爱惜自己的身体与名誉。

自重——即要注意自己的言行。

自强——即要有理想，有生活目标，相信自己的存在对社会、对人民有价值、有意义。为了实现自己的理想，能从实际情况出发，制订切实可行的奋斗目标，努力把自己锻炼成为全面发展的人才。

二、应注意交往方式

青少年男女以集体交往的方式最好。课堂上的讨论发言，课后的议论说笑，课外的游戏活动等，为大家创造了异性交往的机会。使一些性格内向、不善交际的同学，免除了独自面对异性的羞涩和困窘。在集体中的异性交往，每人所面对的是一群异性同学，他们各有所长，或幽默健谈，或聪明善良，或乐观大度，或稳重干练……使同学们在吸收众人优点的同时，开阔了眼界和心胸，避免了只盯住某一位异性而发展"一对一"的恋爱关系。

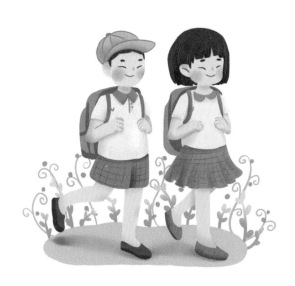

三、要注意分寸，把握好尺度

男女同学交往，应掌握好分寸，既要反对"男女授受不亲"的封建思想，打破两性交往的神秘感，又要注意到男女有别的客观事实。男女同学之间只要是为了共同进步，在学习、思想、生活等方面互相帮助，完全可以堂堂正正地往来和接触。但这种往来和接触毕竟与同性别同学之间相处是有区别的。一定要做到胸怀坦荡，大方得体，把握分寸，不必过分拘谨，也不要过于随便。在与异性的交往中，女生要努力做到四要：

1. 举止端庄、稳重、大方、得体；

2. 避免流露出过分的热情与接近；

3. 理智地谢绝异性的爱慕与追求；

4. 留心并敢于反击异性的挑逗与侵害。

四、要注意异性交往的信息反馈

俗话说："当局者迷，旁观者清。"要想知道自己与异性的交往是否正常，平时就要注意听取朋友与周围同学的意见。当你发现别人对自己似乎有些看法时，就应对交往的过程进行反思，有时可能确实有某些方面做得不妥或超出了范围，那就要及时改正，使交往恢复到健康的轨道上来。

青少年女学生在今后都能学着用理智来战胜情感，不要过早地涉足情爱，正常地与异性交往，做到自尊、自爱、自重、自强，朝着知识的海洋去扬帆起航。

第七章

维护国家安全
从青少年做起

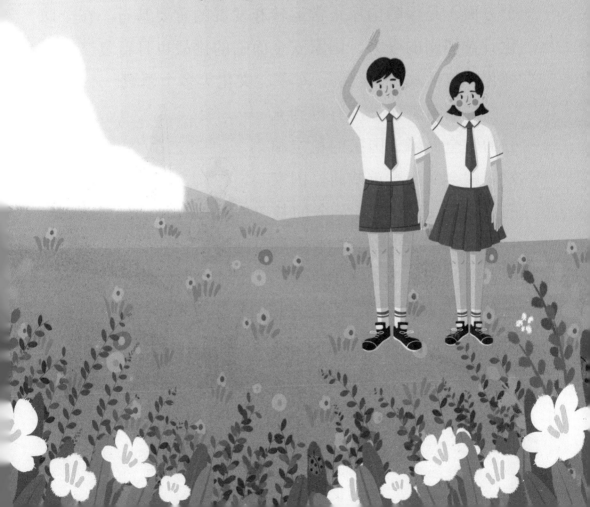

001 国家安全的基本概念

国家安全是指国家政权、主权、主权统一和领土完整、人民福祉、经济社会可持续发展和国家其他重大利益相对处于没有危险和不受内外威胁的状态，以及保障持续安全状态的能力。

国家安全不仅是国家的事，更与每个公民息息相关。国家安全涉及国家的政治稳定、经济发展、社会和谐等多个方面，是保障国家正常运转和发展的重要基石。在全球化日益加剧的今天，国家安全面临的挑战也日益复杂和多样化，包括政治、经济、军事、文化等多个领域。

一个国家如果没有得到充分的安全保障，国家的稳定和发展就会受到严重威胁。国家的政治稳定是国家安全的核心，只有政治稳定才能保障国家的长治久安和长期发展。此外，国家的发展和进步也需要安全的国内和国际环境。只有在国家安全得到保障的

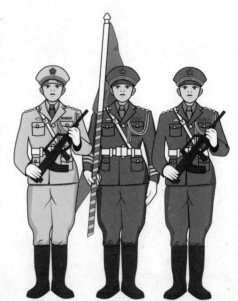

情况下，才能实现经济社会的可持续发展和人民福祉的

不断提升。

因此，维护国家安全不仅是政府的责任，也是每个公民的责任。每个人都应该从自身做起，提高国家安全意识，加强自我保护能力，积极参与维护国家安全的工作。只有这样，才能共同创造一个更加安全、繁荣和稳定的未来。

002 国家安全对国家发展的重要性

国家安全对国家发展的重要性不言而喻。一个国家的安全不仅涉及政治、经济、军事等方面，还与国家的主权、统一、领土完整等息息相关。

1. 国家安全是维护国家生存与发展的基础。一个国家只有在安全的环境下，才能集中精力发展经济、文化和社会事业，提高人民的生活水平。如果国家安全得不到保障，那么国家的生存和发展都会面临威胁。

2. 国家安全也是人民幸福安康的前提。只有当国家安定，人民才能拥有良好的学习环境和生产、生活环境，生命安全、财产安全才能得到保障，人民才能获得安全感，进而创造更加美好的生活和未来。

3. 国家安全也是维护国际和平与稳定的重要因素。一个国家的安全不仅关乎其自身的发展和繁荣，也影响到周边国家和地区的和平与稳定。如果一个国家的安全出现问题，不仅会引发其内部的不稳定，还可能引发地区和国际社会的动荡。

因此，国家安全对于国家的发展至关重要。一个国家只有维护好自身的安全，才能确保国家的稳定发展，提高国家的综合实力和国际地位，为人民创造更加美好的生活和未来。

003 青少年在维护国家安全中的角色与责任

青少年，作为国家的未来和希望，肩负着维护国家安全的重任。他们不仅是国家安全的守护者，更是国家安全的积极参与者和推动者。

那么，青少年应该如何维护国家安全呢？

1.青少年应深刻认识到国家安全的重要性。国家安全不仅关乎国家的生存与发展，更关乎每一个公民的切身利益。在全球化日益加速的今天，国家安全面临的挑战也日益复杂，这就需要青少年具备强烈的国家安全意识，关注国家安全形势，为国家的繁荣稳定贡献自己的力量。

2.青少年应自觉遵守法律法规，坚决不做危害国家安全的事情。他们应当时刻保持清醒的头脑，不参与任何非法活动，不传播谣言，不参与网络暴力，积极维护社会稳定和公共秩序。同时，他们还应该积极参与到国家安全教育中，通过学习国家安全知识，提高自身的安全防范意识和技能。

3.青少年还可以通过多种方式参与到维护国家安全的实践中。例如，他们可以参与到国家安全宣传活动中，向身边的人传播国家安全知识，提高公众的国家安全意识。他们还可以参与到国家安全志愿服务中，为国家安全事业贡献自己的力量。这些实践活动不仅能够增强青少年的社会责任感和历史使命感，还能够让他们更加深入地了解国家安全的重要性。

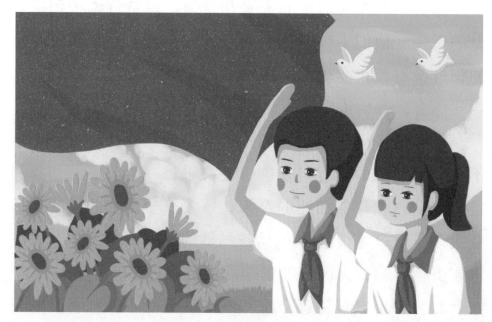

　　总之，青少年在维护国家安全中扮演着举足轻重的角色，承担着不可推卸的责任。只有不断提高自身的素质和能力，才能够更好地为国家安全事业做出贡献。让我们共同期待这一代青少年能够在未来的日子里，用他们的智慧和力量，为国家安全事业书写更加辉煌的篇章！

004 积极参与国家安全教育活动

青少年积极参与国家安全教育活动，可以通过以下几个途径：

1.学习相关知识：了解国家安全的基本概念、意义和作用，是参与国家安全教育活动的基础。青少年可以通过课堂学习、阅读相关书籍和参加专题讲座等方式，系统地学习国家安全的知识。

2.参与主题活动：学校和社区会组织各种与国家安全相关的主题活动，如主题班会、展览、知识竞赛等，青少年可以积极参与这些活动，深入了解国家安全的重要性。

3.观看教育视频：通过观看国家安全教育视频，了解国家安全面临的威胁，以及如何防范和应对这些威胁。这些视频可以通过学校、社区等途径获得。

4.培养爱国情怀：爱国是维护国家安全的重要精神支柱。青少年应该树立正确的国家观念，热爱自己的祖国，为国家的繁荣稳定贡献自己的力量。

5.提高安全意识：在日常生活中，青少年应该提高安全意识，注意个人信息的保护，不参与非法活动，发现可疑行为要及时报告。

6.宣传国家安全知识：青少年不仅自己要学习国家安

全知识，还要向身边的人宣传国家安全知识，提高整个社会的国家安全意识。

　　总之，青少年参与国家安全教育活动，需要从自身做起，提高安全意识，培养爱国情怀，通过各种方式学习和宣传国家安全知识，为维护国家安全作出自己的贡献。